KB196885

한글 증보판

한국인의 주체성과 道

이동식 지음

한국정신치료학회 엮음

학지사

한글 증보판을 편집하면서

이동식 선생님께서 2005년 즈음에 『韓國人의 主體性과 道』가 한자(漢字)가 많아서 젊은 세대가 읽기 어려워한다고 안타까워하시면서 한글화를 했으면 하셨다. 그 말씀을 듣고 한자를 한글로 바꾸고 괄호 안에 한자를 추가하는 방식으로 타이핑 작업을 시작하였다. 옥편을 뒤져 가며 틈이 나는 대로 작업하여 몇 년 만에 한글화를 완성하였다. 그러나 출판사에서는 한자로 된 책 재고가 남아 있어서 한글판을 출판하는 데 난색을 표명하고, 재고가 어느 정도 소진되면 한글판을 출판하기로 하면서 출판이 무기한 늦어지게 되었다.

선생님께서 한 발 더 말년으로 접어들게 되던 어느 일요일, 학회원들에게 『韓國人의 主體性과 道』 책을 가지고 오라고 선생님 댁으로 불러 책 내용을 설명하시면서 동양의 도(道)와 서양의 과학이 만나 하나로 수렴하고 있음을 중대하게 강조하셨다. 또한 선생님께서 병환으로 입원하시기 이틀 전, '면담 중에 기자인 환자가 우리나라는 시민의식이 부족하다고 하더라' 하시고는 눈물을 글썽이며 '우리 선배들은 우리나라, 우리 조국 말만 나와도 눈물을 흘렸다'고 우리나라에 대한 자부심이 부족한 한국인의 태도에 마음 아파하셨다.

결국 선생님께서 살아 계실 때 한글판을 출판하지 못하고 간직하고만 있다가, 2014년 선생님께서 소천하시고 나서, 한국정신치료학회에서 회의를 거쳐 『韓國人의 主體性과 道』 책 이후의 선생님 글들을 추가해서 증보판으로 출판하기로 결정하면서 다시 출판의 전기가 마련되었다. 출판에 필요한 추가 작업을 하고, 여러 학회원이 교정을 비롯해 조금씩 도움을 보태어 선생님 10주기 기념 추모학술대회에 맞추어 『한국인의 주체성과 道』 한글 증보판을 출간하게 되었다.

이번 한글 증보판은 원판에 있는 1부, 2부, 3부에다가 선생님의 다른 글들을 모아 4부

에 엮으면서 총 4부로 구성되었다. 선생님께서 시대가 흐르면서 문화도 바뀌었다고 한
글판에서 삭제하기를 원하셨던, 원판 1, 2부에 있던 세 개의 글은 제외되었다. 편집과정
에서 선생님의 문체가 손상되지 않고 보존되는 정도에서만 최소한으로 일부 글자를 수
정하거나 단어의 배치를 달리하였다.

선생님께서 그토록 전해 주고 싶어 하셨던 뜻이 『한국인의 주체성과 道』한글 증보판
으로 새롭게 담겨 나오게 되었으니, 이 책을 통해 주체성(主體性)과 도(道)의 의미를 개인
의 삶 그리고 한국인으로서의 삶에서 되새길 수 있기를 바랍니다.

2024년 11월

신지영(한국정신치료학회 부회장)

한글 증보판을 출간하면서

1972년에 소암(素巖) 이동식 선생의 첫 번째 서적인 『현대인과 노이로제』가 발간되었다. 서적을 집필하여 발간하신 직접적인 이유는 경제 사정이 여의치 못해서 치료를 받지 못하고 있는 많은 환자분에게 조금이라도 도움을 주기 위함이었다는 선생의 말씀을 직접 들은 적이 있다. 이후 출판사의 우여곡절 속에서도 『노이로제의 이해와 치료』, 『한국인의 주체성과 도』, 『현대인의 정신건강』, 『현대인과 스트레스』를 계속 발간하셨다. 이는 철저한 연구와 오랜 임상경험을 통하여 개인 정신건강의 악화와 회복되는 과정과 기전이 국민, 국가의 경우에도 완전히 동일하며 최고의 정신건강은 주체성의 회복이고 우리의 전통문화는 어느 민족보다도 이를 지향하는, 즉 도(道)를 지향하는 문화라는 통찰과 확신을 가지셨음을 의미한다. 동시에 본인께서는 이를 위하여 자신의 일생을 헌신하겠다는 보살행(菩薩行)의 뜻을 굳게 세우고 계셨음을 의미한다. 실제로 선생께서는 환자 진료, 후학의 교육과 일반인의 계몽을 위하여 세속적인 번거로움을 뒤로 하고 한평생 최선을 다하셨다. 이제 선생이 떠나신 지도 10년이 지났다.

연로하신 80세 이후에도 저서 중 가장 선생의 사상을 깊이 그리고 상세히 기술하신 책자인 『한국인의 주체성과 도』를 한자교육을 별로 받지 못한 젊은 세대들이 제대로 읽을 수 없다는 하소연을 자주 접하시면서 '한글판을 출간해야 하는데…….'라는 말씀을 가끔 하셨다. 한국정신치료학회의 회원이자 다년간 선생의 곁에서 수행비서 역할을 해 오던 신지영 회원(현 부회장)이 이를 흘려듣지 않고 그 뜻을 받들어 혼자서 묵묵히 수년간에 걸쳐 한글화 작업을 해 왔다. 전체 내용을 직접 타이핑하면서 옥편을 찾아야만 했고 나중에는 선생의 의견에 따라 시대의 변화로 인해 불필요한 내용은 삭제하고 선생의 문체가 손상되지 않는 범위 내에서 일부 문자의 수정과 맞춤법을 교정하는 작업을 해 왔다.

이러한 신지영 회원의 작업을 토대로 『한국인의 주체성과 도』 이후에 선생께서 쓰신

글 중에서 중복되는 내용은 피하고 가장 핵심적이고 중요한 내용의 글들을 모아 제4부 '동서문화의 통합'이라는 주제로 네 편의 글을 싣게 되었다. 선생께서 서양정신분석을 얼마나 깊이 공부하셨는지, 어떤 생각으로 공부하셨는지를 가늠하게 하는 '프로이트의 생애와 사상', 거의 마지막으로 쓰신 자서전적인 글인 '정신치료자라는 외길을 걸어온 나의 발자취', 미국정신분석학회와 한국정신치료학회가 합동으로 개최한 선생의 고희(古稀) 기념 학술대회에서 발표하신 '동·서 정신치료의 통합', 세계적인 한류 열풍을 보시고 한국인의 주체성이 이제 살아나고 있다며 기뻐하시며 쓰신 '한류란 무엇인가' 총 네 편이다. 그리고 부록에는 독자들이 선생을 더 잘 이해할 수 있도록 작고하신 강석헌 선생(전 한국정신치료학회 이사장)께서 세밀하고 성심을 다하여 쓰신 '소암(素巖) 이동식 선생 약력(略歷)'을 실었다.

한글 증보판이 출간될 수 있도록 결정적인 헌신적 노력을 해 주신 신지영 선생께 다시 한번 진심으로 감사드리며 아무쪼록 많은 독자가, 특히 젊은 분들이 이 책을 통하여 많은 깨달음을 얻어 주체적인 삶을 이끌어 가는 데 실질적이 도움이 되기를 소망한다.

2024년 11월
임효덕(한국정신치료학회 이사장)
이범정(한국정신치료학회 회장)

머리말

우리는 오랜 세월을 외세(外勢)의 압력 아래, 때로는 국토가 외세에 의해 유린된 때도 있었으나 우리 고유의 민족(民族)과 언어(言語)와 문화(文化)를 유지해 왔다. 일제(日帝) 36년의 노예생활로부터 해방(解放)되자 곧 국토는 양단(兩斷)되고 민족분열(民族分裂)의 씨가 뿌려지고 6·25를 겪었으며, 최근에는 8·15사건을 겪었다.

우리는 이러한 내외(內外)의 민족주체성(民族主體性)을 위협하는 힘을 충분히 자각(自覺)해 오지 못했으므로 4·19 이후, 특히 5·16 후에는 주체성(主體性)과 근대화(近代化)를 부르짖어 왔으나 우리는 현재 8·15사건을 계기로 우리의 주체성(主體性)이 지금 어떻게 되어 있나를 외면할 수 없는 긴박한 상황에 놓여 있는 것을 자각하지 않을 수 없다.

여기에 수록한 글들은 그 발단이, 특히「한국인의 주체성(主體性)과 학생 지도(學生指導)의 이념(理念)」은 한일협정 후의 우리의 주체성을 지켜 나가기 위해서 어떻게 학생을 지도해야 하는가를 서울대 학생지도연구소에서 박종홍, 이희승, 한우근 교수 등 7명이 이틀 동안 각 전공별로 발표하고 그 외의 토론자도 참가해서 발표 토론을 거쳐서 인쇄하여 당국과 언론기관, 정당, 사회단체, 교육기관, 외교사절에 배포한 것 중에서 저자가 담당한 부분이다.

제1부는 앞에서 말한 논문 외에 한국인의 주체성의 천명(闡明)과 확립방안(確立方案)에 관한 논문들을 실었다. 주체성(主體性)이란 말은 누구나 잘 사용하지마는 그 진실(眞實)한 뜻과 구체적으로 어떻게 발현되는가에 대해서는 학자들이나 지도층에 있는 분들도 인식이 부족하기 때문에 여러 번 청탁(請託)을 받아서 썼으므로 중복이 있더라도 독자의 양해를 바란다. 주체성이란 인격(人格)의 성숙(成熟)이요, 정신건강(精神健康)이요, 독립(獨立)이요, 자주(自主)요, 내부통일(內部統一)이요, 대화(對話)요, 교통(交通)이요, 자기실현(自己實現)이요, 자기발견(自己發見)이요, 진면목(眞面目) 본래면목(本來面目)이요, 진정(眞正)한 자기(自

己), 남이 아니고 나 자신(自身)이 되는 것이며 모방(模倣)이 아니고 창조(創造)를 뜻한다.

유교(儒敎)에서 말하는 중(中)이니 성(誠)이니 도심(道心)의 발현이고, 불교(佛敎)에서 말하는 부처 공(空)이며 진여(眞如)이고, 노장(老莊)에서 말하는 박(樸)이니 무위(無爲) 자연(自然) 무기(無己)이다. 또 천상천하유아독존(天上天下唯我獨尊)이며 남에게 굽히지도 않고 남을 내려다보지도 않는 '부자굴(不自屈) 부자고(不自高)' 경지(境地)이며 나를 존중하고 남의 주체성을 존중하며 나를 믿고 남을 믿는 경지를 말하는 것이다.

한국사상(韓國思想)의 확립방안(確立方案)은 한국철학회 편 『철학사상(哲學思想)의 한국적(韓國的) 조명(照明)』에 실린 「인간학(人間學)과 한국사상(韓國思想)」이란 졸고(拙稿)를 참조해 주기 바란다.

제2부는 현대인류문명의 위기와 도(道)와의 관계, 도의 현대적 의의(意義)를 밝힌 글과 한국사회의 정신병리(精神病理)와 정신건강의 문제, 상담(相談)이나 정신치료(精神治療)와 도와의 관계, 한국의 전통에 뿌리박은 정신치료, 상담에 관한 글들이다.

이 책에 실린 글들은 저자가 한국인으로서, 정신치료의(精神治療醫)로서, 또 우리의 전통인 도를 공부하는 사람으로서 우리나라 동포들에게 이러한 전문적인 눈으로서 우리나라를 보고 깨달은 바를 전달하고자 쓴 것들이다. 우리의 해방이 많은 선열(先烈)의 희생이 있었음에도 불구하고 우리 자신의 힘으로 일제를 구축(驅逐)하지 못했기 때문에, 더구나 우리나라의 각계각층 지도자의 대부분이 일제에 굴복한 사람들로 구성되어 있기 때문에 일인(日人)들에 대한 태도가 일제 때의 태도를 반복하고 있으면서 본인들은 그것을 예절로 착각하고 있다. 그러면서 이러한 노예근성, 패배의식을 후배들이나 제자들, 자녀들에게 부지불식간(不知不識間)에 심어 주고 있다. 특히 일제하에 교육을 받고 생활한 우리는 주체성에 관한 논의를 아무리 많이 해도 부족함이 없으리라 믿는다. 주체성이 무엇인가, 그리고 주체성을 확립하려면 어떻게 해야 하는가를 밝히는 데 이 글이 보탬이 되었으면 하는 것이 저자의 염원(念願)이다.

끝으로, 이 글들이 한 권의 책(冊)으로 햇빛을 보게 해 주신 일지사(一志社) 김성재(金聖哉) 사장에게 깊은 감사의 뜻을 표(表)하는 바이다.

1974년 9월

저자

제2판을 내면서

초판을 낸 지 15년의 세월이 흘렀고 그동안 한 번 증보(增補)를 했고 이번에 또다시 그동안 언론자유의 제한(制限)이 있어 못 내던 글도 싣고 청탁에 의해서 여기저기 발표한 글의 일부를 모아서 제3부에 「한국―과거, 현재, 미래」라는 표제로 추가하기로 일지사(一志社)와 합의를 보았다.

초판(初版)부터 실은 글들은 이번 것까지 합쳐서 30년간에 걸쳐 발표된 글 중 주체성(主體性)과 도(道)에 관한 것 대부분을 수록한 것이다. 본래 주체성에 대한 저자의 관심은, 일제강점기에 우리 동포들이 우리나라의 역사ㆍ전통ㆍ문화ㆍ우리나라의 민족성을 열등시(劣等視)하고 비하(卑下), 말살(抹殺)을 하는 데 대해 수긍, 동조할 수 없었고, 실제는 오히려 반대가 아닌가 의문을 품으면서부터로, 정신과의사가 되어 환자들을 치료하면서 발견한 사실은 노이로제나 정신병 환자들이 생각하고 말하는 것과 대부분의 한국 국민이나 각계 지도자가 생각하고 말하는 것이 똑같다는 것이다. 그리고 한국이나 한국인을 비방하는 사람은 자신이 가지고 있는 결점을 자기만 빼놓고 자기 이외의 모든 한국에게 뒤집어 씌우고 있다는 발견이다. 건전한 자존심(自尊心)을 가진 한국인은 한국인을 비방하지 않고 좋은 점을 들추어 나쁜 점을 고치는 방법을 제시한다.

두 번째로 주체성에 대한 관심은 6ㆍ25, 4ㆍ19에 이어 1965년 박정권(朴政權)에 의해 강행된 한일회담(韓日會談)을 저지하려는 교수ㆍ학생들의 투옥, 학원 추방의 사태가 벌어진 때로서, 이때 지식인의 사명으로서 대학생의 사회참여와 한국인의 주체성과 학생지도의 이념 두 가지에 관한 소위 학제간(學制間) 세미나를 서울대 학생생활연구소(學生指導研究所)에서 개최, 발표한 논문과 토론 요지를 국문ㆍ영문으로 발간하여 내외 각 기관과 개인에게 배포했다. 여기에서도 한국의 지도적 지식인이 주체성에 무관심하거나 주체성이 희박하다는 것이 드러났다. 이보다 2~3년 앞서 미국의 정치학 교수인 모 씨

(某氏)가 2년 동안 한국의 각계각층의 최고 지도자 500명 이상을 면담했는데 한 사람도 한국에 대해서 긍정적으로 말하는 사람이 없더라면서, 필자가 그가 만난 한국 사람 중 처음으로 한국을 긍정적으로 말한다고 했고, 필자 의견에 동의하며 한국은 한두 사람의 훌륭한 지도자만 있으면 잘 살아갈 수 있다고 했다. 500명 이상 중에 한 사람도 없었다는 것이 너무나 한심스러웠다. 이러한 엽전사상(葉錢思想)을 저자는 한국인의 민족신경증(民族神經症)이라고 이름을 붙였다. 민족신경증은 각 민족, 각 국민마다 있다. 우리만 있는 것은 아니다. 이 세미나에서 발표한 글들은 맨 앞에 실린 글이다.

광복(光復) 후 남북(南北)이 분단되고 미국과 소련의 군대가 각각 점령하고 상반(相反)되는 체제(體制)의 사회로 바뀌어 북(北)에서는 친일파와 우익이 숙청되고 남(南)에서는 친일파가 득세하고 좌익이 숙청되었다. 세 번째 주체성에 대한 관심은, 북(北)에서는 김일성(金日成)이 독재를 계속하고 있고 남(南)에서는 친일파·친미파의 독재와 독재의 와해, 민주화(民主化)의 짧은 기간과 또다시 군사독재(軍事獨裁)라는 도식을 반복하고 있는 점에 유의하여 이러한 노이로제적인 반복강박(反復强迫)을 벗어나야 할 갈림길에 서 있는 이 시점에서다. 최근 소위 운동권 학생이나 제3세대의 학자들이 이러한 노이로제적인 반복강박을 벗어나기 위해서 민주·민족·주체·민중을 부르짖는 것까지는 대단히 좋으나, 끝에 가서 해결책에 이르러서는 민중독재(民衆獨裁)니 프롤레타리아 독재니 하며 김일성의 주체사상을 무비판적으로 받아들인다. 이것이 바로 그들이 분쇄하겠다는 또 다른 종류의 독재라는 것을 자각하지 못한다. 말하자면 종속을 벗어나기 위해 또 다른 종속에 빠져들고 있는 줄을 모르고 있는 듯하다.

진정한 주체성이란 과거의 실패를 철저하게 검토해서 과거의 실패를 되풀이하지 않는 것을 뜻한다. 최근에 한국을 다녀간 헝가리 국제관계연구소 펜들러 카롤리(Fendler Karoly) 박사가 한국 기자와의 대담에서, 1920~1930년대에 중국의 동북아 지방에서 많은 헝가리 신부나 선교사가 활약을 했는데 그들이 남겨 놓은 기록에 19세기 말, 20세기 초의 서울에 대해 '소련과 일본을 지지하는 세력으로 갈라져 있으며 …… 한국을 진정으로 사랑하는 한국인은 많지 않다'는 내용이 있음을 우리에게 전해 주고 있다.

우리는 지금 세계인의 눈에는 아시아 경기에서의 동양 챔피언, 역사상 최대로 12년 만의 동서화합(東西和合)의 올림픽을 성공적으로 치른 나라, 그것도 전 세계에서 미국 다음으로 4위이고 전 세계 자유진영(自由陣營)에서는 2위의 성적을 올린 나라, 경제 기적을 이룬 나라, 과거 25년간 가장 경제가 발전한 나라, 정치적 기적을 이룬 나라 등등 찬사가 퍼부어지고 있는 나라이다.

그럼에도 국민이나 지도자는 한말(韓末) 소위 개화기의 행태를 되풀이하고 있는 것이 아닌가 의심하지 않을 수 없다. 국내에서는 분열(分裂)이 있고 지도자들은 다투어 외세에 붙어 보려고 하고, 나라를 사랑하는 소수의 사람들 정도가 외세에 대항하는 세력이다. 국민이나 지도자의 행동방식으로서는 한말(韓末)의 세계정세를 그대로 옮겨 놓는다면 우리나라는 이미 외국의 식민지(植民地)가 되어 가고 있는 과정이라고 해도 무방할 것이다. 단지 다른 것은 남북이 분단되어 있고 국력이 다르다는 점이다. 그러나 우리는 소련·미국·일본·중국·기타의 나라에 대한 연구가 잘 안 되어 있는 반면, 일본이나 미국·소련은 유리알을 들여다보듯이 우리 속을 들여다보고 있고, 우리는 그들의 내막을 잘 모르고 있는 것에 대한 경각심이 없다. 이것은 광복 후, 민족의식·국가의식이 희박한 세력이 한국을 지배해 오고 있기 때문에 국민교육이 제대로 이루어지지 못한 탓이다.

오늘 발표된 노태우 대통령의 중간평가 연기(延期)가 우리나라 정치사에서, 과거에 반복해 온 악순환을 겪고 있는 한국사(韓國史)에서 과거를 벗어나는 새로운 전기(轉機)가 되기를 바란다.

1989년 3월 20일
성북동(城北洞)에서
저자

차례

제**3**부
과거, 현재,
미래

제1부

한국인의 주체성과 그 확립방안

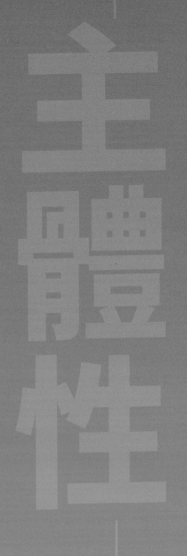

1

한국인의 주체성과 학생 지도의 이념

1. 한국인의 주체성

1) 오늘의 상황

오늘날 세계는 주체성 상실의 위기에 직면하고 있다. 지금 우리 사회에서 유행되는 주체성과 근대화는 우리나라나 소위 후진국만이 아니라 전 인류가 안고 있는 가장 중대한 문제다.

그 본질에 있어서는 마찬가지지만 표면상 다를 뿐이고 구체적으로 상이할 따름이다. 소위 강대 선진국에 있어서는 개인의 주체성 또는 전인류적(全人類的)인 주체성이 주로 문제가 된다면 우리는 과거에 주체성이 심히 침해되고 상실된 식민지 상태로부터 해방이 되어 주체성의 소생 과정에 있어, 주로 민족적 주체성의 회복이 시급한 문제로 등장하고 있을 뿐이다. 강대 선진국에 있어서 민족적 주체성의 문제가 없는 것도 아니고, 우리에게 있어 개인의 주체성이나 전인류적(全人類的)인 주체성의 문제가 없다는 것은 아니다. 해결을 촉구하는 시급한 당면문제로서의 중점이 다를 뿐이다.

지금 우리 사회에서 문제가 되고 있는 주체성은 민족적 주체성이 주된 것이므로, 여기서는 민족적 주체성을 중심으로 다루어 보기로 한다. 물론 개인의 주체성과 민족주체성이 전혀 별개의 것은 아니다. 모든 한국인의 주체성이 확립되어 있다면 민족적 주체성도 절로 형성되는 것이다. 오늘날 한국사회에서는 주체성과 근대화에 대한 논쟁이 결말을 보지 못하고 있다. 여야 정치인 사이에 주체성과 근대화의 내용에 대한 대립이 있을 뿐만 아니라 학생과 기성인과의 위화(違和)도 동일한 성질로 보인다. 단지 주체성은 자각에서 비롯된다는 타당한 견해가 몇몇 분들에 의해서 표명되어 있을 뿐, 오늘날 누구를 막론하고 과연 주체성과 근대화가 구체적으로 어떤 것인가에 관해서 명백히 알 수가 없다는 것이 중론이다. 이것은 비단 일반 대중뿐만 아니라 지도층, 지식인, 대학교수에 이르기까지 이러한 의문을 표명하고 있다. 여기에 있어 주체성의 문제가 시급한 해명을 촉구하는 민족적 과제요, 오늘 이 모임의 중대성이 있다고 생각한다.

　해방 전은 말할 것도 없고 해방 후 오늘날까지 우리는 주체성을 회복, 확립할 수 없다는 자기 비하적인, 자기 말살적인 견해가 지도층에까지 남아 있음을 본다. 그러나 4·19 이후에 시작된 주체성 회복의 팽배한 기운은 국민 생활의 각 분야에 주체성 소생의 소지를 마련해 주었다. 정치, 경제, 사회, 학술, 문화, 종교, 교육, 체육 등 모든 분야에서 이러한 움직임이 태동하고 자라나고 있지마는 문학부문에서 가장 앞장서고 있어, 주체성 회복에 많은 힘을 주고 있다. 그러나 사회 전체로 봐서는 아직도 우리의 주체성이 미약한 단계에 서 있다는 것은 부인 못할 현실이다. 한국인의 주체성을 논하기에 앞서 개인의 주체성 상실, 침해과정을 이해하고 주체성 형성과 회복을 도와주는 정신치료의(精神治療醫)의 입장에서 주체성의 본질, 형성, 상실, 회복을 정신의학적으로 고찰해 보기로 한다.

2) 주체성의 정신의학적 고찰

(1) 주체성의 본질

　주체성이란 쉽게 말하면, 내가 나의 주인공이란 마음의 상태이며, 그 극치는 석가모니가 외쳤다는 천상천하유아독존(天上天下唯我獨尊)의 경지다. 나에게 있어서는, 내가 우주에 있어서 가장 존귀한 존재라는 자각이다. 나는 객체가 될 수 없는 것이 주체성이다. 객체가 되는 순간 나는 주체성을 상실한다. 그것은 일체유아(一切由我)란 자각, 장사전비(壯士展臂)에 부차타력(不借他力)이나 사자유행(師子游行)에 불구반려(不求拌侶)라는 자각이기도 하며, 따라서 일절 남에게 의존을 하지 않는 것을 뜻하며, 독립을 뜻하는 것이고, 동시에 자유를 뜻한다. 자유이고 모든 것을 내 마음대로 하기 때문에 잘된 일도 나로 말미암음이요, 잘못된 결과도 나로 말미암음이니 매사에 책임을 자각하며 자기 이외의 사람이나 힘을 탓하지 않는다. 외부로부터 강요된 일도 부득이 하지 않으면 안 될 경우에는 일단 자신의 선택으로 만들어서 자신의 책임으로 하기 때문에 자기 이외의 존재에 책임을 묻거나 원망을 하지 않는다. 남이 내 언동을, 나를 어떻게 생각할 것이라는 것은 알되, 남의 눈치를 보고 남의 생각에 이끌리지는 않는다. 남의 생각도 나의 선택의 자료가 될 따름이다. 주인공이기 때문에 종속이나 노예의 반대이다. 조주화상(趙州和尙)이 말하되, 제인(諸人)은 피십이시사(被十二時使)거니와 노승(老僧)은 사득십이시(使得十二時)라 하였음이 바로 주체성의 경지다. 나 이외의 외부의 힘이나 존재에 부림을 당하는 것은 주체성이 없는 것이고 내가 모든 것을 부리는 주인공이 되는 것이 주체성이다. 주체성의 이러한 경지는 이상적인 경지이고 현실에 있어서의 주체성은 다과(多寡)의 정도 차가 있을 뿐이다. 다만, 우리는 행주좌와(行住坐臥)에 자신의 주체성을 앙양(昂揚)하는 노력을 지속할 수 있을 따름이다.

주체성에는 부족(部族)의 주체성이 있을 수 있고, 민족주체성, 인류주체성, 개인의 주체성이 있을 수 있다. 개인의 주체성도 성별, 연령별, 직업별, 직위별 등 여러 가지 변동되는 자기 위치에 따른 주체성이 있는 것이다. 개인의 주체성과 집단의 주체성은 상호관련이 밀접한 관계에 있다.

(2) 주체성의 형성과 상실과정

주체성이란 상술한 바와 같이 주인의식이요, 독립이요, 해방이요, 선택이요, 부림을 당하는 것이 아니고 부리는 것이기 때문에, 주체성의 형성 과정은 의존에서 독립, 노예에서 주인으로, 예속에서 해방으로, 강요당함이 아니고 자유로운 선택으로 넘어가는 과정이다. 주체성의 상실은 이러한 과정에서 어떠한 당시의 나로서는 극복할 수 없는 장애에 부딪치게 되어 자기 성장을 저해당해서 이루어진다. 건강한 인격은 주체성이 어느 정도 순조롭게 길러진 사람이요, 정신이 불건전한 신경증이나 정신병적 인격은 주체성의 상실자라고 할 수 있다. 인격의 성숙이나 완성이 주체성의 확립이요, 최고의 경지는 도(道)를 깨친 각(覺)의 경지다.

서양의 정신분석이 보는 인격 성숙 또는 자아 통정성(統整性), 주체성 형성과정에 대한 설명을 에릭슨(Erik H. Erikson)의 인간의 8단계설을 통해서 보면 만 1세까지, 즉 구애기 (口愛期)에 있어서는 기본적인 신뢰감이 주체성 형성에 가장 중요한 요건이다. 이 기본적 신뢰는 수유, 수면의 깊이, 위장의 이완이 용이하게 되느냐 안 되느냐에 달려 있다. 이것 이 잘 안 되면 사회적인 불신감이 생긴다. 어머니가 보이지 않아도 불안이 없을 정도로 어머니와의 관계에 신뢰가 있어야만 한다. 모든 보살핌이 시종일관 동일함으로써 이루 어진다. 다음 시기는 만 2세까지의 항문기다. 이 시기는 대소변을 자율적으로 가리는 훈 련을 중심으로 인격형성이 움직인다. 그리고 근육을 자율화시키는 것을 배우는 시기다. 이 과업이 순조롭게 이루어지면 자율성이 싹트고 그렇지 못하면 수치와 회의가 생긴다. 후자는 주체성 상실의 과정이다. 제3의 시기는 3~5세인 운동을 배우고 성기를 중심으 로 한 시기다. 이 시기는 자발성이 길러져야 하고, 오이디푸스 콤플렉스로, 형제간의 경 쟁으로 마음의 상처를 입으면 죄악감이 생긴다. 다음 시기는 5~6세부터 11~12세까지 의 성적 잠재기다. 이 시기에는 일을 하는 것을 배우고 도구를 사용하는 것을 배운다. 문 명사회에서는 학교에 다닌다. 공부나 사회생활에서 소기의 목표를 달성하지 못하면 열 등감이 생긴다. 사춘기에 와서는 동일성이 길러져야 한다. 내적인 동일성과 타인에게 의 미 있는 동일성이 합쳐져야 한다. 다음 시기는 청년기다. 자기의 동일성과 타인의 동일 성을 융합시키려는 것이 문제가 된다. 자기상실의 두려움 때문에 이성이나 타인과 융합 이 되지 못하면 고립에 빠진다. 다음 성인기에서는 생산성이 문제가 된다. 자녀를 낳고 양육하는 것이다. 다음 최종 단계는 성숙기이고 자아통정성(自我統整性)의 형성이다. 이 것은 자기의 유한성과 독특한 가치를 확인하고 죽음을 받아들여야 한다. 그렇지 못하면 절망에 빠지게 된다.

에릭슨에 의하면, 사람은 이러한 기본적인 신뢰, 자율성, 자발성, 근로, 동일성, 친밀, 생산성 등이 길러짐으로써 최종 성숙단계인 자아통정성에 도달한다고 했다. 그러나 이 것은 물론 주체성의 최고 단계는 아니다. 주체성의 침해나 상실은 주체성의 순조로운 형 성에 필요한 외부의 도움이 있어야 할 때 없거나, 없어야 할 때 강압되거나, 간섭과 방해 가 심할 때 이것을 이겨 내지 못하면 일어난다. 소화되지 못한 기억들, 만족시키지 못한 욕망들, 해결되지 못한 공포, 이루어지지 못한 관계들, 유화(宥和)할 수 없는 양심의 요구 들, 사용되지 못한 능력들, 불완전한 동일성, 억압된 영적 요구들, 이런 것들이 앞을 가로

막고 진전을 방해하고 주체성을 발휘하지 못하게 한다. 한마디로 말하면, 인생의 역사에서 가슴에 걸린 물건, 즉 애응지물(碍膺之物)이 있어서 주체성이 약화되고 상실되고 길러지지 않게 되는 것이다.

(3) 주체성의 회복과정

주체성이 약화된 사람이 특별한 치료를 받지 않아도 조금씩 회복되는 수가 있다. 부모나 기타 존재의 억압으로부터 해방되었을 때, 아버지에게 심한 의존심과 적개심을 동시에 가진 청년이 군대에 가 있을 동안 자기 존재의 위치를 회복하고, 제대해서 다시 집으로 돌아오면 또 원상으로 복귀한다. 요는 나를 구속하는 내적, 외적인 힘으로부터 해방이 되어야만 주체성이 회복되는 것이다. 주체성이 심히 약화된 신경증이나 정신병의 경우를 보면 신경증의 증상이나 정신병의 증상은 외부로부터 침해해 들어오는 주체성을 말살하려는 힘을 이겨 내지 못하고 주체성을 바로잡으려는 나, 즉 자아의 힘이 외부의 힘에 억압되어 무의식 속에 깊이 들어가 버렸을 때 나타난다. 증상이 생긴 뒤에는 본인은 그 힘을 충분히 의식하지 못하며 따라서 제어할 수 없게 된다. 나를 구속하는 힘이 아직도 내 밖에 있고, 나의 일부로서 내 마음속 깊이 자리를 잡기 전이면 환경변동을 일으켜 준다든지 치료자의 도움으로 외부의 힘을 제어할 수 있게 되면 간단히 회복된다.

그러나 신경증이나 정신병의 경우에는 자아와 구속하는 외부 힘의 장구한 투쟁의 역사를 겪고 있어서 이러한 과정에서 외부의 힘이 내재화되어 나의 일부가 되어 있기 때문에 치료 작업은 간단하지가 않다. 치료자의 임무는 환자의 내부에서 일어나는 모든 현상, 즉 느낌, 생각, 공상, 신체감각 모든 것을 성실하게 보고하게 하며 여하한 구속이나 억압도 가하지 않는다. 다시 말하자면, 미약하나마 남아 있는 환자의 주체성을 최대한도로 나타낼 수 있는 자유로운 분위기를 마련해 준다. 이렇게 함으로써 환자는 가슴에 걸려 있는, 주체성을 침해당한 경험을 표현하고 이것을 자각하고 이 힘을 이겨 낼 수 있게 된다. 대개의 경우 환자의 현재 상황, 미래의 가능성, 과거의 생활사 전반을 검토하게 된다. 이렇게 함으로써 환자는 어떻게 해서 오늘날의 자기가 되었다는 것을 알게 되고, 과거는 과거가 되고, 풀리지 않는 과거가 현재에서 미래로 가는 길을 가로막는 일이 없어지고 현재에 충실하게 되는 상태에 이른다. 즉, 주체성이 회복된다. 환자는 자기의 생활사를 바로잡게 되는 것이다. 이 작업은 환자가 자신의 내부를 노출시키려 하지 않는 여러 가지 저항 현상을 분석하고 치료자에게 책임을 전가시키려는 전이현상을 분석하고 꿈을 해석한다. 따라서 주체성의 회복은 자각으로써만 이루어지는 것이고, 선(禪)에서 말하는 애응지물(碍膺之物)을 제거함으로써 이루어진다. 애응지물이 생기기 전의 나의 참다운 모습, 즉 본래면목(本來面目) 또는 진면목(眞面目)을 만남으로써 이루려는 것이다.

3) 한국인의 주체성 회복과 확립

멈퍼드(Lewis Mumford)의 말과 같이, 생(生)의 진로가 위기에 봉착한 민족은, 신경증 환자가 그의 개인생활을 모조리 파헤치지 않으면 안 되는 것과 같이, 그들의 집단적인 과거에 전면적으로 직면하지 않으면 안 된다. 역사에 있어서 오랫동안 망각된 상처는, 그것을 자각하지 못하는 많은 사람에게 참담한 결과를 초래한다. 만약에 우리가 과거를 이해할 시간이 없다면 우리는 미래를 컨트롤하는 통찰을 가질 수 없는 것이다. 왜냐하면 과거는 결코 우리를 떠나는 일이 없으며 미래는 이미 눈앞에 와 있기 때문이다.

개인에 있어서 주체성의 회복이 과거의 청산, 생활사—왜곡된 생활사—의 수정 없이 이루어질 수 없는 것과 마찬가지로, 한 민족의 주체성의 회복은 상처난 과거, 즉 왜곡된 민족사의 바로잡음이 없이는 이루어질 수 없는 것이다. 이것은 오로지 사학자의 주체성 확립이 선결문제요, 우리 민족의 참된 모습, 즉 본래면목, 진면목을 되찾기 위해서는 개인에 있어서와 마찬가지로 가슴에 거리끼는 물건, 즉 민족의 애응지물을 찾아서 제거해야만 가능한 것이다. 사학자나 정치, 경제, 사회, 문화, 우리 민족의 공동생활의 모든 분야를 역사적으로 다루는 학도들은 이 애응지물을 부각시키고, 왜 그것이 제거되지 못했는가, 제거되지 못함으로써 자손들이 물려받은 좋지 못한 유산이 무엇인가, 애응지물을 가짐으로써 왜곡된 자아상을 분석, 해명, 수정을 해야 한다.

가령, 고구려 이전의 민족주체성은 어떠하였고, 고구려 시대는 어떠하였고, 삼국시대는 어떠하였고, 통일신라에서 고려조, 조선조, 일제하, 해방 이후, 그리고 이러한 정권교체에 따른 변화로 인한 공과(功過)를 밝혀야 될 것으로 생각한다. 주체성의 형성과정, 그 신장과 침해의 역사, 저항의 역사, 물리친 역사, 이러한 것이 우리 민족의 참된 모습이다.

주체성을 침해당하기 이전의 진면목을 밝혀야 할 것이다.

우리의 주체성을 침해한 세력은 중국 만주를 중심으로 한 한민족(漢民族), 몽고족, 일본이었고, 이조(李朝) 말엽부터는 중국이 쇠퇴하고 일본을 비롯한 서구열강이었다. 그들은 침략적인 서양문명의 대표자라고도 볼 수 있다. 오늘날 기성세대는 망국(亡國), 즉 민족주체성의 말살을 경험하고, 일제의 탄압과 서양문명에 압도된 경험, 또는 망국은 경험을 못했지만 일제하의 모든 탄압 그리고 해방 후의 혼란을 경험했다.

6·25를 경험하고 4·19, 5·16을 경험했다. 해방과 4·19는 주체성 회복의 계기였다. 일제하에 일본어 상용과 창씨 개명, 근로동원, 해방의 혼란과 6·25의 혼란으로 인격 형성, 주체성 형성의 중요한 시기를 다 보내야만 했던 가장 불행한 세대가 있다. 지금 해방둥이 이하는 아직 상기한 민족주체성 침해의 개인적 경험이 거의 없다. 이들도 의식 수준이 향상되고 연령을 더해 감에 따라 민족주체성이 회복되지 못한 부분에 부딪히게 되면 침해의 경험을 하게 될 것이지만 현재로서는 그러한 개인적인 경험이 없는 세대이다.

해방 직후와 4·19 직후에는 모든 국민이 민족 본연의 자세로 돌아갔었다. 그러나 불행히도 민족 배반의 악의 표본을 청산하지 못하였기 때문에 우리의 불행이 계속되고 있다. 4·19 이후 사회에 팽배한 주체성 회복의 물결은 계속 자라고 있다. 그러나 일제와 사대주의의 잔재는 아직도 우리 가슴에서 충분히 청산하지 못하고 있다. 그러기 때문에 계층이나 지위가 상승할수록 주체성이 약화되는 것을 동일인에게서 우리는 볼 수 있다. 이것은 상승된 위치를 유지하기 위해서는 강한 주체성을 가지고 지속해 나가기가 어렵기 때문이 아닌가 생각된다. 그러나 전체적으로는 주체성이 향상되고 있는 것은 누구나가 인정할 수 있는 사실이다.

오늘날의 집권층은 주체성과 근대화란 구호를 내걸고 국민을 이끌어 가고 있다. 이것은 우리 민족의 숙원인 자주독립을 명실공히 하며 남과 같이 떳떳하게 잘 살아 보자는 것으로 생각한다.

자주독립 속에는 남북통일도 들어 있다. 외부의 힘으로 분단되었고, 우리의 주체성이 약하기 때문에 통일을 달성하지 못하고 있기 때문이다. 그러나 우리의 참모습을 되찾기 전에는 진정한 자주독립으로 이끌어 가는 주체성과 근대화는 달성될 수 없다. 참모습을 되찾으려면 민족의 애응지물을 제거하지 않으면 안 된다. 이 애응지물은 고려 이후에 내려오는 사대(事大)노예근성이다. 이것이 후에 겪은 주체성 침해가 있을 때마다 가중되어 온 애응지물이다. 일본 숭상, 미국 숭상, 서양문명에 현혹되어서 나타나는 전통을 망각한 서양 숭상, 미국의 원조로 인한 걸인근성, 이데올로기에 대한 지나친 집착 등등이다. 우리는 서양이나 일본의 주체성 회복과 근대화의 전철을 밟을 필요도 없거니와 밟아서도 안 된다.

우리는 왜 우리의 참된 모습을 망각하고 말살하고 우리의 주체성을 침해한 강대국이나 그네들의 문물을 숭상하게 되었는가 깊이 통찰하고 자각함으로써 우리의 나아갈 길이 밝게 열릴 수 있다는 것을 명심해야 한다. 나의 주체성을 침해해 들어오는 외부의 힘을 물리치지 못하는 상태가 지속되어 그 외부의 힘에 굴복하게 되면, 원수인 외부의 힘을 저주(詛呪)하는 대신 우주에 있어서 자기로서는 가장 존귀한 자신을 저주, 비하하고 자기의 좋은 점은 보지 못하고 자신을 말살한다. 그 대신 원수인, 침해하는 외부의 힘을 무조건 숭상한다. 한국 민족성을 여러 가지로 부정적으로 말하는 것은 일본 식민정책의 유산이고 노예근성의 산물이요, 애응지물을 제거하지 못한 패배의식의 표현이다. 현재 우리가 가지고 있는 이러한 노예근성이나 걸인근성은 역사적으로 주체성 침해를 이겨 내지 못한 결과 초래된 것이고, 일천한 일이기 때문에 제거 작업이 어려운 것은 아니다. 이러한 민족의 부정적인 요소를 제거함과 동시에 우리 역사의 긍정적인 요소를 발굴하는 작업 또한 시급하다. 우리의 자랑스러운 면을 강조한 나머지 주체성 침해의 부정적 유산을 덮어 두거나, 부정적 요소를 강조한 나머지 긍정적 요소를 보지 않으려는 것은 두 가지 다 새로운 역사의 창조를 원하지 않는 패배의식의 발로다.

이러한 민족의 참된 모습을 부각시키는 작업이 시급함에도 불구하고 연구비 부족으로, 정부나 재단의 무관심으로 방치상태에 있다고 한다. 이러한 현상 자체가 패배주의요, 자기 말살적이요, 노예근성의 표현으로밖에 볼 수 없다. 민족사의 바른 수정 없이 민족주체성 확립이 가능할 것인가? 민족의 애응지물은 과거의 소산으로 나의 일부가 되어 있는 것뿐만 아니라 현재 외부에서 침해해 들어오는, 장차 침해해 들어올 미래의 애응지물도 현실을 직시하고 미래를 예견함으로써 미리 해결, 제거해야만 한다. 이는 오로지 민족사와 세계사의 주체적인 이해로서만 가능한 것이다.

우리는 현재 정치적으로는 민족주의 문제가 대두되고 있지만, 우리 과거의 비뚤어진 역사의 애옹지물을 제거, 청산하기 전에는 일본이나 서양과 같은 비뚤어진 민족주의와 근대화의 전철을 밟을 위험성이 많기 때문에 우리 역사를 바로잡음과 동시에 일본, 서양, 세계 역사를 바로 이해하지 않으면 안 될 줄로 생각한다. 주체성이 없는 근대화는 민족 멸망의 길로 이끌어 가는 것이고, 국민 각 계층의 주체성을 고려하지 않은 일부 계층의 주체성을 침해하는 근대화는 우리가 지향할 길은 아니라고 생각한다. 최고의 주체성은, 동양의 도(道)이기 때문에 우리의 근대화는 도(道)를 바탕으로 서양의 기술을 섭취하는 것이 참된 근대화라고 생각한다. 지금 집권층에서 표방하고 실천에 옮기고 있는 주체성 확립과 근대화는 많은 검토와 비판을 거듭해야 할 중대한 문제이고, 이것을 올바른 방향으로 이끌어 가기 위해서는 모든 지도층, 특히 지식인의 사명이 중하며, 무엇보다도 세계를 바로 이해하고, 우리의 참된 모습을 되찾고, 고정된 낡은 사상에 집착 없이, 우리의 건전한 전통 위에 근대화가 이루어져야 할 것이다. 역사는 시시각각으로 흐르고 우리를 기다리지 않으며 새로운 세대가 한국사회의 주인공으로 등장할 날도 멀지 않기 때문이다. 어떠한 계층이 이러한 민족적 과업을 바로 이해하고 실현해 나갈 수 있을 것인가, 이러한 지도층의 육성이나 출현이 또한 시급한 문제다.

2. 한국인의 주체성과 학생 지도의 이념

우리 국민 전체가 주체성이 미약한 현 단계에서, 민족적 주체성 침해의 개인적 경험이 가장 없는 세대는 민족적 애옹지물이 없는 해방둥이 이하의 오늘날의 학생층 세대이다. 물론 일부에는 좌우대립과 6·25로 인해 양친 중 한쪽 또는 다른 한쪽이 희생당한 학생들도 없는 것은 아니다. 그러나 그것은 민족 밖으로부터 오는 직접적인 경험은 아니다. 또한 이 세대는 민족 분열이란 애옹지물 외에는 민족적 애옹지물이 없는 세대이기 때문에 장차 성년이 되고 성인이 된 뒤에는 모르겠지만 현재의 그들로서는 가장 주체성의 일그러짐이 없는 세대인 것이다. 그리고 그들은 투표권을 행사할 수 있게 되고 인구 구성상 멀지 않아 지배적인 세대로 등장하게 된다. 당면한 우리의 민족적 과업이 주체성 확립과 근대화란 것이 전 국민의 일치된 염원인 이상, 그들에게는 주체성과 근대화에 대한 올바른 이념을 길러 주고, 장차 올 우리 사회를 이끌어 나가게 될 때에 올바른 주체성과 근대화를 추진시킬 수 있는 지도층이 될 수 있는 교육을 받게 하고, 경험과 훈련을 쌓게 지도하는 것이 가장 중요한 학생 지도의 문제로 생각한다. 기성세대의 불건전한 유산인 애응지물을 청산하고 이것을 하나의 경각심을 촉구하는 교재로 사용해야만 할 것이다.

   물론 우리가 아무리 노력해도 지난날의 애응지물을 완전 청산하기는 어려울 것이나 적어도 불필요한 부담, 즉 우리가 충분히 노력하지 않고 그 짐을 그대로 넘겨주어서는 안 될 줄 안다. 될 수 있는 대로 병을 옮겨 주어서는 안 된다. 그들에게는 다음 세대의 주인공이란 자긍심과 자각을 촉구하고 기성세대보다도 더 나은 사회를 건설할 수 있게, 기성세대보다 더 알찬 공부와 노력, 준비가 필요하다는 것을 일깨워 주어야 한다. 우리는 그들에게 불건전한 유산을 물려주어서는 안 됨과 동시에 민족의 건전한 슬기로운 유산을 발굴하여 오늘날 세계사의 흐름과 민족적 과업 성취와 어떤 관련이 있는가를 그들에게 알려 주지 않으면 안 된다. 계승될 유산과 폐기될 유산을 가려야 한다는 것이다. 그들은 우리와 같은 점도 많지만 다른 점도 많다는 것을 명심해야 한다. 세대 간 연결의 단절은 사회문화의 급격한 변동으로 오는 세계적인 현상이다. 그들은 우리가 불건전한 유산을 물려주려고 해도 받지 않을지 모른다. 그러나 세계사의 흐름을 밝혀 주고 민족의 역사를 밝혀 주고 민족의 참된 모습을 보여 주어 세계의 다른 민족들과 어깨를 나란히 해서 인류 공동사회를 지향하는 세계 역사 창조의 일원이 될 수 있는 확고한 주체성을 길러 주는 것이 학생 지도의 이념이라 생각한다. 청년은 사회진화의 활력소임을 우리는 잊어서는 안 될 것이다.

『학생연구』, 1967. 8. (5권 1호)

참고문헌

1. 『대혜보각선사서(大慧普覺禪師書)』, 서장(書狀)

2. Erikson, Erik: 『Childhood and Society (2nd ed.)』, W.W. Norton & Co. Inc, New York, 1963.

3. Mumford, Lewis: 『The Condition of Man』, Martin Secker & Warburg Ltd, 1944.

2

한국인의 사상적 병폐
-그 본질과 치료방안-

1. 우리 자신을 알자

작년 8·15 기념일인가 모 방송국의 텔레비전 특집에 10대, 20대, 30대, 40대, 50대의 대표를 각각 한 사람씩 골라서 대화시키는 것을 시청한 일이 있다.

10대는 고등학생으로 아직 철이 들지 못한 것 같고, 20대는 여기자로서 퇴폐적인 경향을 경계하자고 했고, 40대 여류작가와 50대 대학교수는 뭔지 불투명했고, 30대 젊은 교수의 말이 가장 마음 든든한 감명을 주었다. 그는 고등학교까지는 한국에서 나오고 대학을 미국에서 다니고 미국에서 학위를 받고 교수로 있다는데, 다년간 미국에 있었다면서도 우리말이 조금도 서투른 점이 없었다. 그가 여러 해를 미국에서 생활하는 동안에 느낀 것은 한국인이 미국 사람이나 일본 사람에게 조금도 뒤지는 일이 없다는 것이고, 우리는 너무나 우리 자신에 대해서 모르고 있으니, 무엇보다도 우리 자신에 대해서 아는 것이 제일 시급한 문제라고 했다.

6, 7년 전의 일이다. 모 대학의 고문으로 와 있던 미국인 교수인 친구가 필자 내외를 초대한 적이 있었다. 그곳에 어떤 미국인 교수도 같이 초대되어 있었다. 이 친구와 장시간 이야기를 주고받았는데 화제는 한국의 현실과 장래에 관한 것이었고 특히 한국인의 자치 능력이란 것이 문제가 되었다. 그 친구는 한국 사람은 몇 사람의 훌륭한 지도자만 있으면 남의 나라 원조 없이도 독립해서 잘 살아갈 수 있다는 주장이었다. 필자는 한국은 그 전통으로나 국민성으로 보아서 일본보다 민주주의가 잘 성장할 수 있을 뿐 아니라

모든 면에서 일본인보다 우수하고 통일만 되면 아무런 걱정이 없다고 했다. 그가 필자의 말을 듣고서는 희색이 만면해지면서 하는 말이, 자기는 한국에 온 지 2년이 되고 한국말도 공부했으며 한국 각계의 지도자 500명 이상을 면담해 보았지만 한국이나 한국인에 대해서 긍정적인 말을 하는 것은 당신이 처음이라고 했다. 이 친구는 그 후에도 필자를 다른 한국 사람에게 소개할 때는 언제나 이런 식으로 소개한다.

지금으로부터 10년 전 일이다. 세계 여러 나라에 배부되는 인쇄물에 어떤 한국인 동료가 한국인의 성격을 기술하기를, 한국인이 마치 이 세상에서 모든 악덕만을 갖추고 있고 좋은 점은 하나도 없는 양 해 놓은 것을 보고 경악을 금하지 못한 적이 있다. 어떤 동료는 처벌하자는 주장을 한 사람도 있었다.

이렇게 한국이나 한국인에 대해서 부정적인, 자기 말살적인 견해가 광범하게 존재하는 반면, 우리의 모습을 되찾자는 움직임이 특히 요즘에 한편으로 광범하게 대두하고 있다. 특히 미국을 위시하여 해외에 있는 동포들의 활동이 인정을 받고 외국 사람들의 연구나 관찰에서 한국이나 한국인에 대한 긍정적인 면이 많이 지적되어 감에 따라서 우리 스스로의 평가가 긍정적으로 기울어져 가고 있는 것도 또한 사실이지만, 아직도 자기 말살적이고 자기 비하적인 한국관(韓國觀)이 광범하게 존재하는 것을 부인할 수 없는 것도 엄연한 사실이다. 이러한 경향은 우리 한국인에게 광범하게 존재하면서 특정인들에게 두드러지게 나타나 있음과 동시에 대부분의 한국인에게 다과(多寡)의 차이는 있을지언정 존재하는 경향이다. 필자의 경우에도 해방 후의 혼란과 6 · 25의 참변을 당하고 한국과 같이 부정부패가 창궐하고 어지러운 나라가 어디 있을까 하는 생각으로 외국 유학의 길을 떠났지만 5년 후에 돌아올 무렵에는 이러한 생각들을 고치게 되었다. 역시 동방예의지국이고 오히려 외국인들의 천박한 면을 많이 발견하였으며 한국인이 우수한 것은 우리가 생물학적으로 우수한 것이 아니라 무의식적으로 간직하고 있는 우리 사회의 밑바닥을 흐르는 전통이 높은 수준에 있기 때문이라는 것을 발견했다. 우리가 직접 외국인이나 외국의 문물에 맞부딪침으로써 긍정적 가치를 인식하고 우리의 유산을 발굴하자는 운동이 광범위하게 태동하고 있고 발굴되는 작업이 진행 중임을 우리는 볼 수 있다.

2. 한국인의 사상적 병폐

한국인의 사상적 병폐는 한마디로 말해서 우리가 일제강점기에 가졌던, 현재에도 무의식 속에 잠재하는 엽전사상이다. 그것은 달리 말하면 한국문화, 역사, 한국인의 성격, 일체의 한국에 관한 것의 부정적인 면만을 내세우는 사고방식을 말한다. 한국인은 자치능력이 없다, 우리의 운명은 미·소에 달렸지 우리 스스로의 힘으로는 운명을 개척할 수 없다, 미국이나 일본을 도저히 따라갈 수 없고 이들 나라에 의존하지 않을 수 없다, 한국인들은 게으르고 당파 싸움에서 벗어날 수 없다, 한국 놈은 할 수 없다, 우리의 조상들은 해 놓은 것이 뭐가 있나, 한국인은 눌러야 말을 들어먹는 족속이니 독재를 해야 한다 등등 한국에 대한 부정적인 사상은 한이 없다. 한국에는 민주 전통이 없다, 수학이 없다, 개인주의가 없다, 자아의 각성이 없다 등등 한국에는 없고 외국에는 있다는 생각들의 대부분이 자기 말살적인 엽전사상에 유래한다. 이러한 부정적인 견해의 형태는 무한정으로 많지만 그 핵심은 우리가 아주 못났다는 것이다. 이러한 사고방식은 한국에 관한 좋은 점은 생각이 되지 않고 나쁜 점만이 눈에 보이는 심리다. 같은 뿌리에서 나오는 반대의 형태는 좋은 점만 보고 나쁜 점을 보지 않으려는 사고방식이다. 이것도 극단으로 발전하면 국수주의로 흘러가는데, 이러한 사상은 일본이나 독일 같은 나라에서 길러지는 사상이지 한국의 풍토에는 맞지 않는 사상이다. 우리나라에서 부정적인 것을 드러내지 않고 긍정적인 것을 강조하는 이들은 원래 우리가 일제의 압박 아래 자존심을 상실하고 너무나 짜부라져 있기 때문에 사기를 돋우어 주기 위해서다.

한국에는 자기 비하적이고 자기 말살적인 사상이 지배적이었기 때문에 열등감에 뿌리박은 과대망상적인 국수주의적 사상은 대두될 여지가 없고 엽전사상이 핵심이 되어 있다. 이러한 사상은 이조 말기와 일본 제국주의의 지배하에서 배태된 사상이다. 필자가 주장하는 민족신경증의 증상이며 개인 신경증과 같은 증상 형성의 과정을 밟는다.

3. 민족노이로제와 민족주체성—부정과 긍정

외세에 항거할 힘이 다하여 굴복한 결과로 배태되는 노이로제적 사상은 패배의식에서 유래된다는 것은 이미 지적한 바 있다(『사상계』, 1964년 11월호). 한국인의 사상적 병폐의 핵심인 엽전사상은 외세의 침략을 당하여 이를 물리치지 못했을 때 나타나는 패배의식의 표현이요 이의 파생물이다. 개인 신경증의 경우를 보면, 아버지나 어머니 또는 부모의 대리자에 너무 의존하는 상태나 부모의 압력을 벗어나지 못하는 상태가 오래 지속되면 자신에 있어서는 이 세상에서 가장 존귀한 자기 자신을 비하, 말살하고 자기를 압박하는 적을 숭상하고 그의 명령이나 혹은 그가 원한다고 생각되는 모든 것에 순종하는 마음이 된다. 그러면서 자기를 말살하는 원수와 같이 되려는 경향을 정신분석에서는 '공격자와의 동일시' 또는 '적대적인 동일시'라고도 한다.

이러한 개념으로서 우리의 사상적 병폐인 엽전사상을 보건대 개인 노이로제의 심리와 조금도 다름이 없음을 명백히 인식할 수 있다. 한국인의 모든 자기 비하적이고 자기 말살적인 부정적 자아상은 외세 특히 서양문명과 그의 아류인 일본의 침략이란 도전에 대해 적절히 대처하지 못하고 굴복해 버린 데서 연유된다. 그렇기 때문에 동양이나 한국을 멸시하고 동양이나 한국의 문화에는 아무것도 쓸 만한 것이 없다고 생각하며 서양문명 그리고 일본이나 일본 문화를 모방, 숭상하기에 힘을 다한다.

이러한 경향은 다과의 차이는 있을지언정 모든 한국인의 마음속 깊이 도사리고 있는 병균이다. 설사 일본에 대해서는 이러한 생각을 갖고 있지 않다 하더라도 서양에 대해서는 가지고 있는 것이 현실이다. 왜냐하면 우리가 서양문명, 즉 공격자의 이기(利器)를 갖고 있지 못해서 일본의 침략을 막아내지 못하고 나라를 잃었기 때문이다.

나라가 망하지 않고 잘 살기 위해서는 서양문명의 이기와 일본을 본받으려는 마음이 생기는 것은 당연하지 않느냐는 이론이 나올 수도 있을 법하다. 그러나 이것은 어디까지나 병리적인 반응이고 공격자와의 동일시다. 그러나 우리나라의 근대화는 3·1 독립 선언에서 명백히 나타나 있는 바와 같이 일본의 근대화와는 큰 차이를 볼 수 있다.

일본의 근대화는 침략적인 서양문명에 대한 공격자와의 동일시임이 분명하다. 이것은 일본이 국력이 신장이 되자 팽창주의적인 제국주의를 나타냄으로써 제2차 세계대전에 패망하고 또 다시 그러한 경향을 재생시키는 기미를 보이고 있는 것을 보아도 명백하다.

개인 노이로제의 경우를 보면, 자기의 독립심과 주체성이 침해당하고 오랜 시일 외부의 침해로부터 벗어나지 못하는 상태가 계속되면 마음속에 나를 압박하고 구속하고 나의 주체성을 침해하는 원수의 대리기관이 자리를 잡는다. 이것이 내재화된 적이요, 내부의 적이다. 이 마음속에 자리를 잡은 원수는 항상 마음속의 나를 보고, '너는 못난 놈이다, 세상에서 너와 같이 못난 놈이 어디 있느냐'고 압도해 온다. 그러면 그는 늘 이러한 굴욕적인 상태에서만 머물러 있기가 너무나 비참하기 때문에 바로 이 원수를 숭상하고 닮으려고 갖은 애를 쓴다. 그러고서는 나는 천재다, 유명한 배우가 된다, 가수가 된다, 노벨상을 탄다, 대통령이 된다는 등 꿈을 꾼다. 이러한 꿈이 그렇지 못한 현실에 부딪치면 또 다시 뿌리 깊은 열등감과 자학에 빠진다. 자기 비하와 자기 팽창 사이를 무한정으로 내왕하는 것이 노이로제 환자의 심리다. 그러면 건강한 정신이란 어떤 상태를 말하는 것인가? 그것은 한마디로 한다면 주체성이다.

주체성이란 나, 즉 나의 감정이 억압됨이 없는 상태이며 내가 나의 주인이요, 자유요, 모든 나의 행동은 나의 선택이기 때문에 잘되거나 못되거나 나의 책임이란 자각의 상태를 말하는 것이다. 석가모니가 외쳤다는 천상천하유아독존(天上天下唯我獨尊), 즉 우주에 있어서 나는 나에게 가장 존귀하다는 자각이다.

이것이 최고의 정신건강이고 주체성이다. 긍정이 없는 부정, 부정이 없는 긍정이 노이로제이고 부정과 긍정의 조화가 정신건강이요 주체성이다. 부정과 긍정의 긍정이다. 노이로제나 정신병 환자를 정신분석 같은 심부치료를 하면 다음과 같은 마음의 변동 과정을 밟는다. 노이로제나 정신병은 자기의 부정적인 모습을 외면하는 데서 비롯되며 이것을 은폐하는 데 성공하면 증세가 나타난다.

무의식 속에는 증오가 도사리고 있고 의식에서는 사랑을 느끼는 식이다. 그렇기 때문에 정신치료가 잘 진행이 되어 솔직하게 숨김없이 자기 마음을 표현하기 시작하면 여태까지 자신과 외부에 대한 부정적인 감정이 쏟아져 나온다. 즉, 가치의 전도가 일어난다. 이 지점이 참선에서 말하는 180도 경계이다. 자신에 관한 모든 부정적인 감정을 직면하여 받아들이고 나면 남는 것은 긍정적인 감정뿐이다. 못난 점을 다 받아들이고 나면 그

못났다는 것도 자기가 만들어 낸 환상에 불과하다는 것을 깨닫는다. 남는 것은 잘난 점 뿐이다. 못난 점과 잘난 점을 다 받아들이고 나면 360도를 돌아서 원점으로 돌아온다. 이것이 나의 본래면목이요 참된 모습이고 본래의 나, 은폐가 없는 나다. 이 경지가 주체 성이고 정신건강이고 각의 경지요 부처의 자리요 성인의 경지다.

그러면 건강한 민족정신은 어떤 것이고 병든 민족정신은 어떤 것인가. 그것은 개인의 경우와 조금도 다를 것이 없다. 한국인의 사상적 병폐는 우리 한민족의 역사에 있어서 주체성의 침해를 받은 민족의 상처를 완전히 고치지 못하는 데서 생겨난 것이다. 참선에 서는 이것을 애웅지물(碍膺之物)이라고 한다. 개인 노이로제는 개인의 일생에서 겪은 마음의 상처, 즉 애웅지물을 제거하지 못한 데서 연유된 것이고 민족노이로제는 민족의 애웅지물을 제거하지 못한 데서 연유된다.

애웅지물이란 가슴에 거리끼는 물건이란 뜻이다. 그만큼 자유가 없는 것이다. 우리 민족의 애웅지물은 고려 말기 이후 외세로부터의 민족주체성 침해에 대한 집권자의 일부 또는 전면적 굴복과 동학혁명의 예와 같이 왕성한 국민 주체성을 집권자가 외세를 끌어 들여서 말살한 것, 서양문명과 일본에 굴복한 것, 해방 이후의 외국 의존, 가장 두드러진 애웅지물은 일제에 의한 민족 말살 정책하에서 많은 우리 동포가 굴복하지 않을 수 없던 상황에서 생긴 엽전사상이다.

민족정신의 건강은 이러한 애웅지물을 오늘의 현실에서 외면하지 않고 직면해서 받아 들이고 우리의 긍정적인 요소를 발굴함으로써 회복이 가능하다.

4. 나 자신을 투사하지 말자

필자는 일제강점기부터 우리 동포들이 우리의 역사나 문화나 국민성을 부정적으로 말하는 것을 수긍할 수 없었다. 동포들의 행동이 마음에 들지 않고 우리의 처지가 비참하다는 것은 인정하였지만 조상을 탓하고 자기만은 빼놓고 다른 모든 동포를 비난하고 무슨 고칠 수 없는 열등한 민족성이 있는 양, 우리의 처지가 고칠 수 없는 운명인 양 말하는 데 대해서는 찬성할 수 없었다.

해방 후 오늘날까지 우리가 여러 가지 고난을 겪는 동안에 민족성이나 조상을 탓하는 말이 입에서 나오는 것을 들어 보면 옛날보다 강도는 달라도 여전히 부정적인 표현이 많았다. 물론 4·19 이후에는 어느 정도 자신을 회복하여 요즘에는 긍정적인 면도 조금씩 인식되어 가고 있는 것도 사실이다.

특히 한국인의 성격을 말할 때, 극소수의 예외는 있지만 위정자, 지도층은 말할 것도 없고 모든 사람이 한국인의 성격을 비난할 때 그 비난의 내용을 자세히 살펴보면 그 결점이 바로 말하는 그 사람의 결점이라는 것을 발견할 수 있다. 말하자면, 자기 자신이 인정하기 싫어하는 자신의 결점을 자기를 빼놓은 모든 다른 한국인에게 뒤집어씌우는 현상이다. 이런 현상은 정신분석치료를 받은 사람은 누구나가 다 자각하는 바이고 정신분석학의 용어로는 '투사(投射)'라고 한다.

사르트르도 인간은 누구나 자신을 외부에 투사한다고 했고 도승(道僧)들의 말에도 사람은 자기 필름을 돌리고 있다고 말한다. 그래서 나는 한국 사람이 한국인의 성격을 말할 때, 특히 비난할 때는 자기를 빼놓지 말고 자기를 넣은 한국인을 논하라고 한다. 이렇게 자기를 투사하기 때문에, 한국이 권위주의적인 사회라고 고집하는 사람을 보면 나보다 지위나 연령이 아래인데도 불구하고 권위주의적임을 발견한다. 한국인이 비민주적이라고 비난하는 사람을 보면 바로 그 사람이 비민주적인 행동을 자행하고 있음을 본다.

다 같은 한국 사람이라도 계층과 연령, 일제하의 경력에 따라서 한국관(韓國觀)이 다르다. 그것은 사람은 항상 자기를 투사하기 때문이다. 나이가 어린 아이들은 엽전사상이 없다. 성장해 감에 따라서 어른들의 엽전사상이 전염되기도 하지만 나이가 많아도 일제 강점기에 왜놈들에게 굴복하지 않은 사람은 엽전사상이 없을 뿐 아니라 긍정적인 한국관을 가지고 있다. 과학을 잘 모르는 사람일수록 서양과학에 대한 동경이 심하다. 나 자신을 넣고서 한국을 생각하라고 하지만 자기를 투사한다는 것은 무의식적인 자기방어로서 행해지기 때문에, 성실한 사람이면 곧 깨닫지만 불성실한 사람은 심리적 맹점을 깨닫지 못한다.

5. 한국인의 자아상—부정과 긍정의 유산

루이스 멈퍼드가 말한 바와 같이 생의 진로가 위기에 봉착한 민족은 신경증 환자가 그의 개인 생활을 모조리 파헤치지 않으면 안 되는 것과 같이, 그들의 집단적인 과거를 전면적으로 직면하지 않으면 안 된다.

역사에 있어 오랫동안 망각된 상처는 그것을 자각하지 못하는 많은 사람에게 참담한 결과를 초래한다. 만약에 우리가 과거를 이해할 시간이 없다면 우리는 미래를 컨트롤하는 통찰을 가질 수 없는 것이다. 왜냐하면 과거는 결코 우리를 떠나는 일이 없으며 미래는 이미 눈앞에 와 있기 때문이다.

우리의 참된 모습, 즉 본래면목(本來面目)을 되찾기 위해서는 앞에서 지적한 민족의 애응지물을 제거하고 사상적 병폐와 이에 유래되는 파생물을 부각시켜 분석, 제거하지 하지 않으면 안 된다. 그러기 위해서는 개인의 경우와 마찬가지로 민족의 역사를 바로잡지 않으면 안 된다. 민족의 역사를 바로잡기 위해서는 사학도(史學徒)의 사상적 병폐가 먼저 청산되지 않으면 안 된다.

이것은 좁은 의미의 국사학도뿐만 아니라 국민 생활의 모든 분야를 역사적으로 다루는 모든 학도(學徒)에게 요청된다. 다시 말하면 사학도의 주체성 확립이 선결문제다. 예를 든다면, 사대주의(事大主義) 내지 사대사상의 문제에 있어서도 외교 정책으로서의 사대와 집권자의 사대와 국민의 주체성이 구별되어야 하고, 마찬가지로 사대사상이 한국의 국민성인 양 생각하는 것은 일제가 우리를 말살하기 위해서 우리에게 뒤집어씌운 것이란 것을 명백히 가려낼 필요가 있다.

사대(事大)란 말을 없애자는 논의는 우리에게 쓰라린 굴욕에의 경험을 되살리지 말자는 뜻에서는 타당성이 없는 것은 아니지만 사대사상이란 말로써 지칭되는 사실을 없앨 수는 없는 것이다. 보다 더 근본적인 해결책은 그 굴욕적인 감정 자체를 우리 가슴속에서 불식하는 길이며 이 감정이 살아 있는 한 사대란 말은 없애도 다른 말을 가지고도 같은 내용이 표현될 뿐이다.

가령, 우리의 전통적인 종교는 외래적인 유(儒)·불(佛)·선(仙)이란 소론이 있다. 요즘에는 다행히도 유·불·선이 들어오기 전의 고유 신앙을 밝히자는 움직임이 있고 이 것을 샤머니즘이라고 규정하기도 한다. 다만, 샤머니즘을 외래적인 것으로 보느냐 고유 신앙으로 보느냐의 문제가 남을 것이다. 우리나라에서는 유교·불교·선교 특히 유교에 대한 부정적인 견해가 지식인들 사이에 지배적인 경향이 있었다. 유교에 부정적인 면이 있는 것은 사실이나 유교의 긍정적인 면이 더 크다는 것을 밝히는 것도 건전한 사고방식 이다.

지식인이나 학생의 사회참여 문제를 논할 때 흔히들 사르트르니 외국의 학생 참여를 표준으로 논하는 경우가 많지만 이것도 사상적 병폐의 파생물이다. 한국 지식인이나 학 생의 사회 참여 전통은 서양이나 다른 동양의 어느 나라에 비교가 안 될 만큼 빛나는 전 통을 가지고 있는 것을 우리는 잊어서는 안 된다. 우리 조상들의 지식인이나 학생들의 현실 참여는 생명을 바쳤던 예가 비일비재하지 않은가?

한국에는 자아의 각성 경험이 없다, 민주주의 전통이 없다, 휴머니즘이 없다, 개인주 의가 없으니 개인주의를 도입해야 한다, 근대화를 촉진시키기 위해서 대가족제도를 없 애고 핵가족을 채택해야 한다는 말들을 한다. 이러한 주장을 하는 한국의 지식인이나 지 도자는 정말 서양사상을 이해하지 못하고 겉모양의 모방에만 급급하고 그 마음속에는 서양 문물에 대한 뿌리 깊은 열등감이 도사리고 있기 때문이다.

첫째로, 동양에는 르네상스가 없다, 자아의 각성이 없다는 것은 개인의 자유와 개인주 의가 없다는 것과 관련이 있는 문제이지만, 르네상스를 정신분석학적인 개념으로 살펴 보자면, 인간의 정신이나 인격은 본능과 초자아와 자아로 구분된다.

초자아라는 것은 양심에 해당하는 것으로서 넓은 의미의 자아의 일부라고도 볼 수 있 다. 그렇기 때문에 르네상스는 정신분석학적으로 볼 때는 자아의, 개인의 해방이라기보 다는 개인의 또 서양인의 본능의 해방으로 볼 수 있다. 초자아는 본능이나 자아를 컨트롤 하고, 자아는 본능, 초자아와 현실을 조절하고 타협을 짓는 역할을 한다. 그렇기 때문에 르네상스 이후의 서양문명의 역사는 멈퍼드가 지적한 바와 같이 야만과 붕괴의 역사다.

오늘날의 서양의 현실은 이러한 르네상스의 총결산을 나타내기 시작하고 있는 것이 다. 서양식 개인의 자유나 개인주의나 휴머니즘은 이러한 본능을 주축으로 하는 것이기 때문에 오늘날의 위기적 현실에는 아무런 영향을 줄 수 없는 무력한 물건에 지나지 않는다. 오늘날 서양의 정신적 상황은 자아의 상실, 인간성의 상실, 주체성의 상실, 인간의 도구화, 기계와 조직의 지배라는 파탄으로 특징지을 수 있다. 그러므로 서양문명의 위기를 극복하는 유일한 길은 동양적인 휴머니즘, 즉 동양의 도를 섭취하는 길밖에 없다고 필자는 누차 주장한 바 있다. 멈퍼드는 지적하기를 서양의 몰락을 예언하는 자는 많아도 재생의 길을 말하는 사람은 기독교의 종교개혁에 기대하는 토인비를 제외하고는 모두가 비관적인 견해를 가지고 있는 데 반해, 자기는 자기 이해, 자기 검토, 자기 기율(紀律), 자기 제어(制御)만이 서양문명의 위기를 극복할 수 있는 길이라고 주장하고 있다.

이것이 바로 동양의 도(道), 동양적 휴머니즘의 정수(精粹)다. 동양적 휴머니즘은 휴머니즘의 극치다. 그것은 우리나라의 인내천(人乃天) 사상에 가장 단적으로 표현되어 있고, 사람이 곧 하늘이고 유·불·선이 다 인간은 신성(神性)을 가지고 있고 본래 우리가 가지고 있는 신성을 가리는 후천적인 것을 제거하면 부처·성인·진인(眞人)이 된다는 것을 주장하고 있다.

동양의 휴머니즘은 현대 서양문명에 결여되어 있는 진정한 자아, 최고의 주체성(자아의 각성), 인간성, 기계와 조직에 대한 인간의 도구화가 아니라 인간이 최고 목적이요, 인간이 조직과 기계를 부리는 주인공이라는 것이 극치에까지 가 있기 때문이다.

근대화를 위해서는 대가족 제도를 청산하고 핵가족으로 바꾸어야 한다는 소론(所論)에 대해서도 최근의 미국의 사회학적 연구나 정신분석, 정신의학적 연구로는 반대 결론이 나오고 있다. 즉, 사회 전체로 볼 때는 대가족 제도하에서의 상호부조(相互扶助)가 소외된 핵가족 제도보다 생산성을 높이고 대가족 제도가 인격을 더욱 건강하게 발달시킨다는 것이다.

동양에는 과학, 수학, 합리적인 사고가 결여되어 있다는 주장이 많다. 그러나 해방 후의 인도 모헨조다로의 발굴로 가장 높은 수준의 수학이 발달된 증거가 드러났으며 실지 과학이나 수학이 있었고, 어떤 미국인 학자는 갈릴레이보다 수 세기 전에 갈릴레이보다 더 정확한 천체관측을 한국에서 했다고 증거를 제시하고 있다. 그렇지만 동양에서는 물질이나 타민족의 침략을 천시하고 인간성을 우위에 두었다.

화약은 일찍이 중국에 있었지만 인간성에 봉사했었고, 서양 사람들이 인간성을 파괴하는 도구로서 사용해서 거꾸로 우리를 침략해 들어왔던 것을 보면 누구나가 알 만한 일이다. 합리적 사고가 없었다는 말은 철저하게 검토되어야 할 문제로서 소외적 · 추상적 · 수리적인 사고방식의 지배가 없었다는 것은 사실일지 모르나 합리적인 사고방식이 없었다는 것은 타당하지 않은 논의로 본다. 무엇이 합리냐가 밝혀져야 할 문제다. 이 문제는 본고의 범위를 벗어나기 때문에 더 상세한 논의는 다른 기회로 미룬다.

역사적으로 한국의 위치를 정립하는 데 있어서 모(某)씨가 지적한 바와 같이 국사에서 중독(中毒)과 왜독(倭毒)을 제거하여야 한다. 문외한의 눈으로 보아도 고대 일본이 한국의 식민지이었음이 분명한데도 불구하고 북한 학자나 일본인 학자의 주장을 기다려서야 눈을 뜨거나, 한 걸음 더 나아가서 그러한 주장에 과학적 신빙성이 부족하다고 논란하는 학자는 엽전사상에 중독된 사람으로밖에 볼 수 없다. 오늘날의 한국의 지도층 특히 외국 유학을 한 교수나 학자, 기타의 지도층에 잠재해 있는 병균은 필자가 주장한 유학병이란 병폐다.

여기서 유학병을 자세히 논의할 지면이 없으므로 골자만을 지적해 둘까 한다. 외국 유학을 조국의 참된 모습을 찾으려는 계기로 삼는 주체성이 투철한 지식인도 속출하고 있는 반면, 많은 외국 유학생이 자기 말살적인 외국 숭상적이고 외국 의존적인 병든 사상의 포로가 되어 있다. 동료나 선배를 억압하고 자신의 영달과 금전적인, 권력적인 상승의 무기로 삼는 경향이다. 외국 유학으로부터 돌아온 사람들이 한국사회에서 어떠한 역할을 하고 있는가의 종합적인, 과학적인 분석 조사가 절실히 요망된다.

요는 우리의 부정적인 유산이 과거에는 자학적으로 논의되는 데 치우쳐 왔고, 지금의 단계에서도 아직 보다 더 긍정적인 유산 또는 우리 조상들이 남겨 둔 유산의 긍정적인 면의 발굴이 소홀히 되어 왔기 때문에 긍정적인 면의 발굴이 시급하고, 정부나 재단들은 이에 치중해야 할 것으로 생각한다. 유산의 부정적인 면의 건강한 자기 비판과 분석 또한 긴급한 문제다. 비생산적인, 자기 투사적이고 자학적인 부정적 논란은 근절되기를 바란다. 건전한 자기 부정은 그것이 곧 자기 긍정이기 때문이다.

6. 결어

이상 서론적으로 한국의 사상적 병폐를 지적하고 그 치료 방안을 적어 보았다. 사상적 병폐의 형태는 천태만상(千態萬象)이나 그 핵심은 외세가 우리의 주체성을 침해해 오는 도전에 충분한 응전을 성취하지 못하는 데서 오는 패배의식, 즉 가깝게는 엽전사상이다.

이것을 청산하기 위해서는 개인 신경증의 심부 정신치료 과정과 동일한 과정을 밟아야 한다. 치료자의 역할을 하는 고정된 존재가 없기 때문에 주로 자기분석에 기대할 수밖에 없다. 우리의 민족사, 민족적 유산의 부정적인 면과 긍정적인 면을 다 같이 발굴하여 분석해야 하나 자학적이고 자기 투사적인 부정적 사고는 지양하되 현시점에서는 긍정적인 면의 발굴이 더욱 시급하고 부정적인 면의 분석과 청산이 시급하다. 사상적인 병폐가 없는 새로운 세대의 자아는 병균이 감염되고 있으므로 여기에 대한 예방 조치가 또한 급하다.

아직까지 동양 문명과 서양문명이 전모(全貌)를 나타내고 대등하게 만난 일이 없으므로 우리가 동서 문명의 우월을 논하기에는 이르다. 그러나 멀지 않아 전면적인 만남이 이루어질 것이 분명하다. 그때의 결론은 식자(識者)에게는 이미 분명하다. 더구나 한국은 아직까지도 세계 역사에 완전한 모습으로 나타난 일이 없을 뿐만 아니라 남북이 분단되어 있는 한 한국의 완전한 모습을 말할 수는 없다. 그보다도 우리의 참된 모습이 우리 자신의 눈에 가려져 있는 현실을 잊어서는 안 될 것이다.

한국에 대한 올바른 평가는, 특히 부정적인 결론은 내릴 시기가 되지 못한다. 세계 무대에서의 대등한 참여의 완전한 모습을 드러냈을 때 비로소 한국을 말할 수 있다. 하물며 과거에는 중독(中毒), 왜독(倭毒) 등으로 우리 모습이 너무나 일그러져 있지 않은가. 한국인에 대해서는 최근의 많은 외국 관찰자가 긍정적일 뿐 아니라 최상의 평가를 하고 있다.

우리가 해야 할 급선무는 긍정적인 민족의 유산을 발굴 보존하며 부정적인 유산을 청산하고 이것을 토대로 서양의 과학 기술을 섭취하여 근대화를 이루는 것이라고 생각한다. 이에 대응하여 서양의 전통적인 과학 기술을 토대로 우리의 전통적인 도(道)를 섭취하는 것이 서양인의 근대화라고 주장한다. 우리는 외국에서 버리는 물건을 잘 사들이는 것과 같이 이미 그들이 잘못을 깨닫고 버리고 싶어 하는 소외문화를 받아들여서는 안 된다. 우리의 참된 모습을 되찾기 위해서는 우리의 손으로 우리의 일그러진 민족사를 주체적인 민족사로 수정하는 것이 가장 긴급한 당면 문제다. 이 과업을 성취하기 위해서는 사학도 개인의 주체성 확립이 선결 문제요, 다음으로는 정부나 재단의 긍정적 민족 유산 발굴과 보존 자금의 풍부한 지원이 시급하다.

『아세아』, 1969. 7.

3

한국을 보는 새로운 눈

1. 한국을 보는 일그러진 눈─일그러진 한국상

선(禪)이나 서양의 정신분석이나 실존 사상에서는 사람은 자기를 외부에 투사한다고 보고 있다. 자기의 마음인데 자기의 마음인 것을 자각하지 못하면 그 마음이 바깥세상에서 보인다는 뜻이다. 말하자면 자기 마음, 특히 자기의 감정을 자각하지 못하고 있기 때문에, 세상 사람들은 눈뜬 장님이요, 눈을 뜨게 하는 작업이 수도(修道)요, 정신분석 치료인 것이다. 수도(修道)는 석가모니가 깨달은 바대로 바깥 모양을 취하지 말고 자기 마음을 돌이켜 비춘다[不取外相(불취외상) 自心返照(자심반조)]는 것에 귀착된다. 자기 마음을 비추어 자각하는 것이 수도요, 사람은 누구나 자기의 마음을 보지 않으려는 경향이 있기 때문에, 이것을 도와주는 것이 선사나 분석자의 임무인 것이다.

일제강점기부터 현재까지 우리나라 사람들 사이에 한국이나 한국의 역사, 문화, 한국인의 성격에 대해 좀처럼 합의에 이르지 못하는 문제들이 있다. 최근에도 어떤 일간지에 한 교수의, 요순(堯舜)이 한국 사람이고 공자도 한국 사람이라는 설에 대해서 술을 먹고 반박을 하더라는 얘기에 대한 논평이 실렸는데, 그러한 설을 주장할 수도 있고 그런 것이 증명될 수도 부정될 수도 있으나, 그것은 어디까지나 과학적이고 객관적으로 처리되어야 할 문제이지 감정이 개입되어서는 안 된다는 것이었다. 다 옳은 말이다. 그러나 여기에도 문제는 있다.

근자에는 우리나라 사람들이 자신을 좀 얻게 되고 외국 사람들이 우리의 좋은 점을 지적해 주는 경향이 많아서 우리의 역사, 문화나 성격에 대해서 긍정적인 견해가 많이 자라나고 있지만, 아직도 일반적으로 우리나라에 관한 좋은 점을 얘기하면 대체로 우선 픽 웃는 반응을 받는다. 대학교수나 서양문화를 공부해서 밥을 먹고 사는 지식인들뿐만 아니라, 동양이나 한국에 관한 학문을 하는 사람들까지도 그러한 반응을 나타내는 것이 대부분이다.

한국 사람은 자치능력이 없다, 우리의 운명은 강대국에 달려 있다, 미국이나 일본을 도저히 따라갈 수 없고 이들 나라들에 의존하지 않을 수 없다, 한국인은 게으르고 당파 싸움에서 벗어날 수 없다, 한국 놈은 할 수 없다, 우리의 조상들은 해 놓은 것이 뭐가 있나, 한국인은 눌러야 말을 들어먹는 족속이니 독재를 해야 한다, 한국에는 민주 전통이 없다, 수학이 없다, 합리적 사고방식이 없다, 논리가 없다, 개인주의가 없다, 한국의 전통 속에서 정말로 보존해서 외국 사람들에게도 가르쳐 줄 말한 것이 있을까…… 등등. 정말 우리나라 사람들의 자기 비하와 자기 멸시와 자기 말살은 너무 심하지 않나 하는 생각을 하게 한다.

7, 8년 전에 어떤 미국의 정치학 교수와 한국에 관해서 5시간이나 이야기를 나눈 적이 있다. 주로 그가 필자에게 한국이나 한국의 문화, 한국인의 능력 등에 대한 것을 물어 오고 필자가 답변을 했던 것이다. 이 미국 친구는 자기가 만 2년 동안 한국의 각계 각층의 지도자 500명 이상을 면담했는데 한 사람도 한국에 대해서 긍정적인 이야기를 한 사람이 없었다고 하면서, 당신이 내가 만난 한국인 중에서 한국에 대해서 긍정적으로 말한 최초의 사람이라고 했다. 이 친구는 그 후에 필자를 다른 한국 사람에게 소개할 때 이런 식으로 소개하는 것이었다.

근자에 모(某) 씨가 '한국인의 가치관'이라는 조사를 해서 일간지에 연재한 것이 있다. 이 조사를 보면 한국의 근대화를 위해서는 전통적인 사고방식을 말살해야 한다는 견해가 일반 국민에서 74%, 여야 국회의원에서 71%, 그리고 보존을 해야 한다는 견해가 일반 국민에서 13%, 의원에서 23%라는 숫자가 나왔다.

이처럼 우리가 일본 식민지 시대부터 현재까지 우리 주변에서 느끼고 관찰한 것과 외국인이나 한국인의 객관적인 연구와 관찰로서 밝혀진 바가 일치하고 있다는 것을 알 수 있다. 그것은 한국의 지도층이나 일반 국민의 대부분이 자기 비하적이고 자기 말살적인 한국관, 일그러진 자아상을 가지고 있다는 사실이다. 필자는 어려서부터 우리 동포들이 우리의 민족성이나 우리에 관한 모든 것에 대해 자랑스러운 것이 없는 것처럼 말하는 데 수긍을 할 수 없었고, 왜 우리 동포들이 그러한 자기 말살적인 집념으로부터 벗어나지 못하는가에 대해서 몇십 년 동안 관찰해 왔다. 더구나 정신과의사가 되어서 서양의 정신분석과 동양의 도(道)를 알고부터는 그 이유를 누구나가 다 쉽게 이해할 수 있게 분석하고 그 치료 방안도 제시한 바 있다(「내부독재와 패배의식」, 『사상계』, 1964년 11월호, 「한국인의 주체성과 학생 지도의 이념」, 『학생연구』, 5권 2호 1967년 8월호, 「한국인의 사상적 병폐」, 『아세아』, 1969년 10월호).

2. 우리는 왜 이러한 일그러진 자아상을 갖게 되었는가

필자는 우리나라 사람들의 대부분에서 다과의 차이는 있지만 누구에게나 볼 수 있는 이러한 경향을 한국인의 민족신경증이라고 부른다. 민족신경증은 한국인에게만 있는 것이 아니라 어느 민족이나 국민에게도 다 있는 것이다.

우선, 개인 신경증의 발생 과정을 이해하면 민족신경증도 그와 꼭 같은 경로를 밟아서 만들어진다는 것을 쉽게 이해할 수 있다. 개인 신경증의 경우, 우리의 인격 형성, 정서 발달의 도상(途上)에서 주체성을 침해하는 외부의 압력을 배제하지 못하는 상태가 오래 지속되면 내 마음속에 나의 주체성을 침해하는 원수의 대리기관이 자리를 잡게 된다. 이렇게 되면 원수가 물러간 뒤에도 내 마음속에 있는 원수가 계속 나의 주체성을 침해하는 잠식 작용을 계속한다. 그리고 원수를 숭상하고 우주에 있어서 자기에게는 가장 존귀한 자기 자신을 멸시, 비하, 말살한다. 남이 아무리 너는 이러한 좋은 점이 있지 않나 지적을 해 주어도, 본인은 바로 그 점이 내가 못났다는 증거라고 항변을 하고 자기의 잘난 점을 인정하려 하지 않는다.

사람의 인격, 주체성의 토대는, 세 살 버릇 죽을 때까지 간다는 속담이 있듯이 만 3세 이전에 이루어지고 만 5~6세까지 굳어진다는 것이 옛날부터 관찰되어 왔고 서양의 정신분석이 소상히 밝혀낸 사실이다. 정신병은 만 3세 이전에, 신경증은 만 3세 이후에 인격을 비뚤어지게 하는 외부의 힘으로부터 벗어나지 못하는 데서 생긴다.

그러면 우리의 민족신경증은 어떻게 형성이 되었는가?

현재까지 우리가 알고 있는 사실은 학계에서도 많이 정리가 되어 가고 있는바, 국민의 주체성은 어느 민족에 못지않게 강했다는 것이 그 하나요, 신라를 통일했을 때는 집권자나 지도층의 주체성이 국민 주체성으로부터 괴리(乖離)가 없었는데, 신라의 쇠퇴기, 고려, 이조 이후로는 현재까지도 국민 주체성과 권력자나 지도층의 주체성에 괴리가 있었다는 것이 다른 하나다.

어떤 분은 한국 역사에 있어서의 이러한 이중구조 내지 양극화 현상에 대한 설명을 듣고 경악을 금할 수가 없었다고 실토하고 있다. 개인 신경증과 마찬가지로 우리 내부에 괴리가 일어나는 원인은 외세가 우리를 압박해서 완전히 이러한 압박을 배제하지 못했기 때문에 집권자나 이에 가까운 소위 엘리트들은 외세의 앞잡이 내지 대리기관의 역할을 하지 않을 수 없게 된 것이다. 그러면서 이러한 민족 반역적인 요소를 지닌 집단의 감정이나 사상이 일반 국민에게까지 침윤(浸潤)되어 왔던 것이다.

이조 때는 주로 중국에 대해서, 일본이 우리나라를 강점한 후로는 일본과 서양에 대해서 심한 패배의식 내지 패배 감정을 갖게 되어 이것이 우리 내부의 적으로 작용함으로써 진정한 주체성과 근대화를 저해하고 있는 것이다. 그러므로 우리의 적은 국민을 배반하는 집단이나 개인에게 있고, 동시에 대부분의 국민 가슴속에 파고들어 가 있는데, 본인들이 자각하지 못하고 있다.

현재의 시점으로 볼 때 우리의 해방이, 많은 선열과 독립 투사의 끈질긴 독립운동이 계속되었음에도 불구하고, 외세에 의해서 이루어지고 외세에 의해서 분단된 것이 이러한 자학적인 한국관이 좀처럼 사라지지 않게 된 이유의 하나이고, 그와 관련해서 대부분의 한국 국민이 일본 식민지하에서 일제에 굴복했기 때문이다. 개인 신경증과 마찬가지로, 자기를 압박하고 말살하려는 외부의 세력을 구축(驅逐)하지 못하면 외세로 향했던 증오심이 자기를 향하게 되어 원수인 외세를 숭상하고 모방하려고 갖은 노력을 다하면서 자기는 멸시하고 말살하게 된다. 원수를 저주하는 대신 원수를 물리치지 못한 자기 자신을 저주한다.

3. 우리의 바른 모습을 되찾으려면 어떻게 해야 하는가

필자는 어려서부터 지금까지 우리 동포들의 자학적이고 자기 말살적인 한국관 내지 한국인관 때문에 언제나 답답하고 골치가 아팠으며, 그 잘못된 생각을 깨우쳐 주기가 얼마나 힘든가를 절감하고 있다. 우리 정신의학회의 모임이나 어느 인문, 사회과학이나 철학 등 모든 분야의 학자들의 모임에서도 마찬가지다. 물론 학계 이외의 사람들은 말할 것도 없다. 그러나 요즘에는 젊은 세대들의 등장으로 외세 의존에서 점차로 자립의 태세로 넘어가면서, 그리고 해방 후에 우리가 그동안 쌓아 올린 업적과 제삼자의 객관적인 관찰의 결과로서 긍정적이고 건전한 한국관이 소생하고 있어 새로운 전환점의 가능성을 볼 수 있게 되었다.

어느 토론이나 대화의 모임에서 한국에 관한 이야기가 논의될 때에는, 같은 사실을 놓고서 긍정과 부정의 양극적인 견해가 대립되고, 이 두 견해 사이에 도저히 메울 수 없는 대화 단절의 심연에 직면하게 된다. 가령, 유교에 대한 논의가 대표적이다. 유교에 대해서는 대부분의 한국 사람, 특히 지식인들이 압도적으로 부정적인 견해를 가지고 있다. 그것도 연령이 많아질수록 부정적이고 젊을수록 긍정적이다. 그 이유는 젊은 사람들은 유교의 부정적인 면의 개인적인 경험이 없어서 그렇고, 나이가 많은 사람들은 유교의 부정적인 면의 피해를 많이 입었기 때문이라고도 볼 수 있다.

모든 사물에는 긍정적인 면과 부정적인 면이 동시에 존재한다. 그것은 마치 표리(表裏)와 같은 것이다. 그러나 사람이 한쪽 면에 사로잡히면 다른 면이 보이지 않는다. 유교에 대해서 지나치게 부정적인 면을 강조하고 긍정적인 면을 인정하지 않으려는 사람을 잘 관찰하면, 성장기에 유교의 폐단을 경험한, 즉 아버지가 지나치게 엄해서 자녀의 의사를 묵살하고 압박한 경우다. 물론 다른 경우도 있다. 그러나 공통적으로 자기의 의사가 존중되지 못하고 정당한 대우를 받지 못했다는 데로 돌아간다. 옛날 사람들도 유교의 정신을 바로 이해한 사람이 드물었다는 것이 사실이다. 과거 우리 조상들의 생활을 전체적으로 살펴볼 때, 그리고 유교의 경전을 관통하고 있는 기본 정신을 잘 이해해 보면, 우리가 오늘날 여러 가지 혼란에서 헤어나지 못하고 있는 중대한 원인이 유교나 기타 우리의 전통을 헌신짝처럼 버리려고 한 데 있다는 것을 손쉽게 깨달을 수 있다.

공자가 신봉했다는 요순(堯舜)의 효제(孝悌)는 만고의 진리라는 것이 증명되어 있다. 가정에서 효제를 바로 하고 이러한 바른 효제의 좋은 관계를 부모 형제가 아닌 다른 사람들에게 확충(擴充)한다는 것이 유교의 근본정신이다. 이러한 사실은 중국 사상사에도 뚜렷이 명기되어 있지마는 잘 알려져 있지 않다고도 볼 수 있다. 이것을 현대식으로 표현하면 가정에서 부모 형제와의 인간관계를 바로 하고 부모 형제가 아닌 사람들에게도 부모 형제와 같은 관계를 맺는다는 뜻이다. 오늘날 서양의 문화인류학이나 정신분석적인 연구의 결론은 가족관계가 사회관계를 결정한다는 것이다. 다시 말해서 가족관계가 잘되어 있는 사회나 개인은 사회관계가 잘된다는 뜻이다. 이렇게 보면 공자가 신봉한 유교의 원류는 이러한 사실을 알고 있기 때문에 사회관계를 바로 하기 위해서 어려서부터 가족관계를 바로 교육하자는, 말하자면 예방적인 교육의 이념이고 실천이라는 놀라운 결론이 나오게 된다.

서양의 정신분석은 잘못된 가족관계를 바로잡음으로써 환자의 사회적 관계를 바로잡는 치료적인 교육이 된다. 정신분석치료에 종사하는 서양의 정신분석의들이 치료로써는 도저히 사회적 관계를 전체적으로 해결할 수 없음을 통절하게 느끼기 때문에 예방적인 사회정신의학을 발전시키고 있다. 미국 국회에서 정신분석의를 초청해서 국제 문제 해결에 대한 증언을 듣는 경우, 정신분석의들은 국제상의 분쟁도 어린 시절의 부모, 형제 관계의 잘못이 원인이라는 증언을 하고, 국제 문제의 근본적 해결은 가족 관계의 개선에 있다는 것을 제시하고 있다. 인(仁), 성(誠), 중용(中庸), 충서(忠恕), 수신제가치국평천하(修身齊家治國平天下), 삼강오륜(三綱五倫)이다. 이것이 오늘날의 세계 인류 문제의 해결에 중대한 의미가 있다는 것을 우리는 알고 있다. 문제는 이런 것을 오늘날의 현실에서 구체화하는 문제가 있을 뿐이다. 우리나라에서 유교에 대한 견해를 보면 그 사람의 사상적인 자세의 건전성을 짐작할 수 있을 정도로 유교 문제는 우리나라에서 좀처럼 타결되지 못하는 문제임은 틀림없다. 그러나 일반 국민, 청년 학생 등 유교에 대해서 특별한 증오심이 없는 사람들은 유교 경전의 해설을 공부하고 수신(修身)이나 효(孝)를 가르칠 필요가 있다는 것을 통절하게 느끼고 있는 것도 엄연한 사실이다.

또 다른 하나의 문제, 즉 대외적인 문제에 대한 자세를 예를 들어서 한국인의 비뚤어진 마음의 자세를 검토해 볼 수 있다. 얼마 전에 일본의 아스카 고분이 발굴되어 일본과 한국에 큰 화젯거리가 되었던 일이 있다. 여기에 대한 일본인들의 반응, 우리나라 사람들의 반응을 보면, 한국을 보는 우리의 눈이 어떠한가 분명히 알 수 있다. 매스컴이 나타낸 해설을 보면 사실대로 해설한 사람은 학자가 아니라 신문사 편집국장뿐이었다는 점을 주시하지 않으면 안 된다. 일본의 학자들이 쓴 한국사에 관한 자료로 쓰였다고 보이는 1955년에 발간된 미국의 하버드대학교 문화인류학 교수의 저서에서도 소수의 한국 사람이 높은 문화를 가지고 일본으로 건너가서 토착 민족을 정벌, 통치했다고 되어 있다. 일본 학자들도 수십 년 전부터 그런 학설을 주장하고 일본인이 평생 연구한 체질 인류학적인 연구에, 일본의 인종 분포가 단두형(短頭型)인 한국 인종이 대화(大和)지방에 집중되어 있고 기타 지역도 한민족이 일본으로 건너간 역사가 그대로 나타나 있다.

필자는 우리나라의 국사학자들에게 다음과 같은 질문을 던져 보았으나 명확한 해답을 얻을 수 없었다. 일본인이나 서양인들이 인정하는 사실을 왜 우리나라의 국사학자는 우리 국민들에게 알려 주지 않는가라는 질문이다. 고대 일본이 한국의 식민지요, 일본 천황이 한국 사람이라는 사실을 말이다. 대답이 없길래 필자는 이런 말을 했다. 물론 그 마음은 이해할 수가 있다. 만약 그런 말을 일제강점기에 했더라면 극형에 처해졌을지 모른다. 그러나 지금은 그런 말을 해서 크게 손해 보는 일이 없을 것이다. 극형을 받을 하등의 이유가 없다. 이것이 바로 신경증과 꼭 같은 심리인 것이다. 과거와 현재를 혼동하고 있는 것이다. 물론 지금도 그런 소리를 하면 일본에 가서 환영을 못 받을지 모르고, 일본에서 초청을 해 줄 것도 안 해 주게 될지도 모를 일이다. 그러나 그것은 사소한 일이고 오히려 일본인들의 신세를 진다는 것 자체가 부끄러운 일인데 그런 것으로 해서 민족의 역사를 왜곡시킬 수 있겠는가? 일본인들은 한국과 일본에 관한 역사를 허위 날조해서 자기네 국민들에게 가르치고 있다. 한국에서 간 것은 전부가 대륙에서 건너왔다고 되어 있고, 옛날부터 일본은 삼국을 통치했다고 가르치고 있다.

그렇다면 우리나라의 국사 교과서는 날조는 하지 못할지언정 왜 사실 그대로 국민에게 알리지 않는가? 이것은 다름 아니라 우리나라 국사 교과서를 편찬한 사람들의 정신이 일제강점기의 패배의식을 탈피하지 못하고 있다는 것을 말해 준다고밖에 볼 수 없다. 국민이나 학자나 공무원이 독립된 한국이라는 의식이 박약하다는 결론 이외의 결론을 내릴 수가 없다. 그런 의미에서 이번에 국적 없는 교육을 지양하기 위해서 주체적인 민족사관을 확립하자는 것은 해방 이후에 가장 획기적인 일이라 할 수 있다.

한국을 바로 보기 위해서는 마음속에 거리끼는 물건, 즉 선(禪)에서 말하는 애응지물(碍膺之物)이 없어야 한다. 우리가 가지고 있는 애응지물은 서양문명과 일본에 압도당한 경험이고 중국에 대한 것도 남아 있다. 다른 말로 표현한다면 주체적인 마음의 자세가 확립되어야만 사물이 바로 보이고 한국이 바로 보일 수 있다. 그렇기 때문에 주체성을 가지려면 개인 주체성의 경우는 개인의 일생에서 해결하지 못한 애응지물을 청산해야만 하고 민족주체성은 민족의 역사에서 해결하지 못한 문제를 해결해야만 한다. 인류주체성도 마찬가지로 인류의 역사에서 해결하지 못한 문제를 청산해야만 한다. 이것을 달리 표현하자면 패배의식을 벗어나야 하고 자각을 해야 한다. 동양의 도(道)나 서양의 정신분석의 목표는 주체성의 회복이고 확립이다. 이것을 선(禪)에서는 주인공(主人公), 진면목(眞面目), 본래면목(本來面目)이라 하고, 서양에서는 자기 실현, 본래의 자기 또는 남이 아닌 자기 자신이 되는 것이라고 한다.

우리가 우리의 역사나 민족성, 문화를 바로 볼 수 있으려면 열등감, 패배의식을 극복해야 하며 우리의 것을 우선 연구하고 알아야 한다. 대체로 열등감을 없애야 한다는 데는 많은 일치를 보이고 있으나, 어떤 상태가 열등감이 없는 상태이고 어떠한 방법으로 없앨 수 있느냐에 대해서는 의견의 통일이 없다. 대부분의 모임이나 학술적인 모임에서 한국에 관한 논의가 있을 때마다 대립이 되는 것은, 긍정적인 한국관을 표명하면 반대편은 항상 서양이나 외국의 이론이나 표준을 가지고 한국에 민주주의가 있었느냐, 한국에 비극(悲劇)이 있었느냐, 과연 한국에 서양식 의미의 지식인이 있었느냐 식의 반박이 나온다. 이 두 가지의 입장은 합할 수가 없는 입장임을 깨닫는다 하더라도 왜 입장이 달라지는가에 대한 심층심리는 자각하지 못한다. 전자는 자기를 받아들이는 입장이고, 후자는 자기를 배척하는 국적 없는 지식인의 입장이다. 이러한 지식인은 서양에 대해서 우리의 표준을 가지고 서양이나 외국에 우리 것과 같은 것이 있느냐는 물음을 제기할 줄 알아야 한다. 상황이 다르고 문맥이 다른 것을 망각한 논의는 무의미하다.

대체로 한국사회에서 여러 가지 논의의 혼선은 논자들이 패배의식을 청산하지 못하고 있는 마음의 자세에서 한국을 보고 있기 때문에 생기는 것이다. 말하자면 객관적으로 보지 못하고 있다는 뜻이고, 주체적으로 봐야 하는데 주체적으로 본다는 것은 주관과 객관이 일치하는 것을 의미한다. 다시 말해서 사물을 대상화하지 않고 주체로서 본다는 것이고 주체로 본다는 것은 그 입장에서 있는 그대로를 보는 것이고, 어떠한 이론으로 투영해 보는, 즉 색안경을 끼고 보는 것이 아니라는 뜻이다. 바꾸어 말하면, 한국을 이해하고 설명하는 이론은 한국을 이론 없이 이해하여 완전한 이해를 한 뒤에 한국의 현상을 설명하는 이론이 나와야만 진짜인 것이다.

열등감이나 패배의식에 관해서 흔히들 나오는 얘기는, 가령 한일회담 때 일본 대표가 서울에 와서 회담을 하는데 일인(日人) 대표는 한일회담이라고 하는데 한국 측에서는 실무자가 일한회담이나 일한관계라고 하지 않고 굳이 한일회담이라고 하는 것은 열등감에서 나온 것이 아니냐고, 우리나라 실무자를 나무라는 친구가 있었다. 이러한 묘한 심리가 우리나라 사람들에게 있다. 물론 일본인이 우리를 깔보고 있지 않고 우리의 국력이 일본을 능가하고 있다면 모르되 우리가 일인들에게 굴욕적인 식민통치를 받은 것이 아주 옛날이 아닌 이상 한일이라고 하는 것이 올바른 태도인 것이다. 일인들은 열등감을 토대로 한 우월감을 우리에게 갖고 있기 때문에, 우리가 친절을 베풀거나 동등한 자세로 대하면 한국인들은 옛날의 원한을 청산도 하지 않고 일인들의 사과도 받지 않고 저런 태도로 나오니 아직도 노예근성을 가지고 자기네들을 숭앙하는 것으로 본다. 그래서 필자는 일인들을 일단 모욕하는 것이 일인과 진정한 호혜평등으로 친해지는 유일한 길이라고 주장하고 실천 중이다. 그렇지 않고는 그네들은 자기네들의 잘못을 반성하지 않는 민족이다. 필자는 일인 친구들에게 일본은 초등학교부터 일본 천황이 한국인이고 고대로부터 한국에서 받은 은혜를 잊어버리고 은혜를 원수로 갚은 엄연한 역사적 사실을 가르치지 않는 한 진정한 한일 친선은 성립되지 못한다고 말한다.

대체로 우리나라에서 한국에 무엇이 있느냐는 식의 논의를 하는 사람들을 보면 서양의 문화나 사상이나 제도를 정말 서양인의 상황에서 이해를 못하고 있고, 더구나 우리의 역사나 사상, 문화에 대해서 모르고 있다는 것을 발견할 수 있다. 그러니 그러한 논의가 무의미하고 대중이나 청년 학생들에게 주는 영향이 대단히 좋지 못하다는 점이다.

동양의 도(道)나 서양의 정신분석에서는 자기의 무의식에 대해서 책임을 지도록 교육한다. 주체성이란 자기의 무의식까지 자각하고 책임을 지는 상태를 말한다. 그러므로 한국을 연구하는 모든 학도는 특히 국사학도는 정신분석치료를 받든지 참선을 해야만 되는 심각한 문제가 대두된다. 그리고 학생이나 대중이나 위정자에게 영향을 주는 지식인은 자신의 패배의식을 청산하지 못함으로써 무의식 중에 서양이나 일본 또는 기타의 문화적인 대리기관 내지 앞잡이가 되는 일이 없도록 해야 한다. 서양문화를 철저하게 이해하고 서양의 이론으로 우리나라의 현상을 설명하려 하지 말고 우리의 것을 우선 백지상태에서 연구하고 잘 이해한 후에 우리의 것과 서양의 것의 공통점을 찾아야 한다. 지금까지 대부분의 연구는 방향이 전도되어 왔다. 그리고 지금이라도 일본이 옛날과 같이 한국을 지배하게 되면—그런 일은 있을 수 없는 일이지만— 일제강점기와 같이 고스란히 일본에 굴복하는 그러한 마음의 자세를 청산해야만 한다. 우리가 만약에 모든 국민이 일본과 싸워서 독립이 됐거나 적어도 해방 후에 민족 반역자를 처단해서 민족정기를 바로 세웠더라면, 이러한 논의를 할 필요가 별로 없었을 것이라는 것을 우리는 명심해야 한다. 일인들을 대하는 우리나라 사람들의 자세를 보면 우리가 아직도 일본 식민지하에서 살고 있는 것 같은 착각에 사로잡힌다. 그것은 아직도 대부분이 일제강점기의 의식구조에 큰 변동을 가져오지 못했기 때문이다. 이러한 의식구조를 바로 놓을 수 있는 계기가 해방 후에 없었기 때문이다. 지금이라도 우리의 무의식에 도사리고 있는 패배 의식을 깨끗이 청소할 작업이 필요하다. 그리고 청년 학생들은 국적 없는 또는 민족 반역적인 앞잡이나 일인들의 말에 귀를 기울이지 말아야 할 것이다. 그러한 지식인들은 자기 반성과 비판과 수양을 통해서 자신의 자세를 고치려는 노력을 하면서 젊은 세대나 대중에게 민족을 좀먹는 병균을 전파시키는 것을 삼가야 할 것이다. 지금 우리 사회에서는 대중이나 청년들은 우리의 전통에 대해서 바른 방향으로 자세가 잡혀져 가는 경향을 보이고 있기 때문에, 지식인들은 대중이나 청년 학생들과 호흡을 같이해야 한다고 생각한다. 왜냐하면 우리 사회의 이러한 건전한 저류에서 유리(遊離)된 지식인들을 많이 볼 수 있기 때문이다.

4. 건전하고 바른 한국상의 모색

흔히 말하는 자기존재(Selbstsein)가 동양에는 없다, 또는 자아의 각성이 없다는 말을 한다. 이것은 체(體)를 모르고 상(相)이나 용(用)만 보기 때문이라고 할 수 있다. 그것은 마치 사과를 보지 못한 사람이 독일에서 아펠(Apfel)이란 말을 들어도 이것이 사과라는 것을 모르는 것과 같다. 실존철학에서의 자기 존재란 불교 용어로 말한다면 본래 면목이나 진면목에 해당되나 이것보다 낮은 단계에 있고 그것으로 가고 있는 개념인 것이다.

자아의 각성도 그렇다. 서양 르네상스에서 자아의 각성이란 주로 정신분석에서 말하는 본능의 각성이지 자아의 각성의 측면은 오히려 희박하며 진정한 자아의 각성은 오히려 동양에서 도(道)라는 표현으로서 수천 년 전에 이미 도달해 있었던 것이다. 르네상스에서 자아의 각성이라는 것이 본능의 각성이요 해방이기 때문에, 그 후의 서양 역사는 야만과 붕괴의 역사라고 루이스 멈퍼드는 지적하고 있다. 우리는 지금 서양 르네상스의 총결산으로 인한 인류 멸망의 위기에 봉착하고 있으며, 이 위기의 극복은 오로지 도(道)의 보급에 있다는 것을 알 수 있다. 멈퍼드는 서양문명의 붕괴 위기를 극복하는 유일한 길은 자기 검토, 자기 이해, 자기 기율(紀律), 자기 제어라고 말하고 있다. 이것이 바로 동양에서 말하는 도(道)다.

한국에는 민주주의가 없다는 말도 흔히 듣는 말인데, 이런 말을 하는 사람들은 민주주의의 체(體)를 모르는 사람들이다. 이런 사람들은 옛날 같으면 유교의 체(體)인 유교정신은 모르고 특정한 시대에서 그 정신이 표현되는 형식에 집착하던 가짜 유자(儒者)와 같은 존재라고 볼 수 있다. 좋은 것이란 무엇이든지 그 알맹이인 정신을 따야 하는 것이다. 봉건적이고 폐쇄적인 사회라 여겨지고 있는 이조시대에도 그 제도나 정치의 실제를 본다면 집권자와 국민과의 관계에서 민주적이고 민본적인 요소가 많이 있었음을 볼 수 있다.

임금도 성균관 학사나 유생, 사간원(司諫院)이란 제동기(制動機) 앞에서 자기 의사를 굽힐 수밖에 없게 되어 있었던 것이 아닌가? 그리고 민본주의라는 것이 또한 민주주의의 정신으로 통한다고 생각해야 할 것이 아닌가? 어떻게 보면 우리의 전통은 다른 나라들에 비해서 아주 민주적이었다는 결론도 나올 수 있는 것이다.

우리나라 사람들의 성격에 대해서 우리 한국 사람은 게으르고, 협동을 할 줄 모르고, 싸우기만 하고, 수줍고, 감정 표현을 잘 못하고, 우울하고, 때려야만 말을 듣는다 등등 여러 가지 좋지 않은 레터르(letter, label)를 붙여 왔지만 외국 사람의 눈에는 활발하고, 머리가 좋고, 어학에 능하고, 감정 표현이 심하고, 의사소통이 잘 된다는 평을 받고 있다. 이렇게 우리는 우리 자신을 부정적으로 보고 있다는 것을 깨달아야 한다.

그리고 한국문화의 특징으로서 우리나라 학자 간에 하나의 흐름을 발견할 수 있다. 한국문화는 인정 문화이고 관계 문화이며, 따라서 한국 정신의 핵심은 인본주의 또는 인간 중심, 현세 중심주의라는 것이 대체로 합의가 되어 가고 있다. 다른 한편으로는 은허(殷墟)의 갑골문(胛骨文)에서 나온 인방(人方)이 우리 조상의 나라를 지칭했고 이 고유명사였던 '人' 자가 전 인류를 지칭하는 보통명사가 되었고 '人' 자는 인(仁), 이(夷), 시(尸) 자와 통한다고 되어 있다. 그리고 공자 이전에도 군자의 나라요, 공자도 군자의 나라로 보았고, 공자 이후에도 군자국이고, 현재도 가장 인간다운 나라로 보고 있다. 홍익인간, 인내천(人乃天)에서도 나타나는 바와 같이 한국의 역사는 사람 인(人) 자로 관통되어 있는 것을 알 수 있다. 군자란 가장 인간다운 인간을 말하는 것이다. 그러므로 공자가 신봉한 유교의 정신이란 우리 조상 동방국의 생활 정신이 아니었던가 하는 결론이 얻어지기도 한다.

오늘날의 세계정세를 본다면 태극기야말로 한민족의 사명을 상징하는 느낌이 든다. 그것은 도(道)를 상징하기 때문이다. 도(道)는 주체성이고 서양의 휴머니즘이 아직 이르지 못하고, 거기에 다다르려 하는 극치에 이른 휴머니즘이기 때문이다. 오늘날 인류 문명을 구제할 수 있는 길은 도(道)요, 휴머니즘인데 우리가 그런 높은 휴머니즘을 지니고 있기 때문이다. 우리는 이 한국의 인간주의를 발굴해서 전 세계에 보급시킬 의무가 있다고 생각한다.

『문화비평』, 1972. 7.

4

한국인의 정신건강과 교육의 과제

1. 정신건강과 교육

1) 정신건강의 문제와 현대정신의학

해방 후 흔히 우리나라 사람들은 대부분이 정신병이 아닌가, 80% 이상이 정신이상인 것 같다는 말을 들었다. 최근에 와서는 불신 사회란 말이 몇 해를 두고 부르짖어지고 어떻게 하면 이런 불신 사회를 극복하는가 하는 논의가 각 방면에서 일어나고 있다. 5대 사회악 소탕, 최근에는 부정부패를 근절하기 위한 조치를 정부에서 서두르고 있다. 또 한편으로는 소년비행, 소년범죄, 살인 특히 정신병자에 의한 집단살인, 유괴사건의 빈발은 정부나 언론, 국민들로 하여금 정신건강에 대한 관심을 모으게 하고 정신위생시설의 확장, 전문가의 양성, 정신위생법 제정을 서두르고 있다.

이것은 뒤늦게나마 우리나라가 세계 조류를 뒤따르기 시작한 것으로 생각된다. 소위 선진제국(先進諸國)에서는 백 년 내지 백여 년 전부터 정신병자 보호법 내지 감치법(監置法)으로 출발해서 정신병의 원인과 치료에 대한 과학적인 지식이 증대됨에 따라서 법의 개정을 거듭하여 정신위생법, 정신건강법으로 발전해 오고 있다. 이들 제국에 있어서는 물질적인 빈곤과 신체 질병의 문제가 많은 해결을 보고 있는 관계로 정신건강에 대한 국가 시책이 국민건강 문제의 으뜸가는 문제로 제기되고 있다. 미국 같은 나라에서는 연간 정신병 연구비만 해도 10억 달러를 넘는 현상이다. 10여 년 전부터는 정치지도자는 정신분석치료를 받은 사람이 되어야 된다는 논의가 실감 있게 계속되고 있다. 또 한편으로는 현대 물질문명의 발달 결과, 인간을 해방시키기 위한 수단인 기계의 노예로 화하고 있는 현대 인간의 상황, 즉 인간 상실, 자기 상실이란 말로 표현되는 주체성 상실이란 현대 서양문명의 위기가 서양사회의 각 방면에서 부르짖어지고 있고, 동시에 실존 사상, 정신분석, 정신치료, 카운슬링의 보급, 동양사상, 선(禪)에 대한 관심, 기독교 신학의 혁명적인 논의가 대두하고 있다.

정신의학이 교육과 관련을 맺기 시작한 경위를 살펴보면 동양의학에 있어서는 원래 정신이 신체를 지배한다[神爲一身之主(신위일신지주)]는 사상을 토대로 사람의 마음을 다스림으로써 병을 예방하는 것을 최고의 의술로 보고 병이 난 뒤에 병을 고치는 것은 용의(庸醫)가 하는 짓이라고 했다. 마음을 다스린다는 것을 도(道)라고 했고, 도(道)로써 병을 고친다고 했다. 이 도(道)는 오늘날 서양의 정신치료에 해당되면서 보다 높은 목표를 지향하는 것이다. 서양의 정신의학은 프랑스 혁명 당시 필립 피넬(Philippe Pinel)이 정신병자를 철쇄(鐵鎖)로부터 해방하여 인도적으로 대우하는 것에서 출발해서 싹트기 시작했다. 이로부터 정신병원이 생기고 연구하고 치료를 하게 되고 유럽의 의과대학에 정신과가 생겨 과학적인 연구가 시작되었다.

그러나 처음에는 정신병의 관찰과 분류가 주(主)였다가 19세기 말 프로이트(Sigmund Freud)가 정신분석학을 창시하여 대부분의 정신장해 원인이 유아기에 부모, 형제 등 정서적으로 밀접한 관계에 있는 사람과의 정서적 교류 또는 대인관계의 장해에 있다는 사실을 확인하고 이러한 지식과 치료기술이 교육심리학, 의학, 기타 문화의 모든 분야에 침투, 보급되면서 교육과 밀접한 관계를 맺게 되었다. 물론 한편으로는 프랑스의 심리학자 비네(Binet)와 정신과의사 시몽(Simon)이 1905년에 지능검사 척도를 안출(案出)한 후에 교육과의 관련이 밀접해졌다. 정신의학은 초기에는 정신병이나 신경병자의 일부만을 취급했으나 오늘날 현대 정신의학은 불안의 근원, 인격 발달, 인간관계, 좁은 의미의 병자—정신장해뿐만 아니라 일부 신체병까지도—뿐만 아니라 인간생활의 모든 분야에 있어서의 정서적 요인의 동인적(動因的)인 작용이 깊이 인식되고 있다. 이에 따라 의학, 심리학, 교육학, 인류학, 문학, 예술, 역사, 법학, 정치경제학, 신학, 철학 등 학문 분야뿐만 아니라 군대, 공장의 조직 운영, 인사관리, 교육, 종교, 모든 인간생활과 이를 다루는 모든 학문 분야에 침투, 섭취되고 있는 현황이다.

본론에 들어가기 전에 정신건강의 개념을 고찰해 보기로 한다. 처음에는 정신병이 없는 상태가 정상이고 건강이라고 생각되었다. 그러나 우리의 지식이 증대됨에 따라서 신체적으로 완전 건강한 사람이 없는 것과 마찬가지로 정신적으로도 완전 건강한 사람이 없다는 것이 명백해짐과 동시에 심한 환자도 건강한 부분이 남아 있다는 것이 인식되고, 건강과 불건강은 상대적 문제인 것이 인식되었다. 불건강한 요소가 많아져서 개인 생활이나 집단생활에 많은 지장을 초래하여 전문가의 도움이 필요하게 되면 병자가 될 따름이다. 의학적으로 심한 환자라도 본인이나 주위 사람이 지장을 느끼지 않으면 사회적으로는 환자가 아닌 것이다. 한때는 환경에 적응을 못하는 것이 불건강하고, 적응이 잘되어 있으면 정상 내지 건강한 것으로 보았다. 이것은 통계적인 대다수를 정상으로 보는 견해이고 가치에 기준을 두는 건강개념과는 다른 것이다. 병적인 사회에 잘 적응을 하지 않고 자기동일성, 주체성을 견지(堅持)해 가는 사람이 건강한 것이다. 환경에 잘 적응해서 자기를 상실하는 사람을 건강하다고 볼 수는 없다. 그러므로 오늘날 정신건강의 개념은 성숙된 인격이고, 적응(adjustment)이 아니라 인격 내부와 외부와의 통정(integration)이며 필자의 견해로는 주체성이 정신의 건강이라고 본다.

2) 정신장해에 대한 대책과 교육

교육과의 관계에 대한 논의에 들어가기 전에 우선 오늘날 한국인의 정신건강 현황을 고찰해 볼 필요가 있다.

어느 나라를 막론하고 정신장해(情神障害)의 정확한 통계는 없으나 여러 가지 조사나 자료로 추정할 수는 있다. 정신병 중에 제일 많은 병인 정신분열병이 인구 100명에 대해서 한 사람으로 잡는다. 우리나라 인구를 3천만으로 잡으면 30만 명이 된다. 기타 정신병이 수십만 명, 정신박약이 수십만 명, 정신신경증은 인구의 1할로 잡으면 300만 명, 인격장해자, 마약중독, 소년범행 등은 정확히 알 수 없다. 이상의 숫자는 실지보다 최소한의 숫자이다. 최소한 4~5백만 명 이상이 정신장해로서 전문가의 도움이 필요한 인구다. 서울대학교 학생지도연구소와 각 대학의 학생지도연구소, 일부 고교에서 실시한 검사결과에 따르면 고등학생, 대학생의 20~35%가 신경증이라는 것이 판명되어 있고, 대만대학교의 조사도 비슷한 숫자이다. 미국의 스탠퍼드 대학교의 조사로는 신입생의 8~12%가 심한 장해로 대학생활에 현저한 장해를 가져올 것이고, 10~15%는 중등도의 장해로 심한 학생생활의 장해는 없을 것이며, 나머지 20%는 1~2시간 전문가의 접촉으로 혜택을 입는 학생이라고 보고 있다.

이러한 숫자의 정신장해를 치료하는 시설과 인원은 국·공립병원, 개인병원, 사립병원, 각 의대 정신과의 시설을 합쳐서 입원 침상이 1,000개 정도밖에 안 되며 이것을 미국의 현시설과 비교하면 현재 당장에 10만 명이 입원을 해 있어야 한다(미국은 60~70만). 우리나라 정신과의사는 전문가 자격을 가진 사람이 약 70명, 현재 전문의 수련 중인 사람을 합치면 150명 가량(1968년 기준)이다. 임상심리학자가 약 10명 내외, 대학 카운슬러 40명, 중·고교 카운슬러나 한국 카운슬러 협회 회원이 약 400명이다. 이 숫자는 필요성에 비하거나 소위 선진외국과 비교하면 1% 내외밖에 되지 않는다. 더구나 정신박약이나 비행소년 치료는 각심원(覺心阮), 소년원을 제외하고는 전혀 없고 소아나 십대 소년의 정신의학적 시설은 전혀 없다고 해도 과언이 아니다(서울 아동상담소 외, 이것도 부진상태).

정신건강의 문제는 좁은 의미의 정신장해의 진단과 치료에 필요한 인원과 시설뿐만 아니라 소위 정상인의 정신건강 문제가 포함되므로, 더욱이 정신장해의 원인과 인격 발달의 치료에 관한 지식이 증대됨에 따라서 치료도 치료거니와 예방이 근본 문제라는 것을 통절히 느끼지 않을 수 없다. 예방과 조기발견이란 근본 문제를 생각하면 이것은 좁은 의미의 정신의학 테두리를 벗어나 가정에서의 자녀양육과 가정생활, 학교교육, 사회생활 전반을 포함하지 않으면 안 된다. 외국에서는 지역사회 정신의학의 계획이 실시되어 조기진단, 정신건강상담, 외래, 입원, 치료, 부모들의 정신건강 교육 등을 실시하여 전 인구를 대상으로 종합적인 계획을 수행하고 있다. 우리나라에서는 아직도 빈곤과 신체 질병 문제의 해결을 보지 못하고 있는 실정이므로 복지사회가 이룩되기 전에는 이러한 전면적인 계획은 수행하기 어려울 것이다.

우리나라의 정신건강에 대한 대책 중 교육과 밀접한 관계가 있는 부분을 살펴보면 교사 양성과정에서 정신위생에 대한 강의가 시행되고 있고, 중·고등학교 교사 중 카운슬링을 지망하는 분들에게 매년 문교부 후원으로 240시간의 단기강습으로 수료증을 주고 있으며, 교도 교사제가 법령으로서 실시되고 있다. 서울대학교 학생지도연구소에서는 카운슬링 지도자 양성을 위해서 매년 인턴을 모집하여 1년 내지 3년씩 수련을 실시하고 있으며 수료자 중 미국 유학 중인 사람이 10명쯤 되고 타 대학의 현직 교원의 위탁교육 도 동시에 실시하고 있다.

적극적이고 예방적인 의미에서의 정신건강 문제에 대한 대책은 대체로 그 사회의 대 인관계의 문화, 부모와 교사가 가장 중요하다. 그러므로 정신건강은 정신적으로 건강한 부모와 교사가 관건이라고 할 수 있다. 부모나 교사가 정신위생에 대한 관념적인 지식이 아무리 많다 하더라도 자신의 정신 인격이 건강하지 못하면 자녀나 제자에게 좋지 못한 영향을 필연적으로 미치게 된다. 이것은 정신위생에 관한 지식이 소용이 없다는 뜻이 아 니고 지식이 몸에 배어야만 효용(效用)이 발생한다는 뜻이다. 친자관계와 사제지간 관계 가 인격 형성, 정신건강에 핵심적인 관건이라는 것을 재삼 인식시키는 것이 제일 중요하 다. 그리고 부모나 교사가 인격 발달의 과정, 소아, 사춘기, 청년 심리에 대한 이해를 촉 진시키는 방법이 강구되어야 할 것이고 전통적인 대인관계 문화의 좋은 점을 인식하고 보존하는 방안이 강구되어야 한다. 일부 지식층에서는 외래 사조를 피상적으로 오해하 여 도입함으로써 우리 사회의 대인관계 문화를 혼란시키고 있는 것은 불식되어야 할 문 제다.

좁은 의미의 학교 교육에 있어서는 첫째로 교사 자신의 정신건강이 가장 중요한 문제 다. 불행히도 오늘날 교사의 경제적, 사회적 지위가 저락일로(低落一路)에 있어, 우수하 고 헌신적이고 유능하며 교사를 천직으로 아는 교사가 있는 반면 그렇지 못한 교사가 불 어나고 있는 것도 사실이다. 이것은 비단 교사직뿐만 아니라, 현재 우리나라의 풍조가 견실한 노력을 하는 사람보다 사기협잡적(詐欺挾雜的)인 방법으로 처세하는 사람이 돈도 잘 벌고 출세도 하는 본보기가 많은 까닭으로 모든 직업에 공통되는 것으로 생각된다. 교육대학이나 사범대학 특히 교육대학의 경우는 교사직을 진정 원하는 비율이 적다고 한다. 이러한 교사가 학교 교육을 담당하게 될 때에 아동들에게 미치는 영향이 어떤 것 인지는 명약관화한 사실이다. 이 문제는 교사에 대한 물질적 대우의 향상 없이는 해결이 불가능한 문제로 생각된다.

정신위생에 대한 지식은 다른 학과의 지식보다도 실천이 따르지 않으면 효과가 없는 정도가 더욱 심하다. 이것은 교육행정 당국과 학교장과의 관계, 교장이나 교감과 교사와의 관계, 교사와 학부형이나 부모와의 관계, 스승과 제자와의 관계가 좋음으로써 건전한 교육적 분위기의 조성이 가장 중요하다. 교사의 정신위생 사상의 향상은 과거와 같이 교사 보수교육에서 정신건강 전문가, 즉 정신과의사, 카운슬러, 임상심리학자 등을 수시로 초빙하여 강연, 토론을 개최함과 동시에 보다 더 효과적인 방법은 구체적인 문제가 발생하였을 때 전문가와 상의하는 경험이 가장 효과적이다. 계통적인 정신위생 강의를 담당할 전문가의 부족으로 구체적 문제를 상의할 전문가가 없는 지역이 태반이고, 정신위생 강의도 실지 경험을 얻은 전문가의 부족으로 불충분한 상태에 놓여 있다. 정신위생 강의 담당자의 강습회 같은 것이 절실히 요망되는 현실이다. 현재 서울 시립 교육상담소, 각 시(市)·군(郡)에 명목상으로만 존재하는 아동상담소에 그 지방의 전문가를 집결시키고, 중앙에 높은 수준의 아동상담소를 설치하여 전국 아동상담소의 전문적인 지도를 담당하게 하고 학령기 전, 유치원, 초등학교 아동들의 정신건강 및 교육상담에 응하게 해야 할 것이다.

그러나 필자의 경험으로는 새로 시작하는 인턴의 경우는 그런 경향이 적지만 기성 교수나 기성 교도(敎導) 교사의 경우는 카운슬러의 자질을 향상하기 위해서 서적이나 강의를 통한 지식의 흡수보다도 실천을 통한 지도, 특히 개인지도가 가장 중요함에도 불구하고 정서적인 문제 때문에, 이러한 기회가 부여되어도 이를 기피하려는 경향이 있어 큰 장애물이 되고 있다. 이는 카운슬러뿐만 아니라 우리나라의 일반적인 통폐(通弊)의 하나다. 이것은 사회적으로는 지도적인 전문가 또는 권위자로 통하는 자기가 남에게 지도를 받는 것은 자기의 권위를 손상시킨다는 감정에서 오는 듯하다. 현실은 그렇지 않은 것이다. 이 문제는 새로운 세대의 지도자가 양성될 때까지는 계속될 것으로 생각된다. 같은 종류의 문제로서 중·고등학교의 교도 교사의 경우 어떤 분은 학교 당국이나 부형(父兄) 또는 동료 교사들과 잘 협조되는 경우도 있지만 학교 당국이나 동료 교사들과의 관계가 원활하지 못한 경우도 많다고 한다. 이러한 경우, 학교 당국이나 동료 교사의 책임도 있지만 카운슬러의 불건전한 인격 태도가 원인이 되는 경우도 많다. 이것은 교사의 선발과 마찬가지로 카운슬러의 선발에서 동기와 인격 면(人格面)이 고려되어 있지 않기 때문에 일어나는 현상이다. 이것은 교도 교사 선발에서 동기와 인격이 고려될 때 비로소 개선이 가능하다.

현재 모 대학에 교도과(敎導科)가 신설되었다. 하지만 그 과는 한 사람의 전문가도 없이 과 신설의 인가가 났다고 한다. 그러한 과가 신설되고 관심을 갖는 일은 좋은 일이지만 교육을 담당할 자격자 없이 어떠한 결과를 초래할지 심히 우려된다. 이러한 교육 행정의 반복으로 말미암아 교육자나 전문가들을 도외시하는 경향은 여러 가지 부작용을 일으키고 전문 분야에 진정한 관심을 가진 사람들의 사기를 저하시킨다. 카운슬러의 자질 향상은 강습 경험이 없는 교사들에 대한 강습만으로는 어려운 일이고 이미 강습을 받고 교도 교사로서 구실을 하고 있는 교도 교사나 대학 카운슬러의 반복적이고 점차로 수준을 높이는 연구협의회의 강습회가 끊임없이 정기적으로 개최될 필요성이 있다. 한편, 새로운 세대의 카운슬링 지도자는 처음부터 정기적인 강의, 세미나, 사례토론회, 실습과 집단지도와 개인지도를 거쳐서 명실상부한 카운슬링 지도자로 양성될 수 있는 것이다. 이것은 카운슬링의 건전한 전통의 수립을 뜻한다.

그리고 현재 우리나라의 모든 부분이 그러한 경향을 가지고 있지만 각종 전문직에 있는 사람과 특수한 다른 전문직이 가진 경험을 연결시키는 작업이 절실하다. 그것은 정신건강 사업에 종사하는 모든 전문가를 망라한 조직체를 만들어 지식과 경험을 교환하고 상호교육과 공통목표를 달성하기 위한 연구, 협조, 실천을 위한 활동이 필요하다. 이 조직체는 교육자, 교육행정가, 심리학자, 정신의학자, 가정법원 관계 법관과 전문가들, 소년원 관계자와 전문가들, 정신박약 치료기관의 특수교사와 전문가들, 임상심리학자, 신부, 불승, 정신과 간호사, 사회사업가 등의 인사들로 구성된 교정(矯正) 정신의학회를 조직함으로써 통일적인 활동이 가능할 것이다.

2. 주체성 회복과 교육

교육의 목표가 일반적으로 신체의 발달, 지식과 기술의 습득, 성숙된 인격의 배양이라면, 오늘날 우리 사회에서는 지식, 그것도 지적 발달보다도 주입식 교육에 편중되고 체육과 인격 면이 희생되고 있다는 것이 지적되고 있다. 우리나라와 같은 과외공부, 입시

준비 교육이라는 특수한 사정을 고려에 넣지 않으면 교육의 목적이 지식의 습득이냐, 인격의 성숙이냐 하는 문제가 될 때에 우리나라나 다른 나라에서나 점차로 지육(智育) 편중, 그 중에서도 지식의 전달로 추락되는 경향이 있기 때문에 지식보다는 인격의 성숙이 교육의 목표라는 논의가 우세해지는 경향이 있는 것 같다. 이렇게 되면 정신건강의 목표 또한 인격의 성숙이기 때문에 교육의 목표는 정신건강이 된다. 서양의 정신치료가 카운슬링이 발달함에 따라서 동양사상이나 동양의학이 성취해 놓은 자각 또는 도(道)로 접근해 오고 있다. 오늘날 정신분석이나 비지시적 카운슬링의 치료 목표가 자각, 자기실현 또는 참된 자기를 되찾는 것이라는 결론이 바로 동양사상, 선(禪)사상과 상통하는 점이다. 특히 선(禪)의 목표는 본래면목 또는 진면목을 찾는 것이고, 천상천하유아독존(天上天下唯我獨尊)이라는 표현에 담겨진 최고의 주체성이 목표이기 때문에 정신건강의 최고 경지는 각(覺) 또는 주체성이라는 결론이 나오게 된다.

정신장해나 신경증은 편의상 개인 신경증과 사회 신경증으로 구별해서 고찰할 수 있다. 앞에서는 한국인의 개인 신경증을 중심으로 교육의 과제를 논했지만 여기서는 신경증적인 한국인뿐만 아니라 정상적인 한국인에게도 만연해 있는 사회 신경증과 교육의 과제를 생각해 보기로 한다.

정상적 한국인의 다수에 침투되어 있는 사회 신경증은 소위 사대사상(事大思想)과 걸인근성(乞人根性)이다. 사대사상은 고려 말엽부터 두드러지기 시작하여 일제하에서는 자기비하의 정도가 엽전이란 표현에서 볼 수 있는 자기 말살의 정도에까지 이르렀고, 걸인근성은 미국 원조로부터 시작되었다. 물론 이러한 사회 신경증은 4 · 19 이후에 주체성이 소생됨에 따라서 점차로 소멸되어 가고 있는 것이 사실이다. 사회 신경증은 이것뿐만이 아니다. 그러나 이 두 가지 경향이 다 주체성 침해의 결과요 동시에 주체성을 좀먹고 있는 것이다. 근세 이래 우리 민족의 지상과제가 주체성과 근대화였고, 현재 정부나 국민들이 지상과제로 삼고 있는 만큼 이것은 또한 우리나라 교육의 지상과제이기도 하다. 주체성 없는 근대화는 민족멸망의 길이요, 근대화는 주체성의 토대 위에서 이루어져야 한다.

오늘날 우리가 근대화를 부르짖는 것은 그것이 성취되지 못했다는 전제에서 나오는 말이다. 사대사상이나 걸인근성은 또한 주체성을 침해당하여 침해하는 외부의 힘을 이겨 내지 못한 데서 결과되는 증상이다. 국민의 정신건강, 즉 민족적 주체성의 회복 내지 확립은 개인 신경증의 발생에 대한 이해와 치료와 동일한 원리에 입각해서 가능한 것이다. 우리는 몽고족, 한족, 일본이란 외부 세력의 침해를 완전히 불식하지 못한 데서 오는 사회 신경증을 지니고 있다. 일본은 또한 서양문명의 대표로서 서양의 모방으로 우리를 침략했던 것이다. 그렇기 때문에 우리는 과거에 중국을 지나치게 숭상하고, 일본을 숭상하고, 서양을 숭상했던 것이다. 이것은 개인 신경증에 있어서와 마찬가지로 개인의 주체성을 침해해 들어오는 힘과 투쟁에 있어서 적을 물리치지 못하고 적에게 굴복하게 되면 나를 제물로 만든 원수인 적을 숭상하고 스스로 자기 자신을 말살하고 비하하게 된다. 이것이 우리가 일제하에 두드러지게 가졌던 사회 신경증이었고, 해방 후 특히 4·19 후에 서서히 치유되어 가고 있는 증상이다. 그러나 이 사회 신경증은 현재도 우리 가슴에 남아 있어 앞길을 좀먹고 있는 것이다.

그러면 우리의 민족적 주체성을 회복할 길은 무엇인가? 개인의 주체성 회복이 상처 난 과거를 검토하고 그 과거를 청산함으로써 회복되는 것과 마찬가지로 민족의 상처 난 과거를 샅샅이 파헤쳐서 청산하지 않으면 안 된다. 선(禪)에 있어서 각(覺)에 도달하려면 애응지물(礙膺之物), 즉 가슴에 거리끼는 물건을 제거하면 된다는 표현이 있다. 민족주체성의 회복은 상처 난 과거 경험, 주체성을 침해당하고 물리치지 못했던 경험, 즉 민족의 애응지물을 제거함으로써 가능한 것이다. 구체적으로 말하면, 몽고족, 한족, 일본, 서양에 의해서 우리의 주체성을 침해당한 민족의 상처 난 과거를 샅샅이 파헤쳐서 왜 물리치지 못했나를 밝히고 앞으로는 같은 과거를 되풀이하지 않게 해야 한다. 또 한편으로는 우리의 자랑스러운 유산을 발굴해서 부각시키고 우리의 긍지를 북돋아 주어야 한다. 다시 말하면 우리 민족의 부정적 요소와 긍정적인 요소를 다 같이 검토하여 받아들일 때 그것이 진실로 우리 민족의 참다운 모습이고, 민족의 참된 본래면목을 되찾을 때 바른 민족주체성이 확립되는 것이다. 우리 사회에서는 아직도 우리는 주체성을 확립할 수 없다거나 우리 민족은 자랑할 만한 것이 없고 열등한 점밖에 없는 민족으로 생각하는 경향이 남아 있다. 자랑스러운 것만 내세우고 왜 우리가 주체성을 확고히 견지하지 못했는가에 대해서 외부 세력에만 책임을 돌리며 우리 자신의 상처 난 과거, 우리 자신을 검토하려는 것을 덮어 두려는 경향이 있다. 이 두 가지 경향은 다 같이 주체성이 확립되지 못한 증거요, 상처 난 과거를 청산하지 못한 증상이요, 패배의식의 발로다. 개인 신경증의 치유가 일그러진 생활사를 검토하고 청산, 수정하여 자신의 참된 모습을 되찾음으로써 이루어지는 것과 마찬가지로 우리 민족의 사회 신경증도 민족사를 수정하여 바로잡음으로써 민족의 참된 모습을 되찾아야만 치유가 가능한 것이다. 이러한 작업은 주체성이 있는 젊은 사학도에 의해서 활발히 진행되고 있는 줄로 안다. 우리가 가진 민족상은 외부 세력이나 외세의 입장에서 쓰여진 민족상, 즉 일그러진 자아상을 가지고 있다. 우리는 민족사의 수정을 기다려서 주체성 확립을 시작할 수는 없다. 상처 난 민족의 과거와 현재를 그러한 경험이 없는 새로운 세대에게 물려주지 않도록 노력해야 할 것이고, 그러한 과거는 또다시 과오를 되풀이하지 않게 하기 위한 교재로 사용해야 할 것이다. 그리고 자랑스러운 과거의 유산을 발굴해서 계승시키는 것이 우리나라 교육의 지상과제다.

3. 결론

이상 한국인의 정신건강과 교육의 과제를 개인 신경증의 예방적 대책과 사회 신경증에 대한 대책으로 나누어서 고찰했다. 개인 신경증의 예방도 중요하지만 더 시급한 것은 정상적인 한국인의 사회 신경증 진단과 치료이고 후자는 민족의 운명을 좌우하는 시급하고 중대한 문제다. 민족의 사회 신경증을 치료하는 방법은 개인 신경증의 깊은 이해와 치료 방법에서 우러나온다. 사회 신경증의 치유는 일그러진 민족사를 수정하여 참된 민족의 모습을 되찾게 하는 주체성 교육이 우리나라 현 단계에 있어 가장 중요한 교육의 과제로 생각한다. 물론 민족적 주체성의 앙양(昂揚) 확립은 과거 일본이나 서양이 밟아 온 일그러진 민족주의를 따르라는 뜻은 아니다. 우리의 주체성은 타민족의 주체성을 존중하고 우리의 주체성도 침해당하지 않는 그러한 주체성이라야 한다. 그것이 진정한 주체성이기 때문이다. 교육자의 사명이 지금보다도 클 때가 없을 것이다.

『한국교육의 문제와 전망』, 1968. 12.

5

여성의 역할과 현대 한국여성

1.

해방 후 만 21년이 경과된 오늘날, 그동안의 혼란과 외래 풍조에 휩쓸려 자주성을 상실한 우리의 모든 생활에 대한 비판과 각성이 대두되고 있는 현상은 반가운 일이다. 특히 여성 교육면에서는 많은 여자대학이 생기고 과거에 있던 여자 고등 교육기관은 수용인원을 대폭 증가시켰을 뿐만 아니라 남녀 공학이 실시되어 남자 대학에까지 많은 여학생을 갖게 되었다. 이것은 우리나라 사람들의 비상한 교육열과 우리나라의 모든 분야가 미국의 감독과 원조를 입었기 때문이요, 또한 스스로 이러한 감독과 원조를 자청했기 때문이다. 따라서 사회에서는 남녀동권(男女同權)을 부르짖고 민법이 개정되어 사회생활, 가정생활에서 많은 여권(女權)의 신장을 보였다.

그러나 오늘날 신문, 잡지, 라디오, 일상생활의 대화에서 볼 수 있는 바와 같이 해방 후 외래 풍조와 사회 혼란과 변동으로 인한 여성의 역할과 위치의 혼란에 대한 비판과 토론이 진지하게 다루어지고 있는 사실은 우리 겨레가 독립적인 국가를 영위해 나갈 수 있는 민족이라는 것을 입증하고 있는 것으로 본다.

여성의 역할에 대한 문제는 이와 같이 우리나라에서도 많은 논란이 되고 있으며 이미 여권이 지나치게 비대해진 나라에서는 많은 여성 평론가나 여자 정신분석의(精神分析醫)에 의해서 예리하게 분석되었다. 이것은 문명사회의 가정에 있어서 여자의 권한이 가장 센 미국에서 지적되고 있다. 우리나라의 일간지에 전재(轉載)되고 있는 미국 만화에서 여실히 볼 수 있는 바다. 미국의 모 여성 평론가는 미국 여성이 집안을 휘두름으로써 여성으로서 남편에게 의지하는 정서적 만족을 얻지 못하기 때문에 자신을 불행하게 만들고 있다고 지적하였다. 뉴욕의 여자 정신분석의인 매리엔 로빈슨(Marie N. Robinson) 여사는 『성적 항복(降伏)의 힘』이라는 저서에서 '현대여성의 불감증은 산업혁명으로 인해 농업사회에서 누리는 여성의 위치의 중요성을 박탈당한 결과로, 여권운동이 대두되고, 이 운동은 여성의 자기실현을 위한 운동이 아니다. 그것은 여성다움의 부인(否認)을 목적으로 하고 있다. 그것은 남성 및 자녀에 대한 적개심 위에 구축되어 있으나 무엇보다도 여성 그 자체를 적개심의 대상으로 한다. 그것은 여성에게 여성으로서 자살하고 남성으로서 살아가도록 가르친다. …… 심리학적으로 여권신장 운동의 목표는 여성이 남성다움을 성취한다는 말로 표현된다. 이 목표의 달성은 여성은 물론 남성에게까지도 심한 불행을 가져오며 사회질서를 많이 교란시킨다'라는, 페르디난드 룬드버그(Ferdinand Lundberg)와 마리니아 판함(Marynia F. Farnham)의 공저인 여권신장운동을 연구한 『현대여성: 잃어버린 성』이란 저서의 한 구절을 인용하면서 불감증이 남성에 대한 복수라고 결론짓고 있다. 이것은 철저한 정신분석치료를 받은 많은 여성에게서 증명된 사실이고 비단 로빈슨 여사만의 결론은 아니다.

2.

그러면 우리 사회에 있어서는 어떤 현상이 여성의 생활에 나타나고 있을까? 우선, 지나치게 여권을 주장하고 매사에 남녀동등을 부르짖는 여성을 보면 여성이 하는 일을 싫어하는 경향이 있는 반면 매사에 남성과 같이 행동하고 남성이 하는 일을 좋아하며, 남성과의 경쟁의식과 남성에 대한 적개심이 숨어 있다. 결혼을 한 뒤 자기 손아귀에 넣고 마음대로 할 수 있는 남성을 무의식 중에 배우자로 선택한다. 자녀를 가지면 남아나 여아를 구별하지 않고 기르게 되기 쉽다. 이렇게 함으로써 자녀들은 남아는 여아같이 되고 여아는 남아같이 되어 학교나 사회에서 적응하기 어렵게 되며 결혼생활에 필연적인 불행이 오지 않을 수 없다. 왜냐하면 이성에 대한 기대가 정상이 아니기 때문이며 사회에서 통용하고 있는 자신의 성의 역할을 올바르게 수행하지 못하기 때문이다. 남녀 문제는 남녀가 공(共)히 할 수 있는 일이 있고, 남성이 해야 할 일, 여성만이 할 수 있고 해야 할 일이 따로 있는 것이기 때문에 이 점을 처음부터 부모의 본보기로서 구별해서 교육을 해야 한다.

외국에서는 일찍이 문제가 되고 많은 정신분석치료의 증례(症例)보고에서 나타나 있는 일이지만 우리나라에서도 심각한 문제로서 경험되고 있는 것은 전문직 여성의 문제다. 이 문제는 얼마 전에 외국에서 온 여자 대학교수와 우리나라 여자 대학교수의 토론에서 다루어진 바, 한국에서도 여성의 직장생활이 남편과 자녀, 그리고 직장여성 본인에 피해가 없이 가능하다는 발표가 있었던 것으로 안다. 고등교육을 받은 여성이 가정에만 들어앉아서 가정생활에만 자기가 배운 바를 활용하고 만족하고 여가를 사교와 취미로 보냄으로써 그 이상을 바라지 않는 여성도 있는 반면 자신이 가진 능력을 발휘해 보지 못하는 데서 오는 좌절감을 심각히 느끼는 여성도 적지 않다.

필자가 경험한 임상 예로 본다면, 우리나라의 현실로서는 남편의 깊은 이해와 자녀들을 대신 보살펴 줄 수 있는 좋은 조부모나 기타의 보조자가 없이는 거의 불가능한 것으로 생각된다. 경제적인 이유가 큰 문제가 아닐 경우에는 시간제 직장생활을 할 수 있으면 본인이나 남편이나 자녀에게 가장 행복한 생활을 영위할 수 있을 것이다. 남편과 직장생활이 합의가 되어도, 남편이 직장에서 돌아와도 주부가 아직 집에 돌아오지 않았다든지 주부는 직장에서 피로해서 식사나 기타 남편의 신변을 보살펴 주지 못했을 때에는 결혼 전에는 열렬히 사랑하던 사이가, 단란한 가정이 욕지거리와 주먹의 수라장으로 화해 버리는 경우를 본다. 이러한 경우 여성의 입장에 동정을 금할 수 없다. 이런 경우 여성은 남성과 거의 같은 책임을 지고 있으면서 게다가 남성이 갖지 않는 여성 본래의 책임이 가중됨으로 인해서 여성 본래의 책임을 소홀히 함으로써 일어나는 비극이기 때문이다. 여자가 재주가 있으면 불행하다, 바보가 잘 산다는 옛날부터 내려오는 말이 이런 경우에 통용되는지도 모를 일이다. 이것은 비단 전문직에 종사하는 직장여성에만 한정된 현상이 아니다. 해방 이후에 사회질서가 안정되지 못하고 경제생활이 곤란한 결과 남편의 실직, 사업실패 특히 6 · 25 동란으로 인한 미망인이나 소위 납치(拉致) 미망인이 대량 출현됨으로써 이러한 여성들은 가족과 자녀들을 부양, 교육하기 위해서 남성의 역할을 강요당하여 여성 특히 모성의 역할이 소홀히 되고 자녀에게는 부성의 역할을 하는 존재가 없으므로 빚어지는 비극은 말할 수 없이 많다. 어머니는 갖은 노력을 다해 자녀를 부양, 교육시켰건만 그 결과는 자녀의 비행, 노이로제, 정신병 등의 배반을 가져오는 경우가 허다하다.

어린이를 기르는 문제에 있어서는 우리나라 젊은 세대에 있어서는, 특히 지식층에 있어서는 재래의 전통적 자녀교육 방법에 반발이 심하다. 이것은 현재 50, 60대의 세대에도 해당되는 점이 많다. 특히 유교적 가풍의 엄한 가정에서 자란 분에게 심하다. 이것은 부모 특히 아버지의 심한 억압 밑에서 자란 남성, 여아를 천대하는 조부나 어머니 아버지 밑에서 자란 여성의 경우다.

이러한 환경에서 자라서 부모와 의사소통이 잘 이루어지지 못하고 부모와의 정서적 관계가 원만하지 못했던 분들은 전통적인 자녀교육 방식을 무조건 배격하는 경향이 있다. 따라서 우리 사회에서는 지식층이 될수록 전통을 무시하고 외래적인 것을 모방하기를 좋아한다. 그러므로 서양의 문화도 서양 사회의 전통인 것을 망각하여 단편적인 모방이 되고 또는 서양 사회에서 그릇됨이 이미 판명된 나쁜 것을 즐겨 모방하는 경향이다. 여기에서 관계되는 여성, 모성의 역할에 대한 문제가 중대한 문제로 대두되고 있다. 요사이 지식층의 젊은 부부를 보면 심한 경우에는 젊은 남편이 한국사회에서 오히려 나이가 많은 사람보다 수입이 많아도 아내는 집안에 들어앉아서 아기 하나도 옳게 기르지 못하고 남편이 아기 젖을 먹이고 기저귀를 빨고 아기를 안고 다니는, 아내의 할 일이 뭣인가 의심스러운 부부생활을 보는 일이 적지 않다. 이것은 분명 서양식도 아니요 재래식도 아닌 남편과 자녀에게 피해를 주는 것 외에 아무것도 아니다.

아이들을 격리시켜서 부부끼리만 즐기자는 부부도 있다. 모유가 있는데도 불구하고 외국에서 수입(輸入)해 온 비싼 우유를 먹인다. 이것도 외국에서는 다년간 정신분석의들이 관찰한 결과, 자녀의 정서발달에 좋지 않은 영향을 미친다 해서 지금은 시간젖보다 어린이가 필요한 시간에 수시로 어머니 젖을 먹이되, 어머니 젖을 먹이지 못한 경우에는 어머니가 잘 안아서 우유를 먹여야 한다고 되어 있다. 우리나라에서는 부모가 자녀의 인격을 존중하지 않는다, 사랑을 하지 않는다, 또는 익애(溺愛)를 한다는 등 여러 가지 비판이 있지마는 이러한 현상은 세계 어느 나라에서도 볼 수 있는 일이고 우리나라에만 국한

된 일이 아니다. 부모와 자녀 간의 관계는 우리나라나 다른 동양사회의 미풍을 서양 사람들이 부러워하는 것이 오늘날의 현실이다.

오늘날 서양과학은 자녀의 장래는 모성, 즉 모자관계가 건전한가 아닌가에 따라서 결정된다는 것을 여러 각도에서 증명하고 있다. 제2차 세계대전 이후에 스피츠(René Spitz)라는 정신분석의가 세계 여러 곳의 고아원에 수용되어 있는 고아들을 연구한 결과, 고아원이 아무리 완비된 위생시설과 풍부한 영양식을 갖추어도 따뜻한 어머니의 역할(mothering)을 하는 존재가 없을 때에는 신체발육이 잘 안 되고 지능도 발육이 되지 않고 병에 걸리기 쉽고 정신병이 되며, 병에 걸리면 저항력이 약해서 잘 죽는다는 결론을 지은 바 있다. 이것은 비단 고아뿐만 아니라 소년비행, 노이로제, 정신병, 범죄자들의 정신분석치료에서 입증되고 있다. 인간은 모성과의 따뜻한 안정된 정서적 교류가 없이는 신체발육도 제대로 안 되고 병에 걸리기 쉬우며 지능의 발달도 장애를 받고 인격적으로 올바른 인간이 될 수 없다. 모성이 없이는 인간다운 씩씩한 인간이 될 수 없다는 것이다. 부성의 역할도 중요하지만 모성의 역할에 미칠 바가 아니다.

그러나 모성애가 남편이나 다른 사람과의 대인관계 부조화의 도피처가 되는 경우에는 자녀에게 지나친 집착을 가짐으로써 자녀의 성장을 저해한다. 이런 경우에 자녀는 어머니를 정서적 갈등에서 도피하게 하는 도구가 되기 때문이다. 남편이 싫으니까 아들에게 열중하는 어머니, 마누라가 싫으니 딸에 열중하는 아버지가 그 예다. 시어머니가 귀여워하니 내 자식이지만 그 자식이 미워진다.

시부모나 시동생과의 관계에서도 오늘날 여성들은 많은 갈등을 일으킨다. 오늘날 여유 있고 이해 있는 부모들은 자녀가 결혼하면 별거를 시킨다. 동거를 해야 할 경우에는 비교적 원만히 지내는 가정도 있지만 보통 사람으로 상상하기 어려운 일들도 많다. 가능하면 별거하되 당분간 부모의 지도를 받는 것이 이상적일 것 같다. 시집 장가를 갔다고 어른이 되는 것이 아니기 때문이다. 우리 선조들의 장구한 경험으로 이루어진 생활의 지혜와 기술을 이어받을 필요가 있기 때문이다. 물론 지나친 간섭은 금물이다. 시동생과 형수와의 관계에서 과도기적 현상으로 많은 갈등을 일으키고, 노이로제, 정신병의 원인이 되기도 한다. 형이나 시동생은 전통적인 형제관계를 유지하려는 반면 형수는 개인주의적인 관계를 고수하려는 경향이다. 시동생은 어머니에게서 얻지 못한 것을 형수에게 크게 기대하나 형수는 전혀 그런 데 관심이 없다. 우리는 시동생들 때문에 노이로제가 되는 경우도 보지만 시동생이 희생되어 노이로제나 정신병이 되는 경우를 훨씬 많이 본다. 이것은 시동생은 실권이 없고 나이가 어려서 인격이 미완성이라 정서적인 힘이 약하고 아직도 보호를 받아야 할 연령에 있기 때문이고 형수는 실권을 쥐고 있고 인격도 완성되어 정서적인 힘이 있기 때문일 것이다.

3.

이상 현대 여성이 세계적으로 직면하고 있는 여권신장 운동의 결과가 여성에게 미친 불행한 결과에 대해서 언급하고 우리나라에 있어서 사회변동에 따른, 여성이 직면하고 있는 중요한 문제를 간단히 살펴보았다. 정신의학도들의 정신분석적 치료에서 구명(究明)된 사실은 지나치게 남녀동권을 주장하는 여성은 여성됨을 부인하고 증오하는 사람이라는 것이다. 이러한 여성들은 아버지가 어머니를 아내로서 만족스럽게 생각하지 않고 아들이 없어서 아들 대신, 마누라 대신으로 지극히 사랑—소유적인 사랑이지 진정한 사랑이 될 수 없다—한 경우에 많이 본다.

실지에 있어서도 이런 여성들은 학창시절에는 언제나 남성보다 공부도 잘하고 남성에 못지않은 실력을 발휘한 경우가 많다. 그러나 여성은 남성이 되려고 해도 될 수 있는 것이 아니고 자신을 불행하게 할 뿐만 아니라 남성을 괴롭히게 되고 사회를 교란하고 자녀를 가졌을 경우에는 자녀에게 해독을 끼친다. 여권신장은 어디까지나 여성이 노예적, 종속적 위치에서 해방되어 여성으로서의 본래의 위치를 확보하고 남성이 대신할 수 없는, 여성으로서, 남성의 반려로서의 성장을 의미하는 것이며, 사회적으로도 남성보다 더 잘할 수 있는, 예를 들면 대인관계의 미묘한 것을 잘 이해하는 능력을 발휘할 수 있는 활동으로서 여성의 창조적인 능력을 발휘할 수 있게 하는 것을 의미한다(유명한 정신분석의 중에는 어느 직업보다도 여성이 많다). 인간으로서, 인격으로서 동등을 의미하는 것이지 남성이 하는 일과 여성이 하는 일이 동일하다는 뜻이 될 수 없으며 남성의 역할과 여성의 역할이 전도(顚倒)될 수도 없다.

여성의 역할에서 가장 근본적인 것은 모성의 역할이다. 이것을 여권 운동가들은 남성이 여성을 노예화하려 한다 하지마는 그런 뜻은 아니다. 여성들 자신에 의해서 주장된 바 여성은 모성으로 가장 행복감과 만족감을 누린다는 것이다. 미드(Margaret Mead) 여사 역시 같은 직업이라도 여성의 입장을 잘 이해할 수 있는 것이기 때문에 여성이 필요하다고 하였다[예: 산부인과의(産婦人科醫)]. 여성해방은 남편과 자녀의 희생으로 이루어질 수는 없다. 사람이란 나 혼자만 행복할 수 없기 때문이다. 행복이고 불행이고 다른 인간의 행복과 얽혀 있기 때문이다. 그리고 가정생활, 자녀양육, 사회생활에 있어서 우리나라 현실에 맞지 않는, 또는 외국에서도 결함을 드러내고 있는 풍조를 모방할 것이 아니라 우리나라의 좋은 전통문화를 살려서 이 토대 위에서 우리 문화의 결함을 시정할 수 있는 점을 섭취, 소화시켜서 새 시대에 알맞은 새로운 문화를 창조해야 할 것이다. 이러기 위해서는 우리나라의 많은 여성 선각자가 이루어 놓은 토대 위에 성장한, 오늘날 우리 사회에서 활발히 움직이고 있는 각종 여성단체, 여성문제연구소, 여성법률상담소, 여성 지식인들의 자발적인 운동으로 활발한 토론과 경험의 교환, 전문가들과의 토론과 비판, 실천을 통해서 여성 본래의 위치를 되찾고 여성의 진정한 긍지를 회복하여 남성과 여성의 관계가 대립적이 아니라 조화롭고 상보적인 관계가 이루어지기를 갈망한다. 특히 교육기관이나 여성 교육과정에서 여성의 역할에 대한 교육을 강조하고 훌륭한 여성이 되기 위한 교육이 적극적으로 진행되어야 할 것이다. 남성 교육과정에서도 남성으로서 부성(父性)의 역할뿐만 아니라 여성 역할의 중요성을 인식시키고 여성의 역할을 멸시(蔑視)하지 않고 존중하는 교육이 필요하다고 본다.

6

주체성의 본질과 표현

1. 머리말

해방 이후 특히 4·19 이후에 우리 사회에서 주체성이니 주체 의식이란 말이 자주 사용되기 시작하고, 근자에 남북회담이 시작되고부터는 이북의 주체사상과 이남의 주체성이 문제가 되고 있다. 또한 서양의 동일성(identity) 또는 자아 동일성(ego identity)과의 관계, 개인의 주체성과 민족의 주체성, 민족주체성과 인류주체성과의 관계, 주체성과 휴머니즘, 도(道)와 주체성, 그리고 주체성의 폐쇄성·개방성의 문제 등 여러 가지 점이 국민이나 지도층 학자들 간에 혼란을 빚어내고 있다.

이러한 시점에서 필자는 서양의 정신분석과 동양의 도(道)의 공통성을 깨달은 입장에서 주체성의 본질을 밝히고, 현재 우리나라에서 혼란을 일으키고 있는 점을 밝혀 볼까 한다.

2. 주체성의 본질

1) 주체성이란 무엇인가

주체성이란 한마디로 내가 나의 주인공이란 자각을 하고 있는 마음의 상태를 말한다.

그 극치는 석가모니가 외쳤다는 천상천하유아독존(天上天下唯我獨尊)의 경지다. 나에게
있어서는 내가 우주에 있어서 가장 존귀한 존재라는 자각이다. 나는 객체가 될 수 없다
는 것이 주체성이다. 객체가 되는 순간 나는 주체성을 상실하는 것이다. 그것은 모든 일
은 나로 말미암은 것이요, 장사(壯士)가 팔을 뻗치는데 다른 사람의 힘을 빌리지 않는다
거나 사자가 돌아다니는데 동반자를 구하지 않는다는 자각이기도 하며, 따라서 일절 남
에게 의존하지 않는 것을 뜻하며, 독립을 뜻하는 것이고, 동시에 자유를 뜻한다. 자유이
며, 모든 것을 내 마음대로 하기 때문에 잘된 일도 나로 말미암은 것이요, 잘못된 결과도
나로 말미암은 것이니 매사에 책임을 자각하며, 자기 이외의 사람이나 힘을 탓하지 않는
다. 외부로부터 강요된 일도 부득이 하지 않으면 안 될 경우에는 자신의 선택으로 일단
만들어서 자신의 책임으로 하기 때문에 자기 이외의 존재에 책임을 묻거나 원망하지 않
는다. 남이 나의 언동으로 나를 어떻게 생각할 것이라는 것은 알되 남의 눈치를 보거나
남의 생각에 이끌리지 않는다. 남의 생각도 나의 선택의 자료가 될 따름이다. 주인공이
기 때문에 종속이나 노예의 반대다. 조주화상(趙州和尙)이 말한바 "사람들은 24시간의 부
림을 당하지마는 나는 24시간을 부릴 수 있다."는 경지가 바로 주체성이다. 나 이외의 외
부 힘이나 존재에 부림을 당하는 것이 주체성이 없는 것이고, 내가 모든 것을 부리는 주
인공이 되는 것이 주체성이다. 주체성의 이러한 경지는 인간의 최고 성숙이요, 부처요,
성인(聖人)이요, 진인(眞人)의 경지요, 서양식으로 표현한다면 인간이 신(神)이 되는 경지
다. 이것은 이상적인 경지요 주체성의 최고 목표다. 현실에 있어서는 주체성의 다과(多
寡)의 정도 차이가 있을 뿐이다. 다만, 우리는 행주좌와(行住坐臥)에 자신의 주체성을 높
이는 노력을 지속할 수 있을 따름이다.

　주체성에는 부족(部族)의 주체성이 있을 수 있고, 민족주체성, 계급주체성, 인류주체
성, 우주주체성, 개인의 주체성이 있을 수 있다. 개인의 주체성도 성별, 연령별, 직업별,
직위별 등 여러 가지 변동되는 자기 위치에 따른 주체성이 있다. 개인의 주체성과 집단
의 주체성은 상호 관련되어 밀접한 관계에 있다. 주체성은 개별적이면서 보편성을 지니
고 있다. 주체 의식이니 주체 사상이니 하는 말이 사용되나 주체성의 바른 뜻은 '주체성'
이란 말이 가장 적합하다. 주체 의식이나 주체 사상은 주체성의 어떤 국면을 표현해 줄
뿐이다.

2) 주체성의 심층 심리

(1) 주체성의 형성과 침해

주체성이란 앞에서 말한 바와 같이 주인의식이요, 독립이요, 해방이요, 선택이요, 부림을 당하는 것이 아니고 부리는 것이기 때문에 주체성의 형성 과정은 의존에서 독립으로, 노예에서 주인으로, 예속에서 해방으로, 강요당함이 아니고 자유로운 선택으로 넘어가는 과정이다. 주체성의 상실은 이러한 과정에서 어떠한 당시의 나로서는 극복할 수 없는 장애에 부딪치게 되어 자기성장을 저해당할 때 이루어진다. 건강한 인격은 주체성이 어느 정도 순조롭게 길러진 사람이요, 정신이 불건전한 신경증이나 정신병적 인격은 주체성의 상실자라고 할 수 있다. 인격의 성숙이나 완성이 주체성의 확립이요, 최고의 경지는 도(道)를 깨친 각(覺)의 경지다.

서양의 정신분석이 보는 인격 성숙 또는 자아통정성(自我統整性)으로 성숙되는 과정을 에릭슨(Erik H. Erikson)이 말한 인간의 8단계설을 통해서 살펴보면 만 1세까지, 즉 구애기(口愛期)에 있어서는 기본적인 신뢰가 인격 성숙에 가장 중요한 요건이다. 이 기본적 신뢰는 수유, 수면의 깊이, 위장의 이완이 용이하게 되느냐 안 되느냐에 달려 있다. 어머니가 보이지 않아도 불안이 없을 정도로 어머니와의 관계가 믿는 정도로 되어 있어야만 한다. 모든 보살핌이 시종일관 동일함으로써 이루어진다. 다음 시기는 만 2세까지의 항문기(肛門期)다. 이 시기는 대소변을 자율적으로 가리는 훈련을 중심으로 인격 형성이 움직인다. 그리고 근육을 자율화시키는 것을 배우는 시기다. 이 과업이 순조롭게 이루어지면 자율성이 싹트고 그렇지 못하면 자신에 대한 수치와 회의(懷疑)가 생긴다. 후자는 주체성 상실의 과정이다. 제3기는 3~5세의, 운동을 배우고 성기를 중심으로 한 시기다. 이 시기에는 자발성이 길러져야 하고 '오이디푸스 콤플렉스(Oedipus complex)'로, 형제간의 경쟁으로 마음의 상처를 입으면 죄악감이 생긴다. 다음 시기는 5~6세부터 11~12세까지의 성적 잠재기다. 이 시기에는 일하는 것을 배우고 도구를 사용하는 것을 배운다. 문명사회에서는 학교에 다닌다. 공부나 사회생활에서 소기의 목표를 달성하지 못하면 열등감이 생긴다. 다음 시기인 사춘기에 와서는 동일성이 길러져야 한다. 내적인 동일성과 타인에게 의미 있는 동일성이 합쳐져야 한다. 다음 시기는 청년기다. 자기의 동일성과 타인의 동일성을 융합시키려는 것이 문제가 된다. 자기상실의 두려움 때문에 이성이나 타인과 융합되지 못하면 고립에 빠진다. 다음 성인기에는 생산성이 문제가 된다. 자녀를 생산 양육하는 것이다. 다음 최종 단계는 성숙기이고 자아통정성의 형성이다. 자기의 유한성과 독특한 가치를 확인하고 죽음을 받아들여야 한다. 그렇지 못하면 절망에 빠지게 된다.

에릭슨에 의하면, 사람은 이러한 기본적인 신뢰, 자율성, 자발성, 근로, 동일성, 친밀, 생산성 등이 길러짐으로써 최종 성숙 단계인 자아통정성에 도달한다. 그러나 이것은 물론 주체성의 최고 단계는 아니다. 주체성의 침해나 상실은 주체성의 순조로운 형성에 필요한 외부의 도움이 있어야 할 때 없거나, 없어야 할 때 강압되거나 간섭과 방해가 심할 때 이것을 이겨 내지 못하면 일어난다. 소화되지 못한 기억, 만족시키지 못한 욕망, 해소되지 못한 공포, 이루어지지 못한 관계, 유화(宥和)할 수 없는 양심의 요구, 사용되지 못한 능력, 불완전한 동일성, 억압된 영적(靈的) 요구, 이러한 것들이 앞을 가로막고 전진을 방해하고 주체성을 발휘하지 못하게 한다. 한마디로 말하면, 생의 역사에서 가슴에 거리끼는 물건, 즉 선(禪)에서 말하는 애응지물(碍膺之物)이 있어서 주체성이 약화되고 길러지지 않는 것이다. 이것은 개인이나 민족, 인류, 기타 어떤 집단이든 마찬가지다.

(2) 주체성의 회복과정 – 정신분석의 치유와 수도(修道)의 각(覺)

주체성이 약화된 사람이 특별한 치료를 받지 않아도 조금씩 회복되는 수가 있다. 부모나 기타 존재의 억압으로부터 해방되었을 때, 아버지에게 심한 의존심과 적개심을 동시에 가진 청년이 군대에 가 있을 동안에는 자기 존재 위치를 회복하고 제대해서 다시 집으로 돌아오면 원상으로 돌아간다. 요는 나를 구속하는 내적, 외적 힘으로부터 해방이 되어야만 주체성이 회복된다는 것이다. 주체성이 심히 약화된 신경증이나 정신병의 경우를 보면 신경증의 증상이나 정신병의 증상은 외부로부터 침해해 들어오는 주체성을 말살하려는 힘을 이겨 내지 못하고 주체성을 바로잡으려는 나, 즉 자아의 힘이 외부의 힘에 억압되어 나의 절실하고 진정한 감정이 무의식 속으로 깊이 들어가 버렸을 때 나타난다. 증상이 생긴 뒤에는 본인은 그 힘을 충분히 의식하지 못하며 따라서 제어할 수 없게 된다. 나를 구속하는 힘이 아직도 내 밖에 있고 나의 일부로서 내 마음속 깊이 자리를 잡기 전이면 환경 변동을 일으켜 준다든지 치료자의 도움으로 외부의 힘을 제어할 수 있게 되면 간단히 회복된다. 그러나 신경증이나 정신병의 경우에는 자아와 구속적인 외부 힘의 장구한 투쟁의 역사를 겪고 있어서 이러한 과정에서 외부의 힘이 내재화되어 나의 일부가 되어 있기 때문에 치료 작업은 간단하지가 않다.

　치료자의 임무는 환자의 내부에서 일어나는 모든 현상, 즉 느낌, 생각, 공상, 신체감각 등 모든 것을 성실하게 보고하게 하여 여하한 구속이나 억압도 가하지 않는다. 말하자면, 미약하나마 남아 있는 환자의 주체성을 최대한도로 나타낼 수 있는 자유로운 분위기를 마련해 준다. 이렇게 함으로써 환자는 가슴에 거리끼는 주체성을 침해당한 경험과 억압된 감정을 표현하고 이것을 자각하고 이 힘을 이겨 낼 수 있게 된다. 대개의 경우 환자의 현재 상황, 미래의 가능성, 과거의 생활사 전반을 검토한다. 이렇게 함으로써 환자는 오늘날의 자기가 되고 과거는 과거가 되고 풀리지 않는 과거가 현재에서 미래로 가는 길을 가로막는 일이 없어지고 현재에 충실하게 되는 상태에 이른다. 즉, 주체성이 회복된다. 환자가 자기의 생활사를 바로잡게 되는 것이다. 이 작업은 환자가 자신의 내부를 노출시켜 직면하려고 하지 않는 여러 가지 저항현상을 분석하고 치료자에게 책임을 전가시키려는 전이현상을 분석하며 꿈을 해석한다. 따라서 주체성의 회복은 자각으로써만 이루어지는 것이고, 선(禪)에서 말하는 애응지물(碍膺之物)을 제거함으로써 이루어진다. 애응지물이 생기기 전의 나의 참다운 모습, 즉 본래면목(本來面目) 또는 진면목(眞面目)을 되찾음으로써 이루어진다.

　구체적인 예를 들어 보면, 어떤 학생이 어머니의 사랑에 얽매여서 암암리에 어머니가 요구하는, 즉 어머니의 노예가 되어 주체성이 말살되어 정신분열병 환자가 되었을 때 이 환자에게 어머니에 대한 느낌을 말하라고 하면 세상에서 우리 어머니같이 나를 사랑해 주는 이상적인 어머니가 없다고 한다. 여기서 치료가 시작된다. 여기가 선에서 말한 0도 경계다. 마음속에 있는 것을 성실하게 보고하기 시작하면 어머니에 대한 증오심이 점점 노출되기 시작해서 최고조에 달하면 금방 어머니를 찔러 죽이고 싶은 복수심을 자각한다. 이 시점이 선에서 말하는 180도 경계다. 나와 세계에 대한 부정적인 감정이 모두 표현, 자각되어 자기의 감정으로 받아들이고 나면 남는 것은 어머니에 대한, 나와 세계에 대한 긍정적인 감정뿐이다. 긍정적인 감정이 표현, 자각되고 받아들여지면 이것이 360도 자각 경계이고 본래면목이다. 부정적인 면과 긍정적인 면 두 가지가 모든 사물의 참된 모습이다. 정신분석 치료과정과 심우도에 표현되어 있는 각(覺)의 과정이 일치하는 점의 기술은 생략한다.

3. 주체성이 나타나는 여러 가지 형태에 대한 의문들

먼저, 동일성(identity) 또는 자아 동일성(ego-identity)을 주체성이라고 보는 견해가 있다. 주체성 속에 동일성이나 자아 동일성이 포함될 수 있지만 동일성과 주체성은 구별하는 것이 필요하다. 그렇기 때문에 서양말로 주체성을 번역하기가 어렵다. 구태여 번역을 한다면 subjectivity라고 번역할 수밖에 없다. 주체성은 인격의 최고 성숙이요 최고의 정신건강이고, 도(道)요, 각(覺)이요, 성(性, 유교)이요, 불성(佛性)이요, 불(佛)이요, 성인(聖人)이다. 주관적인 면으로 보면 청정심(淸淨心)이요, 객관적인 면으로 본다면 현실이며 진여(眞如)다.

그리고 다음에 오해가 많은 점은 개인의 주체성, 민족주체성, 인류주체성 내지 우주주체성(?)과의 상호관계에 대한 문제다. 주체성이 천상천하유아독존(天上天下唯我獨尊)이고 모든 것을 부리는 것이라고 하니 자기 외의 모든 사물이나 타인 또는 타민족을 지배하는 것으로 착각하는 일이 있다. 주체성이란 그런 것이 아니라 나의 주체성을 최고로 견지할 때는 타인의 주체성도 최고로 존중하게 된다. 이러한 최고의 주체성을 가진 사람만 사는 곳이 천당이며 극락이다. 왜냐하면 최고의 주체성은 도(道)요, 각(覺)이요, 최고의 휴머니즘이고, 인간의 본성이요, 자연의 원리이기 때문이며, 개별적인 주체성인 동시에 동서고금(東西古今) 또는 지구를 초월하는 보편성이기 때문이고, 갈등이나 오해가 없는 완전한 대화의 관계이기 때문이다. 상호주체성이라고 할까. 우리 개인 속에 민족이나 인류, 우주가 들어 있기 때문에 서로 대립되는 것이 아니다.

우리의 주체성이 회복 또는 형성되는 구체적인 과정을 관찰하면 어떠한 관계에 있는지 알 수 있다. 사람은 금방 태어났을 때에는 자기와 환경의 구별이 없는 미분화된 상태에서 자기의 경계가 생기고 자타가 분화되어 독립이 이루어지며, 인격의 성숙 또는 주체성이 높아질수록 타인이나 민족이나 인류나 우주가 다시 내 속으로 들어와서 나와 우주가 일치하게 된다. 이러한 경지가 최고의 주체성이요, 부처니 성인이니 하는 경지다. 신경증에서 치유되는 과정을 관찰해 보아도 환자의 정신건강, 다시 말해 주체성이 회복되는 첫 징조는 이기적인 자기주장—어머니가 2~3세 먹은 아들이나 딸과 소유권을 다투는 자기를 발견하는—으로부터 시작하며 자기를 억압, 구속하고 있다고 생각되는 대상에 대한 공격으로부터 시작된다. 이러한 대상은 대부분이 부모이지만 부모가 이러한 자기주장과 공격을 받아 주면 집안이나 사회나 타인에게 관심이 없는 이기적 자기주장과 공격으로부터 다음 단계로 넘어간다. 다음에는 부모를 툭툭 친다. 이것은 적개심이 아직 남아 있으면서 부모에 대한 사랑의 감정이 싹터서 발로된 것이다. 이러한 표현이 받아들여지고 부모의 사랑과 자신의 부모에 대한 사랑이 확고히 되면 자기가 완전히 받아들여진 것을 믿기 때문에 부모, 형제, 민족, 인류, 우주로 관심과 사랑이 확대되어 나간다.

다음에 우리 사회에서 흔히 오해되고 있는 것은 주체성의 개방성과 폐쇄성, 저항과 협력의 의미다. 외국과의 외교나 자본이나 기술 또는 문화, 학술의 도입 문제에서 의견이 대립되는 일이 많다. 외국이나 외국 경제나 외국 문화에 대해서 우리가 약할 때는 우리에게 불리한 외국 것의 도입에 대해 폐쇄적이 되어야 하는 것이 당연하고, 저항하는 것이 주체성이 있는 자세이며, 약하면서도 개방을 한다는 것은 침략을 끌어들이는 결과가 된다. 구체적인 예로, 일본에 대한 여러 관계가 이러한 점에서 신중히 검토되어야 한다. 우리의 힘이 침략을 당할 우려가 없을 때에는 스스로 개방이 된다. 항상 현재 자기 힘의 단계에 충실한 것이 바로 주체성이고 힘은 없으면서 있는 척하는 것은 주체성이 아니다. 그렇다고 해서 열등감을 가지고 스스로를 낮추고 자기의 것은 형편없으니 무엇이든지 외국 것이면 좋다는 식은 노예근성에 지나지 않는다. 이 점도 흔히 혼동되는 점이다. 바른 주체성은 스스로를 남 앞에 굽히지도 않고 높이지도 않는[부자굴(不自屈) 부자고(不自高)] 자세다.

4. 한국인의 주체성

앞서 열거한 항목들에서 이 문제를 여러 번 다루었으므로 여기에서는 골자와 구체적인 몇 가지 문제를 다루어 볼까 한다. 한국인의 주체성은 한국 역사가 증명하는 바와 같이 고구려, 통일신라에서는 집권자와 국민이 다 같이 합심이 되어 주체성이 강했다고 볼수 있다. 그러나 고려 이후에 빈번히 외국의 침략을 받거나 외국의 압력하에 있을 때 집권자는 외세와 직접적인 접촉을 하지 않으면 안 되었기 때문에 주체성이 약화되고 오히려 백성들의 주체성이 강했기 때문에 민족멸망을 면하고 국토와 한국문화가 보존되어왔다.

한국인의 민족주체성은 고려, 이조에 있어서의 일부 집권자와 그 주변의 지도층에서 배태된 사대적인 경향이 국민에게까지 만연된, 말하자면 반주체성(反主體性)이 현재까지 내려오고 있는 것을 청산하는 것이 가장 중요하다. 그리고 일제하에서 철저한 식민정책에 왜곡된 한국관을 주입받은 세대가 각계각층의 지도층에 있으면서 국민을 오도하고 있는 것이 시정되어야 한다. 그리고 해방 후에 미국의 원조로 생긴 대외 의존성의 극복이다.

1) 한국인의 민족신경증

어느 민족이나 어느 개인이나 신경증적 요소가 있다. 한국인의 민족신경증[반주체성(反主體性)]은 한마디로 '엽전'사상이다. 개인 신경증 환자가 자기는 형편없고 자기의 주체성을 말살한 원수를 숭상하고 닮으려는 것과 같은 심리가 우리나라 지도층의 대부분을 지배해 온 것이 최근까지의 사실이다. 이것은 일제하에서 우리나라 사람의 대다수가 독립운동을 한 사람을 제외하고는 일제에 굴복했기 때문에, 그리고 우리가 나라를 잃은 원인이 서양문명을 일본보다 늦게 배우기 시작했기 때문이라는 콤플렉스 때문에 일본이나 서양을 숭상하는 경향은 현재까지 볼 수 있는 증상이다.

개인 신경증이 자기 망각이요, 자기 말살, 자기 비하이고 원수를 숭상하는 것과 같이 민족신경증도 마찬가지라는 것을 알 수 있을 것이다. 개인의 정신건강, 주체성의 회복이 자기 발견, 자각, 자기 존중, 자기를 살리고 자기를 긍정하는 것과 같이 민족의 정신건강, 주체성도 민족의 발견, 자각을 통해 민족을 살리고 존중하고 긍정하는 것이고 원수를 숭상하지 않는 것이다. 흔히 철학적으로 자기 부정, 자기 초월이란 말이 잘 사용되지만, 이것은 심리적으로는 자기의 부정적인 면을 받아들이고 인정, 확인하는 것이 자기 부정이며 자기 초월이다. 주체성의 심층 심리에서 지적한 바와 같이 부정과 긍정 양면을 다 자각하고 자기의 것으로 받아들이는 것이 진정한 자기 긍정이요 주체성이다. 코가 찌그러졌으면 찌그러진 코가 바로 나라고 받아들이는 것이 주체성이다.

2) 한국인의 주체성 회복과 확립방안

앞에서 본 바와 같이 한국인의 민족신경증, 즉 반주체성은 한국에는 무엇이 없고 한국에 관한 모든 것이 형편없으며 서양이나 외국 것은 사람이든 물건이든 모든 것이 다 좋다고 생각하는 것이다.

이렇게 생각하게 된 원인은 개인 신경증과 마찬가지로 우리의 주체성을 침해하는 외부 세력이나 문화의 침해에 압도되어서 외국이나 외국인, 외국의 문화를 금과옥조(金科玉條)로 받들고 한국에 관한 모든 것, 한국의 역사, 전통, 한국인의 성격은 비하, 말살하였기 때문이다. 개인 신경증이 자기 마음속에 숨어 있는 원수의 대리기관을 자각하고 반주체적인 세력을 몰아내어 본래의 자기를 찾음으로써 건강과 주체성이 회복되는 것과 마찬가지로 우리 사회 속에 있는 반주체적인 세력을 배제(排除), 치료하고 우리 모든 한국인 마음속에 숨어 있는 반주체적인 힘을 몰아내고 주체적인 노력을 키워 가야만 한다.

구체적으로는 중국과 일본에 의해서 왜곡된 한국사를 고쳐 써서 국민으로 하여금 우리 민족의 모습을 바로 찾게 해야 한다. 최근 일본의 고송고분벽화(高松古墳壁畵)의 발견에 자극을 받아서 고대 한일관계가 밝혀져서 국민에게 알려졌다. 과거에는 주체성을 찾지 못했던 한국 사학계가 주체성을 찾는 출발점이라고 볼 수 있다. 고대에서의 한중관계가 밝혀져서 국민에게 교육이 되어야 한국사의 바른 이해가 가능하다. 동이(東夷)의 역사와 중국 문화의 최고정수(最高精粹)를 창조한 민족이 어떤 종족이냐 하는 문제다. 지금 우리나라 사람들은 우리의 사상이나 문화가 중국에서 온 것으로 알고 있다. 또는 그 이전에 우리의 고유문화는 '샤머니즘' 또는 무교(巫敎)라고 주장한다. 그러나 최근에 우리나라에도 알려지기 시작한 은허(殷墟)에서 발굴된 갑골문을 토대로 한 연구에 따르면, 동방족의 나라를 은대(殷代)에서는 인방(人方)으로 지칭했고 인(人) 자는 인(仁), 이(夷), 시

(尸)와 통한다고 한다. 공자가 신봉한 유교의 원류인 요순(堯舜)의 효제(孝悌)는 바로 우리 조상의 생활 정신이 아닌가 하는 시사(示唆)를 던져 준다. 중국 최고의 지리지(地理志)인 『산해경(山海經)』에도 '東夷(동이)는 衣冠帶劍(의관대검) 食獸使二大虎在旁(식수사이대호재방) 其人好讓不爭(기인호양불쟁)……'이라 하여 군자불사지국(君子不死之國)이라 했고, 공자도 군자가 사는 나라라고 했으며 우리가 옛날부터 듣고 있는 군자국(君子國), 동방예의지국(東方禮義之國), 단군신화(檀君神話)에서의 홍익인간(弘益人間), 동학의 인내천(人乃天) 등 한국의 역사는 인(人) 자로 관통되어 있다. 군자란 가장 인간다운 성숙된 인간을 말하는 것이다.

근대화란 아시아라는 말과 같이 서양 사람들이 우리에게 뒤집어씌운, 원래 비주체적인 말이다. 우리의 생활을 풍부하고 행복하게 한다고 생각하면 주체적인 뜻이 된다. 우리의 근대화는 그런 의미에서 우리가 알고 있는, 자각하고 있는 것보다 더 높은 가치가 있는 우리의 전통적인 문화와 도를 바탕으로 할 때 진정한 근대화가 됨과 동시에 전 인류를 구제하는 문화가 될 수도 있는 것이다. 학문 특히 인문사회과학에서 한국 현상을 깊이 이해하지도 않고 서양의 이론이나 개념으로 투영하는 방식은 급속히 지양해야 할 문제임을 부언한다.

『연세』, 8호, 1973. 6.

제**2**부

현대문화와 도(道)

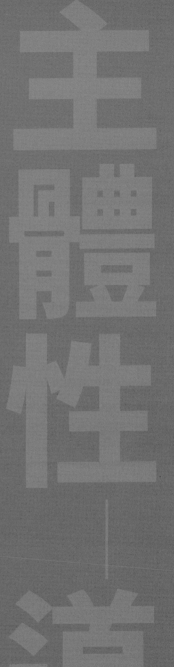

1

현대와 인간소외

1. 현대적 상황

현대란 인간 역사에 있어서 언제나 있었고, 인간이 존재하는 한 현대라는 것은 있는 것이다. 옛날 사람들도 자기네들의 시대를 현대라고 불렀고 우리의 자손들도 자기네들의 시대를 현대라고 부를 것이다. 그러나 우리의 현대가 과거나 미래의 현대와 다른 점은 무엇인가?

따지고 보면, 과연 태평시대가 정말 있었는지 의심스러운 점도 없지는 않지만 좋은 정치로 국민 다수가 공정한 법질서와 미풍양속과 훌륭한 통치자 아래 살았던 시기가 있었던 것도 부인하지 못할 것이다. 그러나 인생이란 거기에도 항상 불행한 사람들이 있는 것이다. 비관적인 눈으로 인생을 보는 사람에게는 인간의 역사란 항상 말세로 보일 것이다.

현대를 서양사에서 인간 역사를 구분하는 식으로 따지면 고대나 중세가 아닌 근대 다음이고, 우리나라 사람의 입장으로 본다면 서양의 침략으로 인한 소위 개화의 시대, 식민지 시대, 식민지적 위치로부터의 해방 독립의 시대, 세계 인류 공동체에 참여하는 시대라고 볼 수 있다. 그러나 서양의 근대가 르네상스로부터 시작되고, 르네상스의 특징은 이른바 자아의 각성, 인간성의 해방, 중세기적인 신으로부터의 해방, 자연의 구속으로부터의 해방, 전제적인 군주로부터의 해방이라고 한다. 그 결과 합리주의 과학이 발달되고 산업혁명이 일어나고, 종교개혁이 일어나고, 자본주의가 대두하고, 시민사회가 형성되고, 민족주의가 대두되고, 봉건영주나 교회의 권위가 떨어지고 결국은 군주의 권위도 떨어지고, 자본가가 대두하게 되었으며 프롤레타리아 혁명을 부르짖는 공산주의가 대두하고 제2차 세계대전 이후에는 세계는 공산주의와 자본주의 양대 진영과 중립세력으로 분리, 최근에 와서는 또다시 새로운 분열이 일어나고 있다. 공산주의 사회에서는 당이 지배하고 미국 같은 나라에서는 이미 아이젠하워 대통령이 지적한 바와 같이 군산업복합체(Military Industrial Complex)가 지배하는 경향이 나타나고 있다.

또 한편으로는 철학자나 시인, 문학자들은 현대를 불안의 시대, 공포의 세기, 인간상실의 시대라고도 부른다. 대량생산의 시대, 대중문화의 시대, 조직의 시대, 기계화의 시대, 자동화의 시대이기도 하고, 모든 권위는 사라지고 이름 없는, 눈에 보이지 않는 무명의 권위가 지배하는 시대이기도 하다.

이러한 모든 근대 이후의 역사는 겉으로는 인간성의 해방이란 기치 아래 전진을 계속해 왔지마는 오늘날 현대 인류문명이 직면하고 있는 현실은 그 기치와는 정반대인 인간성의 말살, 인간이 기계와 조직의 노예로 전락하고, 그뿐만 아니라 과학의 발달로 인한 여러 가지 물질적 · 정신적 공해, 무기의 가공스러운 발달로 언제 전 인류가 멸망할지 모른다는 위기에 우리를 몰아넣고 있는 것이다.

현대 서양문명의 위기에 대해서는 오스발트 슈펭글러를 비롯한 많은 서양의 식자가 지적해 온 것처럼 구제의 처방은 드물고, 토인비는 기독교의 종교개혁에 기대했으며, 루이스 멈퍼드는 자기 이해, 자기 검토, 자기 제어, 자기 기율(紀律)만이 서양문명을 구제할 수 있는 유일한 처방이라고 부르짖었다. 구미 특히 미국의 학생들은 고도로 발달된 조직사회와 기계화된 자본주의에 대한 반발로, 인간성을 회복하자는 운동을 일으키고 있다. 인간의 복지를 향상시키기 위한 도구로 등장한 과학 기술의 소산인 기계와 조직이 거꾸로 인간을 지배할 뿐 아니라, 인간을 질식시키고 노예화하고 인류 멸망으로 몰아넣게 될지 모른다는 자각은, 이러한 인간 밖에 있는 외부세계의 이해나 정복보다도 인간 내부의 이해, 인간의 자기 제어(self-control)를 절실하게 만든다. 이것만이 인류문명, 현대문명 특히 서양문명을 구제할 수 있는 유일한 처방이란 견해가 보급, 확대되는 경향이 있다. 왜냐하면 기술문명이란 좋은 목적으로 사용될 수 있고 인간파괴의 목적으로 사용될 수도 있으므로 기술을 사용하는 인간 자신이 문제가 되기 때문이다.

2. 인간소외의 의미

인간소외란 우리 인간생활에서 인간적인 요소가 배제되고 조직과 기계의 우위, 인간의 종속을 의미하며 인간이 인간으로부터 소외되고 신과 자연으로부터 소외되는 것을 의미한다. 인간사회, 인간생활 모든 분야의 탈인간화(dehumanization)를 의미한다. 인간의 비인간화, 인간의 기계화를 의미한다. 어떤 외국기관의 직원으로 근무하고 있는 환자가 정신치료 중에 나에게 이런 말을 전해 준 일이 있다. 미인(美人) 상사가 그에게 말하기를, 사람과 말할 때는 '예(yes)' 아니면 '아니요(no)'만을 말하고, 할 말이 있으면 타이프를 쳐서 돌리라고 충고를 하더라는 것이었다. 인간의 대화는 마주 보고 자세와 표정, 몸짓, 육성을 보고 들음으로써 이루어지는데 마주 보고 대할 때에도 '예' 아니면 '아니요'만을 사용한다면 기계와 다를 것이 하나도 없고 타이프로 찍혀 나오는 활자는 말할 것도 없다. 현대 미국문화의 비인간성을 그들이 의식하지 못하지마는 너무나 가공스러울 정도로까지 달음질치고 있는 것을 실감할 수 있는 일이다.

그러면 이러한 현대 서양문명의 비인간화, 탈인간화이 원인은 어디에 있을까? 루이스 멈퍼드는 과거 수백 년의 서양문명의 역사는 야만과 붕괴(해체)의 역사라고 그의 저서 『인간의 조건』에서 갈파하고 있다. 물론 그만의 견해는 아니다. 필자는 오늘날 서양문명이 자연과 타민족을 침략하여 파괴하고 스스로가 붕괴되어 가며 전 인류를 이러한 흐름으로 휩쓸어 넣고 종국에는 인류 전체를 멸망시킬지 모르는 판국으로 이끌어 가게 하고 있는 원동력은 르네상스에 있다고 본다. 다시 말하면, 현대 서양문명의 위기는 르네상스의 총결산이라고 필자는 보고 있다.

르네상스를 흔히들 인간주의, 휴머니즘이란 말로 특징짓는다. 이 휴머니즘의 성격을 이해하면 오늘날의 인간소외 현상이나 현대 서양문명의 위기를 이해하기에 충분하다. 우리나라의 지식인들이 서양인은 이 르네상스를 통해서 비로소 자아를 각성하고, 인간성을 해방, 회복했으며, 동양의 역사에는 서양인이 경험한 르네상스와 각성이 없었다고들 한다. 필자는 일찍이 이 문제에 대해서 의문을 표명한 적이 있다.

서양의 르네상스는 틀림없이 자아의 자각, 인간성 해방의 요소를 지니고 있다. 서양의 정신분석학적인 개념으로 르네상스의 자각을 검토해 보면, 정신분석에서는 인간의 인격을 본능, 자아, 초자아(양심)로 구분한다. 자아는 본능과 양심 그리고 외부환경을 지각하고 이 3자를 조절하는 구실을 한다. 르네상스의 자아는 이 인격의 3대 구성요소 중 자아가 아니라 주로 본능의 해방이었다. 르네상스가 해방시킨 인간성은 성적 충동, 타인을 말살하려는 경쟁심, 타민족을 정복하려는 침략적·공격적인 본능, 자연의 정복과 파괴의 충동, 이기심 등이었다. 앞서 말한 현대의 특징은 모두가 진정한 자아의 군림이 없는, 고삐를 잃은 파괴적인 본능 해방의 결과라는 것을 쉽게 볼 수 있다. 여기에서 우리는 서양문화에서 일어나고 있는 진정한 자아, 진정한 인간성 회복의 움직임이 필연적으로 동양의 휴머니즘으로 접근해 오는 것을 볼 수가 있다.

3. 인간소외의 치료

서양문화에서 이러한 르네상스의 나쁜 결과를 물리치려고 일어난 사상이, 합리주의와 인간소외의 폐단을 가장 예민하게 체험한 키르케고르, 니체로부터 시작되는 일련의 실존주의사상이고, 곧이어 나타난 것이 정신분석 카운슬링이고, 최근에는 미국에서 대두하고 있는 제3세력의 심리학이라고도 불리는 일명 인간주의 심리학 또는 존재심리학, 필자의 도(道)심리학이라고 하는 것들이다.

현대문명의 위기는 르네상스로부터 시작된 인간의 본능 특히 파괴적 본능이 해방된 반면, 이를 제어하는 주인인 자아의 상실에 기인하기 때문에 이 위기의 극복은 멈퍼드 등이 지적한 바와 같이 본능을 조절, 제어하는 자아가 회복 또는 길러져야만 한다. 서양문화에서 이러한 진정한 자아의 회복을 부르짖는 소리는 실존주의 사상과 정신분석, 카운슬링 등의 정신치료, 이와 관련된 인간주의 심리학, 그리고 동양사상에 대한 관심에서 들을 수 있다. 현대문명의 위기는 인간이 자기 내면을 모르고, 따라서 내면의 파괴적인 힘을 제어하지 못하기 때문에 인간의 복지를 향상시키는 도구로 생각했던 기계의 조직이 파괴성을 띠게 되는 데 기인하므로, 이 위기의 극복은 인간이 자기 내면세계를 검토, 이해하고 스스로를 단련하고 제어하는 힘을 얻어서 내면의 파괴성을 건설적인 방향으로 이끌어 가는 것, 다시 말하면 진정한 자아의 회복이요 인간성의 회복에 있다. 앞서 말한 바와 같이 서양문화에서는 인간 내면에 대한 깊은 통찰은 불과 100년 내외의 역사를 가진 실존주의, 정신분석의 정신치료의 사상인 데 반하여, 인도, 중국, 한국의 문화의 정수(精髓)는 도(道)라는 말로써 표현되는, 서양의 휴머니즘이 아직 도달하지 못하고 있는 극치에까지 발달된 휴머니즘이란 것을 알아야 한다. 필자는 누차 현대 서양문명의 위기는 도(道)로써만 극복이 가능하다고 주장한 바 있다. 도(道)라 하면 우리나라 지식인의 대부분은 현대와 아무런 관계가 없는 고루한 또는 원시적인, 또는 현실에서는 잡을 수 없는 것으로 생각하고 있으나, 앞서 서양문명의 위기를 구제할 수 있는 유일한 처방으로 멈퍼드가 내세운 자기 검토, 자기 이해, 자기 제어, 자기 기율이 바로 그것이라는 것을 우리는 알아야 한다.

　작년에 하와이에서 〈현대와 소외〉에 대한 동양철학자대회에 참석한 한국 대표가 우리에게는 소외가 없다는 발언을 했지만, 우리의 전통문화에는 서양문화의 소외에 비하면 없다고 해도 과언이 아니다. 작년 여름에 미국의 위스콘신 대학교 정신의학 주임교수이며 정신분석의인 밀러 씨(氏)와 2~3시간 서로 부부동반으로 얘기를 나눈 적이 있다. 그는 한국 환자를 정신치료할 때 환자가 누구 이야기를 많이 하느냐고 물어보면서 미국 환자는 배우자 얘기밖에 안 한다고 말했다. 이는 확실히 한국 환자와는 다른 점이다. 이래서 우리 서로의 사생활을 비교해 본 결과, 밀러 교수는 자기네들은 결혼하면 결혼 전의 모든 관계를 끊고 긴밀한 대인관계는 부부관계뿐이며 12~13년 이상 지속된 교우관계도 없고, 미국 사람의 생활이란 대단히 외롭다고 술회했었다. 이것은 근래 우리나라에서 우리의 전통문화는 가족문화이고 인정문화라는 견해가 타당한 견해라는 것을 알 수 있다. 우리는 부부뿐만 아니라, 동창, 친구, 동향, 친척, 동료, 선배, 후배, 이웃 등 여러 가지 관계를 유지하고 있다. 그러므로 서양문화는 인간과 자연의 관계에 있어서나 인간과 인간의 관계에 있어서나 소외문화이고 우리는 관계문화라고 할 수 있다. 한국 사람은 만나면 통성명을 하고 고향을 묻고 동창관계, 친구관계를 물어서 어떻게든지 관계를 맺으려고 하지만 서양 사람은 그렇지가 않다. 우리의 전통문화는 인간관계와 인정을 가장 중요시하고 도(道)를 가장 중요시한다. 현대 서양사회에서 가장 결핍된 것이 관계와 인정이요 도(道)이기 때문에, 현대 서양문명에 반발하는 히피족은 다정한 것과 관계를 추구하고 도(道)를 추구한다.

　다시 도(道)로 돌아가서, 도(道)는 주체성이요 진정한 자기를 찾는 것이요, 본래의 자기로 돌아가는 것이요, 자기 반성, 자기 이해, 자기 제어이고, 불교나 유교, 도교에서의 도(道)를 닦는 목표가 부처가 되고 성인(聖人)이 되고 도인(道人), 신선(神仙)이 되는 것이기 때문에 동양의 도(道)의 휴머니즘은 인간의 최고 성숙단계를 신으로 보는 인간관에서 출발하고 있는 것이 이미 2,500년 전부터의 일이다. 유교의 살신성인(殺身成仁), 불교의 중생을 제도하기 위하여 불석신명(不惜身命)한다는 정신은 인간에게서 신성(神性)을 보는 최고의 인간관과 더불어 동양적 휴머니즘을 서양의 휴머니즘보다 훨씬 높은, 휴머니즘의 극치로 볼 수밖에 없는 소치이다.

우리나라의 근대화는 서양의 기술문명에 현혹되어 우리의 전통적인 도(道)가 현대 서양문명, 나아가서는 인류문명을 구제할 수 있는 유일한 처방임을 망각하고 서양 이상의 물질문명의 좋지 않은 폐단을 더욱 격화시키는 현상, 즉 과학숭상, 물질지상주의, 인정무시, 소외문화의 수입에, 여러 가지 공해가 공업 선진국보다 더 심한 현상, 예를 들어 교통에 있어 인간보다 차량 우위의 행정 등은 근대화가 아니라 야만화라고밖에 볼 수 없다. 문명이란 인간이 인간다운 대우를 받고 인간이 인간다운 인간이 되는 것이다. 가장 인간다운 인간이 되고자 하는 것이 동양의 도(道)다. 특히 불교에 있어서는 가장 인간다운 인간, 즉 부처가 되는 수련을 쌓는 과정을 상세히 밝히고 인간의 내면을 깊이 다루어 왔다. 지금 우리는 서양의 과학기술을 섭취함으로써 서양과 연결이 되지만 다른 한편 서양이 우리의 도(道)를 섭취하려는 방향으로 움직이고 있어 동서가 서로 접근, 직결되는 과정이 시작된다고 볼 수 있다. 서양문명의 위기를 극복하는 치료제는, 실존사상이나 정신분석, 카운슬링, 정신치료, 인간주의 심리학이 동양의 도(道)에 접근하고 있기 때문에 우리는 도(道)를 망각하지 말고 현대화해서 우리 자신을 위해서뿐만 아니라 서양인에게 알려 줄 필요가 있다. 우리의 근대화는 우리의 도(道)를 바탕으로 서양의 과학기술을 섭취하는 것이다. 서양인의 근대화는 서양의 과학기술을 토대로 동양의 도(道)를 섭취하는 것이라고 주장한다. 특히 한국의 정신분석, 카운슬링, 정신치료에 종사하는 사람은 우리가 도(道)를 서양인보다 쉽게 닦을 수 있다는 점에서 유리하다는 것을 자각하고 도(道)와 서양의 정신치료를 한 몸에 통일시켜서 현대 인류문명의 파탄을 구제하는 데 중요한 역할을 담당할 수 있으리라고 확신한다.

1972.

2

불안의 실태와 도피행위

1.

현대는 '불안의 시대'라고 한다. '불안의 시대'라는 오든의 시가 나오고 레오나드 베른슈타인의 교향악도 나온다. 카뮈는 20세기를 '공포의 세기'라고도 불렀다.

불안이란 인간에게만 볼 수 있다는 사람도 있지만 대뇌를 가진 생명체가 생활하는 동안 불안이 없을 수는 없다고 알려져 있다. 물론 동물에 나타나는 불안은 중추신경의 발달 정도가 낮기 때문에 보다 더 원시적인 것을 면하지 못한다.

그러므로 인간이 생존하는 한 불안을 떠날 수 없는 것이다. 그렇다면 인간의 기록된 역사만 하여도 5,000년을 말하는데 유독 20세기 중엽만을 '불안의 시대'라고 부르는 까닭은 무엇인가? 원시인이나 인류의 고대에 있어서는 끊임없는 자연의 위협 앞에 무력하였고 심한 불안을 경험한다. 존 듀이가 일찍이 지적한 바와 같이 고대인은 이 불안을 해소하기 위하여 주술, 여러 가지의 터부(금기) 의식(儀式)을 발명했다. 이러한 생존의 위협에서 오는 불안에 대처하기 위한 또 다른 방법은 현실(자연)을 개조하여 인간에 봉사시키는 기술로 발전하였다. 전자는 위협적인 현실에 눈을 가리기 위한 관념적인 조작에 불과하고 미신으로부터 종교로, 종교로부터 신학으로, 신학으로부터 전통적 철학으로 발전해 온 것이다. 관념의 유희(遊戱)란 말이 나오는 까닭이 여기에 있는 것이다. 인간의 생존을 위협하는 자연적 현실에 작용하여 현실을 변경시켜 인간 생존에 봉사시키는 기술은 오늘날의 과학으로 발전하였다.

고대, 중세를 통한 서양의 역사에서 불안은 종교, 절대군주의 전제하에서 표면화하지 못했다. 르네상스에 이르러 중세기적 신과 절대 군주의 질곡을 벗어나 개인의 자유, 기업의 자유, 연구의 자유가 이루어져 과학이 발달하고 이러한 자유주의를 토대로 자본주의가 발달한 결과, 자본주의 초기에는 자유경쟁이 사회의 복리를 가져와서 불안이 표면화하지 못했던 것이다.

그러나 과거 100년간에 불안이란 문제가 논의되기 시작하여 최근 20년, 30년간에는 더욱 일반적으로 시대의 문제로 대두하고 있다. 이것은 자본주의 후기에 있어서는 자본이 독점화하여 자유경쟁의 원리가 사회의 목적과 개인의 행복을 파괴하는 결과를 가져왔기 때문이라고 보고 있다.

현대는 역사적으로 이러한 전면적 불안의 근원이 뿌리 깊이 박혀 있는 것이라면 오늘날의 세계의 현실과 그 세계 속에 들어 있는 한국의 특수한 불안을 조성하는 상황은 무엇인가?

2.

제2차 세계대전을 계기로 무력을 배경으로 한 침략주의와 식민주의는 종식을 고하기 시작하여 많은 신생국가가 혼란 속에 방황하고 있다. 세계 도처에서 작은 전쟁과 혁명이 그치지 않고, 국제적 통제 없는 핵무기의 발전과 축적은 끊임없는 위협을 가하고 있으며, 개인주의가 건강한 면을 상실하기 시작하고 그 모순을 드러내고 있다. 또한 전통적 가치의 붕괴와 더불어 양대 이데올로기의 대립은 인간의 내적 혼란을 초래하고 어디로 가야 할지 방향을 상실하게 하고 있다.

한국은 끊임없이 밖으로부터 들어오는 세계 정세의 영향 속에서 르네상스를 경험하지 못한, 다시 말하면 개인주의를 경험하지 못한 까닭으로 서양에서 모순을 드러내고 있는 개인주의를 모순째 받아들이려고 애쓰고 있다.

지금 50대 후반이나 60대 이상의 한국인이 일생 동안 겪은 변동을 생각해 보면 이 한 세대가 부딪쳐야 했을 일반적인 불안이 얼마나 심했던가 짐작할 수 있다. 이조 오백년의 왕국이 무너지고 40년의 일제 쇠사슬로부터 8·15해방, 미군정, 이(李)정권의 12년간의 독재, 1년간의 과정(過政)과 장(張)정권의 혼란, 6개월의 군사혁명 정권 등등…….

한국의 대중은 해방 이후 정권의 변동이 있을 때마다 새로운 희망을 걸었다가 또 실망하는 것의 연속이었다. 지금 군사혁명 정권에 일루의 희망을 걸고 있으나 짧은 기간이라 장차 어떻게 되리라는 명확한 윤곽을 잡지 못하는 듯하다. 과감한 깡패의 처단, 부정 축재 처리 및 입법자 일부의 체포, 자주외교의 노력은 현 정권의 의도를 좀 더 명확히 국민의 뇌리에 각인시키고 있다.

이러한 역사적 지점에서 돌아볼 때 60대 사람이 한 세대에 경험한 변동에 대해서, 그때그때 새로운 질서에 대해서 자신을 완전히 개편해 나왔겠는지 의문이다. 그렇지 못할 때에는 여러 가지 도피현상이 나타난다. 말하자면 과거의 잔재요 구악(舊惡)이요 '신악(新惡)'이다. 이조(李朝) 때부터 내려오는 질서에 적합했던 가치체계를 청산하지 못한 것이 소위 봉건적 잔재요, 일제 질서에 적당했던 가치체계를 청산하지 못한 것이 일제 잔재이며 미군정시대 통역정치하의 이(利)를 본 습성이 미군정 잔재라 할까? 이(李)정권으로부터 과정(過政), 장(張)정권 시에 이(利)를 본 습성이 좁은 의미의 구악이 될 것이다. 구악이 양성된 온상이 없어지기 전에는 새로운 질서하에서도 그대로 존속하기도 하지만 '신악'으로 형태를 바꾸게 마련이다. 불법, 부정, 모함, 협잡, 사바사바, 실력과 질서의 결여로 인한 악화(惡貨)가 양화(良貨)를 구축하는 현상 등이 구악이다.

한국의 오늘날 불안의 근원은 세계적인, 시대적인 것뿐만 아니라 상기 제(諸) 질서의 잔재적 요소, 국토양단, 언제 어떤 형태로 터질지 모르는 삼팔선 등은 많은 사람에게 악몽으로 나타날 정도다. 정권의 불안정으로 인한 미래에 대한 불안, 경제적 빈곤으로 오는 생존의 위협, 정권 교체에 따르는 몰락계층의 불안, 전통적 가치의 붕괴와 공동 사회의 성격이 줄어드는 서양문화의 지나친 개인주의 침투, 신문화의 대두로 나타나는 교육 계몽 내용과 현실의 괴리로 인한 걷잡을 수 없는 역할의 혼란 및 행동규준의 혼란이 가정, 학교, 교회, 단체, 전 사회를 엄습하고 있다.

불안이란 앞에서 말한 바와 같이 인간이 새로운 문제에 부딪쳤을 때 일어나는 정상적 현상이다. 문제에 부딪쳐서 현실을 직시하고 우리 내부에 있는 현실과 밖에 있는 현실을 검토하여 불가능한 일은 단념하고 가능한 일을 건설적으로 추진해 나갈 때는 불안은 정상적인 범위에 머물고 곧 해소되는 법이다. 그러나 불안의 근원이 개인의 능력에 벅차서 너무 압도적이든가 개인의 인격발달이 순조롭지 못하여 낡은 유아적인 질서의 잔재, 즉 어린 마음이 남아 있을 때, 객관적인 위협에 비해 엄청나게 심한 불안이 일어나서 도피 현상을 나타내기 쉽다. 정상적인 불안이 문제 해결이라는 건설적인 방향으로 동원되지 못하고 갈등을 일으켜 불안의 근원이 의식 밖으로 밀려 나가면 여러 가지 도피현상을 나타낸다. 이렇게 되면 불안은 파괴적인 작용을 하며, 병적 불안 또는 신경증적 불안이라고 한다. 정상적 불안은 현실에 대한 인식능력을 최대한도로 동원하는 반면 병적 불안은 인식 능력, 모든 능력을 마비시키며 새로운 불안을 가중한다. 불안을 회피하는 가벼운 증상으로는 접촉과 활동을 피하는 부끄럼을 타는 경향이 있고, 신경증, 정신신체장애, 정신병 증세가 심하면 사망에 이른다. 사고는 창조성을 상실하고, 굳어지고, 운명, 필연성을 믿게 되고 강박신경증의 증상을 나타낸다. 불안의 근원을 의식 속에서 처리하지 못하면 여러 가지 신경증의 증상으로 도피한다. 사회적으로는 자동기계 내지 로봇적 순종성, 가학피학증, 파괴성으로 나타난다.

6 · 25 후에 번번이 듣는 말은 '돌았다', '아마 한국 사람은 80% 이상이 돌았다', '미쳤다'라는 말이다. 6 · 25 동란을 계기로 불안의 요인이 격증하고 적개심이 사회에 충만하여 여러 가지 파괴성과 도피 현상이 격증하였다. 날뛰는 깡패, 포악한 범죄, 소년범죄의 격증, 불안신경증의 격증, 억압된 적개심을 토대로 한 고혈압환자의 증가, 자살, 살인, 강간, 주정중독, 정신병의 증가, 매음의 번창, 마약중독, 다방족(茶房族)의 팽창, 당구, 파친코, 재즈의 성행, 비트닉(Beatnik)의 대두, 음위(陰痿)의 증가, 심장신경증의 범람, 비대증의 증가 등 끝이 없다.

고혈압이나 자살, 살인, 강간, 음위 등은 적개심을 토대로 불안을 도피하려는 현상이다. 마누라를 이겨 내지 못해서 화를 참고 성인(聖人)처럼 행세하다가 고혈압증을 얻는 환자를 본다. 자살은 살인 충동이 내공(內攻)한 것이고 매음은 자학증의 면을 갖고 있으며 창녀를 찾는 남성의 경우도 하나의 도피인 것이다. 주정중독이나 마약중독은 공짜를 바라는 어린 마음이 청산되지 못한 사람에게서 많이 본다. 비대증도 이와 비슷하게 부모의 지나친 보호 밑에 자라서 커서도 그러한 기대를 무의식적으로 거는데 애정이 오지 않을 때 애정 대신 음식을 강박적으로 섭취함으로써 이루어진다. 이것은 과부나, 남편과 떨어져 있는 부인은 살이 찐다는 속담이 진리라는 것을 증명해 준다. 종일을, 퇴근 시간 후를 다방에서 지내는 족속들은 집에 앉아 있기에는 불안이 너무나 한꺼번에 닥쳐오기 때문에 다방으로 도피행을 한다.

　당구, 영화, 음악회, 골프 등도 건전한 오락의 정도를 넘어설 때는 도피의 의미를 갖게 된다. 특히 그것이 분에 넘치는 경우에는, 예를 들어 비트족은 눈앞에 나타나는 자기 비존재(自己非存在)·자기 상실에서 도피하기 위하여, 자기도 존재한다는 것을 자신과 남에게 설득하기 위하여 기이한 복장, 기이한 행동을 강박적으로 하게 된다. 이것은 이런 사람들이 진정한 자기를 회복했을 때 이러한 증상이 없어지는 것을 보면 알 수 있다.

　6·25 후에 현저하게 눈에 띄는 현상의 하나는 기독교, 불교뿐만 아니라 유사종교의 신자들이 격증한 사실이다. 어릴 때부터 종교 생활을 한 사람이 아니고 성인(成人)이 되어서 입신하는 사람은 특수한 실리적인 동기가 아닌 경우 언제나 하나의 도피 현상이다. 6·25 동란의 생존 위협과 고립무원(孤立無援)한 위기에 서서 입신한 사람을 많이 본다. 성인 입신과정을 보면, 생존의 위협에 직면하여 사람은 자기 붕괴(정신병)나 자살이냐 신을 의지하느냐, 이 위협적인 현실을 받아들여 내부개편을 하느냐의 기로에 선다.

　신을 받아들임으로써 모든 인간이 나를 구하지 못할 때, 신은 나를 이해해 주고 사랑해 주고 보호해 주고 꾸짖어 주고 나의 모든 요구를 만족시켜 주는 존재이기 때문에 불안은 사라진다. 신을 받아들임으로써 다시 인간과 현실을 왜곡 없이 받아들이면 건강한 인격이 되지만 그렇지 못할 때는 인간에 대한 적개심이 가학적인 성격을 띠고 혹독한 위선자의 내면과 상냥하고 말 잘하는 인격자의 외면을 갖추게 된다. 신교(新敎)로부터 구교(舊敎)로, 구교로부터 신교로 회신(回信)하는 현상도 비슷하다. 유사종교는 보다 더 하층, 보다 더 원시적이고 강렬한 방법으로 불안에서 도피시켜 준다. 많은 노이로제 환자가 교회나 유사종교 집회에 다님으로써 매일을 꾸려 나가는 이유가 여기에 있다. 모든 인생의 고통에서 눈을 가려 주기 때문이다.

　여성의 불감증은 성에 대한 죄악감, 상대방에 대한 불만, 적개심에서 오는 불안으로부터의 도피다. 남성 음위의 경우도 마찬가지다. 내과의들은 새파란, 신체 건강한 젊은 청년에게 음위가 많음에 놀라고 있다. 사교춤은 사교보다는 불안으로부터의 도피로서 성(性)의 역할을 담당한다. 남녀 간의 계(契), 파티, 동창회, 각종 내용 없는 사업, 단체 조

직, 사친회, 졸업식, 비행장에서의 꽃다발, 자가용차 또는 분에 넘치는 승용차 이용 등등
이러한 여러 가지 모임은 사회 내부의 적개심이 충만해 있는 속에서 불안해진 심리적 고
립을 피하기 위한 하나의 도피 현상이다. 그것은 마치, 진정한 교통이 없고 무의미한, 내
용 없는 이야기를 교환하면서, 속으로는 권태가 충만하고 외면으로는 자기와 타인에게
유쾌한 시간을 보내고 있다는 것을 설득시키는 미국 '칵테일 파티'의 전주곡의 인상을 준
다. 사친회나 자모회는 자녀들보다 교사와 자모들의 불안을 덮어 주는 도피 현상이다.
어머니들의 열등감, 가정에서나 이웃에서 어릴 때 만족하지 못한 욕구들을 이런 곳에서
만족시키려 든다. 초등학교 아이들의, 너의 집에 '와이로'가 얼마나 들어오냐, 너의 집에
돈이 얼마나 많으냐, 아버지가 사장이냐, 이 과자는 뉴욕제냐 어디냐, 이러한 말들은 어
린 마음속에 성인의 불안이 얼마나 침식해 들어 있나를 보여 준다. 학교에 화분, 꽃을 가
져가려고 애쓴다. 이것은 누가 주입해 주는 불안인가? 가정 방문을 다녀간 후 교사가 학
생에게 너의 집은 그렇지 않은데 하고 수업시간에 냉대해서 노이로제를 유발한 경우도
있다.

　필자가 경북의대에 취임한 이래 금년 1월부터 7월 말까지 7개월간 정신과를 찾아온
학생 환자 107명 중 정신분열병이 22%, 불안신경증, 신경쇠약이 39%, 기타도 대부분이
신경증이었다. 발생 당시의 갈등 내용을 보면, 계모를 사이에 두고 아버지와의 갈등, 아
버지에 대한 미움과 아버지의 무능력에 대한 것, 부모의 완고한 성격, 고등고시 실패, 시
험에 대한 불안, 가정교사로서의 열등감, 가정교사가 있다는 데 대한 열등감, 여자와 6년
간 교제 끝에 결혼을 거절당한 갈등, 조부모의 완고한 성격, 경제적 빈곤, 부모 사이에 애
정이 없음, 가정의 일, 신체적 결함, 성에 대한 죄악감, 월경에 대한 수치감, 외국에 가야
하는데 병역의 미필, 형이 완고하고 억압함, 가산의 낭비, 강제 결혼, 교사의 부당한 구
타, 가정 분위기가 나빠 공부를 못하겠음, 어머니가 히스테리가 있음, 아버지가 이해심
이 없음, 이러한 갈등들이다.

　대부분이 가정 내부 특히 부모나 부모 대리자와의 갈등이 불안의 원인이고 성교육의
부족, 교사의 부당한 처사, 병역 문제가 크다. 초등학교에서의 교사 특히 여교사의 불건
강한 태도는 많은 아동에게서 불안의 원인이 된다. 아동의 부모가 교사에게 선물을 하지
않는다고 해서 차별 대우를 의식적, 무의식적으로 하게 되어 어린 마음에 불안을 주입하

는 경우가 많아진 것만은 사실이다. 지금은 덜하지만 전쟁 중에는 젊은 청년들이 기피자들의 가두검색 때문에 마음대로 외출도 못하고 모든 사람이 형사로 보이게 되는 끝에 정신병을 일으키는 예가 적지 않았다.

우리 사회의 큰 문제 중 하나는 가정주부의 대부분이 골병이 들어 있고 노이로제라는 사실이다. 원인으로는 먼저, 우리나라 여자교육이 너무나 남에게 의지하는 성격을, 다시 말하면 마음을 어린 상태로 고정시켜 주는 경향이고, 다음으로는 남편이 부인의 이러한 정서적 요구를 만족시켜 주지 못하는 데 있다. 또 한 가지 중요한 것은 전통적 가족 제도 하에 가정주부의 위치가 희생당하고 있는 사실이다. 가정주부의 노이로제는 원인이 남편이 아니면 시집살이라는 사실이다. 시집살이도 남편 하기에 달렸다는 말도 있듯이 이 두 가지는 상호 관련성이 있다. 또 한 가지는 여자가 결혼 후에도 친정에 대한 유아적인 유대가 끊어지지 않고, 결혼이라는 새로운 관계로 넘어가지 못하는 데도 원인이 있다. 남자의 경우도 마찬가지다.

특히 중년기 가정주부에게 위기가 닥쳐온다. 마음에 안 드는 남편과 불만을 참고 살아오다가 중년기에 들어서니 이제는 남편에 대한 불만도 단념하고 자녀의 장래에 기대를 걸며 남편에게 관심을 표시하기 시작해 보니 또 새로운 불만이 일어난다. 아까운 청춘을 다 허송했다는 생각이다. 남편은 돈도 있고 늙지도 않은데 나는 젊은 여자에게 대항할 수 없다는 현실에 부딪치게 된다. 그러므로 우리나라 중년의 가정부인은 바람이 나지 않으면 병이 생긴다. 두통, 우울, 현기증, 소화불량, 때로는 며칠씩, 몇 해씩 밥을 먹지 못하고 꼬치꼬치 말라서 내과의에게 진찰을 받아도 병이 없다고 하고 심하면 몸이 쇠약해져서 대단하지 않은 병으로 사망하게 된다. 이러한 병들이 마음의 병이요, 불안으로부터의 도피인 것이다. 남편이 아무리 마음으로 부인을 사랑하고 있어도 말이 적고 무뚝뚝하고 부인의 마음을 자극해 주지 못하면 부인이 우울해지고 입맛이 떨어지고 잠이 안 오고 꼬치꼬치 말라 가고, 심하면 자살까지 기도하게 된다.

불안은 또한 무관심, 우울, 강박적인 활동으로도 도피한다. 아무것도 하지 않고 있으면 불안해서 못 견디기 때문에 종일 활동하고 사람을 만나고 교제를 하는 사이비 사교성도 하나의 도피다. 피아노, 바이올린, 그림, 무용 등 가지가지 재주로 아이들의 생활을 풍부하게 해 주려는 것이 목적이 아니고, 울려 가면서 재주를 배우게 하려는 많은 어머니

는 자신의 불안으로부터 도피하려는 것이 도리어 자녀에게 새로운 불안을 심어 준다. 아
이들은 이 불안을 낙제로 도피할지도 모르고 무슨 병으로 도피할지도 모를 일이다.

3.

우리 사회에 충만해 있는 도피 현상을 일일이 열거하려면 한이 없다. 끝으로 우리가
가진 최대 최악의 고질이요, 최대의 도피 현상인 '엽전(葉錢)의 심리' 내지 '엽전(葉錢)의
생리'를 생각해 본다.

엽전이란 말에는 일제하에서의 열등적인 위치에 대한 현실적인 자각도 있겠지만 다
분히 자조적인 뜻이 포함되어 있다. 이조 시대에 그리고 그 이전부터 있던 모화사상에서
길러진 열등감에다 일제의 발굽에 짓밟힌 적개심으로 일인(日人)에게 반항하기보다 아
부하는 것이 득이고, 일제에서 얻은 적개심을 동족에게 돌리는 근성이 배양된 것이 엽전
의 생리라 볼 수 있을 것이다. 게다가 미군이 진주하고 미군정이 시행되고 미국의 원조
가 16년간 계속되는 동안에 엽전의 근성에는 걸인(乞人)근성까지 첨가되기에 이르렀다.
이러한 근성은 누구나 할 것 없이 대부분의 우리나라 사람들 가슴속 깊이 파고들어 가 있
다. 이러한 근성이 지도층에까지 깊이 파고들어 가 있음을 우리는 자각하지 않으면 안
된다. 외국어 시험도 아닌 국가시험에 순 외국어로 출제를 하고 구두시험을 외국어로 하
고도 태연한 대학교수가 있는가 하면 외국 사람이라면 덮어놓고 쩔쩔매는 기풍이라든
지, 한국에 있는 학교의 동창회에서 일인 동문들에게 이곳 동창회 명부를 보냈던 바, 일
인이 '해방 후 몇 회 졸업이라고 되어 있으니 우리는 한국 학생을 친구로서, 압제한 바 없
는데 해방이라고 하니 기분이 좋지 않다'고 해서 일인들을 자극하지 않기 위해서 해방이
란 두 자를 빼자는 제안을 하는 지식인들이 있음은 노예근성이 얼마나 철저히 박혀 있나
를 여실히 입증해 주고도 남는다. 4·19 혁명이 학생의 손으로 이루어지고 5·16 혁명이
군인의 손으로 이루어졌다는 것은 우연한 일이 아니다.

4·19 혁명을 일으킨 세대는 일제나 외세의 직접적인 압제의 경험이 거의 없는 세대
라는 것을 우리는 주목해야 한다. 그러므로 기성세대는 한국의 고질인 사대근성, 노예근

성을 그들의 말과 글, 행동에서 감출 수 없는 것이 사실이다. 그렇지 않은 분들은 예외이고, 미친 사람 취급을 받는 것이 현실이다. 군인이란 어떤 의미가 있는가 하면 일제 때 우리나라 사람들이 제일 갖고 싶던 것이 무력이다. 일인들을 구축할 무력이 없어 노예 생활을 감수하지 않을 수 없었던 것이 아닌가? 그러므로 우리의 심정에 있어서는 학생과 20대 이하의 세대와 무력은 자주성과 독립의 상징인 것이다.

　한국의 불안과 도피의 해결은 노예근성, 말살근성, 사촌이 논을 사면 배가 아프다는 가학, 피학적인 도피적 현상의 근원을 색출해서 뿌리를 뽑아 버려야만 한다. 남에게 아부하지 않아도 내 맡은 일만 잘하면 먹고살고 만족을 얻을 수 있는 질서를 세워야만 한다. 우리나라는 너무 일약출세(一躍出世), 일확천금(一攫千金)을 바라는 경향이 많다. 토대로부터 쌓아 올리려고 하지 않는다. 그러므로 모든 계층이 기초공사를 튼튼히 할 수 있는 조건을 마련해 주고 기초공사하는 것을 원조, 권장하는 사회 분위기가 필요하다. 그러려면 부정이 없어져야 할 것이다. 그리고 걸인근성, 사대(事大)근성, 노예근성을 송두리째 뽑아 버려야 한다. 성인층에 대한 시책 계몽뿐만 아니라 미성년세대의 교육에는 이러한 근성이 전염되지 않도록 해야 한다. 다른 나라처럼 정권이 바뀌거나 어떻게 되거나 대부분의 국민의 생활이나 활동에는 지장이 없는 튼튼한 기초를 가진 사회, 건전한 공동체를 건설하는 길이 있을 뿐이다.

　그리고 지도층의 불안은 피지도층에 불안을 전파시킨다는 사실도 잊어서는 안 된다. 불안의 극복, 도피의 방지는 냉혹한 현실에 직면해서 그것을 받아들일 용기가 필요한 것이다. 억압이 아니라 파괴적으로 흘러 나가려는 불안의 원동력을 건설적인 방향으로 유도하는 시책이 병행되지 않으면 안 된다. 민족의 병이나 개인의 병이나 치료의 원리는 다름이 없는 것이다.

『사상계』, 1961. 11.

3

이질적 가치체계 간의 갈등
-성관념을 중심으로-

사회적 조건을 직시, 명확히 인식하고, 파괴적인 가치를 도입하는 것을 거부하고 우리의 사회적 조건에 적합한 가치를 섭취, 창조해야 할 것이 긴요하다.

1.

사회나 개인에게 가치체계의 변동은 다소간은 어느 사회나 시대에도 볼 수 있을 뿐만 아니라 개인의 일생에서도 연령에 따라 변동을 가져오는 법이다. 우리는 현대만이 과도기이고 과거는 고정된, 안정된 사회와 가치체계가 계속되고 있었던 것처럼 착각하고 있는 것도 사실이다. 그러나 다른 한편으로는 전통적 사회가 교통수단의 미발달로 인해서 지리적으로 비교적 고립되어 있거나 전란으로 외세의 침략이나 점령을 받지 않을 때에는 급격한 가치의 변동이 없었던 것도 사실이요, 현대가 과학기술의 발달로 인한 침략적 무기와 경제적 침략의 수단인 상품의 증가, 교통수단의 발전으로 인한 사상의 전파로 여행, 왕래, 접촉의 기회가 증가되고 국제적 회합과 접촉이 많아짐에 따른 급격한 사회변동이 가져오는 가치체계의 변동으로 특징지을 수 있다는 것 또한 부인하지 못할 사실이다.

이조 오백 년에 불교적, 유교적 가치체계가 우리 사회를 지배하였고 지금도 우리 생활의 저류에 깊은 뿌리를 박고 있어 현재 상당한 혼란을 면하지 못하고 있다. 일본이 우리나라를 침략하여, 36년간 점령했을 때 우리나라의 전통적 가치가 붕괴하기 시작했고, 해방을 계기로 우리의 자주적인 정치, 경제와 문화가 수립되기도 전에 외국군이 점령해 들어와서 음으로 양으로 우리의 가치체계를 흔들어 놓았다. 해방 전에는 극소수의 사람들만이 이질적 가치와의 접촉이 있었을 뿐, 우리나라의 경우 외부라 하면 주로 일본이었다. 일본의 문화가 우리와 상이되는 점도 많지만 문화적으로 볼 때 한국, 중국, 일본은 동일한 중국 문화에 속하는 사회다. 이(李)정권 12년간 상당한 쇄국정책을 썼다고 하지만 해방 전에 비하면 비교가 안 될 정도로 구미(歐美) 기타의 이질적 문화에 접촉할 기회가 사회 전체로나 개인적으로나 컸던 것이다. 모든 사회제도, 교육제도 심지어 생활양식까지 서양화하려는 경향이 농후했던 것이다.

이러한 정치적, 경제적, 사회적 혼란 속에서 점차로 미국화의 경향이 엿보이기 시작한 때에 4 · 19를 맞이하게 되었다. 4 · 19는 우리의 자주성을 송두리째 없애려는 정권에 대한 분노의 폭발이었고, 그 결과 필연적으로 사회생활의 모든 분야에서 자주성을 회복하자는 움직임이 의식적으로나 무의식적으로나 대두하기 시작했다. 이러한 움직임의 귀결은 어떻게 해서든지 맺어져야 할 것이다.

현재 우리가 당면하고 있는 문제는 국토 양단에 따르는 제 혼란과 갈등, 전 세계가 당하고 있는 상이한 이데올로기의 갈등, 공동 사회적인 전통적 가치체계와 외래적인, 주로 서양적인 개인주의적 가치체계와의 갈등이다. 개체에 있어서나, 개체와 집단의 내부, 개체와 집단 외부 간의 생활조건 내지 환경의 변동에 따른 새로운 내부개편, 다시 말하면 새로운 가치체계의 섭취는 개체나 집단의 유지, 이익, 복리를 위해서 불가피한 것이다. 내부 조건과 외부 조건의 변동에 따르는 내외의 개편통정(改編統整)이 없이는 개체나 집단은 붕괴할 수밖에 없다.

2.

성(性)가치와 기타의 정치, 경제, 사회, 문화의 제 가치는 분리할 수 없고 모든 가치는 어떤 개인이나 집단 속에 흐르고 있는 전체적인 가치구조체계 내지 철학을 떠나서는 그 의미를 이해할 수 없다. 그러나 여기서는 주로 성가치를 중심으로 고찰해 보기로 한다.

성가치는 좁은 의미의 성도덕, 즉 남녀가 성적 교섭을 하는 행동에 대한 규범과 남성과 여성의 역할을 규정짓는 규범으로 구별할 수 있다. 성은 인간생활에서 가장 중요한 부분임에도 불구하고 인류사에 있어 오랫동안 신비의 베일 속에 파묻혀 있었다. 서양에서는 기독교의 영향을 받아 인간과 동물을 엄격히 구별하여, 데카르트에 이르러 이러한 구별이 절정에 도달했다. 데카르트는 동물은 자동기계이고 맹목적인 본능에 지배되며 인간은 육체를 초월하는 불멸의 영혼의 인도를 받는다고 했다. 그러나 다윈은 이러한 데카르트의 사상을 분쇄하고 인간과 동물의 연속성을 강조했다. 즉, 인간과 동물 사이에는 본질적 차이가 있는 것이 아니라, 인간이 종족 발달계열에서 복잡한 정도가 높을 따름이라는 것을 보여 주었다. 맥두걸은 다윈의 학설을 심리학에 도입해서 성욕도 다른 본능과 함께 사회생활의 중요한 도구의 하나임을 지적했다. 행동주의 심리학은 훈련을 강조하는 나머지 유전(遺傳)을 망각하고 자극과 반응 사이에 존재하는 유기체를 무시해 버리는 결과를 가져왔다. 19세기 말에서 20세기에 걸친 빅토리아 여왕 시대의 성의 억압과 위선적인 은폐에 대한 반동으로 나타난 크라프트 에빙, 해블록 엘리스의 성과학(性科學)과, 이와 더불어 나타난 프로이트의 정신분석학은 성을 인생의 중심적인 문제로 삼고 있다. 물론 이러한 성과학 연구나 정신분석학은 성이라는 말조차 불쾌한 감정을 일으키던 당시의 인사들로부터 많은 공격을 받았으나 오늘날 문명사회에서 비교적 자유로이 성생활을 즐길 수 있게 된 것은 이들의 계몽에 연유하고 있는 것이다.

성이 일상생활의 터부(금기)였던 위치로부터 과학적인 연구의 대상이 되자 인체·동물실험과 관찰을 통해서 많은 사실이 밝혀졌다. 첫째로 내분비계가 생식행동에 어떤 영향을 미치는가가 밝혀졌고, 둘째로 외적 자극이 어떤 효과를 나타내는가가 밝혀졌다.

다음으로 레빈의 장(場)이론이 출현하여 사회적 상황이 밝혀지고 말리노브스키, 베네딕트, 미드 등의 문화 인류학자들이 상이한 사회 내지 문화에 있어서의 문화 형식이 사회 성원의 성행동, 성역할에 미치는 영향을 비교·관찰한 결과, 문화의 영향력이 밝혀졌다.

정신분석학은 생물학적 인간이 문화적인 환경 속에서 생물학적 충동을 만족시키려는 데 부딪치는 문화적인 장애물을 고찰하지 않을 수 없었다. 다시 말하면, 임상가는 생물학적 요구도 잘 알아야 하고, 문화의 힘도 잘 알아야 이 양자 사이의 갈등을 해소시켜 사회 성원이 사회 속에서 만족을 얻도록 해 줄 수 있었기 때문이다. 프로이트는 성적 장해를 연구한 결과 우리가 그러한 갈등이 있으리라고는 상상도 하지 못한 여러 가지 사회적 금기를 제거해 줌으로써 한량없는 공헌을 했다. 물론 프로이트의 원래 개념들은 유럽의 부르주아 문화에 한정된 것이지만 그 후 신프로이트학파(호나이 등)에 의해서 보다 더 광범하게 해석되었다. 그리고 정신분석학의 개념을 여러 집단에 적용한 것은 말리노브스키, 카아디나, 프롬 등이다.

성이 과학적인 연구 대상이 된 후 밝혀진 것을 보면 식물에도 성현상(性現象)이 있고, 뇌가 없는 하등동물에도 성현상이 있지만 사회적인 의미가 희박하므로 여기서는 주로 척추동물의 관찰 결과를 토대로 고찰해 보기로 한다. 어류로부터 하등 포유동물, 영장류에 이르기까지 여성에 있어서는 남성보다 내분비선의 영향이 절대적이다. 즉, 남성에는 발정기가 없지만 여성에는 발정기가 있어 여성은 성행동이 발정기에 국한되는 경향이 지배적이다. 중추신경이 발달될수록 외적 조건이나 사회적 조건의 영향을 받는 정도가 심해지고 중추신경의 발달 정도가 낮을수록 내적 조건에 속박되는 정도가 심하며 사회적 영향이 감소된다. 하등일수록 남성의 체구, 힘 등이 우세하지만, 영장류에 이르러서는 체구가 작아도 성행동의 대상에 대한 선택이 개성에 의해서 이루어지고 비교적 항구적인 부부생활과 가족생활이 유지되며 사회생활에 있어서도 독재주의와 사회주의가 출현한다. 즉, 진화계열의 상층에 올라갈수록 성행동은 사회의 구속을 받게 되고, 인류의 경우에는 사회가 본능을 지배하게 된다. 문화에 따라 성에 대한 평가가 다르고 개인의 성행동이 달라진다. 어떤 문화에 있어서는 비교적 자유로운 성의 표현이 쾌락과 이완의 근원으로서 허용되어 있고, 어떤 문화에서는 여러모로 제한을 가해서 오로지 종족보존의 수단으로밖에 보지 않는다. 다음에 몇 가지 대표적인 원시사회에서의 성의 위치를, 우리 사회에서의 성 역할 이해에 도움이 되게 하기 위하여 비교해 보기로 한다.

하나는 뉴기니의 트로부리안드도(島) 사람들에게서 보이는, 사회의 건설적인 힘의 역할에 대한 예다. 이 사람들에게는 성은 자연스러운 관심의 대상으로 용인되고 어릴 때부터 점차적으로 성에 대한 관심이 발전된다. 모든 사회에 있어 어느 형태로나 볼 수 있는 근친상간의 금기 이외에는 적당한 정도로 퍽 자유롭게 표현된다. 양친의 성교를 목도할 수 있고 아이들이 부부놀음을 하고 성교까지 모방한다. 부모는 이를 금지하지 않는다. 소아기로부터 갑자기 사춘기로 넘어가는 것이 아니라 점차적으로 성숙해 간다. '총각의 집'이라는 제도가 있어 사춘기 남녀가 이 집에 가서 동침한다. 그러나 공공연히 해서는 안 되고 처음에는 불규칙적으로 하다가 나중에는 규칙적으로 되어 마음이 맞으면 약혼하게 된다. 그렇게 되면 매일 저녁 동침하게 되고 공중 앞에 같이 나타난다. 결혼을 하면 성생활은 덜하게 되고 몇 달은 부모 슬하에서 지낸다. 결혼하기 전에는 사회에서 완전한 사람 구실을 못하며 백치, 병자, 피부변백증 환자 이외에는 총각이 없고, 여자는 결혼의 동기가 애정과 정식 결혼에 의해 아이를 갖고 싶다는 것이다. 변태성욕자가 드물다.

중부 태평양의 섬에 거주하는 마아키산은 음식과 여자의 부족으로 성이 하나의 보상물이 되어 성의 관능적인 면이 강조되고, 애정보다 관능적인 면을 강조하여 아이들을 달래기 위해서 어른이 수음을 사용한다. 여아는 매력을 증가시키기 위해서 음순(陰脣)을 길게 하는 조직적인 노력을 하고 소아기에 성유희가 있으며 사춘기 전에 규칙적인 성교가 시작된다. 사춘기부터 결혼할 때까지 젊은이는 특수 집단을 형성하여 공적인 예식에서 여자들은 노래와 춤으로 남성 내객을 접대한다. 이 연회의 종말은 성교로 끝난다. 이 사회에서 성은 음식물 부족에 수반되는 불안을 해소하는 방도(方途)로 사용된다. 여자는 주로 성적 만족의 대상이고 자녀 양육은 이차적인 남편(남편이 여럿이다)이 담당하게 된다.

뉴기니의 아라페쉬족(族)에서 인생은 성장을 중심으로 움직인다. 따라서 자녀양육이 제일 중요시된다. 성교를 자주 함으로써 난자를 양육한다고 생각하며, 어머니의 유방이 임신의 징조를 보이면 새 아이가 어머니 뱃속에서 안전하게 성장하기 시작했다고 보아 성장을 방해하지 않기 위해서 성교를 중지한다. 여자가 어릴 때에 약혼한 후 남편 집에 가서 형제와 같이 자라다가 애정이 생기고 성교도 하게 된다. 성은 쾌락보다 자녀양육에 봉사된다.

뉴기니의 마누스족(族)은 성을 죄악시한다. 마누스 문화는 부와 재산을 중심으로 움직인다. 결혼도 하나의 투자가 되고 성은 수치스럽고 불쾌하고 경제적 위협이라고 생각한다. 성관계는 부부 사이에만 허용되고 오로지 생물학적 기능으로 줄어들고 애정이라든가 유희적 요소가 없다. 남자는 누이들이나 사촌누이들과 애정을 나누게 되고 자기 처(妻)에게는 애정도 유희적 요소도 없이 육체적 성관계만 남는다. 결혼은 여자에게는 아무런 만족 없는 불감증과 고통뿐이다. 사랑이라는 말조차도 없다. 말하자면 '청교도적 사회'다.

다음으로, 서구사회에서 성역할의 변천을 보면 원시사회와 마찬가지로 사회적 조건이 성역할에 큰 영향을 주고 있는 것을 알 수 있다. 고대 그리스 아테네에서는 남편이 절대적이고 모든 지참금, 재산, 권력은 남편에 속해 있고 여성은 집에 갇혀서 외출도 마음대로 못했다. 스파르타의 여성은 집에 앉아 있는 노예가 아니라 스파르타 전사의 어머니였다. 남자와 같이 권투, 씨름, 경주를 하고 남녀의 자유로운 접촉이 있었다. 전우애가 강조되어 동성애적인(남성) 경향이 훗날 근대 독일의 형제애의 모형이 됐다. 로마 공화국의 여인들은 고대 그리스의 여인과 비슷한 위치에 있었으나 보다 더 자유가 있었다. 정복기의 로마 여인들은 남편으로부터 보다 더 독립하게 되고 자유로웠고 예술, 과학에도 종사했다. 남자들이 전쟁에 나가 있는 동안에 책임이 많아져서 현대 미국의 여인과 흡사한 위치에 있었다. 중세기 르네상스 때는 로마 여인이 획득한 여성의 자유는 신부(神父)들에 의해서 폐기되고 오로지 수녀원에 있는 여인들만이 학문과 행정의 자유를 누렸다. 결혼하게 되면 남편의 지배하에 들어가서 복종을 강요당했다. 그러나 전쟁 시에는 많은 책임을 거머쥐게 되고 전쟁에서 남편이 돌아오면 도리어 처에게 의존하게 되는 형편이었다. 16세기에는 신플라톤주의로 남녀 간의 정신적 연애가 제창되어 지배계급 여인들은 중세기 여인들보다 자유를 누리게 되었다. 근대에 와서는 17세기에 중산계급의 대두로 여자는 남편의 노예가 아니고 보조자가 되었다. 결혼생활은 파트너십이 되었다. 자본주의가 대두하자 다시 여성의 위치는 후퇴하고 구직 경쟁으로 할 일 없이 집에 앉아 있는 수밖에 없었다. 18세기에 들어서 여성의 위치는 완전히 떨어졌다. 수동적이고 온순하며 남자에게 매달리는 여성이 가장 이상적인 여성형이 되었다. 여자가 일하는 것을 수치스럽게 여기고 기생주의(寄生主義)가 찬양됐다. 식민지에 있어서는 개척지의 사정으로 여성의 위치가 높아졌다. 19세기에는 여성이 졸도, 초췌하게 되는 것이 유행하고, 일부에 여성운동이 있었으나 충분한 성과를 거두지 못했다.

이상 서구사회에 있어서 남녀 역할의 변동을 보면 일반적 사회 조건에 따라 부권가족구조(父權家族構造)의 테두리 속에서 여성의 위치가 일진일퇴한 것을 엿볼 수 있다. 역경에서는 여성의 위치가 상승하고 빈곤층에서는 언제나 남녀가 같이 일한다. 귀족계급에서는 여성만이 사회 조건에 따라 위치가 상승, 하강한 것이다.

현대에 와서 나치스 치하의 독일에서는 여성의 위치가 바이마르 공화국 때보다 후퇴

했다. 혁명 후의 러시아에서는 여성의 정치적, 경제적, 사회적 위치가 남성과 동등하게 되고 임신, 출산은 공적 의무로 간주되어 특별한 보호를 받고 정서적으로 독립을 얻게 되었다. 성은 수치나 악이 아니고 자연스러운 것이 되었다. 성이 신경증적인 불안의 초점이 되고 안전 보장의 요구와 결부될 필요도 없어졌다. 극장, 문학, 영화에 크게 취급되지도 않고 춘화(春畵), 변태, 매음, 성병도 급속히 소멸되었으며, 결혼은 경제적인 의미가 없어지고 사랑과 반려의 뜻만으로 성립하게 되었다. 오로지 장애물은 여성이 낡은 관습을 버리지 못하고 새로운 기회와 책임의 각성에 느린 것뿐이었다. 미국에서는 종래의 남녀 역할이 저류에 흐르고 있는 반면, 가정에서 여성의 위치가 유럽이나 동양에서의 남자의 위치, 다시 말하면 모권적 존재로 옮겨 가고 있어 여성의 정서적 요구를 만족하지 못하고 있다는 소론이 대두되고 있다.

3.

이상은 사회적인 면, 주로 각종 문화에 나타나는 성관념을 추려서 개관했다. 다음은 개인에게 일어나는 여러 가지 성적 갈등을 고찰해 보겠다. 유아기부터 노쇠기에 이르기까지 여러 가지 문제가 있겠으나 중요한 몇 가지만 생각해 보기로 하면, 첫째로 수음의 문제다. 트로부리안드도(島) 사람들처럼 또는 혁명 후의 러시아와 같이 성이 아무런 금기 없이 자연스러운 것으로 용납되는 사회에서는 그렇지도 않겠지만 구미 사회나 우리 사회에 있어서는 사춘기 남자의 70 내지 90%, 여자의 반수 내외가 해당된다고 볼 수 있는 수음이 죄악시되어 소위 수음 갈등이라는 것이 일종의 신경증적인 현상으로 나타난다. 이것은 수음에 대한 그릇된 관념이 존재하는 사회에서만 볼 수 있는 현상이다. 이 현상은 정신치료로 교정될 수 있으나 근본적 해결은 올바른 성교육이 해결해 줄 문제다.

다음으로 중요한 문제는 오늘 우리 사회에서 문제되는 10대 내지 20대 초 청소년 갈등의 원인이자 일부 성인층의 불안의 원인인 결혼 전 성교의 문제다. 일찍이 버트란드 러셀은 『성과 도덕』이라는 저서에서 결혼생활이 행복하려면 남녀 간에 결혼 전에 어느 정도 성적 실험 내지 경험이 있어야 한다고 주장했다. 단지 여자가 임신을 하게 되면 사회

문제가 생기니 임신을 하지 않도록 해야 한다는 것을 전제로 했다. 오늘날 스웨덴 같은 나라에서는 성관념이 이러한 방향으로 움직이고 있는 듯하다. 물론 우리 사회에 존재하는 그릇된 성관념이 지속하는 한 사회에서 용납하지 않는 미혼 청년의 성교는 개인의 갈등을 초래하나 이러한 현상이 수적으로 증가한 때에는 문화적 가치도 이에 따라 변동, 순응하게 될 것으로 예측된다. 이러한 변동은 서구사회에서 우리에 앞서 경험하고 있는 사실이다. 인간의 모든 생활 기술은 무의식적으로나 의식적으로 경험과 훈련 교육을 통해서, 그것도 장기간의 점진적인 성장으로 이루어지는 것이지 단순한 신체나 지능의 발달만으로 일시에 이루어지는 것이 아니다. 성을 천시하지도 않고 인생의 전부로도 보지 않으며, 인간생활에 있어서 중요하고 정당하며 자연스러운 것으로 받아들임으로써 쉽게 해결될 문제다. 성생활을 결혼생활에만 국한시키고 미혼자에게는 용납하지 않는 것은 부자연스럽다고 볼 수밖에 없는 것이다. 미혼자에게 성교육을 시킴으로써 소녀가 성에 무지한 소치로 기혼 남성들에게 유혹되는 일이 허다함을 예방할 수도 있는 것이다.

결혼생활에 있어서는 기혼 여성으로서 완전한 성적 쾌감을 느끼지 못하는 불감증을 가진 여성이 반수 이상이라고 보고되어 있다. 남성에 있어서는 음위, 조루가 상당수 존재한다. 이러한 성생활의 장해는 대부분이 정신적 원인에서 초래되는 것으로서 성에 대한 그릇된 교육, 즉 성은 추잡하다, 위험하다, 불순하다, 나쁘다, 여자가 성욕을 가지면 참을 수 없는 성행위를 하게 되어 성병을 얻게 된다, 임신을 하게 된다, 천녀(賤女)로 보인다 등의 불안을 주입당한 것이 그 원인의 일부다. 보통 결혼생활에서 불감증이나 음위의 원인이 과로, 걱정인 경우도 있지만 임신에 대한 공포, 특히 배우자에 대한 불만, 적개심이 원인이 되는 수가 많은 것 같다. 의식되는 반감(反感)도 있지만 무의식적인 경우도 많다. 다른 이성을 생각해서 성적 장해가 나타나는 수도 있다. 결혼생활의 불행이 성적 불만이 원인이라는 말을 흔히 듣지만 이러한 성적 장해를 조사해 보면 성적 장해 내지 성적 불만이 원인이라기보다 결과인 수가 더 많은 것 같다. 성적 교섭이 사람과 사람의 교섭이고, 대인관계라도 전신(全身)과 전정신(全精神)이 이 교섭에 집중됨으로써 가능한 인간 교섭 내지 교통의 극치라고 볼 수 있는 것인 만큼 완전한 인격의 교류가 없이는 완전히 만족스러운 성교는 기대하기 어렵다. 서로 이해하고 사랑하고 존경하고 믿고 완전히 상대편에게 자기를 맡겼을 때, 특히 여자가 남성에게 완전히 자기를 맡기고 남성은 상대편이 완전히 심신을 맡겼다는 느낌을 가질 때 완전한 성교가 이루어진다. 이러한 관계를 방해하는 힘이 작용할 때는 많고 적고 간에 성적 장해가 초래된다.

결혼 외 성교는 대부분의 사회에서 금지되어 있으나 항상 발생하고 있는 현상이다. 러셀은 배우자가 장기간 부재 시에 성욕을 처리하지 못할 때는 허용되어야 한다고 하였고, 혹자는 배우자만으로 충분히 성적 만족을 취하지 못한 때에는 허용될 수 있다고 주장한다. 배우자로부터 성적 만족을 충분히 구하지 못한다는 문제는, 상대편이 신체적으로 병석에 누워서 불가능하다든지 정신적으로 교통이 성립되지 않는 정신병을 제외한 예외적 사태에 대해서는 서로 사랑하고 이해하는 사이라면 당사자끼리 해결될 가능성이 많은 문제일 것으로 본다.

독신자의 성생활에 대해서는 승려를 제외하고는 성적 만족을 취할 길이 허용되어야 하는 것이 인도적인 태도일 것이다. 변태적인 성욕에 대해 영미 문화에서는 심한 혐오의 대상이 되어 있지만 우리 사회에서는 이러한 현상에 대한 사회의 태도가 관용한 탓으로 별로 문제가 되어 있지도 않고, 미국의 경우처럼 성인 남성의 25%가 여성에 대한 공포 때문에 이성과의 성생활을 못한다는 정도로 많지도 않은 것 같다. 영미 사회에서는 이러한 변태성욕자에 대한 법적 제재를 없애는 방향으로 입법 조치를 강구 중에 있다.

여성의 갱년기 후 성생활이나 남성의 60세 이후 성생활은 불가능하다시피 생각되어 왔으나 사회적 분위기의 변동으로 갱년기 이후에도 남녀 간에 성생활을 즐기는 경향이 동서를 막론하고 늘어 가고 있다. 심지어 어떤 사람은 갱년기 이후의 여자는 임신의 걱정 없이 마음 놓고 성생활을 즐길 수 있는 시기라고까지 말하고 있다. 이것도 종래에 있던 선입견과 불안이 없어짐으로써 성생활의 쾌락이 연장되어 가는 것으로 볼 수 있다. 산부인과 의사들도 해방 후에 우리나라 여성의 폐경기가 10년은 연장되었다는 말을 하고 있다.

해방 후 우리 사회의 정치적, 경제적, 사회적, 문화적 혼란 속에서 남성의 취업난으로 인하여 여성의 직업전선에의 진출이 현저해졌다. 양공주, 미군부대, 미국인 상사(商事), 하우스 걸 그리고 남성들의 수입이 불충분해서 가족을 부양할 능력이 감소된 결과 요정, 다방 경영, 실업계 진출, 상점 경영, 계 등으로 여성이 남편과 자녀를 부양하는, 전통적 남녀의 사회적 위치가 전도되는 현상이 현저하게 드러나고 있다. 이러한 현상은 필연적으로 부부간의 관계를 파괴하고 가정을 파괴하거나 소위 '자유부인'을 산출하며 성생활의 장해를 일으킨다. 외래문화가 홍수처럼 유입되는 마당에 여성이 자기 욕구 충족에 각성하고 있는 반면 남성들은 구태의연하게 전통적인 남편의 위치를 고수하고 여성의 정서적인 욕구에 등한할 때 남편을 칭하여 목석같다 하고, 자유부인화 되지 않으면 홧병에 걸리게 되는 경우를 우리는 진찰실에서 흔히 볼 수 있다. 물론 그 반대의 경우도 없지는 않다.

4.

이상 원시사회에서의 몇 가지 전형적인 성가치(性價値) 체계를 별견(瞥見)하고 서구사회에서의 성가치 변동과 남녀의 사회적 역할의 변천을 살피고 개인에 있어서의 성생활의 장해를 언급했다. 이것으로서 성가치와 관련되는 문제를 망라했다고는 볼 수 없으나 중요한 것은 말했다고 생각된다. 원시사회나 서구사회에서 본 바와 같이 성가치는 다른 가치와 마찬가지로 그 사회에 흐르고 있는 근본 가치 내지 철학의 반영에 지나지 않고 사회적 조건의 변동에 따라 성가치도 변동되는 것이다. 그러나 이러한 문화적 가치의 어떤 체계는 우리에게 갈등을 적게 가져오고 우리의 생활을 풍부하게 해 주는 반면 어떤 체계는 우리에게 많은 갈등을 가져오고 우리의 생활을 고갈, 질식시키는 것이다. 우리는 우리가 처해 있는 사회적 조건을 직시, 명확히 인식하고 파괴적인 가치를 도입하는 것을 거부하며 우리의 사회적 조건에 적합한 가치를 섭취, 창조해야 할 것이다. 근본은 성에 대한 모든 금기와 선입견을 타파하고 올바른 성교육을 실시해야 할 것이고 모든 사회 질서를 바로잡아야 할 것이다. 외래문화의 장단점과 우리의 철학이나 사회 조건에 적합 여부를 검토한 끝에 소화, 흡수해야 할 것이며 맹목적인 모방은 금물이다. 중인환시하(衆人環視下)에서의 성행동은 우리의 문화적 향상에 도움이 없으리라 느껴진다. 성행동은 어디까지나 당사자끼리 누구의 존재도 의식하지 않을 때 최고의 쾌락이 있을 것으로 본다. 성의 정당한 인식을 위해 성에 대한 과학적 지식과 태도를 보급시키는 성교육이 필요하다. 성을 영화나 극장에 끌고 들어와서 상품화시킬 필요는 없다. 성에 대한 자연스러운 인식이 부족하고 성적 불만이 사회에 충만하지 않는 한 상품 가치도 적을 것이다. 오늘날 서구사회의 일부에서처럼 성을 고독과 불안을 피하기 위한 도피처로 만들 필요도 없다. 개인적인 성적 장해는 정신치료로 교정이 가능하나 성문제의 근본적 해결은 건전한 사회, 건전한 문화를 창조하는 길밖에 없고 성교육이 가장 중요하다고 생각된다.

『사상계』, 1961. 5.

4

유아의 정신발육
−생후 만 두 살까지−

1. 어린이의 발육은 모자관계에 달려 있다

어린이의 발육은 종전에는 영양이 가장 중요한 것으로 인정되어 왔지만 제2차 세계대전 후로는 정신분석 치료가 발달한 결과 어린이와 어머니의 관계가 무엇보다도 중요하다는 것이 확고히 인식되고 있다.

이 사실은 전 미국의 어머니들이 사 보는 어린이 양육에 관한 유명한 책자에도 구판에는 시간을 정해서 젖을 먹이라고 되어 있던 것이 신판에는 일정한 시간에 젖을 먹이는 것보다 어린이의 필요에 따라서 먹이는 것이 더 좋고 부득이 인공영양(人工營養)을 할 경우라도 어머니가 무릎에 잘 안아서 어머니의 포근한 사랑을 느끼게 우유를 먹여야 한다고 되어 있다.

어린이와 어머니의 정서적인 관계가 어린이의 발육에 가장 중요하다는 인식은 일찍이 정신분석학에서 강조된 바 있지만 일반적으로 인식이 되고 실험적으로 증명이 된 것은 제2차 세계대전 이후의 일이다. 세계 여러 나라의 고아원에 수용되어 있는 아이들을 조사한 결과, 어린이의 몸과 마음, 지능의 발육은 어머니의 역할을 하는 따뜻한 어머니의 애정을 가진 존재가 없이는 이루어지지 않는다는 사실이 증명되어 이 아이들의 모습을 그대로 영화로 찍어서 모자(母子)관계가 어린이의 발육에 얼마나 중요한가를 계몽하는 데 사용하고 있다.

아무리 완전한 영양과 완전한 위생시설을 해 주어도 따뜻한 어머니의 역할을 하는 사람이 보살펴 주지 않으면(이것을 어머니 노릇, mothering이라 한다) 어린이는 신체도 잘 발달되지 않을뿐더러 병에 걸리기 쉽고, 병에 걸리면 저항력이 약해서 죽기 쉬우며 지능도 발달이 되지 않는다는 사실이 증명되었다. 그래서 어린이의 발육에는 '심리적인 어머니 노릇'을 하는 것이 절대요건으로 되어 있다. 물론 이런 아이는 정신병에도 걸리기 쉽다. 대체로 정신병은 만 두 살 전의 모자관계가 잘못된 데서 유래한다고 정신분석 의사들은 보고 있다.

어머니의 사랑이 얼마나 중요한가는 새끼 원숭이의 실험으로도 증명된다. 철사로 만든 어머니에게서는 젖이 나오게 하고 어머니의 폭신폭신한 촉감을 느낄 수 있는 장치를 한 어머니에서는 젖이 나오지 않게 하여 실험한 결과 새끼 원숭이는 감촉이 좋은 어머니를 더욱 좋아한다는 사실이 증명되었다. 종전에는 우리나라 의사들이 소아과 병실에 어머니를 같이 두면 어린이의 병 치료에 방해가 된다고 하여, 우리의 후진성을 탓하는 경향이 있었다. 수년 전에 영국에서는 어린이들이 어떤 병에 걸려 병원에 입원을 하면 갑자기 어머니로부터 떨어지게 되므로 나이가 어린아이일수록 평생 회복하기 어려운 정신적인 불구자가 된다는 것을 수년간 연구한 결과 밝혀내어, 5, 6세 이전의 어린이가 입원할 경우에는 어머니도 같이 입원해야 한다는 것이 법령으로 정해졌다.

모자간의 관계가 유아에 미치는 영향의 예를 들어 보겠다. 미국 어느 가정의 대학교수인 아버지와 심리학 박사인 어머니 사이에 태어난 어린아이가 말을 배우지 못하고 말을 하지 않는 정신병이란 것이 판명되었다. 물론 유아의 경우다. 정신과의사가 진찰을 해 본 결과 드러난 것은 어머니가 심리학 박사라 자기로서는 이상적으로 기른다는 생각으로 젖도 먹이지 않고 완전한 영양분을 갖춘 우유를 시간을 정해 놓고 먹이되 시간이 되기 전에는 아이가 아무리 울어도 먹이지 않고, 우유를 먹일 때는 아이를 안아서 먹이지 않고 침대에 누인 채 우유병만 어린이의 입에 대고 먹였다는 것이다. 말하자면, 어머니와 어린이의 신체적 접촉, 폭신폭신하고 따뜻한 어머니의 감촉을 경험하지 못한 것이 정신병의 원인으로 밝혀졌던 것이다. 말이 발달하기 전에는 육체적인 감촉과 만족으로 사랑을 느끼는데 이러한 모자간에 애정의 교류가 없었기 때문이다. 이렇게 심한 경우가 아니라도 모자간의 정서적 교류가 잘못되어 일어나는 심신의 장애가 허다하다.

2. 유아의 정신적 발육

비교적 정상적인 환경에서는 사람의 신체와 지능의 발달은 시간이 경과되면 저절로 이루어진다. 그러나 정서의 발육은 부모나 부모를 대신하는 사람이나 형제 등 주위 사람과의 정서적 교류 경험이 없이는 아무리 나이를 먹더라도 발달되지 않는다. 노이로제나 정신병이 되는 사람들은 이러한 경험이 결핍되어 정서가 바로 발육되지 못한 사람이다. 유아는 언어가 발달되지 않아서 학령기 아동이나 어른들같이 정확하게 지능을 검사하는 방법을 쓸 수 없으나 신경계통의 발육을 관찰함으로써 지능의 발육을 알 수 있다. 정상적인 지능발달을 하는 아이의 경우는 다음과 같다.

- 출생 후 만 2개월: 어른이 나타나거나 어른 말소리를 들으면 웃는다. 자극을 주면 소리를 낸다.
- 3개월: 앉은 자세로 두면 머리가 처지지 않는다.
- 4개월: 가슴 한가운데로 노리개를 던지면 한 손이나 두 손으로 잡는다.
- 5개월: 뒤집는다.
- 6개월: 앉혀 두면 잠깐 앉는다.
- 7개월: 배밀이로든지 누운 채로든지 뒤집어서든지 기게 된다.
- 8개월: 작은 물건을 엄지손가락과 둘째손가락 사이에 집을 수 있다.
- 9개월: 상머리나 문지방에 기대어 일어선다. 이때 '엄마', '바' 따위의 간단한 말을 하게 되고 '바이바이'라고 손을 흔들 수 있다.
- 9~10개월: 책상머리나 어른을 잡고 걸음을 뗄 수 있다.
- 10개월 반: 잠깐 동안 붙들지 않고서도 혼자 설 수 있다.
- 12개월: 몇 발자국 걸을 수 있고 이리 달라는 요구나 몸짓을 이해한다.

생후 3개월은 적당한 영양과 어머니 노릇으로 급속한 성장이 이루어지고 생후 만 일 년 동안이 가장 발육이 심하다. 열다섯 달이 지나면 혼자 걸어 다닐 수 있고 열여덟 달,

즉 만 일 년 반이 지나면 계단을 올라갈 수 있다. 이때부터 만 두 살, 즉 두 돌까지는 잘 돌아다니게 되어 어른들이 물건들을 치우느라 귀찮게 되는 시기다. 스무 달이 되면 계단을 한 손으로 잡고 내려갈 수 있고, 두 돌 때는 잘 뛰어다닐 수 있다. 이때가 되면 대명사를 사용하고 단어 3개를 써서 말을 할 수 있으며 자기 이름을 부를 수 있다. 이때부터 말이 급속히 발달하기 시작한다.

3. 발육단계에 따른 정상행동

각 발육단계에 있어 전형적인 정상행동을 보면 출생 후 3·4개월까지의 시기에는 어머니와 밀접한 관계에서 배가 고프다든지 춥다든지 하면 긴장이 일어나고 만족이 되면 긴장이 풀리고, 초기에는 깨어 있는 불안정한 시간이 짧고 먹고 나서는 자는 '먹고 자고' 하는 시기다. 깨어 있는 시간이 점차로 길어지면서 인격이 발달한다.

다음 시기는 3·4개월부터 12개월 내지 18개월 사이다. 아직도 의존적이고 요구적이고 먹는 것이 중심이며 쾌락이나 사랑에 적극적으로 반응하고 아직 적개심은 없다. 깨어 있는 시간, 운동, 적개심이 증가함에 따라서 자기 신체, 어머니, 환경을 주로 입으로 탐색한다.

다음은 첫돌부터 세 돌 사이의 시기다. 이때는 잠시도 가만 있지를 못하고 정력이 충만해서 항상 움직이려고 한다. 간섭을 받으면 고집, 거절, 때로는 신경질로 저항한다. 대인관계에서는 분노와 사랑의 양가성(兩價性)을 나타내고 힘을 컨트롤하는 데 관심이 많다. 만 두 살까지의 유아기에 있어서 가장 중요한 고비는 누구나가 다 아는 바와 같이 젖을 떼는 때요, 대소변을 가리게 할 때다.

대부분의 아이는 만 두 살이면 옷을 더럽히지 않고 대소변을 가리게 된다. 어린이의 성장 속도에 따라서 첫 돌부터 만 두서너 살 사이에 점차로 가리게 하는 것이 좋고 무리하게 하면 양심이 비대해져 어른이 된 후 강박적인 성격이 형성되기 쉽다. 영국이나 미국에서는 부모들이 지나치게 일찍부터 대소변을 가리게 하려는 경향이 있어, 영미 사람들은 강박적인 경향이 심하다고 보고 있다.

4. 어머니가 유의할 점과 유아 노이로제

자녀양육에 어머니가 절대적이라는 것은 동서고금의 경험으로나 과학적인 연구로 명백히 증명된 사실이다. 아버지는 특별한 경우를 빼놓고는 어머니를 통해서 간접적으로 작용한다. 알기 쉬운 예로 남편에 불만이 있는 어머니가 자녀 양육에 지나치게 열중을 한다든지 신경질을 부림으로써 자녀의 성장을 저해하고 노이로제를 일으키게 하는 것을 들 수 있다.

어머니는 자녀의 운명을 쥐고 있다는 중대한 책임감의 자각이 있어야 한다. 어린이는 출생 시에는 완전히 무력한 존재이기 때문에 모든 생리적, 정서적인 요구를 어머니를 통해 충분히 만족을 얻어야 한다. 충분한 만족을 얻으면 어린이는 만족감, 안정감, 자존심을 갖게 된다. 이러한 요구를 만족시켜 주기만 하는 것으로 건전한 발육을 바랄 수는 없다. 부모는 어린이의 생물학적인 성숙과 자아의 발달에 따라서 적당한 시기에 욕망을 좌절시키는 요구를 점진적으로 가해야 한다. 이것은 장래의 저항력을 기르기 위한 심리적인 예방 주사로 보면 타당할 것이다.

어린이는 요구와 이에 따르는 감정 및 갈등을 정복함으로써 자신의 문제를 처리하고 자기도 무엇을 할 수 있다는 자신감을 얻는 새로운 방법을 배운다. 이러한 요구를 어린이에게 가함으로써 어린이와 부모 간 기본적인 사랑의 유대가 부서져서는 안 된다. 원망과 적개심은 일시적이어야 하며 사랑의 상실이나 위협을 감내하는 어린이의 능력의 한계를 넘기 전에 좋은 친자관계가 다시 돌아와야 한다. 즉, 꾸짖고 나서는 다시 풀려야 한다는 뜻이다. 어린이가 자람에 따라서 어릴 때의 만족과 의존심을 포기하게 하는 동시에 어린이의 충동의 방향을 바꾸어 사회적으로 용납될 수 있는 건설적 출구로 돌리도록 도와주어야 한다.

다음에 부모가 해서는 안 될 일을 몇 가지 추려 보기로 한다. 먼저, 어린이는 적당한 자극을 주어야 발육이 잘되지만 너무 자극을 주어도 안 되고 너무 자극 없이 방치해 두어도 안 된다. 애정을 너무 쏟아도 좋지 않고, 애정이 결핍되어도 안 된다. 너무 보호를 해서 어린이에게 자기 힘을 시험해 볼 기회를 주지 않고 난관을 극복할 경험을 주지 않아도 안 된다. 지나친 압박을 가해서는 안 되며, 아버지나 어머니가 때에 따라서 모순되는 태도를 취해도 안 되고, 어머니의 태도와 아버지의 태도가 달라도 안 된다. 자녀양육에 부모의 노선이 같아야 한다. 그리고 가정 내에 자녀가 감내하기 어려운 불화, 갈등, 긴장이 있어서는 안 된다.

이상 열거한 일이 있을 경우에는 발육이 저해되고 노이로제나 정신병의 소지를 마련하게 된다. 어린이 노이로제의 증상은 가벼운 경우는 너무 운다든지 젖을 빨지 않으려 하거나 젖을 너무 빠는 것, 젖을 넘겨 올리거나 토하는 경우, 변비 또는 설사, 잠자는 것이 정상이 아닌 경우다.

조금 자라게 되면 신경질을 부리고 떼를 쓰는 것, 너무 적극성이 없는 아이, 말을 더듬는 것, 자다가 잘 놀라는 것, 밥투정, 편식, 대변을 손으로 만지는 것, 공격적인 행동, 손가락을 빠는 것, 살이 너무 찌는 것, 손톱을 깨무는 것, 이를 가는 것 등등이다. 이보다 더 심한 증상은 생략한다.

아이가 많고 조부모나 외조부모가 심심하다고 손자들을 데리고 있는 경우를 간간이 보지만 이것은 옛말에도 자식은 부모 밑에서 자라야 한다는 말이 있듯이 결코 좋은 일이 아니다. 그런 경우 발육이 저해되어 노이로제가 되거나 성격이 비뚤어져 도벽이 생긴다든지 때로는 고아 같은 인상을 준다.

어머니가 동생을 더 귀여워하면 어머니의 관심을 끌기 위해서 편식을 하는 경우가 많다. 어머니와의 관계가 호전되면 편식도 없어진다. 어린이의 발육장애나 노이로제의 진단은 항상 친자관계 특히 어머니와의 관계를 진단하고 이 관계를 교정함으로써 저절로 고쳐진다. 그러므로 어린이 발육에 이상을 느끼거나 행동에 이상한 점이 있으면 정신과 의사, 특히 정신치료를 하는 정신과의사의 진단을 받는 것이 상책이다.

우리나라에서는 아직도 의사나 전문가들이 친자관계의 중요성을 책에서 읽기는 해도 실감 있게 인식하지는 못하고 있는 실정이기 때문에 아무리 강조해도 지나치다고 할 수 없을 정도다.

5

한국에서의 정신치료 및
카운슬링의 철학적 정초(定礎) 서설(序說)

1. 한국에서 정신치료 및 카운슬링의 철학적 정초(定礎)의 필요성

한국에 정신치료의 개념이 도입된 지 30여 년의 세월이 흘렀다. 처음에는 그것도 설득요법이나 암시요법 또는 삼전식(森田式) 절대와욕(絶對臥褥)요법 등이고, 정신분석 같은 통찰요법의 실천은 1940년대 초기에 일본에 가서 분석을 받은 인사가 있었고, 정신분석에 관한 흥미는 주로 이론에 그치고 실천 단계에 이르지 못했었다. 해방 후 국내 일부 인사는 실천에 들어가고 있었지만, 특히 6·25 사변 이후에 정신과의사가 군의관으로서 미군 정신과 군의관들과 접촉함으로써 정신분석에 물들어 있는 미국 정신의학을 섭취하고 사단에 단기간의 정신의학훈련을 받은 정신과 군의관을 배치하기 위해서 정신과 군의관을 양성하게 되었다. 이 훈련 과정에서 정신의학에 흥미를 갖게 된 군의관이 제대 후에 미국의 민간 정신과에 가서 훈련을 받고 또는 군대 복무 중에는 주한 또는 미 본국의 육군 또는 해군 병원 정신과에 가서 훈련을 받게 되었다(이동식, 「정신치료자의 인격」, 『신경정신의학』, 6(1): 19, 1967). 현재도 한국에서 훈련 중에 있는 정신과의사의 몇 배가 되는 한국 의사가 미국에서 정신의학을 공부하고 있는 실정이다.

앞에서 지적한 바와 같이 해방 이후, 특히 6·25 사변 이후 한국 정신의학은 군대 특히 육군 중심이고 미국 중심인 것이 두드러진 특징이었다. 이것은 각도를 달리해서 본다면, 대학 중심을 이탈하고 따라서 종전의 한국 정신의학 전통과의 단절을 의미하는 것이고 세계 정신의학의 균등한 섭취보다도 미국 정신의학의 편중된 일부를 소화불량 상태로서 섭취했다고 볼 수 있는 것이다. 정신치료의 실천도 서양 정신치료의 정수를 섭취하는 단계에 이르지 못하고 있는 실정이다.

카운슬링 부문 역시 6·25 사변 이후의 일이다. 이것 역시 미국 유학 시에 카운슬링 강의를 들은 것을 토대로 정신과의사와의 협동으로 중고교 카운슬러 양성을 위한 강습회를 통해서 미국의 카운슬링이 도입되기 시작했으나 피상적인 수준을 넘어서지 못하고 1962년에 서울대학교에 학생지도연구소가 설립되고부터 각 대학의 규모는 작으나 동일한 기관이 속속 설립되고 서울시에서도 카운슬링 센터가 설립되었지만 서울대학교를 제외하고는 높은 수준의 카운슬링 실천에 이르지 못하고 있다. 서울대학교의 현상도 전혀 새로운 것이기 때문에 전진은 하고 있지만 여러 가지 난관으로 충분히 만족할 정도에 이르지 못하고 있다.

정신치료 부문에서 우리나라는 권위주의적인 문화이기 때문에 전이가 일어나지 않는다, 일본에서는 일본인의 심리적 이해 능력이 한국인보다 탁월하기 때문에 정신치료가 잘되지만 한국에서는 대단히 어렵다, 서양인은 감정의 표현이 자유롭지만 한국인은 감정 표현을 잘 못하기 때문에 정신치료가 어렵다 등 한국의 일부 정신치료의의 한국문화와 한국인에 대한 부정적인 견해는 한국인의 역사에서 침략적인 서양문명과 그의 아류인 일본 문화 침투의 도전에 대한 응전이 충분히 이루어지지 못한 데서 오는 패배의식의 발로이며 치료자 자신의 문제를 다른 한국인에게 뒤집어씌우는 한국 사회에 광범하게 존재하는 사상적 병폐의 일단에 불과하다(제1부 제1장 참조, 이동식,「내부독재와 패배의식」,『사상계』, 12(11): 263, 1964). 외래문명의 도전을 극복하지 못한 데서 연유되는 한국인의 사상적 병폐의 분석은 다른 기회로 미룬다.

일부 한국 정신치료의가 제기한 상기의 문제는 미국이나 일본의 정신분석의나 정신과의사의 견해와 상이되는 바이며, 필자의 관찰로서도 수긍할 수 없는 바이다. 프리다 프롬 라이히만은 프로이트 시대에는 성이 억압되어 환자들이 말하기를 꺼려했고, 오늘날의 구미사회에서는 성은 자유롭게 이야기되지만 적개심과 사랑의 감정이 억압되어 정신치료에 지장을 준다고 지적하고 있다(Fromm-Reichmann, Frieda, Principles of Intensive Psychotherapy, The University of Chicago Press, Chicago: 1950, p. 72, pp. 80-84). 가도[가등 정명(加藤正明), 직접대화]는, 일본인에게는 정신분석치료가 불가능하고, 일본 정신과의

사 중에 일본인에 정신분석치료가 가능하다고 주장하는 사람은 도이[토정건랑(土井健郎), 직접대화]한 사람뿐이라고 했으며, 일본인은 생각하는 것을 싫어하기 때문에 가게다[현전(懸田)]는 환자를 독방에 넣어 두고 혼자 생각하게 하는 격리요법(isolation therapy)을 한다고 했다. 호나이(Horney)학파 정신분석 연구소에서 훈련을 받은 곤도[근등장구(近藤章久), 직접대화]도 역시 일본에서는 도이[토정(土井)] 이외에는 아무도 일본인에게 정신분석치료가 가능하다고 생각하지 않는다고 했다. 도이는 일본인에게도 정신분석치료가 가능하다고 하면서 한 환자의 치료 횟수는 1주일에 1회 그리고 장기치료환자는 없다는 것이다. 근등(近藤) 역시 주 1회이고 장기치료 환자는 없다고 한다. 도이는 자기는 정신분석을 서양에서 생각하는 것과 달리 생각하고 있기 때문에 주 1회 단기치료를 정신분석으로 본다는 것이다. 이것은 분명히 필자나 다른 한국의 정신치료자가 생각하는 한국인에 대한 정신치료와는 판이하게 다른 사실이다. 필자의 경우 주 2회 내지 5회, 평균 3년 이상의 장기치료를 받는 환자가 대부분이다. 토정(土井)이나 근등(近藤)은 미국에서 정식으로 정신분석의 훈련을 받은, 일본 국내에서나 외국에서 이름난, 일본에서 가장 손꼽히는 분석의다. 이러한 사실에 비추어 볼 때 한국인과 일본인 어느 편이 정신치료 특히 심부 정신치료에 적합한가는 자명한 일이다. 물론 일본의 정신치료의를 검토해 보아야 할 점도 있을지 모르지마는 모든 전문가의 공통된 의견인 만큼 신용할 수 있는 판단으로 볼 수밖에 없다.

그리고 과연 한국의 문화가 권위주의적인 문화인지 좀 더 과학적으로 검토해 볼 문제다. 이광규(李光奎, 직접대화)는 한국은 적어도 경기 이남은 모권사회였고 부권사회가 북으로부터 세력을 넓혔다고 주장한다. 모권사회는 민주적이고 부권사회는 전제적이며, 한국은 민주적인 모권사회 문화의 바탕 위에 전제적인 부권사회 문화가 표면에 나타나 있다고 볼 수 있는 것이다. 더구나 일본과 같은 사회에 비하면 권위주의는 거의 없고, 민주적이고 더구나 현재는 제멋대로 주의(主義)로 보는 외국인 관찰자도 있다. 다시 말하면 한국에는 좀 권위주의가 있으면 좋겠고 일본은 너무나 권위주의적이라는 것이다. 한국인의 감정 표현에 관해서는 이미 국제적으로 정평이 나 있는 것이 한국의 일부 정신치료의나 한국 지식인 다수의 견해와 다르다. 외국인들의 관찰로서는 한국인은 감정적이고 서구의 스페인 사람 같다. 생전 처음 만나도 20년 지기(知己)를 만난 것 같이 의사소통이 잘 된다. 일본인이나 중국인은 장벽을 느끼는데 한국인은 전혀 장벽을 느끼지 않는다는 다수의 견해가 표명되고 있다. 필자 자신도 9년 전에 한국에서 집단정신치료를 시작하기 전까지는 우리 사회에서 유통되고 있는 막연한 생각, 즉 서양 사람은 감정 표현을 잘하는데 한국인은 남 앞에서 감정 표현을 못한다는 생각에서 과연 집단치료가 가능할 것인가 의문을 품고 있었다. 실지로 해 본 결과, 서양인은 말이나 표정은 많으나 마음에 없는 말이나 표정인 경우가 많고 한국인은 말이나 표정이 적어도 진정한 감정을 표현하기 때문에 치료 효과가 좋은 것을 발견했다. 정신치료에 있어서 가장 중요한 것은 자기의 감정을 은폐하지 않는 것이니 당연한 결과다.

이상은 한국의 전통적인 문화나 한국인의 성격이 정신치료에 적합하지 않거나 불리하다는 견해가 잘못된 것이라는 것을 지적하였으나 한국에서는 카운슬링의 철학이 없기 때문에 서양의 카운슬링 철학을 이식해야 한다는 견해를 표명한 인사가 있다. 이러한 견해는 카운슬링이나 정신치료를 충분히 이해하지 못한 탓이요, 우리의 전통적인 사상이나 문화에 대한 무관심 내지 멸시에서 오는 중대한 오류다. 사실에 있어서는 카운슬링이나 정신치료의 철학을 찾는다면 가장 심오한 것은 동양에서 찾아야 한다는 것을 서양의 정신치료를 깊이 이해함으로써 비로소 알 수 있다. 카운슬링의 핵심이 되는 정서적 문제, 즉 인격의 카운슬링과 정신치료는 본질적으로 다를 바 없으므로 이하 정신치료에 카운슬링을 포함시킨다.

이 글은 상기와 같은 오류를 시정하고 정신치료를 한국의 전통 위에 뿌리박을 수 있는 기초를 마련하는 것이 목적이다. 이러한 오류의 시정 없이는 한국에서 정신치료의 건전한 발전을 기대할 수 없기 때문이다.

2. 정신치료의 핵심

서양의 정신치료가 합리적이고 과학적인 모습을 갖추기 시작한 것은 18세기에 메스머(Anton Mesmer)로부터 시작된 최면술이다. 물론 최면술의 현상은 동서고금, 문명 · 원시 사회를 막론하고 존재하지만 다소라도 합리적인 설명을 시도한 것은 메스머로부터 시작하였다(Zilboorg, Gregory & Henry, G.W., History of Medical Psychology, New York: W. W. Norton & Co. 1941). Mesmerism에 있어서 의사의 인격적인 영향이 병의 치료에 관계된다는 것이 막연히 인식되기 시작했다고 볼 수 있다. 단지 당시에 메스머는 동물 자기(磁氣)란 설명을 했었지만, 오늘날에 와서 본다면 인격적인 영향을 인식한 시초라고 볼 수 있다.

19세기에 프로이트는 브로이어(Josef Breuer)의 권유로 파리의 샤르코(Charcot) 밑에서 1년간 배운 후에 귀로(歸路)에 낭시의 베른하임(Bernheim) 밑에서 6개월간 최면술을 배웠다. 여기서 프로이트는 그로부터 환자가 의사에게 좋은 감정을 가질 때에는 증상이 호전되지만 감정이 나빠지고 관계가 악화되면 증상이 악화된다는 말을 들었으나(Walker, Nigel., A Short History of Psycotherapy, Routledge Kegan Paul Ltd. 1957), 이것이 후에 발견하게 된 전이현상이란 것을 몰랐다. 그 후에 프로이트는 빈으로 돌아와서 브로이어와 같이 히스테리를 최면술로 치료할 때와 같이 최면술로써 치료를 하다가 최면 방법을 그만두고 각성암시를 잠시 사용하다가 곧 자유연상법을 사용하게 되어 현재 정신분석의들이 답습하고 있다. 억압된 감정, 특히 억압된 성욕이 증상을 일으킨다는 것, 꿈의 숨은 의미, 실언, 실착(失錯)행위 등의 숨은 의미, 즉 행동적 무의식의 발견, 전이현상, 저항현상의 발견이 프로이트 정신분석의 중요 골자라고 할 수 있다. 정신분석치료에서는 환자로 하여금 자유연상을 시켜서 공상, 꿈을 해석하고 전이현상, 저항현상을 분석한다. 달리 말하면, 처음에는 최면술을 걸어서 사하(瀉下)작용(catharsis)을 일으켜서 증상을 없애는 것을 치료의 목표로 삼았으나, 자유연상, 꿈의 해석, 전이와 저항의 분석으로 발전해 옴에 따라서 치료의 목표가 증상의 소실, 결손된 기억의 회복으로부터 인격구조의 분석과 개조로 발전해 왔다. 더구나 융(Jung)은 동양사상의 영향을 받으면서 정신치료의 목표를 환자로 하여금 자기 자신이 되게 하는 것, 즉 개인화(individuation)라고 주장했다. 그 후에 여러 정신분석의나 정신치료자에 의해 동일한 목표가 설정되어 왔다. 즉, 자기 실현(self-realization), 자기 실현화(self-actualization), 진정한 자기(real self) 등이다. 정신분석은 환자의 공상의 분석이고 의사와 환자의 대인관계, 즉 전이와 저항의 분석이고 환자는 본래의 자기로 돌아가는 것이 최고 목표다. 의사는 환자의 마음을 바로 비추어 주는 맑은 거울이 되어야 한다. 그러기 위해서 환자를 치료하기 전에 의사 자신이 성공적인 치료를 받아야 한다.

카운슬링에 있어서 여기서는 지시적 카운슬링은 논의할 필요가 없으므로 소위 비지시적 카운슬링, 즉 로저스(Carl Rogers)학파의 내담자 중심치료(client-centered therapy)를 다루기로 한다. 로저스도 초기에는 학생에게 지시나 충고를 하는 방법을 사용했으나, 정서적인 문제를 가진 학생에게는 그러한 방법이 무효임을 깨닫고, 학생이 느끼는 감정을 자유롭고 안전하게 표현할 수 있는 태도와 치료 분위기를 마련해 주었다. 또한 학생의 느낌을 공감(empathy)하고 이해하고 받아 주며 반사해 주어 학생이 충분히 명백하게 표현하지 못하는 감정을 명백히 대신 표현해 주는 명료화(clarification)로 정서의 사하(瀉下, catharsis)가 이루어지고 통찰이 생기며 자기 문제에 관한 결정과 선택을 할 수 있게 되고 자기를 되찾음으로써 치료의 목표가 달성된다(Rogers Carl: Client-centered Therapy in Am Hb. Psychiat. Vol. 3 Ed Arieti, Basic Books, Inc, New York: 1966). 로저스는 자기를 되찾는다는 표현은 하지 않았으나 내용적으로는 그런 뜻으로 생각된다. 내담자 중심치료는 환자의 인간으로서 가치와 존엄성에 대한 믿음, 즉 모든 인간은 스스로 성장할 잠재적인 능력을 갖추고 있다는 철학을 증명하는 활동이라고도 말한다. 치료의 성과는 치료자가 이러한 내담자에 대한 기본적인 존엄에 대한 믿음과 이에 합치되는 안전과 자유의 관계를 마련해 줄 수 있는 능력에 달려 있다. 로저스는 정신치료의 성과는 기술보다도 치료자의 일정한 태도가 결정한다고 본다. 이러한 치료상의 효과 있는 태도를 세 가지로 고찰하고 있다. 첫째, 치료자의 일치(congruence) 또는 성실성(genuineness)이다. 즉, 동양식으로 표현하면 언행일치다. 치료자의 언동이나 표정, 태도가 표면에 나타나 있는 것과 마음속에 느끼고 생각하고 있는 것이 일치해야 한다는 것이다. 우리말로 성실성과도 일치된다. 둘째, 내담자에 대한 무조건적이고 긍정적인 존중(unconditional positive regard)이다. 이것은 내담자가 어떤 생각, 어떤 느낌, 어떤 행동을 했건 무조건 받아 주고 가치판단을 비판하지 않는 배려와 존중을 뜻한다. 받아 준다는 것이 잘했다고 보는 뜻은 물론 아니다. 셋째, 정확한 공감적인 이해(accurate empathic understanding)다. 이것은 내담자의 경험과 느낌을 정확하고 예민하게 지각하고 정신치료의 순간순간의 장면에서 이해하는 능력이다. 이것은 자기 일치(self-congruence)와 무조건적이고 긍정적인 존중에 의해서 내담자와의 문맥적인 기초(contextual base)가 마련된 후에 치료자가 하는 작업이라고 볼 수 있다. 이것은 내담자의 내적 세계를 치료자의 것이 아니라는 것을 망각함 없이 마치 자기의 세계처럼 예민하게 느끼는 능력이다. 내담자로 하여금 자기의 사적인 경험을 충분히 자기의 경험으로서 받아들이고 소유하는 것을 허용하는 것이다. 로저스는 이 세 가지 조건 중 제일 첫째 조건인 성실성이 가장 기초적이라고 말하고 있다. 이것이 바로 유교사상과 일치하는 점이다.

　서양 정신치료의 발전에서 정수를 뽑아 본다면, 사람의 정신이나 행동은 감정이 지배한다는 것, 감정이 처리되지 못해서 억압되면 여러 가지 정신적 · 신체적 장애를 일으키고 인격이 왜곡된다는 것이다. 이러한 장애를 치료하기 위해서는 억압된 느낌을 자유롭게 표현하여 자기의 감정으로서 소유하고 처리할 수 있게 도와주어야 하며, 그러려면 치료자의 성실하고 언행이 일치하는 태도와 환자를 무조건 존중하는 태도가 가장 중요한 요건이다. 물론 이러한 태도는 인격을 떠나서 조작될 수 없으므로 치료자의 인격이 정신치료에 있어서 가장 기본적이고 핵심적인 것이다. 정신치료의 발전은 치료자의 인격도야(人格陶冶)가 치료기술을 향상시키는 것이라는 인식이 깊어지고 (Jung, C. G.: Psychologische Betrachtungen, Rascher Verlag, Zurich, 1945; Kretschmer, E., Psychotherapeutische Studien, Georg Thie me Verlag, Stuttgart, 1948 등) 치료자의 성실성이 가장 중요하다는 것이 여러 가지 연구에서도 증명되고 있다. 정신치료의 목표는 융(Jung)을 필두로 본래의 자기로 돌아가게 하는 것, 자기 자신이 되게 한다거나 환자를 해방시키는 것이라는 데 일치되어 가는 경향이다.

3. 한국 정신치료의 전통적 기초

1) 한국의 전통적 의학과 정신치료

한국의 전통적 의학은 서양의학이 들어오기 전에는 한의학이다. 동양[한(漢)]의학과 서양의학을 비교해 볼 때, 동서사상의 일반적인 차이가 의학에서도 역력히 나타나 있다. 첫째, 동양의학의 전통은 비합리적인 요소가 다소 섞여 있어도 그러한 요소에 지배된 역사가 없었는데(허준 등 편저, 『동의보감』) 서양의학사에 있어서는 갈레노스(Galenos) 사후 19세기까지 1,600년간 정신의학의 암흑시대가 지속되었고, 12세기에 와서는 정신의학은 완전히 소멸되고, 13세기부터 정신병은 의학에서 다루는 문제가 아니라 종교 재판에서 다루는 문제가 되어, 15세기 말에는 완전히 마귀학(demonology)에 굴복했다. 정신병자를 태워 죽이는 소위 마녀사냥(witch hunting)이 18세기까지 성행했다(Zilboorg, Gregory & Henry, G. W., Op. cit.). 동양의 역사에서는 이러한 잔인하고 비인도적인 일은 없었다. 다시 말해서 동양의학사에서는 인간주의(humanism)가 상실된 적이 없다. 둘째, 동양의학의 목표는 처음부터 건강, 그중에서도 정신건강을 최고 목표로 삼고 도(道)를 목표로 삼았으며 처음부터 병은 마음, 희로애락, 즉 감정에서 생긴다는 것을 체계적으로 인식하고 마음을 다스리는 치심(治心)으로써 질병을 예방하는 것을 의학의 최고 목표로 삼았다. 치심은 도를 닦는 것이다. 이것이 서양의 정신치료와 대조되는 것이다. 이러한 병인론(病因論)이나 의학의 목표는 서양의학이 합리적인 경험과학의 면모를 갖게 한 히포크라테스(Hippocrates)에서 출발한 후 2,500년이 걸린 셈이다. 질보그(Zilboorg, Gregory & Henry, G. W., Op cit)는 서양의학이 출발해서 정신병의 치료(정신치료의 뜻)에 도달하는 데 2,500년이 걸렸다고 갈파하고 있다.

동의보감의 첫머리에는 주로 정신(情神)과 도(道)를 말하고 있다. 도(道)로써 병을 치료한다[이도요병(以道療病)].

구선(臞仙)이 가로되

"고지신성지의(古之神聖之醫)는 능히 인지심(人之心)을 치(治)하고 미리 병이 나지 않도록 하였는데 금지의자(今之醫者)는 오직 인지질(人之疾)만 다스리고 인지심(人之心)을 치(治)할 줄 모르니 이것은 본(本)을 버리고 말(末)을 좇아 근원을 축궁(逐窮)하지 않고 흐름을 다스려서 병이 낫기를 바라는 것과 같으니 이 또한 어리석기 짝이 없는 것이라. 비록 한때의 요행으로 병이 나을 수 있으나 이것은 세속지용의(世俗之庸醫)에 불과하다."

태백진인(太白眞人)이 가로되

"병을 고치려면 먼저 그 마음을 다스리고 반드시 그 마음을 바로잡아야 한다. 즉, 도(道)에 의뢰해서 병자로 하여금 마음속의 의려(疑慮), 사상(思想), 일절망념(一切妄念), 일절불

평(一切不平), 일절인아(一切人我)를 다 없애 주고……. 그러면 자연히 마음이 태평하고 성질이 화평하여 세간만사(世間萬事)가 모두 공허하고 종일토록 영위하는 것이 모두 무유(無有)로 돌아가고 생사가 모두 꿈과 같은 것이다. 이것을 깨달으면 마음이 스스로 청정(淸淨)하고 병이 생기지 않으며 약을 먹지 않아도 병이 저절로 낫는 것이다. 이것이 진인의 도(道)로써 마음을 다스리고 병을 고치는 대법(大法)인 것이다."

"지인(至人)은 병들기 전에 다스리고 용의(庸醫)는 병난 뒤에 다스리나니 선자(先者)는 마음을 다스리는 것이요, 후자(後者)는 약이나 침구(鍼灸)로써 병을 다스리는 것이다. 다스리는 법은 두 가지가 있으되 병의 근원은 하나인 것이다."

"인심(人心)이 천기(天機)에 합(合)한다[인심합천기(人心合天機)]. 환단론(還丹論)에 가로되 도(道)가 마음으로써 운용하나니 그 운용의 이치를 아는 사람은 도(道)로써 마음을 보면 마음이 즉 도(道)인 것이요, 마음으로 도(道)를 깨달으면 도(道)가 즉 마음이다. 이 마음이란 것은 인심(人心)의 심(心)이 아니요 천심(天心)의 심(心)인 것이라……."

"오지(五志)가 서로 이기게 하는 것으로써 치법(治法)을 삼는다[오지상승위치(五志相勝爲治)]. 간(肝)이 지(志)에 있어서 노(怒)가 되니 노(怒)가 간(肝)을 상하고 비(悲)가 노(怒)를 이기며 심(心)이 지(志)에 있어서 희(喜)가 되나니 희(喜)가 심(心)을 상하고 공(恐)이 희를 이기며 비(脾)가 지(志)에 있어서 사(思)가 되나니 사(思)가 비(脾)를 상하고 노(怒)가 사(思)를 이기며 폐(肺)가 지(志)에 있어서 우(憂)가 되나니 우(憂)가 폐(肺)를 상하고 희(喜)가 우(憂)를 승하고 신(腎)은 지에 있어서 공(恐)이 되나니 공(恐)이 신(腎)을 상하고 사(思)가 공(恐)을 이기는 것이다."[내경(內經)]

"오지(五志)의 화(化)가 울결(鬱結)하여서 담(痰)이 되고 전광(癲狂)이 되나니 마땅히 '인사(人事)'로써 제어해야 한다. 만약 노(怒)가 간(肝)을 상한 것은 우(憂)로써 승(勝)하게 하고 공(恐)으로써 풀어 주며 희(喜)가 심(心)을 상한 것은 공(恐)으로써 승(勝)하게 하고 노(怒)로써 풀어 주며 사(思)가 비(脾)를 상(傷)한 것은 노(怒)로써 승(勝)하게 하고 희(喜)로써 풀어 주며 우(憂)가 폐(肺)를 상(傷)한 것은 희(喜)로써 승(勝)하게 하고 사(思)로써 풀어 주며 공(恐)이 신(腎)을 상(傷)한 것은 사(思)로써 승(勝)하게 하고 우(憂)로써 풀어 주며 경(驚)이 담(膽)을 상(傷)한 것은 우(憂)로써 승(勝)하게 하고 공(恐)으로써 풀어 주며 비(悲)가 심포(心包)를 상(傷)한 것은 공(恐)으로써 승(勝)하게 하고 노(怒)로써 풀어 주어야 하는 것이니

이 법(法)은 현명한 이가 아니면 쓰기 어려운 것이다."[단계(丹溪)]

　"어느 한 부인(婦人)이 식음(食飮)을 폐하고 노매(怒罵)를 일삼으며 좌우에 시종하는 사람들을 죽이려고 덤비고 상담(常談)을 그치지 않는데 의자(醫者)들이 각방(各方)으로 치료하여도 효력(效力)이 없었다. 대인(戴人)이 진단하고 나서 말하기를 '이것은 약으로 치료하기가 어렵다' 하고 두 젊은 여자로 하여금 단분(丹粉)을 짙게 발라서 배우(俳優)처럼 꾸며 보이니 그 부인이 대소(大笑)하여 마지않고 다음 날 다시 씨름꾼 맵시를 차려서 보이니 역시 대소(大笑)하여 그칠 줄을 몰랐다. 그 옆에다 또한 두 여인으로 하여금 미식(美食)을 갖추어 맛나게 먹으면서 음식 맛을 자랑하니 부인 역시 조금씩 맛을 보고 먹더니 수일이 안 되어서 음식을 잘 먹고 약을 먹지 않아도 병이 낫고 계속하여서 배태(胚胎)까지 하였다는 일화(逸話)가 있다. 이것으로 추측(推測)해 보아서 의자(醫者)는 재능이 있어야 하는 것이요, 약의 처방에만 집착하여도 안 된다는 것이다."[장자화(長子和)]

　"어떤 여인이 약혼(約婚)한 뒤에 그 배우자가 장사하러 나가서 2년이 되어도 돌아오지 않으니 그녀가 식음을 폐하고 인와(因臥)하여 정신이 나간 것 같고 다른 병증(病症)은 없으며 다만 골방[리상(裏床)]같은 음침(陰沈)한 곳을 택하여 기거하기를 좋아하니 이것은 사념(思念)의 과다(過多)로 인한 기결(氣結)이 된 것이어서 약으로만 치료하여서 낫는 것이 아니요, 무슨 기쁜 일이 있어야 자연치료가 되는 것이다. 그렇지 않으면 대노(大怒)하는 것이 또한 요법(療法)이 된다. 그래서 그녀의 가인(家人)으로 하여금 그녀를 대노(大怒)하게 하여서 통곡(痛哭)하게 하고 마음껏 운 뒤에 투제(投劑)를 하니 그때에는 밥을 먹는다. 그래서 다시 약혼한 남자가 곧 돌아온다고 속였더니 과연 병이 재발되지 않아 이때를 이용하여서 타약(他藥)을 썼다. 대개 비(脾)가 사념(思念)을 주관(主管)하는데 사념이 과도하면 비기(脾氣)가 응결하여서 먹지 않고, 노(怒)는 간본(刊本)에 속(屬)하는데 과노(過怒)하면 목기가 승발(升發)하여 비기(脾氣)를 충격(衝擊)하는 것이다."[단계(丹溪)]

　이상 본 바와 같이 한국의 전통적 의학에서는 신위일신지주(神爲一身之主)라는 전제하에 질병은 마음에서 생기고 마음을 다스림으로써 병을 예방하고 치료하는 것을 근본으로 삼은 것을 알 수 있다. 동양의학은 처음부터 오늘날 서양의학의 최고로 발달된 사상에서 출발하고 일관했다고 할 수 있다. 마음에서, 즉 정서적 원인으로 병이 생긴다는 것,

의학의 최고 목표는 건강, 특히 정신건강을 도모함으로써 질병을 예방한다는 사상이고, 서양의학의 첨단 사상이 유기체는 대뇌피질(大腦皮質)의 지배하에 있다, 또는 신경내분비조직[神經內分泌組織(neuroendocrinological organization)]의 지배하에 있다는 사상과 신위일신지주(神爲一身之主)란 사상의 일치다. 이도요병(以道療病)은 도교와 불교사상이 근간이 되어 있는 것 같다. 물론 도교사상이나 불교사상 이전에 있던 사상이 저류에 흐르고 있고 이것은 내경(內經)에서 볼 수 있는 사실이다. 오지상승위치(五志相勝爲治)는 서양식의 정신치료의 기술(technique)에 해당되며 도(道)가 아니고 술(術)이다. 이것은 다분히 정신역동적인 이해를 토대로 한 치료기술이다. 이것은 동양의학에서 특유한 정신치료 기술이고 서양의학이 존재하기 이전의 것이다.

  필자가 모 환자의 아들로부터 들은 얘기가 있다. 이 아들은 부친으로부터 들은 이야기라면서 말하기를, 지금으로부터 100여 년 전에 고아로 자랐던 어떤 청년이 부잣집 딸과 행복한 혼례를 치르고 첫날밤에 음식을 먹지 못하고 얼굴이 창백하고 말을 하지 않게 되어 온 집안이 걱정하고 있는데 마침 금강산에서 다년간 도를 닦은 사람이 동리에서 곡을 잘하는 여자들을 신랑 방 옆에서 슬프게 울게 하였더니 얼굴에 화색이 돌아오고 침식(寢食)을 회복하고 쾌유되었다고 했다. 이것은 오늘날 정신치료의의 견지에서 볼 때 그 도사(道士)는 그 신랑이 과거의 고독하고 비참했던 일생과 정반대의 행복의 절정에서 지난날 살아오는 동안의 억눌러 두었던 슬픔이 한꺼번에 엄습해 와서 이것을 이겨 내지 못하고 울음조차 울 수 없는 심정을 이해하고 곡하는 여자들로 하여금 대신 울게 했다고 본다. 환자의 심정을 완전히 이해하는 데 입각한 치료라고 볼 수 있다. 근래에 극히 일부의 정신치료자가 이와 유사한 기술을 시도하는 경우가 있다. 물론 다른 사람을 사용하는 예는 없고, 환자가 화나게 자극을 준다든지 환자로 하여금 숨은 자기 마음을 이해시켜서 통찰을 얻게 하기 위해서 행동을 지시하는 방법이다.

2) 불교 특히 선(禪)과 정신치료

  동양사상은 유불선(儒佛仙)이다. 공통적으로 사람의 인격을 도야(陶冶)하고 마음을 다스리는 것이 근본이다. 특히 불교사상은 정신치료자의 입장으로 볼 때에는 정신치료 이외의 아무것도 아니고, 선(禪)의 목표는 정신치료의 최고 목표를 지향하는 것이다. 정신분석 같은 심부(深部)치료가 달성할 수 없는 최고 목표를 지향, 달성한다고 볼 수 있다. 특히 불교와 노자사상은 선(禪)이 중국사상 중에서도 노장사상의 영향이 컸다고 지적되어 있는 만큼 유사한 점이 많다. 서양의 정신분석의인 호나이(Karen Horney), 프롬(Erich Fromm) 등 많은 정신치료자가 선(禪)에 깊은 관심을 가지고 참선까지 경험하는 사람들이 불어나고 있다. 이것은 서양의 정신치료가 발전됨에 따라서 치료의 목표가 개인화니 자기실현이니 해서 본래의 자기로 돌아가는 것이라 인식됨으로써 더 고차적인 목표를 지향하는 선(禪)에 대한 관심이 높아지지 않을 수 없는 필연적인 추세다.

　불교에서 도(道)를 닦는 방법을 일일이 여기서 검토하는 것은 이 글의 범위를 벗어나기 때문에 그중에 사념처관(四念處觀,『우리말 팔만대장경』, 서울: 법통사, 1963, p. 144)과 간화선(看話禪)의 참선만을 검토해 보기로 한다. 불타는 사념처관을 말하기를 신수심법(身受心法)을 관찰하는 것이라고 했다. 불타의 도 닦는 방법은 전부가 내외의 현실을 바로 관찰하는 것으로 일관하고 있다. 신(身)이라는 것은 자기 신체의 전체 각 부분을 바로 관찰하고 신체의 모든 운동을 관찰하고 자기의 것으로 명확하게 자각하는 훈련이다. 수(受)는 모든 몸과 마음의 괴로움과 즐겁지도 괴롭지도 않은 느낌을 자기의 것으로 관찰, 자각하는 것이다. 심(心)은 탐심, 진심, 갖가지 마음을 명확히 인식하고 관찰, 자각하는 것이다. 법(法)이란 사람의 심성을 가려 선법(善法)을 낼 수 없게 하는 오개(五蓋), 즉 탐욕(貪慾), 진에(瞋恚), 혼침(昏沉), 도회(掉悔), 의법(疑法)을 관찰하고 명백하게 자각하는 것이다. 이런 것을 하면 모든 집착을 없앨 수 있다는 것이다. 여기에서 모든 현상을 명확히 인식하고 자기의 것으로 자각한다는 것이 중요하다. 평소에 의식하지 못한 심신의 현상을 명확히 인식한다는 것은 정신분석에서 말하는 무의식을 의식화한다는 것과 상통한다. 자기의 것으로 자각한다는 것이 대단히 중요하다. 이것은 정신분석에서 뚜렷이 지적되는 바 없는 것 같으나 로저스는 이와 비슷한 방향의 말을 하고 있다. 즉, 치료자는 환자로 하여금 자신의 느낌을 자기의 것으로서 소유하게 허용해야 한다는 점이다. 사념처관(四念處觀)의 신수(身受)에는 내 것으로 알라는 표현이 명백히 있고 심법(心法)에는 그런 직접적인 표현은 없으나 그런 뜻이 내포되어 있다고 본다. 정신치료에서 치료자가 환자의 억압되어 있는 느낌, 스스로 은폐하고 기만하려고 하며 외면하고 자기의 것이 아니라고 느끼는 느낌을 표현시켜서 명확히 인식시키고 자기의 소유로서 받아들이게 하는 것은 치료자가 그러한 환자의 느낌이나 모습을 아무런 비판이나 가치판단을 개입시키지 않고 받아 줌으로써 이루어진다. 그러나 불가의 방법에서는 스승은 있지만 정신치료와 같이 빈번하게 개별적으로 면접을 하는 것이 아니기 때문에 도를 닦는 사람이 스스로 하지 않으면 안 된다. 자기의 심신에 일어나는 모든 현상을 샅샅이 명확히 알고 자기의 것으로 자각한다는 것은 필자가 주장하는 바, 정신건강의 최고 경지이고 주체성(제1부 제1장 참조)이며, 이것이 바로 도(道)의 경지라는 것과 중대한 관련이 있다. 정신건강의 최고 경지는 자신의 일거수일투족, 심신에 일어나는 모든 현상이 타의나 외부의 힘에서가 아니라 자기 스스로가 움직이고 생각하고 말하고 느끼고 행동하고 있다는 자각이 따르는 경지이고, 이것이 주체성의 경지이기 때문이다.

다음으로 선(禪)의 수도법을 검토해 본다면, 보통 선(禪)을 불립문자(不立文字) 교외별전(敎外別傳) 직지인심(直指人心) 견성성불(見性成佛)이란 말로써 집약한다. 말로써 표현할 수 없고 부처의 말밖에 따로 이심전심으로 전하는 것이고, 사람의 본심, 본성을 바로 가리켜서 자기 성품을 봄으로써 부처가 된다는 것이다. 이것이 정신치료의 과정과 유사한 점이다. 정신치료에 있어서도 교통이니 비언어적(nonverbal) 교통이라 하는 말이 사용된다. 정신치료에서는 말보다도 표정, 음성, 태도, 동작, 복장, 행동 등 말 아닌 여러 가지 표현이 사람의 숨은 마음, 진심을 나타내기 때문에 진정한 깊은 교통은 비언어적으로 이루어진다는 것이 인식되고 있다. 사람의 마음은 말로써보다 말 아닌 것으로 진실한 것이 표현된다. 말은 마음을 은폐하기 위해서 사용되는 일이 많기 때문이다. 정신치료는 말로써 하는 것이 아니라 마음으로 하는 것이다. 말의 배후에 있는 마음이 문제인 것이다. 그래서 서산대사도 선시불심 교시불어(禪是佛心 敎是佛語 서산대사,『선가귀감』)라고 한 것이다. 불교 수도(修道)의 목표는 불심, 즉 부처의 마음이 되는 것과 다름이 없다. 불경을 듣거나 보지 않아도 부처의 마음, 곧 부처가 될 수 있으나 힘이 약한 소근기(小根機)는 부처의 말, 즉 불경을 공부해서 조금씩 부처의 마음으로 들어간다는 것이다[우정상(禹貞相),「서산대사의 선교관(禪敎觀)에 대하여」,『조명기 박사 화갑기념 불교사학논총』, 1965, p. 473]. 불어(佛語), 즉 불경은 방편에 불과한 것이고, 목표는 불심, 즉 선(禪)에 있다. 정신치료에 있어서도 마찬가지다. 흔히 정신치료를 말로써 하는 치료로 오해하는 경우가 많지만 실은 마음으로 치료한다고 필자는 주장한다. 마음과 마음이 통함으로써 치료가 되는 것이다. 환자나 치료자나 정신치료에 관한 책을 읽음으로써 자기의 마음을 자각하는 데 도움이 되나, 자기 자신을 자각하려고 노력함이 약하고 자기를 은폐하려는 힘이 강하게 작용할 때에는 자기 합리화, 자기 은폐, 자기 방어, 자기로부터의 도피의 방편으로 사용되기 때문에(Deway, J. & Bentley, A.F.: Knowing and the Known, Boston: Beacon Press, 1949) 독서를 원칙적으로 환자에게 금하는 경우와 같이 참선하는 자에게 책 공부를 금하는 것이다. 환자와의 치료적인 관계가 잘 성립되면 치료자와 환자의 교통은 이심전심이 많아지고 교통의 내용은 치료자와 환자 이외의 다른 누구에게도 전달하기 어렵다. 이것이 또한 불립문자(不立文字)이다.

정신치료 모형과 참선 모형의 또 하나의 일치점은 환자는 자기 마음을 치료자나 지도하는 선사(禪師) 앞에 내놓아야 한다는 점이다. 이조(二祖) 혜가(慧可)가 달마대사에게 "저의 마음이 편안하지 못하오니 대사께서 편안하게 해 주소서." 하니, 대사 가로되, "너의 마음을 가져오너라. 너의 마음을 편안하게 해 주리라." 혜가가 대답하되, "마음을 찾지 못하겠나이다." 사(師)가 가로되, "그러면 너의 마음을 편안하게 해 준 것이다." 이러한 문답이 전해지고 있다. 필자는 실지로 이와 같은 문답으로 간단하게 치료가 되었다고는 보지 않으나 정신치료 전 과정의 골자를 짧은 문답으로 요약했다고 보고 싶다. 환자가 치료를 받으려면 자기의 마음을 가져와서 내놓아야 한다는 것이 절대요건이다. 훌륭한 분석의에게 10년간 정신분석을 받아도 효과가 없는 사람이 있다. 이것은 분석받는 사람이 자기의 마음을 내놓지[장심래(將心來)] 않았기 때문이다. 그리고 환자가 자기 마음을 찾아봐도 구할 수 없다는 것은 수도에서나 정신치료에서나 자기 마음을 깨닫고, 괴로움이란 착각에 기인한 것이고 허환(虛幻)이고 있지 않는 것이라는 것을 깨닫고 보면 장심래(將心來)할 심(心)이 없는 것이다. 이 시점에서 견성(見性)이 되는 것이고 성불(成佛)이 되는 것이다. 근래에 정신치료나 심리학에서 관계라든가 사물의 본질은 개념화할 수 없다는 말이 있다. 개념화가 안 된다는 것은 문자화가 될 수 없다는 것이다. 즉, 불립문자(不立文字)이다. 치료자나 선사는 직지인심(直指人心)을 해야 한다. 물론 가리키기는 가리키지만 바로 심(心)을 보여 주는 것이 아니기 때문에 본인이 보아야 볼 수 있는 것이다. 자기의 마음을 봄으로써 치료가 되고 불(佛)이 되는 것이다.

　간화선의 참선 방법은 화두를 늘 들고 있는 것이다. 화두를 들고 있으면 화두가 달아나고 잡념, 즉 망상이 도거(掉擧)한다. 수도가 진전됨에 따라 화두를 들고 있는 시간이 길어지고 망상이 도거하는 시간이 줄어든다. 망상이 없어지면 참선의 목적은 달성된다고 볼 수 있다. 이러한 수도방법은 정신치료와 대조적인 방법으로 생각된다. 서양의 정신분석이나 기타의 심부정신치료는 부정적인 요소, 즉 갈등, 정서적 문제를 파헤치고 분석을 한다. 물론 지적인 분석은 아니다. 참선은 부정적인 요소, 즉 애응지물(碍膺之物)을 분석하느니보다 화두를 들고 있는 것이다. 이것은 참선자의 내부에 존재하는 모든 긍정적인 힘을 총동원하고 있는 상태로 본다. 이렇게 긍정적이고 건설적인 힘이 총집결해 있으면 부정적인 힘, 즉 해결되지 못한 정서적 문제, 불교에서 말하는 망상 또는 애응지물이 왕래왕거(往來往去)하면서 긍정적인 힘에 녹아서 소마(銷磨)된다. 파괴적인 힘이 건설적인 힘보다 우세하면 망상이 녹는 것이 아니라 거꾸로 건설적인 힘인 화로가 얼어 버린다. 그렇기 때문에 참선이나 동양의 도(道)는 병자를 치료하기보다는 병을 예방하고 병자 아닌 정상인을 치료하는 방법이다. 이 점도 서양의 정신치료와 반대 방향이라고 볼 수 있다. 즉, 서양의 의학이나 정신치료는 병이 난 뒤에 병을 고치려는 것으로부터 출발해서 정상인의 건강 유지, 증진, 예방의 방향으로 발전해 왔지만 동양의 의학이나 도(道)는 정상인의 건강 유지, 증진, 예방을 주목적으로 삼고 질병의 치료는 부차적인 위치에 있었다고 볼 수 있다. 정신분석에 있어서 동양사상에 심취한 융(Jung)은 다른 정신치료 학파들보다 더 정상인의 인생을 바로잡는 것에 치중한다고 볼 수 있다. 앞서 말한 근기란 것은 정신분석에서 말하는 자아의 힘(ego strength)에 해당하는 것으로서 현실을 소화, 통정(統整)시키는 힘을 말한다. 대혜선사도『서장』에서 애응지물을 기제(旣除)하면 방지몽시편시오시저(方知夢時便是寤時底)이며 오시편시몽시저(寤時便是夢時底)라고 하고 몽교일여(夢覺一如)가 된다는 것을 말하고 있다. 이 애응지물이란 것은 서양의 심리학이나 정신의학, 정신치료에서 말하는 갈등, 정서적 문제에 해당되는 것을 한마디로 적절하게 표현한 것으로 본다. 가슴에 거리끼는 것이 없으면 본래면목을 찾았다고 볼 수 있다.

　서양의 정신분석과 유사한 또 하나의 개념은 장식(藏識)이다. 제팔식(第八識)이라고도 하고 아뢰야식(阿賴耶識)이라고도 한다. 정신분석의 무의식과 유사하다. 사람의 행동, 경험한 것이 감추어져 보관되어 있는 것이다. 대혜(『서장』·『대혜보각선사서』)가 왕내한(汪內

翰)에게 쓴 답장을 보면 방법이 다르고 정신분석적 개념은 없으나 정신분석적인 역동의
이해에 입각해 있음을 알 수 있다. 즉,

伏承(복승) 第五令嗣(제오령사) 以疾不起(이질불기) 父子之情千生百劫(부자지정천생백
겁) 恩愛習氣之所流注(은애습기지소류주) 想當此境界無有是處(상당차경계무유시처) 五濁
世中(오탁세중) 種種虛幻(종종허환) 無一眞實(무일진실) 請行住坐臥(청행주좌와) 常作是觀
則(상작시관즉) 日久月深(일구월심) 漸漸銷磨矣(점점소마의) 然正煩惱時(연정번뇌시) 子細
揣摩窮詰(자세추마궁결) 從甚麼處起(종심마처기) 若窮起處不得(약궁기처부득) 現今煩惱底
(현금번뇌저) 却從甚麼處得來(각종심마처득래) 正煩惱時(정번뇌시) 是有是無是虛是實(시
유시무시허시실) 窮來窮去(궁래궁거) 心無所之(심무소지) 要思量(요사량) 但思量(단사량)
要哭(요곡) 但哭(단곡) 哭來哭居(곡래곡거) 思量來思量去(사량래사량거) 抖擻得(도슬득) 藏
識中許多(장식중허다) 恩愛習氣盡時(은애습기진시) 自然如氷歸水(자연여빙귀수) 還我箇
(환아개) 本來無煩惱(본래무번뇌) 無思量(무사량) 無憂無喜底去耳(무우무희저거이) ……

엎드려서 받아 보니 다섯째 아들이 병으로 일어나지 못했다 하니 아버지와 자식의 정은
천생백겁(千生百劫)에 은애습기(恩愛習氣)가 흐른 것이라 생각건대 이러한 경계를 당하면
옳은 곳이 있음이 없습니다. 오탁세(五濁世) 가운데 모든 것이 허환(虛幻)합니다. 하나도 진
실한 것이 없으니 청컨대 가고 머물고 앉고 눕고 간에 항상 이렇게 관을 지으면 날이 오래고
달이 깊어지면 점점 녹아날 것입니다.

그러나 바로 번뇌로운 때 자세히 먼저 찾아 들어가되 '어느 곳으로 조차 일어나는가?' 하
십시오. 만약 일어난 곳을 다하여 얻지 못하면 지금 나타난 번뇌는 '도리어 어느 곳으로부터
쫓아 왔는가?' 하십시오. 바로 번뇌할 때에 이것이 있는지 없는지, 이것이 허(虛)인지 실(實)
인지, 오고 가는 곳을 찾으면 마음이 갈 곳이 없을 것입니다. 생각이 나거든 단지 생각하고
울고 싶으면 단지 우십시오. 울음이 오고 울음이 가며, 생각이 오고 생각이 가되 식(識) 가운
데 갈무려진 허다한 은애습기가 다 떨어질 때에 저절로 얼음이 물에 돌아가는 것 같아서 도
리어 내가 본래 번뇌가 없고 생각이 없고 근심도 없고 기쁨도 없는 곳에서 돌아갈 것입니다.

여기서 보면 왕내한(汪內翰)이 그 전부터 편지로 대혜의 선(禪) 지도를 받고 있다가 다섯째 아들이 사망해서 슬픈 감정을 호소한 데 대한 답장의 일부이다. 오랜 정서 유대에서 생긴 감정이 이런 일을 당하면 이루 말할 수 없을 것이나 인생의 모든 것이 실(實)이 없고 허깨비와 같은 것이니 이렇게 보면 차차 없어질 것이다. 그래도 없어지지 않으면 그 감정의 기원을 캐 나가면 마음이 그 이상 더 나아갈 곳이 없는 데 이를 것이다. 생각이 떠오르면 생각하고 울고 싶으면 울고 자꾸 생각하고 울어 장식(藏識) 중에 있는 맺힌 허다한 감정이 다 퍼내지면 자연히 얼음이 녹아 물로 돌아가듯이 걱정도 기쁨도 잡념도 없는 본래의 나로 돌아갈 것이다……. 결국 여기서 보면 무조건 환자의 감정을 받아 주고 현실을 받아들이게 하고 있다. 그것이 되지 않으면 그 괴로운 감정의 기원을 추궁해서 바닥이 다 드러날 때까지 감정을 충분히 표현하면 본래의 나로 돌아갈 것이라는 뜻이다. 여기에서 정신분석에서 받아 주고 이해하고 기원을 캐는 발생적인 역동적인(genetic dynamic) 접근방식을 볼 수 있다. 치료의 목표는 본래면목으로서 자기실현과 같은 것이다.

또 이런 표현도 있다. 이환약(以幻藥) 복치환병(復治幻病) 병채약제(病瘥藥除) 의전지시 구시인(依前只是舊時人), 즉 환약(幻藥)으로 환병(幻病)을 고쳐서 병이 낫고 약을 없애면 옛날 그 사람으로 돌아간다는 것이다. 환(幻), 즉 착각임을 깨닫는 경험은 정신치료를 받는 환자들이 다 경험하는 바다.

정신분석의 목적은 무의식을 의식화하는 것이라고 프로이트는 말했다. 선(禪)도 무의식을 의식화하는데, 방법이 다르고 보다 더 철저하게 자기의 힘으로 추구한다고 볼 수 있다.

선(禪)이나 정신분석이 착각을 없애고 현실을 바로 보자는 데는 다름이 없으나 정신분석이나 정신치료로는 철저한 경지까지 가기가 어렵다. 필자의 생각으로는 정신분석은 주로 개인적인 문제로서 생긴 착각을 없애는 것이라고 본다면, 선(禪)은 나와 현실을 직결시키는 것이 목표라고 본다. 모든 인간에 있어서 현실과 나 사이에 가로놓여 현실을 흐리게 하는 것은 유기체, 문화, 개인적인 경험의 세 가지로 볼 수 있다. 정신분석이나 정신치료는 주로 개인적인 경험이란 베일을 걷어치울 수 있지만, 유기체와 문화란 베일은 걷어치울 수 없다. 다소간의 영향이 없다고는 할 수 없으나 그것이 목표라고는 볼 수 없고 그 전 단계까지는 갈 수 있다. 반면에 선(禪)은 개인적인 경험, 문화, 유기체를 초월하는 것이 궁극적인 목표다. 프롬이 말하는 사회적 필터(social filter)를 없애고 억압 없는 전(全)경험을 하는 것이라고도 할 수 있다(Fromm, Erich: Psychoanalysis and Zen Buddhism, In Suzuki D.T., Fromm, Erich, and De Martino Richard, Zen Buddhism and Psychoanalysis, Grove Press Inc., New York: 1960, p. 77). 불교에서 말하는 별업망견(別業妄見)을 정신치료로는 없앨 수 있으나 동분망견(同分妄見)은 없애기 어렵다. 이것은 참선으로 도(道)를 깨침으로써 가능하다. 도를 닦는 데 있어서 0도 점에서 출발해서 360도를 돌아와서 본래의 자기로 돌아오면 각(覺)에 이른다고 한다. 그 중간에 180도 경계가 있다. 이러한 각(覺)에 이르는 과정은 로저스 등의 치료과정 연구에서도 동일한 전환을 볼 수 있다. 그것은 무슨 치료를 하든 자기실현 또는 본래의 자기로 돌아가는 것은 동일할 것이 당연하다. 단지 이 현상을 유의해서 기술(記述)하느냐 하지 않느냐의 차이에 불과하다. 치료 초기에는 자기와 세계의 부정적인 면을 은폐하려는 경향을 포기하기 시작해서 억압해 두었던 느낌을 표현하고 받아들임으로써 전에는 좋다고 생각했던 것이 나쁘고, 나쁘다고 생각했던 것이 좋아지고, 좋아했던 사람이 미워지고, 미워했던 사람이 좋아지는 가치의 전도(顚倒)가 일어난다. 이 경계가 180도 경계다. 모든 부정을 받아들이면 남는 것은 긍정뿐이다. 자기의 못난 점을 다 받아들이고 나면 자기에 관한 잘난 점밖에 남을 것이 없다. 자기의 잘난 점을 다 받아들이고 자각하고 자기의 못난 점을 다 자각하고 받아들이면 360도를 돌고 0점으로 돌아오며 본래의 자기, 억압됨이 없는 주체성 그 자체인 성성적적(惺惺寂寂)한 본래면목이 된다. 부정과 긍정, 음과 양의 조화가 도(道)요, 건강인 것이다. 인간관의 문제, 기타의 문제는 다음에서 함께 논하기로 한다.

3) 유교 · 도교 · 천도교 사상과 정신치료

유교나 도교, 천도교는 불교의 선(禪)처럼 도(道)를 닦는 수행이 철저하다고는 볼 수 없으나, 마음을 닦고 인격의 도야를 힘쓰는 것에는 다름이 없다. 유불선(儒佛仙)이나 동학 사상이 서양사상, 특히 기독교사상과는 달리 공통적인 점은 사람은 하늘의 속성을 지니고 있다는 것이다. 가장 명백하게 표현하고 있는 것이 우리나라 동학의 인내천(人乃天) 사상이다. 기독교는 과거에 인격신을 믿고 인간은 신의 속성을 다 갖추지 못한 불완전한 존재이기 때문에 영원히 자기 구제의 능력이 없으므로 신의 상벌이나 은총에 얽매어 살지 않으면 안 되는 숙명적 존재였다. 르네상스를 거쳐 종교개혁, 실존사상, 정신분석, 정신치료의 대두에서 볼 수 있는 바와 같이 서양사상은 점차로 신으로부터의 해방이 시작되고 정신분석이나 실존사상에서는 본래의 자기로 돌아가는 것이 부르짖어지고, 정신분석은 자각을 함으로써 자기 구제가 가능하다는 것이 주장되고 있다. 로저스는 인간은 자기 성장의 가능성을 지니고 있기 때문에 스스로 자기를 표현할 수 있는 여건을 마련해 주고 자기의 모습을 보게 하여 자각을 하고 자기의 진정한 모습을 찾으면 정신건강이 회복된다고 본다. 이러한 사상을 극치에까지 완성시킨 것이 동양사상이요 동학의 인내천사상이며, 불교 선(禪)에서 말하는 모든 인간은 불성(佛性)을 지니고 있다는 주장이다. 동양사상은 이미 2,500년 이전부터 인격신을 탈피하고 철저한 인간주의의 극치로부터 출발했다. 인간은 하늘, 즉 신의 속성을 다 구비하고 있기 때문에 자각을 함으로써 자기 스스로 성인(聖人)이나 진인(眞人), 지인(至人) 또는 부처가 된다는, 즉 신이 된다는 인간주의의 극치이기 때문에 이러한 신이 되는 것을 인생의 최고의 목표로 삼았고 그러기 위해서 도(道)를 닦았던 것이다.

　여기서는 정신치료에 가장 밀접한 관련을 가진 부분만을 논하기로 한다. 첫째,『대학(大學)』에 '所謂誠其意者(소위성기의자) 毋自欺也(무자기야) 如惡惡臭(여오악취) 如好好色(여호호색) 此之謂自謙(차지위자겸) 故君子必愼其獨也(고군자필신기독야)'란 구절이 있다. 정신건강은 성(誠)이고 무자기(毋自欺)고 신기독(愼其獨)이라야 된다. 그 뜻을 성실하게 한다는 것은 자기가 자기를 속여서는 안 된다는 것이다. 신경증이나 환자를 심부(深部)치료를 하여 환자가 어느 정도의 자각에 도달하면 '여태까지 이중장부를 하고 있었다, 자기 기만이었다' 이런 말들을 한다. 정신치료를 시작할 때에는 무엇이든지 감추지 말고 마음에 있는 그대로 보고하라고 환자에게 요구한다. 이 무자기(毋自欺), 즉 성(誠)은 환자에게만 요구되는 것이 아니라 치료자에게 더욱더 요구된다. 로저스의 일치(congruence) 또는 성실성(genuineness)이나 융(Jung)이 말하는 치료자의 모든 것은 성실해야 한다는 성실성, 호나이가 말하는 무자비한 정직성(ruthless honesty)이 다 성(誠)이다. 이것이 정신치료가 성공하는 기초이고 이것이 없이는 정신치료의 성공은 기대할 수 없다. 신기독(愼其獨)은 독(獨)을 독거(獨居)로 해석하는 사람도 있으나 주희(朱熹)는 내오(內奧)한 곳,

즉 내면의 깊은 의념(意念)의 최초의 발단처(發端處)를 말하고 있다. 이렇게 되면 무의식의 동기를 잘 성찰해서 조심하란 뜻이다. 환자 치료를 할 때에 치료자가 가장 조심해야 할 것이 바로 이것이다. 수신제가(修身齊家) 치국평천하(治國平天下)는 모든 것이 수신에서 출발하고 수신은 마음을 바로잡는 데서 이루어지고, 정심(正心)은 뜻을 성(誠)하게 해야 하며, 뜻을 성(誠)하게 하려면 치지격물(致知格物)이라고 했지만 또 한편으로 정심에는 분치(忿懥), 공구(恐懼), 락(樂), 우환(憂患)이 있으면 정심을 얻을 수 없다고 했다. 마음을 바로잡으려면 정서적 문제를 해결하라, 즉 마음을 치료하란 뜻이 된다.

『중용』에 다음과 같은 구절이 있다.

> 天命之謂性(천명지위성) 率性之謂道(솔성지위도) 修道之謂敎(수도지위교) 道也者(도야자) 不可須臾離也(불가수유리야) 可離非道也(가리비도야) 是故君子戒愼乎其所不睹(시고군자계신호기소불도) 恐懼乎其所不聞(공려호기소불문) 莫見乎隱(막견호은) 莫顯乎微(막현호미) 故君子愼其獨也(고군자신기독야) 喜怒哀樂之未發(희노애락지미발) 謂之中(위지중) 發而皆中節(발이개중절) 謂之和(위지화) 中也者(중야자) 天下之大本(천하지대본) 和也者(화야자), 天下之達道也(천하지달도야) 致中和(치중화) 天地位焉(천지도위언) 萬物育焉(만물육언)

이것을 보면 천명(天命)을 성(性)이라 하고 성(性)을 좇는 것을 도(道)라고 한다. 도를 닦는 것을 교(敎)라고 한다. 자연의 이치에 따르는 것이 도(道)다. 여기서도 불교에 있어서 선(禪)과 교(敎)가 대조를 이루듯이 도(道)와 교(敎)가 대조를 이룬다. 중화(中和)의 개념은 사물의 충돌이 없고 마음이 중화를 이루면 사물이 있는 그대로 보이는 상태라고 할 수 있다. 불교에서의 집착이 없는 마음을 달리 표현했다고도 볼 수 있다. 중화를 얻으려면 집착이 없어야만 가능한 것이다.

또,『중용』에는 이런 구절이 있다.

> 誠者(성자) 天之道也(천지도야) 誠之者(성지자) 人之道也(인지도야) 誠者(성자) 不勉而中(불면이중) 不思而得(불사이득) 從容中道(종용중도) 聖人也(성인야) 誠之者(성지자) 擇

善而(택선이) 固執之者也(고집지자야) …… 自誠明(자성명) 謂之性(위지성) 自明誠(자명성) 謂之教(위지교) 誠則明矣(성즉명의) 明則誠矣(명즉성의)

성(誠)을 강조한 점에서 서양의 정신치료에서 강조하는 성실성과 일치한다. 도(道)와 교(教)를 구별했던 것과 같이 성(性)과 교(教)를 구별하고 있다. 노력하지 않고 생각을 하지 않아도 도(道)에 맞는 것이 성(誠)이고 성인(聖人)이다. 성(誠)이 사람에 구현된 것이 성인(聖人)이다. 성(性)과 교(教)의 관계에서 서산대사의 선(禪)과 교(教)의 관계와 같은 말을 하고 있으나 유교는 교(教)의 냄새가 훨씬 짙다기보다 교(教) 그것이라고 볼 수 있다.

『논어』에서는 인(仁)을 내세워서 불안이 거의 없는 또는 불합리한 적개심이 없는 심적 상태를 길러 내는 것을 주로 다루었다. 인(仁)이란 또한 타인의 처지를 공감하고 복지를 진정으로 바라는 것이기도 하다. 맹자(孟子)는 인간에 잠재해 있는 선(善)의 종자인 사단(四端)을 확충하여 계발해서 일상생활과 정치에 적용할 것을 주장했다.

노자(老子)는 '爲學日益(위학일익) 爲道日損(위도일손) 損之又損(손지우손) 以至于無爲(이지어무위) 無爲而無不爲(무위이무불위) 故取天下(고취천하) 常以無事及其有事(상이무사급기유사) 不足以取天下(부족이취천하)'『老子道德經』(노자도덕경)라고 하여 무위(無爲)를 강조한다. 정신치료에 있어서나 의술, 정치, 교육에 있어서 무위(無爲)라는 것이 퍽 중요하다. 서양의 의술에서도 첫째로 해를 끼치지 말라는 말(primum non nocere)이 있다. 남을 돕는 자는 도움을 받는 자가 스스로 성장, 발전, 치유되는 힘을 누르고 있는 장애물을 제거해 주는 것 외에는 해서는 안 된다고 할 수 있다. 자신이 없는 의사, 교육자, 정치가가 환자나 제자, 국민의 진정한 필요성을 무시하고 일방적으로 이익으로 생각되는 것을 강요한다. 이러할 때에는 병이 나을 수 없고, 제자나 국민의 힘을 억압하고 해독을 끼치게 된다.

의사도 선사도 도사도 아닌 사람의 정신치료의 예로『삼국사기』제45권 열전(列傳) 제오(第五)에 녹진(祿眞)의 이야기가 있다. 신라 헌덕왕(憲德王) 14년(서기 819)에 각간(角干) 충공(忠恭)이 정사당(政事堂)에서 내외관(內外官)과 정사(政事)를 의논하고 돌아가서 병이 들었다. 국의(國醫)를 불러 진맥을 하니 병이 심장에 있으므로 오직 용치탕(龍齒湯)을 써야겠다고 하므로 3주의 휴가를 얻어 두문불출(杜門不出)하였다. 녹진이 이 사실을 알고

문지기가 재삼 거절을 함에도 불구하고 면회를 간청해서 각간(角干) 충공의 병이 약석(藥石)이나 침폄(鍼砭)으로서는 안 되고 지언고론(至言高論)으로 일공(一攻)으로 깨뜨릴 수 있다고 말을 들어 보라고 하면서 각간(角干)의 울적하고 어지럽고 답답하고 불안한 마음의 병의 원인을 해석하고 해결방법을 명시해 주어 각간(角干)이 이것을 받아들여 즉시 병이 나아서 왕에게 가서 보고했다는 얘기가 있다. 각간의 우울증이 초기이고 뿌리가 깊지는 않으나 역동적인 진단에 입각한 단기 정신치료의 훌륭한 표본이다.

4. 결론과 전망

이상에서 본 바와 같이, 동양과 한국의 전통적인 문화는 도(道)를 지상목표로 삼아 왔다. 유불선(儒佛仙)이 다 마음의 학문이요, 동학의 인내천(人乃天) 사상은 이 삼자를 통일한 사상으로 간주하고 있다. 서양의 정신치료는 서양의학이 출발하여 2,500년 만에 비로소 이루어진 것이고, 동양의 도는 2,500년 전에 이미 완성된 것이다. 여기에서 평론할 수는 없으나 서양사상은 금세기에 와서 비로소 도(道)에 접근하기 시작했다고 본다. 이것은 동양사상이 2,500년 이전에 이미 인격신(人格神)을 탈피하고 천인합일관(天人合一觀)에 입각하여 불(佛)·성인(聖人)·신선(神仙)이 되는 것을 목표로 삼고 그 방법으로서 도를 닦아 왔던 것이다. 서양사상 역시 르네상스 이후 점차로 인격신으로부터 해방되기 시작하여 기독교 신학 안에서도 인격신의 부재를 인정하는 종교개혁이 부르짖어지는 경향도 나타나고 있다. 실존사상이나 정신치료는 서양인의 인격신 상실의 공백을 메우기 위해서 나타난 것이며, 따라서 필연적으로 신으로부터 독립한 인간관을 가져왔다. 아직까지는 동양사상과 같이 인간이 신성을 구비하고 있다는 정도에까지 이르지는 못했지만 자기 성장의 가능성, 본래의 자기, 자기 실현 등의 말에 표현되어 있는 바와 같이 도(道)의 시발이란 점을 분명히 간취할 수 있다.

서양의 정신치료가 치료자와 환자와의 관계, 치료자의 인격, 성실성, commitment를 중시함을 볼 때 정신치료의 철학에 있어서는 동양의 도는 서양의 그것을 능가하여 정신치료의 철학의 최고봉이요, 궁극적인 목표를 이미 2,500년 전에 완성해 놓았다고 본다. 특히 공자는 관계를 중시하였고 인격, 성실성은 동양사상의 공통적인 것이고 commitment는 실존분석에서 중시하는 일이지만, 서양의 commitment는 공자의 살신성인이나 불교의 중생을 위하여 불석신명(不惜身命)한다는 commitment의 극치까지는 가지 못한다. 도(道)는 인간이 천(天)과 합치는 것이고 신(神), 즉 불(佛)·성인(聖人)·신선(神仙)이 되는 것이나 아직 서양사상은 거기까지는 가지 못하고 있다. 필자는 각(覺)의 경지, 도(道)의 경지를 주체성으로 보고 정신건강의 극치는 주체성이라고 규정한다. 이것은 도(道)의 목표이지만 정신치료만으로는 이러한 높은 수준의 정신건강에 도달하지 못한다. 실존정신의학에서는 불안을 병리적인 불안과 정상적인 불안 또는 존재론적인 불안으로 나누고 병자 아닌 인간도 존재론적인 불안은 면할 수 없다고 주장한다. 이것은 서양인이 도(道)를 모르는 데서 오는 오류다. 모든 불안은 죽음에 대한 공포에 귀착된다고 볼 수 있다. 도(道), 특히 참선의 수도(修道)는 생사지심(生死之心)을 타파하면 각(覺)에 이른다고 한다. 이러한 죽음을 초월한 경지에서는 존재론적인 불안조차 없어지고 불안이 일절 없어진다. 이러한 경지의 주체성은 도(道)로써만 도달 가능한 것이다. 거꾸로 말하면, 정신치료나 실존사상이 궁극에까지 도달하면 도(道)가 되는 것이다.

서양문명의 위기가 부르짖어진 지 오래이고 서양의 몰락을 예언한 식자(識者)는 많으나 위기를 구제하는 처방은 드물다. 토인비(Toynbee, Arnold: Civilization on Trial, Oxford Press Inc, 1948)는 기독교의 종교개혁에 기대했고, 멈퍼드(Mumford, Lewis: The Condition of Man, Martin Secker & Warburg Ltd, 1944)는 자기 검토, 자기 이해, 자기 제어만이 서양문명을 구할 수 있다고 했다. 이것이 바로 동양의 도(道)가 아니고 무엇이겠는가? 왜냐하면 오늘날 서양문명의 붕괴적인 요소는 신(神)이라는 지주의 상실과 조직과 기계라는 도구에 인간의 주체성이 말살되어 인간이 도구의 노예가 되어 버린 사실이다. 이러한 서양문명의 위기의 구제는 인간의 주체성을 회복, 확립하는 이외의 다른 처방이 있을 수 없는 것이다. 도(道)는 주체성이기 때문에, 필자는 서양문명의 위기의 극복은 도(道)를 섭취하는 길이 아니면 안 된다고 주장한다. 도(道)를 지향하고 있는 실존사상이나 정신치료만이 서양문화에서 신(神)의 상실과 도구의 배반으로 상실된 주체성을 유지시킬 수 있는 유일하고 미약한 치료방법이다. 그러므로 필자는, 서양의 근대화는 서양의 전통적인 과학기술을 토대로 동양의 도를 섭취하는 것이고 동양의 근대화는 동양의 전통적인 도(道)

를 바탕으로 해서 서양의 과학기술을 섭취하는 것이 진정한 근대화라고 생각한다. 우리의 도(道)를 망각한 근대화는 붕괴되어 가는 서양문명의 멸망의 전철을 밟는 과오를 범하기 때문이다.

한국의 정신치료는 우리의 전통문화의 진수(眞髓)가 바로 극도로 발달된 정신치료의 철학임을 자각하고 단지 서양의 기술을 섭취함으로써 서양의 정신치료를 필연적으로 앞서고 이끌어 갈 것이 필지(必至)이므로, 한국 지식인의 전통이 원효나 허준 등 사상통일의 천재를 많이 배출했던 만큼 동서 사상을 통일하여 인류문화 발전에 크게 기여할 것이 기대된다.

『심리학논총 · 윤태림 박사 환갑기념』, 1968.

6

도(道)와 카운슬링 및 카운슬러

1. 역사적 배경

외국에서의 도(道)와 정신분석, 정신치료, 카운슬링과의 관계에 대한 관심은 아마 융 (C. G. Jung)이 1928년에 리하르트 빌헬름(Richard Wilhelm)으로부터 중국의 도교 경전 (The Secret of the Golden Flower)을 받고 도(道)에 관심을 가진 것이 처음이 아닌가 생각 한다. 그 후에 1930년대에 와서 카렌 호나이(Karen Horney), 에리히 프롬(Erich Fromm) 등 을 비롯해서 많은 정신분석자, 정신치료자, 카운슬러, 임상심리학자가 도(道), 특히 불교 의 선(禪)에 관심이 높아져 가고 있고, 미국, 소련에서의 실험적 연구와 미국에서의 인간 주의 심리학(Humanistic psychology)은 도(道)심리학이라고 할 수 있다. 근자에는 미국의 심리학 교수 막스 함머(Max Hammer)가 정심요법(quiet mind therapy)이라는 것을 발표했 는데 이것은 동양 명상의 한 형태에서 파생된 것이고 개인의 갈등을 제거하는 것, 더 근 본적으로 이야기한다면 갈등을 만드는 자아를 없애는 것이 목적이라 했다. 정신치료는 체계가 있을 수 없고 앞으로 정신치료는 필연적으로 이러한 방향으로 가지 않을 수 없을 것이라는 것을 말하고 있다. 말하자면 정신치료의 극치는 도(道)라고 표현을 한 것이나 다름이 없다.

한편, 우리나라에서는 필자가 1965년 가을부터 서울대학교 학생지도연구소에서 김기 석, 정양은, 김성태, 김기환 교수들 및 다른 철학 교수들과 더불어 좌선과 불교 공부를 하 기 시작한 데서 도(道)에 대한 본격적인 관심이 시작되었다고 볼 수 있다. 이미 이에 대해서 이동식, 김기석, 정창용, 김성태, 정양은, 윤호균 등이 논문을 발표한 바 있다. 원래 필자가 정신치료, 카운슬링에 대한 논문을 발표하기 시작한 직접적인 동기는 우리나라의 정신의학 교수나 심리학 교수들이 서양의 정신치료나 카운슬링의 정수를 충분히 옳게 파악을 못하고 우리의 전통에 서양보다 발전된 것이 있는 줄을 모르는 까닭에 카운슬링의 철학이 한국에 없으니 미국에서 수입해 와야 한다, 한국의 문화와 한국인의 성격이 정신치료에 적합하지 않다는 등 논란이 있어서 이것은 한국인의 대부분이 아직 불식(拂拭)하지 못하고 있는 패배의식에서 오는 사상적 병폐의 일단에 지나지 않고 사실은 정반대라는 것을 알리기 위해서였다.

2. 도(道)와 카운슬링

여기서 카운슬링이라고 하는 것은 비지시적인 카운슬링과 정신분석 등의 비지시적인 정신치료를 말한다.

1) 도(道)의 목표와 카운슬링의 목표

서양의 과학적인 정신치료의 출발은 최면술이었고, 19세기 말 20세기 초에 서양의 정신치료에서 가장 발달된 형태인 정신분석이 탄생하였다. 이 정신분석의 목표는 처음에는 증상을 없애는 것을 목표로 삼았으나, 신경증의 원인에 대한 이해가 깊어짐에 따라서 증상만 없앤다 해도 재발이 되고 신경증의 기본 원인은 어려서부터 부모 형제나 이의 대리자, 즉 정서적으로 깊은 관계에 있는 사람과의 대화나 관계가 잘못되어서 성격이 비뚤어지면서 인격구조가 잘못된 데에 있다는 것을 알고부터는 인격구조의 재건이 목표가 되었다. 그 후로 개인화(남이 아니고 자기 자신이 되는 것), 자기 실현, 자기 현실화, 진정한 자기로 돌아가는 것으로 발전해 왔다. 카운슬링에 있어서도 치료의 최고 목표는 동일하다. 로저스(Carl Rogers) 학파는 내담자 중심치료(client-centered therapy)란 인간은 누구나 스스로를 자유로이 표현시키면 스스로 성장할 잠재능력이 있다는 철학을 증명하는 과정이라고 하였다.

　동양의 도(道)는 유교, 불교, 노장사상 심지어 모든 종교는 동양식으로 본다면 도(道)라고 할 수 있다. 그러나 여기서는 미신적인 요소가 있는 종교는 배제하고 동양의 유불선이나 인내천(人乃天) 사상 등을 도(道)라고 다루기로 한다. 이 동양 종교의 공통점은 착각을 배제하고 인간의 마음속에 있는 착각을 일으키게 하는 감정적인 요소를 정화해서 우리의 마음이 현실을 바로 보게 하는 것이고, 자신의 심신을 관찰 자각하여 몸과 마음을 마음대로 부리는 주체성의 경지에 도달하는 것이 목적이다. 표현을 달리하면, 불교에서는 부처가 되는 것이고 유교에서는 성인(聖人), 도교에서는 진인지인(眞人至人), 신인(神人)이 되는 것이 목표다. 말하자면, 도(道)에 있어서는 인간의 최고 성숙 단계인 신이 되는 것이 목표다.

　서양사상에서는 인간이 신성(神性)이 있다고까지는 말하지 않지만, 동양사상은 공통적으로 인간은 신성을 구비하고 있다고 하는데 서양인보다 동양인은 인간의 잠재능력을 극치로까지 보고 있는 점이 다르다. 이러한 점에서 볼 때 서양의 정신분석, 정신치료, 카운슬링, 실존사상은 그 인간관이 동양의 인간관, 도(道)의 목표로 다가오고 있다는 것을 알 수 있다. 착각을 없애고 있는 그대로의 현실, 불교의 표현을 빌린다면 진여(眞如)에 도달하자는 것이 공통된 점이나 정도가 다르다. 우리와 현실 사이에 세 가지 베일(장막)이 가려져 있다고 볼 수 있다. 첫째, 남과 다른 개인적 경험, 즉 별업망견(別業妄見), 둘째, 문화의 차이, 즉 동분망견(同分妄見), 셋째, 우리 신체의 제한성이다. 서양 정신치료의 최고 형태인 정신분석은 주로 별업망견(別業妄見)을 없애자는 것이고 동분망견(同分妄見)도 어느 정도 영향을 받을 뿐이나, 도(道) 특히 선(禪)은 이 삼자를 다 없애고 진여에 도달하는 것이 최후 목표다. 이것은 오로지 생사지심(生死之心)을 타파함으로써 가능하다. 불안을 제거하는 점에서 보면 서양의 정신분석가나 실존철학자들은 정신분석으로 신경증적 · 병리적인 불안을 제거할 수 있지만 정상적인, 실존적인, 존재론적인 불안은 여하한 방법으로서도 없앨 수 없다고 주장한다. 그러나 도(道) 특히 선(禪)에서는 생사지심(生死之心)을 타파함으로써 이 정상적 불안조차 없애는 것이다.

2) 도(道)와 각(覺)의 과정과 정신분석치료, 카운슬링의 과정

정신분석에서는 환자로 하여금 신체 감각이나 우리 내부에 있는 모든 현상을 관찰하고 조금도 제한을 가하지 않고 성실하게 보고하게 한다. 카운슬링에서도 마찬가지다. 이것은 불교에서의 지관(止觀) 또는 관(觀)에 해당한다고 볼 수 있다. 로저스의 카운슬링 과정의 기술을 보면 피상담자로 하여금 마음속에 있는 것을 감추지 말고 성실하게 보고하게 하면 여태까지 억압되고 감추어져 있던, 스스로 외면하고 있던 진실한 감정이 올라온다. 피상담자가 여태까지 스스로와 남에게 감추고 외면하고 있던 감정이 주로 자신과 타인, 세상에 대한 부정적인 감정이었기 때문에 자신에게 성실해지면 우선 나타나는 것은 부정적 감정이다. 열등감, 증오심, 죄악감 등등이다. 이러한 부정적인 감정을 자기의 것으로 다시 받아들이고 소유하게 되면 긍정적인 감정뿐이다. 이러한 긍정적인 감정을 다 받아들이고 소유하게 되면 360도를 돌아서 진정한 자기의 모습을 찾게 되는 것이다. 억압, 은폐, 외면이 없는 자기와 세상의 있는 그대로의 모습을 찾게 되는 것이다.

선불교의 각(覺)의 과정과 정신분석이나 카운슬링의 치료 과정을 비교해 보면 정신분석 치료의 과정은, 우선 분석자가 환자 장애의 핵심이 되는 핵심적 역동, 다시 말해서 환자의 전인격, 꿈에서나 각성 시의 일거수일투족, 모든 언동과 사고를 지배하고 있는 감정을 빨리 이해하고 다음에는 환자로 하여금 이것을 자각하게 한다. 다음에는 환자가 이러한 감정을 분석자에게 느끼고 있다는 것을 분석자가 먼저 이해하고, 다음에는 환자로 하여금 자기가 자라날 때 부모 형제나 그 대리자에게 느꼈던 이러한 감정을 분석자에게 느끼고 있다는 것을 자각시킨다. 마지막에는 환자가 이러한 분석자에 대한 강력한 핵심적인 감정을 억압하지 않고 살아갈 수 있고 이 감정을 이해하고 다룰 수 있다. 이렇게 되면 분석자나 환자나 고비를 넘었다는 것을 느낄 수 있고 극복(working through)만이 남게 된다.

참선에서 겪는 각(覺)의 과정을 그림으로 표시한 심우도(尋牛圖) 또는 십우도(十牛圖) 또는 목우도(牧牛圖)와 비교하면 그 유사성을 볼 수 있다. 처음에는 소를 찾아 나선다[심우(尋牛)]. 다음으로는 소의 발자국을 본다[견적(見跡)]. 다음으로는 소를 본다[견우(見牛)]. 그다음으로는 소를 잡아 고삐를 단다[득우(得牛)]. 다음으로는 소를 먹인다[목우(牧牛)]. 다음으로는 소를 타고 집으로 돌아간다[기우귀가(騎牛歸家)]. 다음에는 소를 잊고 사람만 있다[망우존인(忘牛存人)]. 다음으로는 사람도 소도 다 잊어버린다[인우구망(人牛俱忘)]. 다음으로는 본래의 자기로 돌아간다[반본환원(返本還源)]. 다음으로는 보살이 되어서 시정(市井)으로 들어가서 중생을 제도한다[입전수수(入廛垂手)].

소는 자기의 마음이다. 불가에서는 처음에 보는 소는 검은 소라고 한다. 이것은 앞서 말한 로저스 치료과정의 기술에서 말하는 부정적 감정이고 정신분석에서 말하는 핵심적 역동, 핵심적인 감정이다. 여태까지 이 핵심적인 감정의 지배를 받고 있다는 것을 자각하고 이 감정을 억압하지 않고 다루는 것을 배운다는 것과 극복은 득우, 목우, 기우귀가에 해당하고 망우존인, 인우구망, 반본환원은 진정한 자기를 찾는 것이다. 수도를 하면 검은 소에 흰 점이 하나 생겨 흰 부분이 확대되고 나중에는 흰 소가 된다고 한다. 이것은 자기 파괴적인 감정이 없어지고 건설적인 사랑의 감정이 성장하는 것이라고 볼 수 있고 긍정적인 힘의 성장이다. 입전수수는 성숙된 분석자가 되어서 남과 인류를 위해 봉사하는 것에 해당한다.

인간주의 심리학에서 특히 매슬로(Maslow)는 동기를 결핍동기(deficiency motivation)와 성장, 존재, 생성 또는 자기 현실화 동기(growth motivation) 두 가지로 구별한다. 도(道), 즉 유교, 불교, 노장 사상이나 정신분석은 결핍 동기를 제거하고 자기 현실화 동기만을 나타낸다고 할 수 있다.

정신분석에서나 불교의 수도에서나 항상 밖으로부터 안으로, 즉 의식으로부터 무의식으로 파고들어 간다. 정신분석에서는 자기의 무의식인 동기에 대한 통찰을 얻은 뒤에는 이것을 항상 붙들고 통찰로 대치하는 작업을 오랫동안 계속한다(working through). 이것이 참선에서 돈오(頓悟)하고 보림(保任) 삼년한다는 것과 일치한다. 그리고 꿈에 관해서는, 정신분석치료에서 환자가 치유되어 감에 따라서 꿈이 점차로 현실에 가까운 꿈을 꾼다. 참선에서도 각(覺)에 이르면 몽교일여(夢覺一如)가 된다고 한다.

3) 도(道) · 정신분석 · 카운슬링의 기술

동양의 도(道)는 모든 기술을 배우는 데 따라다니고 검술이나 기타 무술이나 기술의

술(術)보다도 도(道)를 항상 우위에 둔다. 왜냐하면 기술이란 수단이기 때문에 도덕적으로 몰가치하다. 칼을 잘 쓰는 사람이 도(道), 즉 마음공부, 다시 말해서 인격이 바르게 되지 못했을 때에는 기술이 높아질수록 그 기술이 자신과 남을 해치는 결과가 되고, 반대로 도(道)가 높을수록 자신과 남을 이롭게 하는 활인검(活人劍)이 될 수 있기 때문이다. 일반적으로 우리의 문화는 수단인 기술을 경시하고 마음·인격·사람·도(道)를 중시해 왔다. 서양은 반대로 도(道)를 경시하고 수단인 기술에 치중해 온 문명이다.

이러한 서양문화가 막다른 골목에 이르게 되어 히피 운동이나 정신분석·카운슬링·실존사상이 대두하고 동양의 전통에 대한 관심이 고조되는 것은 서양문명의 붕괴를 건져 보자는 움직임이다. 그렇기 때문에 이러한 흐름은 수단인 기술을 경시하고 사람됨·인격·마음가짐·태도·관계를 중시한다. 이것이 바로 서양사상이 동양에 접근하고 있다는 증거다.

스위스의 작고한 저명한 정신과의사요 초대 국제정신분석학 회장이었고 곧 프로이트학파를 이탈해서 분석심리학파를 형성한 융(Jung)은 서양인은 야만인이고 동양 사람은 문명인이라고 했다. 그는 '비뚤어진 사람이 바른 방법을 사용하면 결과는 비뚤어진 결과가 된다'는 중국의 격언을 자주 인용하면서 동양 사람은 사람됨이나 목적을 중시한다고 했다. 그리고 중국 사람이면 누구나가 다 아는 인격이나 관계라는 것을 서양 사람에게 이해시키기가 대단히 어렵다고 한탄했다. 그는 정신치료에서는 인격이 인격을 치료하고, 치료자의 인격이 결정적이라고 했다. 크레치머(Ernst Kretschmer)는 정신치료의 기술 향상은 정신치료자의 인격을 향상하는 것이라고 말했다. 로저스(Rogers)도 카운슬링에 있어서 기술은 카운슬러의 인격을 떠나서 존재할 수 없으며 기술이 인격의 유기체인 부분이 되어 있어야 한다고 했다. 모든 치료자가 관계(relationship)를 중요시하는 것은 누구나 다 아는 사실이다. 그리고 모든 치료자가 다 말하고 있지만, 로저스의 표현을 빌리면 정신치료의 성과는 기술보다도 치료자의 일정한 태도가 결정한다고 본다. 이러한 치료적으로 효과 있는 태도를 그는 세 가지로 고찰하고 있다. 첫째, 치료자의 일치(congruence) 또는 성실성(genuineness)이다. 우리 식으로 표현하면 언행일치다. 치료자의 언동이나 표정·태도가 표면에 나타나 있는 것과 마음속에 느끼고 있는 것이 일치해야 한다는 것이다. 우리말의 성실성과도 일치한다. 둘째, 내담자에 대한 무조건적이고 긍정적인 존중(unconditional positive regard)이다. 이것은 내담자가 어떤 생각, 어떤 느낌, 어떤 행동을 했건 무조건 받아 주고 가치판단과 비판을 하지 않는 배려와 존중을 뜻한다. 받아 준다는 것이 잘했다고 보는 뜻은 물론 아니고 그 사실을 확인하고 그 사람의 경험이라는 것을 인정하는 것이다. 셋째, 정확한 공감적인 이해(accurate empathic understanding)다. 이것은 내담자의 경험과 느낌을 정확히 예민하게 지각하고 정신치료 순간순간의 장면에서 이해하는 능력이다. 이것은 자기 일치(self-congruence)와 무조건적 긍정적 존중에 의해 내담자와의 관계에서 문맥적 기초(contextual base)가 마련된 후에 치료자가 하는 작업이라고 볼 수 있다. 이것은 내담자의 내적 세계가 치료자의 것이 아니라는 것을 망각함이 없이 마치 자기의 세계처럼 예민하게 느끼는 능력이다. 내담자로 하여금 자기의 사적인 경험을 충분히 자기의 경험으로 받아들이고 소유하는 것을 허용하는 것이다. 로저스는 이 세 가지 조건 중 제일 첫째 조건인 성실성을 가장 기초적이라고 말하고 있다. 이것은 바로 유교에서 성(誠), 무자기(毋自欺)를 근본으로 삼는 것과 일치한다.

　서양의 정신치료나 카운슬링은 환자에게 자기의 내부세계를 은폐하지 말고 성실하게 보고하기를 요구한다. 참선을 지도하는 선사도 제자에게 마음을 가져오라고 한다[장심래(將心來)]. 치료자의 인격과 태도가 중요하다는 것이 도(道)와 정신치료의 공통점이라는 것은 이미 말한 바와 같다. 기술보다 인격과 태도가 더 중요하다는 것도 이미 말했지만 치료 기술을 비교해 본다면 카운슬링에서 로저스는 반사(reflection)와 명료화(clarification)를 사용하고 정신분석에서는 이 두 가지 외에 해석(interpretation)을 한다. 반사는 내담자가 표현한 것을 객관적인 것으로 볼 수 있게 보여 주는 것이고, 명료화는 내담자가 불명료하게 표현한 것을 명료하게 표현해서 자기의 마음을 객관적으로 볼 수 있게 해 주는 것이다. 해석은 정신 분석 치료에서만 사용되는 기술로, 환자가 의식하지 못하고 있는 마음을 보여 주는 것이다. 선(禪)에서 직지인심(直指人心)해서 견성성불(見性成佛)한다는 것과 근본적으로 통한다. 선사는 제자가 의식하지 못하는 그 사람의 마음을 바로 가르쳐 주고, 제자는 자기의 마음을 깨달음으로써 부처가 된다는 것이다. 서양의 정신치료가 반사, 명료화, 해석을 하는 것도 직지인심하는 것에 지나지 않는다.

4) 선사(禪師)와 정신치료자 · 카운슬러

이미 말한 바와 같이 정신치료자나 카운슬러는 인격과 태도가 제일 중요하고 자기 인격을 성숙시키고 성실한 태도를 가지는 것이 제일 중요하다.

정신분석을 하는 분석자가 되려면 정신과의사나 박사학위를 받은 심리학자로서 먼저 다른 분석자에게 수년간 자기 자신의 분석 치료를 성공적으로 받아서 자신의 마음을 깨닫고 자기 문제가 상당한 정도로 해결이 되어 환자 치료에 방해가 되는 요소가 없어야 한다. 정신분석에 대한 강의, 세미나, 그리고 환자 분석의 개인지도가 끝나야만 남을 분석 치료할 수 있다. 다시 말해서 스스로를 깨달은 자각자(自覺者)라야만 남을 깨닫게 하는 각타(覺他)를 할 수 있다. 이 점이 선사, 분석자에게 공통되는 점이다. 스스로 깨닫지 못한 자는 남을 깨닫게 할 수가 없다. 왜냐하면 선사나 분석자는 제자나 환자가 자기의 참된 모습을 비추어 볼 수 있는 맑은 거울이 되어야 하기 때문이다. 자각이 없는 자는 맑은 거울이 될 수가 없다.

『대승기신론』에 있는 내용을 보면, 부처의 바로 전 단계인 보살은 상속식(相續識), 지식(智識), 현식(現識), 전식(轉識)을 벗어나고 업식(業識)을 자각하고 업식의 지배를 별로 받지 않는 경지를 말한다. 이것은 정신분석자가 자기의 무의식적 동기가 완전히 없어지지는 않아도 이것을 자각하고 이것의 지배를 받지 않고 투사를 하지 않는 것과 같다. 성숙된 분석자는 이웃, 민족, 전인류에 대한 사명감을 느낀다. 이것은 보살의 보살행(菩薩行)에 해당한다. 그러므로 성숙된 분석자는 보살경지에 있다는 것을 알 수 있다. 그리고 환자와 자기를 같은 인간으로 보고 자기가 높은 자리에서 치료를 하고 있다는 생각을 갖지 않는다는 것은 불교에서 보살이 중생을 제도하는 데 있어 중생이란 생각을 내지 않고[불취중생상(不取衆生相)] 제도하고 있다는 생각[용상(用相)]을 내지 않는 것과 같다.

5) 전망

우리는 과거에 우리보다 서양의 문물을 먼저 받아들인 일본에 나라를 빼앗긴 쓰라린 경험 때문에 특히 해방 후에는 서양의 문물을 금과옥조로 삼고 우리의 귀중한 보배를 헌신짝처럼 버리고 자기를 멸시해 왔으나 근래에는 자기를 찾자는 운동이 각 부문에서 일어나고 있다. 그런 반면에 서양에서는 서양문명이 위기에 봉착하여 인간성, 인간의 내면을 파고드는 실존사상, 정신분석, 카운슬링, 그리고 히피운동이 일어나고 있다. 이러한 움직임은 분명히 우리의 조상들이 수천 년 동안 이루어 놓은 도(道)를 지향하고 있다. 한국의 정신치료자는 서양의 정신치료가 지향하고 있는 것이 이미 우리가 갖고 있는 도(道)를 향하고 있다는 것을 자각하고 우리의 도(道)를 바탕으로 해서 서양의 정신치료 기술을 섭취하여 보다 나은 정신치료를 창조하여 세계 정신치료를 발전시킬 책임이 있고 도(道)를 전 세계에 보급시킬 사명을 지니고 있음을 자각해야 한다.

『학생 지도』, 1971. 12.

참고문헌

1. 이동식:「정신치료자의 인격」,『신경정신의학』, 6(1): 19, 1967.
2. 이동식:「한국인의 주체성과 학생 지도의 이념」,『학생 연구』, 5(1): 56, 1967.
3. 이동식:「한국에 있어서의 정신치료 및 카운슬링의 철학적 정초 서설」,『윤태림 박사 화갑 기념 심리교육논총』, 숙명여자대학교 출판부, 1968.
4. 김기석:「도(道)와 카운슬링」, 전국대학 학생생활지도 담당교수 연구협의회 보고서, 경북대학교 학생지도 연구소, 1967.
5. 김기석:「선(禪)의 심리학적 고찰」,『한국심리학회지』, 1(2): 37, 1969.
6. 정양은:「감정론의 비교 연구」,『한국심리학회지』, 1(3): 77, 1970.
7. Yun, Ho-Kyun: Buddhism and Counseling,『한국심리학회지』, 1(3): 103, 1970.
8. 정창용:「정신치료에서 요구되는 자아의 자각에 있어서의 동서간의 차이」,『신경정신의학』, 7(2): 15, 1968.
9. Hammer, Max:「Quiet mind Therapy」,『Voices(Spring)』, 52, 1971.

7

무지(無知)의 지(知)

　한국 카운슬러 협회의 회보에 실릴 글을 청탁받고 필자는 감개무량한 느낌을 금할 수 없었다. 우리나라에 카운슬러 운동이 들어오게 된 것은 주로 우리 자신의 주동이라기보다도 외래 사조와 외국 원조의 산물이라고 볼 수 있다. 운동이 시작된 지 10년 내외에 한국 카운슬러 협회가 결성된 지도 두 돌을 맞이하게 되고 대학에 학생지도연구소, 학생생활지도부 등과 중등학교에 교도 교사라는 직제(職制)가 생기게 되어 이 운동은 확고한 외형을 갖추게 되었다. 이러한 발전으로 이끌어 오게 되기까지는 많은 선임자의 음으로 양으로의 노력이 있었다고 하겠다.

　그러나 아직까지는 한국의 카운슬링 운동이 우리 사회에 깊은 뿌리를 박았다고는 볼 수 없다. 카운슬링이란 1~2개월의 강습으로 할 수 있게 되는 성질의 것이 아니라 강습을 받음으로써 정말 학생을 돕겠다는 성의와 자질이 있는 분이 용기를 가지고 상담을 할 수 있는 하나의 시발점이 될 수 있을 뿐이다. 이러한 시발점에서 상담이라는 어렵고 무거운 책임을 지는 길에 들어서게 되면 갖가지 고난이 기다리고 있다. 그러기에 어떤 교도 교사는 할수록 어렵고 뭐가 뭔지 모르겠다는 말을 한다. 이러한 경계에 부딪치게 된다면 그분은 진실로 카운슬링에 들어가는 문 앞에 당도하고 있다고 볼 수 있다. 이러한 경험이 없이는 상담이란 있을 수 없는 것이고 여기서 길이 갈라진다. 여기서 정말 상담의 본도(本道)에 들어가는 분도 있을 것이고, 또 많은 분은 안이한 자기만족에 도취되거나, 보다 더 양심적인 분은 상담을 포기하기도 한다. 흔히 자신만만한 선생님을 보게 되지만 카운슬링이나 정신치료에 있어서는 자신만만이란 있을 수 없는 어려운 일이다. 자신이 없으면서 어떻게 남의 인생의 중대한 문제를 다루는 무책임한 행동을 하느냐고 반문할지 모른다. 학생이 혼자 문제를 안고 헤매고 있는 것보다는 조금이라도 도움이 될 수 있기에 상담을 하는 것이다. 조금도 도움이 될 수 없다면 상담은 할 수 없는 것이다. 학생의 고민을 부모에게 전달할 수 있다면 이것도 큰 도움이다. 부모를 설득해서 전문가에게 진찰이나 치료를 받게 해 주는 것도 큰 도움이다. 카운슬러가 줄 수 있는 최대한의 도움을 줄 수 있다면 그 상담은 성공한 것이다. 정신치료를 전문으로 하는 의사가 수년간 치료를 해서 고칠 수 있을까 말까 하는 학생을 고치겠다고 자신을 가지는 것은 대단히 위험한 일이요 불행한 일이다. 화려한 결과를 바라는 분은 상담에 적합하지 않다. 상담이란 말하자면 눈에 띄지 않는 음덕(陰德)을 쌓는 것으로 만족해야 한다.

최근에 나는 깊은 감명을 받은 일이 있다. 지난 여름부터 서울에서 시작된 월례사례협의회에서 어떤 나이 많은 선생님의 상담사례 보고(報告)를 들은 적이 있다. 이 선생님은 어떻게 보면 '저런 선생님이 어떻게 상담을 할 수 있을까' 싶도록 얼른 보기에는 융통성이 없어 보이며 학생을 이해할 수 있을지 의심스러울 만큼 고지식하게 보이는 인상을 주는 선생님이었다. 늘 하는 말이지만 자꾸 할수록 어려워지고 모르겠다는 말을 되풀이하고 있었다. 그러나 그 선생님이 상담한 내용을 보면 어느 누구의 상담 보고보다 월등하게 잘되어 있는 것을 우리는 느낄 수 있었다. 이 보고를 듣고 나의 느낌은 한국에도 이제는 카운슬링이 뿌리를 박을 수 있구나 하는 든든한 느낌을 가질 수 있었다. 나는 이러한 무지(無知)의 지(知)를 체득하신 카운슬러가 우리나라에 많이 나타나기를 갈망하는 마음이 간절하다.

『한국 카운슬러 협회 회보』, 1, 2호, 1965. 10.

8

도(道)의 현대적 의의

1. 서론

현대 서양문명의 위기에 대해서는 오스발트 슈펭글러를 비롯해서 많은 서양의 식자가 지적해 왔지만 구제의 처방은 드물다. 다만, 토인비는 기독교의 종교개혁에 기대했고, 근래에도 대자연과의 조화와 인간의 도덕의 개혁을 부르짖고 있다. 또한 루이스 멈퍼드는 자기 이해, 자기 검토, 자기 제어, 자기 기율(紀律)만이 서양문명을 구제할 수 있는 유일한 구제책이라고 부르짖고 있다.

멈퍼드가 내세운 것이 바로 동양에서 가장 숭상해 온 도(道)다. 구미, 특히 미국의 학생들은 고도로 발달된 조직사회가 고도로 기능화되고 비인간화, 또는 탈인간화된 자본주의 사회문화에 대한 반발로 인간성을 회복하자는 운동을 벌이고 있다. 인간을 해방하고 인간의 복지를 향상시키기 위한 도구로 등장한 과학기술의 소산인 기계나 조직이 거꾸로 인간을 지배할 뿐 아니라 인간을 질식시키고 노예화하고 인류멸망으로 몰아넣게 될지 모른다는 자각은 이러한 인간 밖에 있는 외부세계의 이해나 정복보다도 인간 내부의 이해, 인간의 자기 제어, 즉 동양식으로 표현한다면 극기(克己)나 자기조복(自己調伏)이 절실하게 되고 이것만이 현대 인류문명 특히 서양문명을 구제할 수 있는 유일한 처방이란 견해가 보급, 확대되어 가고 있다. 왜냐하면 기술문명이란 좋은 목적으로 사용될 수 있고 파괴의 목적으로 사용될 수도 있기 때문에 기술이나 기계를 사용하는 인간 자신이 문제되기 때문이다.

그러면 이러한 현대 서양문명에서 비인간화의 원인은 어디에 있는가? 멈퍼드는 과거 수백 년의 서양문명 역사는 야만과 붕괴의 역사라고 갈파하고 있다.

오늘날 서양문명이 자연과 다른 민족을 침략, 파괴하고 스스로가 붕괴되어 가며 전 인류를 이러한 흐름으로 휩쓸어 놓고 종국에는 인류 전체를 멸망시킬지 모르는 판국으로 몰아넣고 있는 원동력은 르네상스에 있다고 본다. 다시 말하면 현대 서양문명의 위기는 르네상스의 총결산이고 필연적인 귀결이라고 볼 수 있다.

르네상스를 흔히 인간주의, 휴머니즘이란 말로 특징짓는다. 이 휴머니즘의 성격을 이해하면 서양문명의 위기의 원인을 이해하기에 충분하다. 우리나라 지식인들은 서양인은 르네상스를 통해서 비로소 자아를 각성하고 인간성을 해방, 회복했고 동양의 역사에는 서양인이 경험한 르네상스가 없기 때문에 자아의 각성이 없었다고들 한다.

서양의 르네상스는 틀림없이 자아의 자각, 인간성 해방의 요소를 지니고 있다. 서양의 정신분석학적인 개념으로 르네상스의 자각을 검토해 보자. 정신분석에서는 인간의 인격·마음을 본능, 자아, 초자아(양심)로 구분하는데, 자아는 본능과 양심, 그리고 외부환경을 지각하고 이 3자를 조절하는 구실을 한다. 르네상스의 자아는 이 인격의 3대 구성요소 중의 자아가 아니라 주로 본능의 해방이다.

동양식으로 말한다면 동양사상 중 유불선교에서 성숙된 인간, 인간다운 인간이 되기 위한 수도의 목표가 욕심을 없애는 것인데, 서양의 르네상스는 바로 이 욕심을 해방시켰던 것이다. 유교에서 말하는 인욕지사(人慾之私) 인심(人心)을, 즉 동물적 본능을 해방시킨 것이고 불교에서 말하는 무명(無明)을 더욱 심하게 한 것이 르네상스의 중요한 본질이다. 그러므로 르네상스가 해방시킨 인간성은 성적 충동, 타인을 말살하려는 경쟁심, 타민족을 정복하려는 침략적이고 공격적인 본능, 자연의 정복과 파괴의 충동, 이기심 등이었다.

앞서 말한 현대의 특징은 모두가 진정한 자아의 군림이 없는 고삐를 잃은 파괴적인 본능, 다시 말해서 사리(私利)·사욕(私慾)이 해방된 결과라는 것을 쉽게 볼 수 있다. 여기에서 우리는 서양문화에서 이러한 진정한 자아, 진정한 인간성 회복의 움직임이 일어나고 이것이 필연적으로 동양의 휴머니즘, 즉 도(道)로 접근해 오는 것을 볼 수가 있다.

2. 본론

1) 서양인의 정신적인 또는 영적인 발전은 도(道)를 지향 · 접근해 오고 있다

서양인의 정신적인 발전은 신(神)과 인간의 관계와 우주에서 인간의 위치에 대한 생각을 보면 알 수 있다.

중세기적 신(神)으로부터의 해방, 키르케고르의 빈사상태에 있는 신, 니체의 신의 사망선고와 기독교 신학에서의 사신론(死神論) 등은 인간학적 신학의 대두에 이르고 있다.

다른 한편으로는 갈릴레이의 지동설과 다윈의 진화론, 프로이트의 인간관, 아인슈타인의 상대성 원리 등을 받아들임으로써 서양인은 점차 인간중심적인 우주관을 포기해가고 있다. 즉, 서양인은 신으로부터 자신을 해방시키고 자신을 만나기 시작했다고 볼 수 있다. 현대의 기술적 · 관료적 문명의 중심적 문제는 개인으로서 민족으로서 혹은 인류 전체로서의 인간의 주체성 상실의 위험에 놓여 있다는 사실이다. 서양인은 신이란 지주(支柱)와 과학기술을 발전시켜서 자신을 해방시키려고 했다. 그러나 오늘날 신이라는 지주의 상실과 도구의 배반을 직면하지 않을 수 없게 되었다.

이와 반대로 동양인은 적어도 2,500년 이전부터 이러한 모든 위험을 예견했었다. 동양인의 중심적인 관심은 이러한 인격신과 도구로부터의 해방을 이루는 것이었다. 그것은 자기 내부를 반성 · 검사하고 자기를 제어, 자기를 조복하고 자신의 주인공이 되어 진정한 자아를 찾는 노력이었다. 이것이 도(道)요, 주체성이고 동양의 휴머니즘이다. 동양인은 일찍이 인격신에 의지하는 것을 포기하고 우주에 있어서 인간의 현실적인 위치를 받아들였던 것이다. 도를 닦음으로써 인간 중심적인 인간관과 우주관을 탈피했다. 도(道)란 주체성이고 자기 실현이고 우주의 원리인 것이다.

2) 도(道)의 과학적 해명

서양 실존사상의 대두, 정신분석, 카운슬링, 존재심리학 또는 인간주의 심리학은 그 인간관과 목표가 동양의 도(道)에 극히 접근해 오고 있다. 무신론적 실존주의에서는 무(無)를 받아들임으로써 자아를 만난다.

'인간은 자기성장의 잠재 능력을 가지고 있다'라는 미국 칼 로저스 학파의 비지시적인 상담의 주장, '자기는 신의 모습이다'라는 융(Jung)의 인간관은 동양사상의 인간관에 접근해 오고 있다. 즉, 동양사상의 인간관은 불교에서는 불성이 있다, 유교에서는 성인이 될 수 있다, 도교에서는 지인진인(至人眞人)이 될 수 있다고 한다. 한마디로 말해서 인간은 신이 될 만한 잠재 능력을 가지고 있다는 것이다. 이것은 오로지 도(道)를 닦아서 본래의 자기로 돌아감으로써 이루어진다고 본다.

여기에서 우리는 동양 인간관의 관점으로 보더라도 동양의 도(道)는 서양의 휴머니즘이 도달하지 못한 휴머니즘의 극치라는 것을 쉽게 알 수 있다.

정신치료의 목표가 발달해서 개인화, 자기 실현, 자기 현실화, 진정한 자기의 각성 등이 되고 있고 관계, 치료자의 인격, 교통의 성실성, 언행일치, commitment를 강조하는 것이 도(道)에 유사해 오고 있다고 본다. 서양문화에 있어서의 이러한 발전은 신의 부재, 상실에서 오는 진공을 메우려는 것이라고 볼 수 있다.

도(道)는 유불선이 다 공통적으로 인간 본래의 자기, 진정한 자기로 돌아감으로써 성인, 불, 신선이 되는 것이고 인간이 지닌 잠재 능력을 최대한으로 실현하여 최고 성숙 단계에 도달함으로써 신이 된다는 것이 공통적이다.

그러므로 도(道)는 휴머니즘의 극치인 것이다. 서양의 정신치료는 인간 내부의 부정적인 힘의 분석, 해결을 위주로 하나 불교의 선, 특히 간화선(看話禪)에 있어서는 긍정적인 힘을 총동원해서 부정적인 힘인 애응지물(碍膺之物)을 녹이는 것이다.

인간과 현실 사이에 놓여 있으면서 현실을 흐리게 하는 세 가지 베일(장막)이 있다. 하나는 개인적인 정서적 경험, 즉 불교에서 말하는 별업망견(別業妄見)이고, 두 번째로는 문화, 즉 불교에서 말하는 동분망견(同分妄見)이다. 세 번째로는 유기체, 즉 신체의 제한성이다.

　서양의 정신분석이 주로 개인적 정서적인 문제를 해소시킨다면, 선(禪)은 개인적인 별업망견과 문화적인 동분망견의 베일을 걷어치우고 유기체의 베일마저 없애고 현실과 나를 직결시켜서 진여(眞如)에 이르는 것이 목표다.

　불안을 처리하는 각도에서 본다면 서양의 정신분석의, 실존철학자들, 정신치료자들은 최고의 정신분석 치료로 병리적이고 신경증적인 불안은 없앨 수 있지만 정상적이고 실존적인 존재론적인 불안은 여하한 방법으로도 없앨 수 없다고 의견의 일치를 보고 있다. 그러나 선(禪)에서는 생사지심(生死之心)을 타파함으로써 정상적인 실존적 불안마저 없애자는 것이다. 정신분석치료의 과정과 심우도에 그려진 각(覺)의 과정도 일치한다. 동양의학에서도 이도요병(以道療病) 신위일신지주(神爲一身之主)라는 생각은 오늘날 서양의학이 20세기에 와서 비로소 발전시킨 사상과 일치한다.

　과거 10여 년 전부터 미국에서는 존재심리학 또는 인간주의 심리학, 자기심리학 혹은 제3세력의 심리학이라고 불리는 심리학이 대두하고 있다. 이 심리학은 기존의 현대심리학인 실험적인 행동주의 심리학과 정신분석적인 심리학이 비인간화되고 기계적이고 병들거나 미숙한 인간, 동물의 심리를 토대로 한 심리학이라는 비판을 토대로, 인간주의적 심리학이요 성숙된 인간의 심리학이다. 한마디로 표현하면 도(道)심리학(心理學)이라고 할 수 있다.

　또 한편으로는 도(道)의 실험적인 대뇌생리학적인 연구가 미국과 소련에서 진행되고 있다. 가령, 정상인은 눈을 깜박이면 뇌파에 변화가 오는데, 선승(禪僧)에게서는 그런 변동이 없다는 선승의 뇌파에 관한 연구가 일찍이 있었다.

　과거에는 완전히 주관적이어서 객관적으로 연구할 수 없던 것을 연구할 수 있게 되었다. 소련의 부이코프부와 리시나의 심부지각, 내부지각, 조건화 연구는 특정한 근육군에서 일어나는 변화를 전자장치를 통해서 눈으로 볼 수 있게 하고 이름을 붙인 것이다.

　동시에 자율신경 지배하에 있는 내장에서 일어나는 메시지를 인식하는 것을 배운다. 이러한 내적 세계의 보고(寶庫)에 대한 객관적인 탐색으로 위 점막의 이점식역(二點識閾, differential threshold)을 측정할 수 있다.

　이러한 새로운 메시지를 구별, 명명할 뿐만 아니라 자의(恣意)로 제어할 수 있게 된다.

　헷퍼라인은 음악을 망치는 불쾌한 잡음을 배제하는 데 효과적인 가벼운 운동으로 조작적 통제를 하는 능력을 급속히 획득하는 연구를 하고 있다.

소련의 심장혈관운동의 자의적 제어는 캐나다의 연구와 일치한다. 방광 모세혈관의 지배에 대한 연구가 있다. 앞으로 10년, 20년 내에 심장, 혈관, 위장 지배를 내다보고 있다. 웽게르 등은 인도 요가의 도인(道人)을 연구했다.

미국에서는 자기 자신의 뇌파인 알파파(波)를 400주파의 음으로 활성화시켜서 알파파를 제어하는 것을 배우고 마음대로 켰다 껐다 할 수 있게 되는 연구를 했다.

앞으로 이러한 연구로써 과거에는 이름 붙일 수 없었고, 과학의 대상이 될 수 없었던 주관적인 경험, 무의식적인 내면, 우리의 의식과 수의적(隨意的)인 지배 밖에 있던 심신의 상태와 운동을 자각, 지배하는 새로운 과학적인 방법이 탄생할 것으로 전망된다. 이것이 바로 동양의 도(道)의 수도(修道)였던 것이다.

최근에 미국의 실험정신의학 교수인 피서는 황홀 상태와 좌선이나 요가의 삼마지(三摩地) 등의 명상 상태를 대뇌생리학적으로 뇌파 등으로 구명(究明)하고 무의식과 의식이 일치하는 경지가 입신(入神)의 경지이고 의식이 무의식을 완전 자각, 지배하는 경지가 우리가 말하는 성인(聖人) · 불(佛) · 신선(神仙)의 경지라는 것을 결론 지을 수 있는 재료를 제공해 주고 있다.

3. 결론

동양인은 외적 세계를 인식하고 지배하는 기술을 천시하고 내적 세계를 이해하고 정복하는 것을 지상의 목표로 삼고 도(道)를 숭상해 왔다.

오늘날 서양인은 외적 세계의 정복에 자기 이해와 자기 지배 없이는 자기 파멸의 위험이 증대됨을 깨닫고 인간 내부세계의 이해와 자기 지배, 인간성숙의 필요성을 느끼고 실존사상 · 정신분석 · 정신치료 · 카운슬링, 신경생리학에서 인간 내부의 이해와 지배, 인간의 성숙을 지향하고 있으며 이와 병행해서 동양의 도(道)에 대한 관심이 점차로 높아져 가고 있다.

한편, 동양에서는 과거에 외부세계를 천시한 전통으로 과학기술의 발달이 뒤진 결과,

외국의 침략을 받고 빈곤에서 허덕이는 쓰라린 경험에서 소위 근대화란 기치 아래 급속히 과학기술을 도입하려는 나머지 우리의 도(道)를 완전히 무시하고 파괴하는 근대화로 달음질해 왔었다. 그러면서 서양문명은 전 세계를 뒤덮어 기계화, 조직화로 외적 지배를 강화해 감으로써 인간의 내적 지배는 약화되는 비인간화, 인간상실, 자기상실로 달음질 치고 있다.

여기에서 절실하게 현대문명의 위기를 극복하는 치료제로써 도(道)의 지대한 의의를 볼 수 있는 것이다. 왜냐하면 도(道)는 주체성이요 자각이며 자기 지배요 내적 지배인 동시에 최고의 성숙이요 자유이고 또한 자율이며 건설적인 힘이기 때문이다. 그러므로 서양인의 근대화는 서양의 전통적인 과학기술을 토대로 동양의 전통적인 도(道)를 섭취하는 것이고, 동양인의 근대화는 동양의 전통적인 도를 토대로 서양의 전통적인 과학을 섭취하는 것이다.

한국철학회 심포지엄, 1970. 10., 『의사신문』, 1973. 3. 26.

9

선(禪)과 정신분석

1. 선에 대한 정신분석의의 관심

선(禪)에 대한 서양 정신분석가들의 관심은 1930년대에 이미 작고한 미국의 카렌 호나이를 비롯해서 에리히 프롬 등 현대의 많은 저명한 정신분석자, 카운슬러, 심리학자들을 집중시켜 오고 있다.

그 이유는 간단하다. 서양인이 플라톤 이후에 정신과 신체를 분리하고 모든 것을 분리, 대립시키고 대상화하여 르네상스에 이르러 모든 동물적인 자아의 구성요소인 본능을 해방시킨 결과, 인간이 조직과 기계의 노예가 되고 스스로를 상실하고 자멸의 길을 촉진시키는 위기에 대한 자각증상이며, 치료제로 나타난 것이 실존사상, 정신분석이고 서양인의 동양사상 특히 선(禪)과 노장사상, 주역에 대한 관심이다.

이러한 전 세계적인 현상에 대해 자유세계뿐만 아니라 공산 세계에서도 활발한 연구가 일어나고 소련, 미국에서는 도(道)의 실험적 · 과학적인 연구가 진행되고 있으며 미국에서 가장 활발한 실정이다.

2. 선과 정신분석

1) 선과 정신분석의 목표

여기서 필자가 기술하는 바는 서산대사가 지적한 바와 같이 교시불어(教是佛語)요 선시불심(禪是佛心)이고, 불교의 목표는 불심에 도달하는 데 있다는 뜻에서 선(禪)을 다룬다. 서양의 정신분석은 19세기 말 20세기 초에 신경증의 치료 방법으로 출발해서 인간정신(인격)의 발달과 구조의 이론, 무의식적 동기의 발견으로 처음에는 증상을 없애는 것이 목표였으나 현재는 진정한 자기 실현, 자기 현실화, 개인화(남이 아니고 내 자신이 되는 것) 등이 목표로 되어 왔다.

이것은 불교의 수도 목표가 불(佛)이 되는 것이고 다른 말로는 본래면목, 즉 진면목 본지풍광(本地風光) 등으로 표현되는 것으로 접근해 온 것이다. 선(禪)은 애응지물(碍膺之物)을 제거하여 업식(業識)으로부터 해방됨으로써 부처가 되나, 정신분석에서는 무의식적 동기를 자각해서 이 동기를 끊는다. 무의식으로부터의 해방과 무의식의 지배가 공통적이다. 하나는 불(佛)이 되고 하나는 자기 실현이 최고 목표다. 착각을 없애며, 있는 그대로의 현실, 즉 진여(眞如)에 도달하자는 것이 공통된 점이지만 정도가 다르다. 우리와 현실 사이에 세 가지 베일이 가려져 있다고 볼 수 있다. 첫째, 남과 다른 개인적 경험, 즉 별업망견(別業妄見), 둘째, 문화의 차이, 즉 동분망견(同分妄見)이고, 셋째, 우리 신체의 제한성이다. 정신분석은 주로 별업망견을 없애자는 것이고 동분망견도 어느 정도 영향을 받을 뿐이나 선(禪)은 이 삼자를 다 없애고 진여에 도달하자는 것이 최후 목표다. 이것은 오로지 생사지심(生死之心)을 타파함으로써 가능하다.

불안을 제거하는 점에서 보면 서양의 정신분석자나 실존철학자들은 정신분석으로 신경증적이고 병리적 불안을 제거할 수 있지만, 정상적이며 실존적인 존재론적 불안은 어떠한 방법으로도 없앨 수 없다고 주장한다. 그러나 선(禪)에서는 생사지심(生死之心)을 타파함으로써 이 정상적 불안조차 없애는 것이다.

2) 각(覺)의 과정과 분석치료의 과정

　정신분석에서는 환자로 하여금 마음속이나 신체 감각이나 내부에 있는 모든 현상을 관찰하고 조금도 제한을 주지 않고 성실하게 보고하게 한다. 즉, 선(禪)에 있어서의 관(觀)에 해당한다. 그리고 정신분석치료의 과정은 다음과 같다.

　첫째, 모든 사람이 가지고 있는 그 사람의 전인격(全人格), 일거수일투족을 지배하고 자나 깨나 누구를 만나거나 어디서나 그 사람을 지배하고 있는 무의식적 동기를 파악해서 없애는 작업 과정이다. 이 무의식적 동기라는 것이 현실을 착각하게 하고 갈등을 일으키고 병의 증상을 일으키는 원인이다. 그러므로 분석자는 이 모든 장애의 원인이 되는 무의식적인 동기와 대인관계의 형식을 파악하고 이것을 환자로 하여금 이해, 자각하게 한다.

　둘째, 분석자는 환자가 이러한 무의식적인 동기를 분석자에서 충족시키려 하고 있다는 것을 이해해야 한다. 그리고 환자로 하여금 자기가 지금 분석의에게 이러한 동기를 충족시키려 하고 있다는 사실을 자각시킨다.

　셋째, 환자가 무의식적이고 핵심적인 동기를 억압해서 다시 무의식으로 밀어 넣지 말고 항상 의식하면서 이 동기를 일으키는 감정을 분석자의 도움으로 스스로 해결하는 노력을 계속한다. 해결이 잘되면 치료는 성공적으로 끝나게 된다.

　이러한 정신분석치료 과정은 참선에서의 각(覺)의 과정과 비슷하다. 다른 점은 선사와의 관계가 다를 뿐이지 마음속에 일어나는 과정은 유사하다. 각(覺)의 과정은 심우도에 잘 표현되어 있다. 심우(尋牛), 견적(見跡), 견우(見牛), 득우(得牛), 목우(牧牛), 기우귀가(騎牛歸家), 망우존인(忘牛存人), 인우구망(人牛俱忘), 반본환원(返本還源), 입전수수(入廛垂手)다. 이 심우도(尋牛圖)는 정신분석 치료를 받는 심적 과정에 보살행이 첨가된 셈이다. 소를 보통 진정한 자기라고 불교에서는 설명하고 있다. 처음에는 소가 검다고 하나, 수도가 잘되어 감에 따라서 소가 희어진다고 본다. 이것을 서양의 정신분석과 비교하면 앞서 말한 바와 같이 환자로 하여금 마음속에 있는 그대로 솔직하게 보고하라고 할 때 선에서 말하는 망상이 나타난다. 즉, 부정적인 감정이다. 환자가 감추고 스스로 보지 않으려고 했던 자기와 세계에 대한 진실한 느낌이다. 이것이 무의식 속으로 억압되고 자각이 되지 않음으로써 주체성이 약화, 상실되고 증상이 생기는 것이다.

　말하자면 검은 소다. 부정적인 자기의 모습을 다 받아들인 이것이 180도 경계다. 자각이 되면 남는 것은 자기와 세계의 긍정적인 모습뿐이다. 이것을 다 받아들이고 나면 360도를 돌아서 0점으로 돌아온다. 이것이 본래면목(本來面目)이다. 180도 경계에서는 가치의 전도(顚倒)가 일어나서 산이 산이 아니고 물이 물이 아니며 360도 경계에서는 다시 산은 산이고 물은 물이 된다. 0도 경계, 즉 중생은 자기의 모습이 가려져 자각이 없는 상태다. 소를 얻어서 고삐를 달고 부리고 먹인다는 것이 정신분석에서 말하는 무의식적인 동기, 즉 핵심적인 감정을 억제하지 않고 항상 자각을 하고 이 감정의 힘을 녹이고 주체성을 키우는 것에 해당한다고 볼 수 있다.

　그리고 정신분석에서나 불교에서나 항상 밖으로부터 안으로, 다시 말해서 의식으로부터 무의식으로 파고들어 간다. 정신분석에서는 자기의 무의식적인 동기에 대한 통찰을 얻은 뒤에는 이것을 항상 붙들고 놓지 않고 이 힘을 일거수일투족에서 자각하고, 통찰로 대치하고 교정하는 작업을 오랫동안 계속한다. 이것이 선(禪)에서는 돈오(頓悟)하고 보림(保任) 3년 한다는 것과 일치한다. 정신분석 치료에서는 환자가 치료되어 감에 따라서 꿈이 점차로 현실에 가까운 꿈을 꾸게 되는데, 이는 선(禪)에서도 각(覺)에 이르면 몽교일여(夢覺一如)가 된다고 하는 것과 같다.

『대학불연보』, 1971. 9. 30.

10
불교와 상담

1. 머리말

1930년대부터 서양의 정신치료자나 카운슬러들이 선(禪)이나 노자, 장자, 유교사상에 관심을 갖기 시작해서, 처음에는 극히 초보적인 이해로부터 시작하여 근래에는 깊은 이해에까지 이른 사람들은 서양 정신분석치료의 핵심과 동양의 신비(神祕)주의, 즉 도(道)의 핵심이 일치한다는 결론에 이르고 미래의 정신치료나 2천년대의 심리학은 도(道)심리학이 될 것이라는 결론을 내리고 있다.

동양사상의 근본이 인간의 본성으로 돌아감으로써 인간의 최고 성숙 단계인 성인(聖人), 불(佛), 진인(眞人), 즉 신(神)이 되는 것이기는 하나 그중에서도 수행방법과 무의식의 세밀한 분석은 불교가 으뜸이라고 생각한다. 따라서 이 글에서는 불교를 중심으로 하여 현대 한국사회에서 활동하는 한국 카운슬러의 관심을 환기시키기 위해서 우선 몇 가지 점만을 적기(摘記)하고자 한다.

2. 상담과 불교수행의 핵심

가령, 칼 로저스 같은 미국의 이른바 내담자중심치료의 창시자는 처음에는 전통적인 지시적인 상담으로 학생들을 상담했으나 정서적인 문제가 있는 학생들은 지시나 충고로는 도저히 효과를 볼 수 없음을 깨닫고, 학생 스스로의 마음을 관찰시켜서 자유롭게 표현하게 하였다. 카운슬러가 이 마음을 이해하고 반사(reflection)하여 학생이 명확하게 표현하지 못한 감정이나 생각을 명료하게 표현해 줌으로써 스스로의 문제를 깨닫고 나아갈 길을 찾는다는 것을 경험한 것이었다.

석가모니는 인생에 생로병사의 괴로움이 있음을 깨닫고 이것을 극복하기 위해서 처음에는 다년간 인도의 전통적인 수행방법을 따랐으나 그러한 방법(고행)으로는 성과를 거둘 수 없음을 깨닫고, 해결은 오로지 인생고(人生苦)를 가져다주는 착각, 즉 외상(外相)을 차단하고 자기 마음을 돌이켜 비추는 일만이 유일한 방법임을 깨달은 것이니[불취외상(不取外相) 자심반조(自心返照)], 이것이 불교의 핵심이다.

서양의 정신분석치료에서도 신경증적인 갈등은 자신의 마음을 억압함으로써 억압되어 스스로의 마음이면서도 자기의 마음인지 모르게 되면 이 마음이 다른 사람에게서 보이기 때문에 현실과의 괴리에서 일어난다는 것이 밝혀져 오로지 자기 마음을 관찰하게 하는 것이다.

3. 관계의 형성과 피상담자의 태도

달마대사가 면벽수도(面壁修道)를 하고 있는데 이조 혜가(二祖慧可)가 찾아가서 가르침을 구해도 달마는 거들떠보지도 않아 혜가는 눈이 내리는 동굴 밖에서 아무리 기다려도 돌아보지 아니해서 칼을 뽑아 자기 팔을 자르자 비로소 고개를 돌려 "왜 왔는가?" 하고 물었다. 혜가는 "저의 마음을 편안하게 해 주시옵소서" 하니, 달마는 "너의 마음을 가져오너라" 하고 대답했다. 혜가는 "찾아도 없습니다"라고 했다. 달마는 "그러면 내가 너의 마음을 편안하게 해 주었느니라"라고 했다고 한다.

이것은 상담이나 정신치료에서는 자기의 마음을 은폐함이 없이 솔직하게 털어놓아야만 한다는 것을 말하고 있으며 치료의 동기를 강화시키는 것을 강조했다고 볼 수 있다.

4. 통찰치료와 피상적 치료―돈오(頓悟)와 점수(漸修)

고려 보조국사의『법집별행록절요사기(法集別行錄節要私記)』에서 돈오(頓悟)가 선행하지 않는 수행은 방향 없이 길을 가는 것과 같이 목표에 도달할 수 없다고 논파(論破)하고 있다. 이것은 서양의 정신치료에 있어서 자기의 갈등을 가져오는 근본 동기에 대한 통찰 없이 아무리 치료를 해도 근본적인 치료가 되지 않는다는 결론과 일치한다. 통찰 없는 피상적인 정신치료는 무의식 속에 억압되어 있는, 원인이 되는 감정이 나오지 못하게 하는 치료이기 때문에 근본적인 치유가 불가능하다.

『보조법어』수심결(修心訣)에서는, 불도(佛道)를 닦는 이들 중에 흔히 망상을 끊으라는 것을, 망상을 깨달으려 하지는 않고 누르려고 하는 잘못을 '어떤 자들은 선악(善惡)의 성(性)이 공(空)함을 알지 못하고 굳게 앉아 움직이지 아니하여 몸과 마음을 눌러 조복(調伏)하는 것을 돌로 풀을 누름과 같이 하여서 마음을 닦는다고 삼고 있으니 이는 크게 잘못된 것이다. 성문[聲聞(도가 낮은 단계)]은 마음, 마음에 혹(惑)은 끊나니 능히 끊는 마음이 적(賊)이라 하시니라. 다만 살도음망(殺盜淫妄)이 성(性)을 좇아 일어나는 줄 자세히 관(觀)하면 일어남이 곧 일어남이 없는지라, 당처(當處)가 문득 고요함이니 어찌 모름지기 다시 끊으리오. 쓴 바로 이르시되 생각 일어남을 두려워하지 말고, 오직 깨달음이 더딜까 두려워하라 하시고 또 이르시되 생각이 일어나면 곧 각(覺)하라 각(覺)하면 곧 없다……운운(云云)'과 같이 경계시키고 있다.

이것은 각(覺)이 불교 수도의 근본인데도 불구하고 깨닫지는 않고 일시적으로 마음을 편하게 하기 위해서 여러 가지 갈등과 망상을 물리치려고 하는 병통을 말하는 것이다. 대부분의 불교 수도인들이 실제로 많이 범하고 있는 잘못이다. 물론 힘이 약한 경우는 이런 정도 이상으로 하기 어려운 경우도 많은 것이 사실이다. 그것은 마치 서양의 정신치료에서 가장 근본적인 치료가 모든 환자에게 실제로는 가능하지 않은 것과 같다.

5. 근기(根氣)와 수행(修行)—자아의 힘과 정신치료

서양의 정신치료에서도 앞서 말한 바와 같이 환자의 자아의 힘(ego strength)과 치료자의 능력에 따라서 통찰치료와 피상적인 치료로 나뉜다.

유교에서도 생이지지(生而知之) 학이지지(學而知之) 곤이지지(困而知之)로, 배우는 자의 자아의 힘을 삼분(三分)하지만, 불교에서도 상, 중, 하 근기를 구별한다. 근기(자아의 힘)에 따라서, 이 근기에 맞추어서 수도를 하는 것이 근본원칙이다.

그러기 때문에 불교에서는 우선 '선(禪)'과 '교(敎)'를 구분한다. 근기가 좋은 자는 선(禪)을 하고 근기가 낮은 자는 교(敎)를 한다. 물론 실제로는, 특히 우리나라 불교는 선교(禪敎)를 통일한 불교이기 때문에 선(禪)과 교(敎)를 아울러 공부하지만 도식적으로 말하자면 구분이 된다. 선(禪) 중에서도 최상 근기는 최상선(最上禪)을 하게 된다. 교(敎)도 오교(五敎)를 구분해서 소승교(小乘敎), 대승시교(大乘始敎), 종교(終敎), 돈교(頓敎), 원교(圓敎)라고 한다. 제일 근기가 낮은 자는 소승교(小乘敎)를 하게 되고, 가장 높은 자는 원교(圓敎)를 하게 된다.

보조국사도 불교 수도의 최고 목표는 자기가 부처가 되는 것이기는 하나 최하열기(最下劣機)에 있어서는 자기밖에 인격신으로서 부처의 존재를 믿고 현세를 떠난 서방정토를 믿고 염불을 외워야만 한다는 말을 하고 있다.

화엄종의 교의(敎義)에서도 보살수행의 계위(階位)를 십신(十信) 십주(十住) 십행(十行) 십회향(十廻向) 십지(十地) 등 각(覺) 묘각(妙覺)으로 구분한다. 이것은 동일인에 있어서 자아의 힘이 생김에 따라서 올라가 자기 힘에 알맞게 수행하는 것을 말하는 것이다. 이것은 처음에는 피상적이고 지지적인 치료로 시작해서 통찰요법으로 넘어가는 것과 대응한다고도 볼 수 있다.

6. 수도(修道)의 목표와 정신치료-카운슬링의 목표

서양의 카운슬링이나 정신분석의 최고 목표는 자기 실현, 개인화, 자기 현실화, 진정한 자기 등으로 표현한다.

불교 수도(修道)의 최고 목표는 불(佛)이 되는 것이고 진심(眞心)이라고 한다. 진(眞)이란 것은 망(妄)을 여윔, 즉 이망(離妄)이고 심(心)이란 신령히 거울함, 즉 영감(靈鑑)이다. 이 진심의 이명(異名)은 심지(心地) 보리[菩提(각(覺)] 법계(法界) 여래(如來) 열반(涅槃) 여여(如如) 법신(法身) 진여(眞如) 불성(佛性) 총지(總持) 여래장(如來藏) 원각(圓覺) 등이 있다.

조교(祖敎)〈선(禪)〉에 있어서는 자기(自己) 정안(正眼) 묘심(妙心) 주인옹(主人翁) 무저발(無底鉢) 무진등(無盡燈) 무근수(無根樹) 취모검(吹毛劍) 무위국(無爲國) 모니주(车尼珠) 무유쇄(無鑰鎖) 니우(泥牛) 목마(木馬) 심원(心源) 심경(心鏡) 심월(心月) 심주(心珠) 등등이다.

서양 정신치료의 최고 목표가 진정한 자기로 돌아간다는 것과 진심이나 자기이니, 근본은 같다고 볼 수 있으나 목표로 하는 최고 경지는 불교의 수도 목표가 더 높다. 이것은 불교뿐 아니라 동양의 도(道)도 이 점에서 같다고 볼 수 있다.

7. 진심험공(眞心驗功)-치료성과의 검증

보조국사의『진심직설(眞心直說)』에 진심험공(眞心驗功)이란 조목이 있다.

"어떤 이가 이르되 진심(眞心)이 앞에 나타나매 어떻게 이 진심이 성숙하여 거리낌이 없음을 아나이까? 이르시되, 도(道)를 배우는 사람이 진심이 현전(現前)함을 얻을 때에 다만 습기(defense)를 제(除)하지 못하여 만일 익숙한 경계를 만나면 유시(有時)에 생각을 잃나니 소를 먹일 제 비록 조복해 끌어 수순(隨順)하는 곳에 이를지라도 오히려 감히 채찍줄을 놓지 말고 바른 마음이 조순(調順)하고 걸음이 평온하여 소를 몰아 묘가(苗稼) 가운데 들게 하더라도 묘가(苗稼)를 상하지 않음을 기다려서야 바야흐로 감히 놓음과 같은지라. 이 지보

(地步)에 이르러서는 문득 목동의 채찍줄을 쓰지 않더라도 자연히 묘가를 상함이 없을지니 도인이 진심을 얻은 후에 먼저 또 공부를 써 보양하여 큰 역용(力用)이 있어야 바야흐로 가히 중생을 이(利)하게 함과 같나니, 만일 이 진심을 시험할 때에 먼저 평생에 미워하고 사랑하는바 경계를 가져서 때때로 낯 앞에 생각해 두되 만일 전(前)을 의지하여 증애심(憎愛心)이 일어나면 곧 도심(道心)이 익지 못함이요 만일 증애심이 나지 않으면 이 도심이 익음이라. 비록 이같이 성숙하나 오히려 이 자연히 증애를 일으키지 않음이 아니라 또다시 마음을 시험하되 만일 증애의 경계를 만날 때에 특히 증애심을 일으켜 증애의 경계를 취하려 하여도 만일 마음이 일어나지 않으면 이 마음이 거리낌이 없음이 드러난 땅에 흰 소와 같아서 묘가(苗稼)를 상하지 않을지라. 옛적에 불(佛)을 꾸짖음이 있는 자는 이 차심(此心)으로 더불어 서로 응함이어늘 이제 보건대 겨우 종문(宗門)에 들매 도(道)의 원근(遠近)을 알지 못하고 문득 불(佛)을 꾸짖으며 조(祖)를 꾸짖음을 배우는 자는 너무 이른 계교(計較)니라."

이 글은 카운슬링이나 정신치료에서는 피상담자나 환자보다도 카운슬러나 치료자의 인격 성숙을 검증하는 좋은 지침이 되고 정신건강이 최고 경지에 이르면 어떤 상태가 되는가를 잘 명시해 주고 있다. 정신분석에서도 의존심과 적개심이 모든 신경증의 갈등의 핵심이라는 것이 인식되고 있다. 동일한 사람에게 유아적으로 의존하려고 하니 의존심이 충족되지 않기 때문에 적개심이 생긴다. 그러니 더욱 의존해야 하고 그렇게 되니 적개심이 더욱 심해진다. 이러한 악순환에서 헤어나지 못하는 것이 신경증이고 불교적으로 표현하면 중생이다. 진심(眞心)이 나타났을 때 습기(習氣), 즉 신경증적인 동기에서 나오는 증상 또는 버릇이 남아 있으면 통찰에서 얻은, 신경증적 갈등의 원인이 되는 감정을 제어하는 손을 놓으면 안 된다는 뜻이다. 자기 마음을 마음대로 두어도 갈등이 일어나지 않는 상태가 되어야 비로소 제어하는 손을 놓아도 좋다는 뜻이다. 도(道)가 익었다는 것은 과거에 증애의 대상을 생각해도 증애가 일어나지 않으면 익은 것을 알 수 있다. 거리낌이 없는 무애(無碍)의 경지는 과거의 증애의 대상을 생각해서 증애가 일어나지 않을 뿐 아니라 현재에 증애가 일어날 만한 경우에도 증애가 일어나지 않으면 무애의 경지에 이른 것이다. 증애가 일어나지 않고 자비심만이 있는 것이 최고의 정신건강인 부처의 경지다. 삼조(三祖) 승찬대사(僧璨大師)도 신심명(信心銘)에서 단막증애(但莫憎愛)면 통연 명백(洞然明白)하리라고 갈파하고 있다.

1974.

참고문헌

1. Fingarette, Herbert: 「The Ego and Mystic Selflessness」, 『Psychoanalysis and Psychoanalytic Review』 XL V, No.1, 5-41, 1958.
2. Hammer, Max: 「Quiet Mind Therapy」, 『Voices(Spring)』, 52-56, 1971.
3. Murphy, Gardner: 「Psychology in the year 2,000」, 『American Psychologist』 Vol. 24, 523-530, 1969.
4. 『보조법어(普照法語)』
5. 『신심명(信心銘)』
6. 『법집별행록사기(法集別行錄私記)』

11

세계 정신건강연합체(WFMH)와
한국의 정신건강운동

　세계 정신건강연합체가 우리나라에 일반적으로 알려지게 된 것은 아마 지난해에 보건부, OEC, 대한신경정신의학회 주체로 세계보건의 날을 계기로 한 정신보건에 관한 기념행사를 통해서일 것이다. 동(同) 단체에서 매년 주영(駐英) 한국인 대사를 통해서 정부와 전문가 단체의 대표를 국제회의에 파견해 달라고 한 요청은 국내 단체에 전달된 일이 없는 듯하다. 이 WFMH의 사무 군영(軍營)책임자인 영국 정신의 리이스 박사 말로는 1958년 5월 미국 샌프란시스코에서 개최되었던 미국 정신의학협회의 연차대회에서 갈피를 못 잡고 있는 젊은 한국 정신의를 만났다고 필자에게 말한 바 있고 일부 인사들은 정신보건운동 관계로 교통한 바도 있다고 한다. 필자는 체미(滯美) 후 귀로(歸路)에 유럽 각국을 역방(歷訪)하고 국제학회에 참석하려고 계획하던 중 WFMH의 사무총장인 소튼 여사의 알선으로 영국 내 시찰을 할 수 있는 혜택을 입었고, 기타 각국의 정신보건단체와의 연락과 정보를 제공받았다. 때마침 필자의 여행 중에 세계정신건강연합체의 연차대회가 있으니 처음 참석하는 한국 대표로서 꼭 참석해 달라는 초청이 있어 1958년 8월 24일부터 29일까지 오스트리아 수도 빈시(市)에서 열렸던 제11차 대회에 참석했다. 그해 12월에는 〈가족생활과 정신건강〉이란 제목으로 필리핀 마닐라에서 아세아인을 위한 교육 강습회가 필리핀 정신건강협회, WAO, WFMH 주최로 아세아 재단의 후원을 얻어 개최되어 우리나라에서도 고황경(高凰京), 유석진(兪碩鎭), 손경춘(孫庚春) 씨가 참가한 바 있다.

　원래 세계 정신건강연합체는 그 이전에 존재했던 정신의학 국제회의나 단체가 유럽

대륙 사람의 주동이고 4, 5년 만에 한 번밖에 개최되지 않고 국제정신위생회의도 제2차 세계대전 후 국제 정세가 변동되어 모든 주도권이 유럽으로부터 미·영으로 옮겨 가고 보다 더 강력한 정신위생운동의 필요성이 증대하여 결성되었다. 또한 UN의 창설로 인한 제반 국제조직과 활동의 증가로 새로운 단체창립의 기운이 성숙한 결과, 영·캐나다· 미 삼국인(三國人)의 주동으로 1948년 영국 런던에서 개최되었던 국제정신위생회의 때 46개국 대표 참석리(參席裡)에 동(同) 단체의 결성을 보았다. 이 단체는 각국에 의존하는 정신위생단체 혹은 정신보건에 관여하는 각종 전문가단체를 회원으로 한 단체의 연합인 것이다. 목적은, 좀 더 능동적이고 실제적이며 국제적인 정신보건운동을 전개하자는 것 이다. 현재 43개국의 대부분이 자유군영에 속하는 나라의 각종 100단체 가량이 회원으 로 가입해 있으며 동양에서 인도·파키스탄·중국(대만)·태국·필리핀·일본이 가입 해 있다. 이 단체의 결성으로 보다 더 광범한 전문가들이 정신보건운동에 참여하게 되었 다. 즉, 인류학자, 교육학자, 간호원, 정신의, 심리학자, 사회학자, 사회사업가들의 단체 가 적극 참여하게 되고 오토 클라인버그와 마거릿 미드 등이 계속적으로 참가하고 있으 며 설리반은 1949년에 애석하게도 사업 도중에 급서(急逝) 하였다. 리이드(영국)와 치즈 홈(캐나다)도 창설 당시부터 계속 지도하고 있다.

  좀 더 구체적으로 이 단체를 소개하자면, 그 목적이 모든 민족과 국가 간의 좋은 인 간관계를 증진시키고 가장 넓은 뜻으로서 생물학적, 의학적, 교육학적, 사회적 면에 있 어서의 최고 수준의 정신건강을 도모하는 국제적인 사설단체다. 유네스코, 유니세프, WHO 등의 UN 각 기관과 협조하며 자문에 응하고 각국 정부와 정부 간 혹은 국제적인 유지기관, 전문가단체 유지, 개인과 협조한다. 변동되는 환경에서 조화적으로 살아나가 는 능력을 배양하며 건의를 하고 정신보건 분야의 연구를 장려한다. 정신보건 발전에 공 헌하는 과학자, 전문가 단체 간의 협조를 촉진한다. 정신보건 분야에 있어 정보, 지식, 상 담, 원조를 제공하고 전 세계를 통하여 식견 있는 여론을 조성하도록 원조한다. 연차대 회나 기타 회합을 통하여 정신보건에 관여하는 모든 분야의 사람들을 일당(一堂)에 모아 서 상호이해와 안면을 갖게 하며 정기적인 국제회의, 회합, 연습, 연구 그룹을 조직하고 그 외 모든 방법으로 정신건강과 인간관계 개선을 가져오는 활동을 촉진한다.

  이상이 WFMH의 취지이며 1948년 런던에서 창립된 이후 사무소를 런던에 두고 매년 연차대회를 거듭하여 지난해 8월에 제12차 대회를 가졌다. 대회 때마다 총회를 갖고 UN 식으로 한 나라가 한 표씩 투표권을 행사하며 매년 한 가지씩 정신보건 분야의 실제적인 문제에 관하여 권위자들에게 강연을 위촉한다. 일반 참여자는 십여 그룹으로 나누어 각기 다른 문제를 가지고 토론회를 구성해서 의견과 실지 경험을 교환하도록 되어 있다. 필자가 참가했을 때는 〈이향(離鄉)과 재정착(再定着)〉이라는 제목이어서 엘판 리이스라는 세계 교회심의회의 이재민 문제 고문으로 있는 사람이 강연 중에 한국의 이재민과 고아의 문제를 언급하기를, 자기가 한국에 가 보았더니 동양 고유의 가족관계가 붕괴되어 부모들이 자녀를 먹이기 위해서 고아를 가장하여 거리에 내보낸다는 말을 들었다고 각국 대표 앞에서 공언함을 듣고 얼굴이 붉어지고 불쾌함을 금할 수 없었으나 본국을 떠난 지 긴 세월이 흘러 반박할 확증이 없어 듣고만 있을 수밖에 없었다. 그 사람이 우리나라에 왔을 때 접촉한 분들이 어떠한 정보를 제공했는지 몰라도 국제적으로 한국 위신에 많은 손상을 준 것만은 사실이었다.

WFMH는 이러한 연차대회 이외에 수시로 특수문제에 관한 연구회, 토론회, 지역적 회의 등을 조직했으며 정신건강국제회의를 조직 개최한 지 2회나 된다. 정기 간행물로서는 계간『세계정신건강』을 발간하고 있다. 필자와 WFMH 리이스의 인상으로는, 한국은 전문가의 인적 자원이 다른 후진국에 비해서 풍부하고 문화수준이 높은 관계로 국내의 모든 힘을 조직화하는 데 성공만 하면 국제 무대에서 지도적 역할의 일부를 담당할 수 있을 것을 확신한다. 또한 아시아 지역정신보건회의 같은 것도 앞으로 실현될 것이라 기대된다. 우리나라에서는 일제강점기 때 총독부에 이름만의 정신위생위원회가 전쟁 중에 구성되었다가 해방 후에 정신위생협회 조직의 논의가 있었으나 혼란기의 사정으로 결성에 이르지 못하고 사변이 났다. 그 후 전쟁의 파괴로부터 회복이 되어 경제가 다소 회복 재건이 진행되며 미국을 비롯한 각국의 경제적·문화적·기술적 원조로 인한 해외유학, 인물내왕, 문헌의 유입으로 의료 부문뿐만 아니라 교육심리학, 사회과학, 경영 부문에 걸쳐 정신보건, 정신위생이 하나의 구호로 거듭 논의되고 있다.

더구나 세계정신건강연합체에서는 WHO 같은 각종 국제기관의 협조를 얻어 1960년을 세계정신건강의 해(WMHY)로 설정하고 세계적인 사업을 추진 중에 있어 우리나라에서는 WHO의 취지에 따라 4월 7일 세계보건의 날의 구호를 '현대는 정신보건에로'로 정하고 정부 수립 후 처음으로 정부 주최로 정신위생 공로자 표창식, 전시회 등이 있었다. 또한 대한신경정신의학회에서는 강연회와 회원의 계몽적 투고(投稿)가 있었고 의사국가 시험위원의 자격, 국립 정신병원에 관한 정부에 대한 건의를 한 바 있고, 정신의학 교육 개선의 방안을 연구 중이며 대한의학협회에서는 〈일반의가(一般醫家)를 위한 정신보건〉 심포지엄을 개최하였다. 일간신문, 라디오, 잡지 등에는 언론인들의 자발적인 편집으로 정신보건에 관한 계몽과 소개가 빈번하다. 이러한 점고(漸高)하는 국내인사, 정부단체기 관의 정신보건에 대한 관심과 세계적 조류의 유입으로 인하여 국내의 각계각층을 총망 라한 정신보건협회를 조직해서 국제적인 조류에 호응하여 국내에 산적해 있는 정신보 건의 과제[월간 대한의학협회 창간호 졸고「정신보건의 현대적 개념과 우리나라 정신보건의 당 면과제」참조. 미간(未刊)]를 연구, 해결할 운동의 기간체(基幹體)로 삼아야 하겠다는 움직 임이 여러 곳에서 태동하고 있다. 1959년 시작하여 1960년에 들어서서 주사업(主事業)을 성취할 예정으로 사업 결과를 발표하여 경험을 교환하고, 1961년 8월에 파리에서 국제 정신보건회의가 있을 예정이다. 따라서 국제적인 조류에 보조를 맞추어 나가기 위해서 는 거국적인 노력으로 정신건강협회를 각계각층 일반 국민의 참여와 협조를 얻어 많은 단체와 인사의 참여와 의견을 종합하여 하루 속히 결성해서 구체적인 사업을 추진시켜 야 한다.

WFMH에서는 세계정신건강회의 사업을 ① 각국의 소아발육의 연구, ② 정신질환의 여러 가지 원인과 발생분포에 관한 지식의 증가, ③ 의과대학, 간호학교, 사범·교육대 학 사회사업과 기타 교육기관에 있어서의 인간관계의 문제를 처리하는 지식과 기술을 전개시킬 것, ④ 자발적 혹은 비자발적인 이주이민으로 일어나는 심리적 문제를 예방 취 급하는 보다 더 나은 방법을 연구, 발전시키는 것을 장려한다는 네 가지 제안을 하고 있 다. 국내적인 활동으로서는 계획위원회를 조직해서 이것을 중심으로 거국적 협회 조직 으로 육성시킬 것을 제안하고 있다. 이러한 위원회는 무엇보다도 당해국(當該國)에 존재 하는 주요 문제를 보충해서 긴급한 순서로 해결해 나갈 것을 제안하고 있다.

보사부(보건사회부)에서는 다행히도 WHO 행사로서 세계보건의 날의 정신보건에 관 한 기념행사를 계기로 정신보건 자문위원회의 구성을 추진 중이던 바, 예산관계로 흐지 부지 유산(流産)이 되었다고 듣고 있으나 가까운 시일에 재추진이 있기를 요망하는 바이다. 정부에 대한 의뢰심(依賴心)을 청산하고 민간 인사들이 자발적으로 협회 결성을 추진 중인 움직임이 있어 매우 반가운 현상이나 어떤 일부 특수기관의 요원이 중심이 되어 출신 전문가 단체에 연락도 없이 진행 중이란 보도와 실적이 있어 많은 인사의 비판과 빈축의 대상이 되고 있다.

이러한 접근방식은 정신건강과 대인관계의 원리에 배치되는 행동이며, 정신건강과 좋은 대인관계의 원리를 보급해야 할 단체를 정신의 불건강과 나쁜 대인관계를 조성, 보급하는 단체로 이끌어 갈 것이 필지(必至)이므로 당사자들의 정신건강 사업인으로서의 기본정신에 호소하는 바이다. 대한공중보건협회에서도 정신보건 분야위원회를 구성하고 있다 하니 이 위원회도 적시(適時)에 활동을 개시할 것을 기대한다. 한국의 정신건강협회운동이 제창되고 나서 시일이 경과되어도 급속히 진전되지 않는 이유는 운동이 거국적이라는 점을 관념으로만 알고 있을 뿐 실지에 있어서는 어떠한 개인 그룹의 범위를 벗어나지 못하여 대인관계가 악화되고 상호협조에 지장을 가져오기 때문이다. 따라서 의료인뿐만 아니라 보사부, 문교부, 사법, 입법, 교육계, 문화계, 언론계, 심리학, 사회과학, 사회사업 부문, 경제실업계, 일반 국민까지 모든 유지를 총망라한 협회 결성을 위하여 협조하기를 기원하는 바이며 우리나라 현상으로는 각 전문학술단체와 유리된 운동은 위험성을 내포하고 있다는 것을 말하고 싶다.

『보건신문』, 1960. 1.

12

정신건강의 현대적 개념과
우리나라의 당면과제

정신보건의 현대적 개념을 이야기하기 전에 인류가 정신보건을 위하여 어떤 노력을 해 왔나를 간단히 살펴보기로 한다.

서양역사에서는 정신병자를 소위 광인(狂人)으로 부르던 시절에 이러한 광인들을 동물 혹은 동물 이하 아니면 악마 혹은 악마에 사로잡혔다 해서 태워 죽인다든지 하던 것이, 인도주의적 태도가 보급됨에 따라 우선 사회의 오물시(汚物視)되는 이러한 광인을 따로 수용하기 시작한 것이 정신위생운동의 시초다. 프랑스혁명이 진행 중이던 18세기 말엽에 용감한 의사 필립 피넬이 정신병자를 철쇄로부터 해방하고부터 비로소 정신병의 인도적인 의료가 시작되어 현대정신의학과 정신위생이 발달되었다. 조직적인 정신위생운동은 19세기 말, 20세기 초에 시작되었고 특히 미국의 클리포드 비어즈가 1908년에 코네티컷주(州) 정신위생위원회를 조직한 것을 계기로 전(全) 미국에 퍼졌으며 전 세계에 파급되었다. 1930년에는 워싱턴에서 제11회 국제정신위생회의가 53개국 대표 참석리에 진행되었으며 그 후 수차 회의를 거듭하여 1948년 8월 런던(제3회)회의에서는 세계정신보건연합체가 결성되어 42개국의 정신보건에 관계되는 단체들이 가입했으며 매년 연차대회가 있어 특별한 문제들을 다루어 UN 각 기관의 자문에도 응하고 국제적인 조직적 활동으로 이끌어 나가고 있다. 정신보건년(精神保健年)의 설정(設定)도 이 단체의 활동이다.

이러한 정신위생 운동은 거리에서 방황하고 천대받고 있는 환자들의 병원을 만든 것이 우선적인 일이었고 다음에는 이러한 병원에서 옳은 의사도 없고 충분한 의료의 혜택도 못 받고 인간 대우도 못 받는 상태에서 벗어나기 위해 병원시설 개선, 대우 향상, 인도적 간호와 현대적 치료의 향상을 지향했다. 다음 단계는 정신병의 연구와 치료가 향상됨에 따라, 결코 신체적으로 완전히 건강한 사람이 없듯이 정신적으로도 완전히 건강한 사람이 없고 정신병자와 정상인의 차이는 병적 요소의 정도 차이에 지나지 않으며, 건전한 인격과 정신이 배양되려면 건전한 사람에 둘러싸여 사랑과 존경을 받아야 하고, 불건전한 사람 속에서 미움과 천대를 받았을 때 인격이 왜곡되고 불건전한 정신을 갖게 된다는 것이 판명됐다. 정신장애는 고독의 결과라는 인식이 깊어짐에 따라 환자를 가정과 사회에서 격리수용하는 것은 환자로부터 영원히 회복의 기회를 박탈하는 것이라 하여 입원 기간을 가능한 한 줄이고, 가정과 사회에서 위치를 유지하면서 조기에 퇴원하는 외래치료에 치중하였다. 주간병원, 야간병원이 고안되고 벽지에 있는 큰 정신병원을 없애고 종합병원 내에 소(小)정신과를 설치하고 외래를 확충하여 정신장애의 예방과 조기치료에 힘썼다. 정신장애의 원인이 개인과 개인을 둘러싸고 있는 사람 자체뿐 아니라 그 사람들에게 항상 영향을 미치고 있는 모든 사회적인 힘의 근원인 사회의 문화적 힘을 개선하는 데도 힘써야 한다는 단계에서 한 민족국가사회뿐 아니라 궁극적으로는 국제인류사회의 일원으로서의 자각 없이는 정신보건이란 있을 수 없다는 것을 자각하게 되었다. 건전한 부모나 가정 없이 정신건강을 생각할 수 없듯이 건전한 사회 없이도 생각할 수 없다.

신체 위생이 오물 제거, 질병 박멸로 시작해서 체위, 신체건강 향상, 예방의학으로 지향하는 바와 마찬가지로 정신위생은 처음에는 사회의 오물인 병자를 제거하는 것으로부터, 현재는 병이 없다는 것보다 시시각각 변동되는 환경 속에서 조화적으로 살아나가며 건전한 자기주장과 공격을 할 수 있는 적극적인 능력을 배양한다는 적극적 개념으로 변해 가고 있다. 물론, 신체 위생이 공중보건의 개념으로 이환함에 있어 여러 가지 무관심, 편견을 극복하는 데 장기적 투쟁을 해서 현재와 같은 성과를 올렸지만 정신위생은 신체위생의 4분의 1도 안 되는 짧은 역사를 가지고 있어 앞으로 상당한 시일이 소요될 것이다. 우리가 깨달아야 할 점은 정신병자도 다른 사람과 다름없는 인간이고, 수치스럽지 않고, 반사회적 인격도 병이요, 모든 사람이 정신병자가 될 수 있다는 사실이다. 양(洋) 의사들은 신체 현상만 보기 쉽고 정신적 문제에 눈이 어둡다는 것이며 정신위생이란 정신과환자를 많이 수용하여 치료하고 병원을 많이 만들고 법령을 제정하는 것으로 그치는 것이 아니라 보다 적극적이고 예방적인 조치를 해야 한다는 것이다. 한국의 인구를

2천만이라 하면 정신분열증이 1%(20만), 정신박약이 1%(20만), 뇌전증이 0.5%(10만), 기타 정신병이 10만 이상이고, 마약중독(미지수), 신경증이 10~30%(600만), 성격 장애가 수천만, 불량아(不良兒) 5,000 이상, 고아 50,000(47,153), 신체장애아 1,518, 양노원 재원자(在院者) 2,100, 상이군인, 보통 내과병원에 가는 환자의 50%가 순 정신과 환자이고 다른 병으로 의사를 찾는 환자의 30%가 정신장해를 겸하고 있다.

우리나라의 시설로 말하면 각 대학과 개인 병원을 합하여 전국에 400상(床) 내외이며 국립 병원이 유감스럽게도 벽지에 건설 중이며 300상(床) 내외를 수용할 예정이다. 전국 일반병원의 입원 수용 능력을 병실 베드(침상)가 약 7,566개인 데 비해 미국은 인구 225명에 1상(床)이 정신병을 위해 필요하고 다른 신체병에는 인구 250명에 1상(床)을 배정하고 있다. 이 비례로 하면 한국에는 약 10만 상(床)이 실제 필요하다. 제2차 세계대전 후 특히 한국전란 후, 전쟁과 외래문화의 급격한 침투와 사회 혼란 및 창조적 민족문화 건설의 능력 부족으로 말미암아 각종 정신장애의 양상이 변동하고 고혈압의 격증, 흉악한 범죄, 소년범죄, 자살의 격증, 공업화, 인구의 도시 집중에 따르는 노동 환경, 기타의 제반 문제, 상이군인의 사회 복귀, 고아 문제는 시급한 조사, 연구, 대책이 필요하다.

우리나라 정신건강의 당면 문제는, 정신보건법 제정, 시설, 인원의 확충과 개선, 의사를 포함한 각종 의료요원, 교사, 목사 등 일반 대중에게 올바른 정신보건의 개념과 사상을 인쇄물, 영화, 라디오, 연극, 강연, 좌담회[결혼, 양친술(兩親術), 결혼생활, 육아지도]를 통해서 연구하여 정확한 지식을 주입해야 한다는 것이다. 아동상담소, 소년심리원(審理院), 소년원, 고아원, 기타 아동 기관의 자문봉사, 병원 정신과 외래입원시설을 특히 종합병원에 신설, 의학 교육의 쇄신과 보건 교육의 쇄신, 각종 요원 양성, 보건소의 적극 이용, 신설된 국립정신병원의 효율적 운영, 정신보건협회를 각계각층을 망라해서 조직하여 제반 시책을 연구, 추진하고 대외적으로 세계조류에 발을 맞추어 나가야 한다.

『대한의학협회지』, 1960. 1.

13

한국이 당면하는 정신치료와 관계 분야의 과제

1. 서론

5년 전 대한의학협회 총회 〈정신보건 심포지엄〉에서 우리나라 정신보건의 당면과제를 필자가 제시한 후, 당시에 제안한 바가 일부는 실현되고 제2단계의 발전으로 접어들면서 새로운 과제에 당면하게 되었다. 그것은 인재의 활용과 육성, 시설의 확장, 전문직 내(內) 또는 전문직 간(間)의 협조와 갈등의 문제다.

필자는 정신과의사로서 의과대학이나 정신병원에서 교육, 진료, 연구에 종사한 경험과 자문정신의(諮問精神醫)로서 학생지도연구소와 한국 카운슬러 협회에서 활동한 경험 및 심리학과 학생교육의 경험을 통해서 느끼고 생각한 바를 여러분 앞에 피력하여 비판과 토론의 자료가 되었으면 다행으로 생각하는 바이다. 과거를 정리하여 다음 단계를 생각해 볼 시기가 왔다고 생각된다.

2. 한국 정신치료와 관계 분야의 발전 및 현황

1) 정신치료

암시요법, 설득요법, 삼전식(森田式) 절대와욕요법(絶對臥褥療法)은 해방 전에도 일부

시행되고 있었으나 역동적인 정신분석치료의 시도는 충분한 결실을 보지 못하고 주로 6·25 이후에 시작되었다. 특히 학술잡지에 발표된 논문은 1958년 이후이고 그것도 불과 몇 편에 지나지 않는다(1965년 기준).

군의관이나 민간 의사로서 미국에 가서 수련한 정신의가 증가함에 따라서 역동정신치료에 대한 정신의들의 관심이 깊어지고 그중 대부분은 어떤 정도에서든지 정신치료적인 접근을 하려는 시도를 하였지만 극히 일부 정신의를 제외하고는 정신치료를 본격적으로 하는 경향은 적다. 그 이유는 일반 대중이나 의사들의 정신치료에 대한 이해가 없어 적정한 의료 보수를 받기가 어렵고 그다지 수입에 보탬이 되지 않을뿐더러 치료능력이 장구(長久)한 수련과 경험, 지식을 필요로 하고 치료자에게 주는 시간적, 정신적 부담이 크기 때문이고 환자들의 경제력도 문제가 된다. 노력에 비해서 성과가 적은 인상을 주는 것 같다. 정신치료의들이 경험을 상호비판, 교환할 수 있는 연구회나 학회가 필요한 단계가 가까워졌다고 보인다.

2) 임상심리

임상심리 부문은 해방 전에 경성대학 법문학부 심리학과 학생에게 정신병리학의 강의가 계속되고 있다가, 해방 후에는 정신병리학 이외에 조정(調整)심리학, 정신위생, 정신분석 등의 강의가 시작되어 점차로 다른 대학으로 파급되어 대부분 정신의들이 강의를 맡아 왔다. 임상심리 강의도 최근에는 시작되는 듯하다. 일부 정신의들과 심리학자들의 Rorschach나 Kraepelin의 연속가산, Bourdon의 말소법을 해 오다가 요즈음은 심리학자들이 여러 곳에서 시도하고 있다. 해방 전에는 지능 검사나 일체의 심리검사는 정신의들이 환자들에게 시행했을 뿐이고 심리학자들의 관심사가 아니었다. 해방과 더불어 미국의 풍조가 수입됨에 따라 교육심리학 및 심리학 계통에서 지능검사 척도가 만들어지고 최근에는 Wechsler-Bellevue의 한국판이 제작되어 이 방면에 장족의 발전을 가져왔다. 육군에서는 서울대 대학원 심리학과에 장교를 파견하여 임상심리 수련을 시도했고, 일부 육군병원 정신과에 임상심리학자를 두어 정신과환자 진찰의 필수요원이 되고 국립정신병원, 성모병원에서 임상심리학자, 사회사업가를 정규직원으로 채용하게 되어 임상심리학자, 정신과적 사회사업가는 우리나라에서 하나의 전문직으로 토대를 잡았다고 볼 수 있다. 여러 가지 성격검사, TAT, Rorschach뿐만 아니라 MMPI 등에 대한 한국판 작성에 임상심리학자, 교육심리학자, 정신과의사들이 노력을 경주하고 있다.

3) 정신과 사회사업

정신과(精神科) 사회사업은 출발을 임상심리보다 늦게 했으나 한국인으로서는 임상심리학보다 손쉽게 들어갈 수 있었던 관계로, 상당수의 인사가 미국에서 정신과 사회사업을 하고 왔었기 때문에 훈련된 인사가 많은 편이다. 전부가 교직에 있는 듯하고, 실제로 정신과 사회사업을 정신과 병원에서 종사하는 분은 없는 듯하다.

4) 정신과 간호

정신과 환자는 다른 과 환자들보다 환자 치료의 성과를 좌우하는 데 있어 간호사의 성격이나 자질이 크게 작용하기 때문에 필자와 동료들이 해방 직후에 합심해서 서울 의대 정신과에서 교육을 한 적이 있고, 근자에는 국립정신병원에서 교육을 시킨 바 있다. 이는 앞으로 제도적으로 정신과 간호의 간호학교 재학 중뿐만 아니라 졸업 후의 과정을 설치해서 이 과정을 마친 자는 물심양면으로 대우를 향상시키도록 실현할 필요가 긴요하다. 적어도 정신과 간호의 지도자급에게만이라도 이러한 교육이 절실히 요망된다.

5) 카운슬링

카운슬링 운동은 서울대, 경북대에서 한때 해 보려는 시도가 일찍이 일었으나 결실을 보지 못하고 6~7년 전부터 중앙교육연구소, 사대(師大), 문교부 중심으로 중고등학교 카운슬러의 워크숍 등이 수차례 개최되었고 일부 정신과의, 교육심리학자들이 교육에 참여했다. 상담과목은 서울대 사대(師大)에서 시작되었고 1962년 서울대학교에 국립 기관으로 학생지도연구소가 설치되어 카운슬러와 임상심리학자의 양성과 학생 지도의 기본

자료 수집이 본격화되었다고 볼 수 있으며, 다른 대학에서도 소규모로 발족되고 있다.

한편으로는, 서울 아동상담소가 발족하여 법률가, 정신과의, 심리학자, 사회사업가의 팀워크가 시작되고 일부 정신병원에서도 팀워크가 시작되었으며 서울대 학생지도연구소는 사회사업가는 없지만 팀워크가 시작되고 있다. 또한 일부 법학교수가 시작한, 진학 문제를 중심으로 한 상담이 제창되고 있다.

3. 과제와 제의

그러면 이상 본 바와 같이 발전해 오는 데 있어서는 많은 선구자의 노력의 결과라고 볼 수 있지만 여러 가지 불만족스러운 점, 문제되는 점도 많이 나타나고 있다. 이것은 성장에 따르는 필연적인 부작용이라고 볼 수 있는 문제들이다.

먼저, 정신의들은 정신치료가 힘들고 어렵다고 해서 이를 소홀히 하는 경향을 벗어나야 할 것이다. 정신의학의 분야가 정신치료뿐만이 아님은 사실이지만 우리가 임상가로서 환자를 치료한다는 입장에서는 모든 정신의가 다소간은 정신치료 수련이 필요하다고 생각된다. 그러므로 모든 대학의 정신과, 국립정신병원, 기타의 종합 병원이나 군병원으로서 교육병원인 경우에 수련의들에게 정신치료 훈련을 필수로 하도록 해야 하지 않나 생각된다. 더구나 우리나라에서 카운슬링 운동이 보급되어 카운슬러들이 정신치료적인 접근을 배우게 되고 정신건강 분야의 일익을 담당하고 특히 계몽과 예방에 있어서 중요한 역할을 담당하게 되므로, 이분들과의 밀접한 연계를 맺어 지도적인 역할을 담당하도록 해야 하는 관계로 더욱 그 필요성이 절실하다.

우리나라 현실에서 정신치료는 앞서 말한 바와 같이 여러 가지 애로가 있기 때문에, 실지로 정신치료에 치중하는 정신의들을 중심으로 정신치료연구회나 정신치료학회를 조직해서 서로 경험을 교환하고 상호비판을 통한 질적 향상을 도모하며 국내적인 계몽과 더불어 교류를 도모할 시기가 가까워지고 있다고 생각한다. 그리고 장차는 높은 수준의 정신치료자를 양성하기 위한 정신치료연구소로 발전할 안목을 가질 필요를 느낀다.

임상심리 분야에서는 많은 발전을 보여 주고 있으나 아직까지 임상심리학자로서 균형

잡힌 훈련을 충분히 못 받고 질적 차이가 많은 관계로 여러 가지 혼란을 초래할 우려가
많다. 임상심리 훈련은 정신의학 시설을 떠나서는 수련이 어렵기 때문에 교육병원의 책
임 있는 자리에 있는 정신의들은 자체병원의 직원으로 있는 임상심리학자나 정신과 사
회사업가의 수련에 노력하고, 이 두 직업의 수련에 협조를 아끼지 말아야 할 것이다. 임
상심리학자는 임상심리학자끼리 임상심리학회나 심리학회의 임상심리분과학회 같은
것을 조직해서 경험의 교류, 비판을 통하여 상호교육, 상호교통을 도모하여야 할 시기가
다가왔다.

　정신과 사회사업 분야에서는 충분한 교육을 받은 분들이 실지 정신과 사회사업에 종
사하고 있지 않기 때문에 교육의 기회가 적을 것으로 생각되므로 현재 근무하고 있는 정
신과시설에서 수련과 경험을 정신의, 임상심리학자, 정신과 간호사와의 협동작업과 수
련을 통해서 쌓아야 할 것이다. 또한 사회사업협회 내에서의 정신과 사회사업 분과조직
을 통한 상호교류와 질적 향상을 도모해야 할 것이다.

　카운슬러는 이미 전국조직체가 결성되어 있어 이러한 방향으로 움직일 태세를 갖추기
시작하고 있다고 생각된다.

　이상 다섯 가지 전문직이 다 국민의 정신건강을 담당하는 직업이고 상호연결을 떠나
서 일을 할 수 없는 만큼 정신건강사업에서 각 전문직의 정당한 위치와 역할을 인정하고
자각하여 상호교류, 상호협조, 상호교육, 그리고 공동사업을 추진해야 한다. 이를 위해
정신건강사업에 종사하는 모든 전문직, 즉 정신의, 임상심리학자, 카운슬러, 정신과 사
업사업가, 정신과 간호사, 교육가, 법률가, 사회심리학자, 발달심리학자, 아동심리학자,
청년심리학자 등으로 구성되는 교정정신의학협회를 조직할 필요성을 느낀다. 특히 소년
비행 문제는 유지(有志)를 규합해서 소년문제연구소를 설치할 필요가 있으며 임상심리,
카운슬링, 정신사회사업, 정신과 간호의 지도자 양성을 위하여 대학원 과정을 두는 석
사 · 박사 과정의 필요성이 도래할 것이며 시험 제도를 설치하여 자격증을 부여하는 문
제도 고려되어야 한다.

　끝으로 당부하고 싶은 것은 우리는 어디까지나 자기 직업 활동에 충실함으로써 그 결
과로 연구업적을 낳게 하며 우리나라 정신건강문제의 해결의 지침을 모색하여 단순히
직업 활동과 연구뿐만 아니라 사회발전과 국민의 복리, 건강의 장래를 향상하기 위한 조

직적인 활동과 훈련의 면을 잊지 말아야 한다. 앞에서 말한 모든 직업을 단순히 외래적인 것으로 보고 외국의 모방에 그칠 것이 아니라 우리나라의 전통과 현실에 뿌리를 박고 우리의 창조적인 노력으로 발전해 나갈 길을 모색해야 한다. 인재와 시설을 최대한도로 활용하고 수련이 부족한 사람을 충분히 수련하게 하고 유능한 사람을 최대한도로 이용해야 한다.

1966.

14

한국에서의 정신치료

1. 서언

　한국에서의 정신치료는 다른 의학 부문이나 정치 · 경제 · 종교 · 학술—자연과학이나 인문 사회과학이거나—사회 문화나 기타의 모든 분야와 마찬가지로 충분한 자립을 하지 못하고 있다.

　한국의 정신의나 심리학자는 정신치료를 아무런 주체적인 검토 없이 순전히 서양적인 것으로만 알고, 동양이나 한국의 전통적인 문화와는 무관한 것으로 맹목적으로 추종하려는 경향을 나타내 오고 있었다.

　이러한 경향은 필자가 일찍이 「한국인의 사상적 병폐」(『아세아』, 1969년 10월호)라는 졸고(拙稿)에서 분석하고 천명(闡明)한 바, 서양문화와 외세에 압도당한 데서 오는, 즉 패배의식에서 오는 것이다. 이는 한국의 각계 지도자나 국민의 8할 이상이 일제에 굴복하고 서양문화에 굴복한 데서 오는 '민족신경증'이라는 것을 지적한 바 있다. 그러나 최근에는 이러한 패배의식에서 탈피하고 우리의 전통에서 서양보다 나은 것이 있다는 것을 발견하고 이런 것을 발굴해서 세계 문화에 기여할 수 있다는 것이 점차로 드러나고 있다.

2. 역사적 배경

여기서 정신치료란 것을 우선은 대부분의 한국 전문가들이 생각하는 바와 같이 서양 적인 것으로 해 두고 논의를 시작하기로 한다.

우리나라에 서양의학이 압도적으로 들어오기 시작한 역사는 불과 80년이다. 중세기 까지만 해도 동양의학이 서양의학보다 앞서 있었던 것이 서양의학이 근대과학의 발달로 많은 새로운 발전을 하게 되었다. 한국의 서양의학은 미국의 선교사업과 일제의 한국 침 략으로 이루어졌다고 볼 수 있다. 일제의 한국 병탄(倂呑)으로 미국의 영향은 적어지고 독일 의학을 주축으로 하는 일본식 서양의학이 한국을 지배하기에 이르렀다.

서양의 정신치료는 1930년대에 설득요법, 암시요법 등이 도입되고 일본의 삼전식(森 田式) 절대와욕요법(絶對臥褥療法) 그리고 정신분석의 개념이 도입되었다. 설득이나 암 시요법은 의식적, 무의식적으로 누구라도 의사라면 하는 것이고 삼전식 요법을 하는 사 람도 있었으나 정신분석 치료는 해방 후의 일에 속한다. 단지 해방 전에 김성희(金性熙) 교수가 일본의 동북대학교에서 환정(丸井) 교수에게 분석과 훈련을 받은 것이 한국인으 로는 해방 전까지의 유일한 존재였다.

서양 정신치료의 최고 정수(精髓)가 정신분석이기 때문에 여기서는 정신분석을 주로 다 루기로 한다. 해방 전후에 정신분석은 치료보다도 주로 독서(讀書)가 환자 이해의 보탬이 되는 정도였다. 6 · 25 동란으로 갑자기 임시 정신과 군의관을 훈련하는 데서 많은 정신의 가 생기고 제대 후 세계에서 가장 정신분석이 압도하고 있는 미국으로 유학을 갔던 이들이 돌아옴으로써 한국에 정신분석적인 정신치료가 보급, 실천되기 시작했다. 물론 필자는 이전에 1953년에 단기정신분석적 치료로써 성공한 예를 1959년에 발표한 바 있다.

3. 현황

이렇게 1957, 1958년부터 시작된 실험기는 그 전후에 거의 대부분의 정신의가 정신분석을 강의·강연하고, 마치 정신분석이 정신의학의 전부인 양 생각되는 분위기가 10년 이상 계속되었다. 그러다가 최근 몇 해 동안은 새로운 정신치료자의 증가와 정신치료의 경험과 수준이 상승되어 가고 한편으로는 정신치료의 어려움을 깨닫게 되어 이러한 가장 힘든 일을 감당하기 어렵고, 또 경제적인 희생이 따르기 때문에 경주(傾注)해야 할 노력에 비해서 경제적 소득이 따라오지 못하는 점, 그리고 점차로 치료 수준의 격차가 생기는 등 여러 가지 요인으로 정신치료의 실천과 노력을 포기하는 경향이 생기고 있다. 전문의 시험에 그전에는 정신분석에 관한 문제가 계속 많았는데 작년에는 정신분석에 관한 문제가 거의 출제되지 않는 경향을 나타내고 있다. 일부 지도층에서 정신치료에 대한 관심이 희박해지는 반면 젊은 정신의나 수련 중에 있는 정신의는 과거보다 높은 수준의 정신치료 지도자를 얻어서 정신치료에 대한 열의와 이해 그리고 정신치료 수련의 수준이 향상되고 있다.

그리고 이론적인 면에서는, 외국에서 정신치료 수련을 받고 귀국한 후 이를 실천에 옮긴 정신치료자들 중에서 한국인의 성격이나 한국의 문화가 외국의 그것에 비해서 정신치료에 적합하지 못하기 때문에 한국에서는 정신치료가 어렵다는 주장을 하는 데 대해 필자가 과거 7년간 여러 논문에서 일일이 증거를 들어서 그렇지 않다는 것을 제시한 바 있다. 필자는 경향(京鄕)의 일부 정신의, 심리학자, 카운슬러, 철학자, 한의사들과 불교, 유교, 노장사상을 공부하면서 우리의 전통 사상과 서양의 정신의학, 정신치료를 연결하고 관통시키는 작업을 일단락 짓게 되었다.

4. 한국의 전통과 정신치료-道와 정신치료

첫째로 한국의 전통은 인류 역사에서도 가장 인간주의적인 전통이란 점이다.

우리의 이러한 전통이 많이 파괴된 현재에도 외국인은 한국에 와서 비로소 인간을 만났다고 입을 모으고 있다. 일본인이나 중국인과 달리 한국 사람에게는 마음의 장벽을 느낄 수 없다고 펄 벅 여사도 지적한 바 있다. 더 구체적으로 우리 문화는 전 국민을 한 가족으로 보는 가족문화요, 인정문화요, 관계문화요, 비언어적 문화요, 감정소통, 즉 교통이 잘 되는 문화이다. 서양문화는 반대로 관계를 끊은 소외문화요, 비인정문화이고 언어 중심의 문화다.

서양의 정신치료는 18세기 최면치료에서 출발해서 19세기 말 20세기 초에 시작된 정신분석에서 가장 발달된 것을 볼 수 있다. 정신분석은 처음에는 증상을 없애는 것이 치료의 목표였으나 정신장해의 원인이 인격구조가 잘못된 데 있다는 것을 알게 되어 인격의 재건, 더 나아가서는 자기 실현, 자기 현실화, 진정한 자기를 찾는 것이 치료의 최고 목표가 되었다. 이것은 바로 우리 전통의 최고 목표와 일치할 뿐만 아니라 우리 도(道)의 역사는 서양의 정신분석보다 2,500년 이상 앞서 있기 때문에 더 높은 목표를 지향한다.

불교에서는 부처가 되는 것이 최고 목표이고 진면목(眞面目), 본래면목(本來面目)이라고도 한다. 유교에서는 성인(聖人)이 되는 것이 목표이고, 도교에서는 진인(眞人), 지인(至人), 신인(神人)이 되는 것이 목표다. 이런 점에서 인간관의 차이를 볼 수 있다. 서양의 정신분석은 인격의 성숙, 자기 실현의 가능성을 내다보지만, 동양의 도(道)는 신이 되는 것이 목표다. 같은 궤도(軌道)에 서 있지만 인내천(人乃天)이란 말이 표현하는 바와 같이 신이란 곧 인간의 최고 성숙, 즉 인간주의의 극치로, 인간의 가능성을 극치로까지 보고 있다.

다음으로 서양의 정신분석, 정신치료에서 가장 핵심적인 것은 치료자의 인격이요 성실성이다. 이것이 바로 우리의 도(道)에서 강조하는 바다. 유교의 성(誠)이나 무자기(毋自欺)가 바로 이것이고 성인, 군자, 부처가 되는 것이 인격의 최고 성숙인 것이다.

동양의 수도과정과 서양의 정신분석 치료과정을 비교해 보면 수도에 있어서 가장 자세하게 되어 있는 불교의 수도, 특히 참선에서 도(道)에 이르는 과정을 비교해 보면 정신분석에서는, 먼저 분석자는 환자의 장해의 핵심적 원인이 되고 일거수일투족, 자나 깨나 전 인격을 관통하고 있는 핵심적 역동을 이해해서 이것을 환자에게 이해시킨다. 다음으로 이러한 역동(감정 또는 동기)을 분석자에게 느끼고 있다는 것, 즉 전이를 이해하고, 다음으로 환자로 하여금 환자가 분석자에게 이러한 감정을 느끼고 있다는 것을 이해시킨다.

다음으로 환자가 이러한 핵심적인 감정을 치료를 받기 전과 같이 억압하지 말고 녹이고 없애는 작업을 분석자와 협동으로 하게 된다. 이 작업이 끝나면 분석 치료가 끝난다. 이것은 참선에서 겪는 각(覺)의 과정을 그린 심우도(尋牛圖) 또는 십우도(十牛圖), 목우도

(牧牛圖)와 비교하면 그 유사성을 볼 수 있다.

처음에는 소를 찾아 나선다[심우(尋牛)], 다음에 소의 발자국을 본다[견적(見跡)], 다음에는 소를 본다[견우(見牛)], 그다음에는 소를 잡아 고비를 단다[득우(得牛)], 다음에는 소를 먹인다[목우(牧牛)], 다음에는 소를 타고 집으로 돌아간다[기우귀가(騎牛歸家)], 다음에는 소를 잊고 사람만 있다[망우존인(忘牛存人)], 다음에는 사람도 소도 다 잊어버리고[인우구망(人牛俱忘)], 다음에는 본래의 자기로 돌아간다[반본환원(返本還源)], 마지막으로 보살이 되어서 시정(市井)으로 들어가서 중생을 제도한다[입전수수(入廛垂手)].

소는 자기의 마음이다. 불가(佛家)에서는 처음에 보는 소는 검은 소라고 한다. 이것은 정신치료에서 환자로 하여금 성실하게 마음을 관찰, 보고하게 하면 처음에 나타나는 것이 부정적 감정인 것과 일치한다. 핵심적 감정의 지배를 받고 있다는 것을 자각하고 이 감정을 억압하지 않고 다루는 것을 배운다는 것과 극복(working through)은 득우, 목우, 기우귀가에 해당하고 망우존인, 인우구망, 반본환원은 진정한 자기로 돌아가는 것이다.

수도를 하면 검은 소에 흰 점이 하나 생겨서 흰 부분이 확대되고 나중에는 흰 소가 된다. 이것은 파괴적인 감정이 없어지고 건설적인 사랑의 감정이 성장하는 것이며 긍정적인 힘의 성장이다. 입전수수(入廛垂手)는 성숙된 분석자가 되어서 남을 위해서 인류를 위해서 봉사하는 것에 해당한다.

도와 정신분석의 그 밖의 공통점은 매슬로가 말하는 결핍 동기를 없애고 또는 자기 현실화 동기를 나타내게 한다는 점이다. 『노자 도덕경』에 '위학일익(爲學日益) 위도일손(爲道日損) 손지우손(損之又損) 이지우무위(以至于無爲)……'란 표현이 적절하다. 결핍동기, 콤플렉스를 줄이는 것이 치료이자 수양이다. 돈오(頓悟)하고 보림(保任) 삼 년 한다는 것과 통찰을 얻어 극복한다는 것이 같고, 치료가 되어 감에 따라서 꿈이 현실에 가까워지는 것과 각(覺)의 몽교일여(夢覺一如)가 상통한다.

그리고 정신분석이나 치료는 선(禪)에서 '교외별전(敎外別傳) 불립문자(不立文字) 직지인심(直指人心) 견성성불(見性成佛)'이 바로 정신치료를 단적으로 표현한 것이다.

정신분석의가 자기치료부터 성공해야 남을 분석, 치료할 수 있다는 점은 자각자(自覺者)라야만 각타(覺他)를 할 수 있다는 불가의 전통과 일치한다. 부처의 직전 단계인 보살은 상속식(相續識), 지식(智識), 현식(現識), 전식(轉識)을 벗어나고 업식(業識)을 자각하고 이의 지배를 받지 않는 경지를 말한다.

이것은 정신분석의가 자기의 무의식적 동기를 자각하고, 지배를 받지 않는 것과 같다. 성숙된 분석의는 이웃만큼 전인류에 대한 사명감을 가진다.

5. 결어

한국의 정신치료자는 패배적인 사대적 태도를 버리고 서양의 정신치료를 깊이 이해하고 자신과 자신의 전통문화를 바로 이해해야만 한다. 바로 이러한 자기 망각, 자기 말살을 치료하자는 것이 서양의 정신치료의 목표이기도 하지 않은가?

『메디컬 트리뷴』, 1972. 3.

15

도(道)와 학(學)

1. 한국 사상계의 현황

필자는 전공인 정신의학, 특히 정신치료에 종사하고 한국인으로서 생활하는 동안에 우리 한국인의 대외자세, 한국의 역사, 문화, 한국인의 성격에 대한 자세나 견해에 어떤 잘못됨이 있음을 발견하고, 그것을 한국인의 민족신경증이라고 지적하고, 그 원인과 치료 방안을 누차 제시한 바 있다.

필자의 전공 분야나 한국의 모든 생활 분야, 즉 정치·교육·학술·예술·종교·체육 등의 분야에서 부정적인 한국관이 지배적인 경향이고 최근에는 올바른 한국상을 모색하는 움직임이 서서히 성장해 오고 있다. 이에 대한 구체적인 분석은 이미 발표한 바가 있으므로 여기서는 몇 가지 점을 지적하고 도(道)와 학(學)에 관한 논의에 국한시켜서 토론을 전개하고자 한다.

우선, 한국사의 정립에 있어서 아직도 바른 사관(史觀)이 수립되어 있지 않고, 민주주의 논쟁에서 체(體)와 용(用)을 혼동함으로써 토론의 결말이 나지 않고 있다. 민주주의의 체는 민주정신이며, 일정한 시대나 사회의 민주제도는 용(用)인 것이다. 서양의 민주주의가 중국이나 한국의 민주주의 사상을 토대로 한 군주정치제도를 만남으로써 발단되었다는 증거가 제시되는 연구가 최근에 발굴되고 있지 않은가?

우리의 모든 생활 분야의 혼란, 사상의 혼란, 다시 말해서 한참 동안 떠들썩하게 지금도 문제가 되어 있는 가치의 혼란, 이 모든 것이 외래문화의 도전에 대해서 적절한 응전

(應戰)이 이루어지지 못했기 때문이다. 흔히들 하는 말로 외래문화를 무비판적으로 받아들이는 데에서 오는 혼란이다. 이런 현상들을 좀 더 깊이 들여다보면, 외래문화 자체를 충실히 검토하고 소화하고 있지 못하기 때문이고, 동시에 우리 자신의 현실에 대한 이해가 되어 있지 못하기 때문이다. 우리 문제의 원인을 충분히 파헤치는 노력을 생략하고 단편적으로 손쉬운 해결책을 구하는 데서 오는 병폐다. 그것은 마치 사랑하는 애인이 부자에게 시집을 가서 사랑을 빼앗겼으니 돈만 벌면 사랑을 얻을 수가 있다고 착각하고, 그 후로는 인생에 있어 모든 중요한 것을 희생하고 돈을 벌다 보니 자기의 인생이 돈의 노예가 된 인생이요, 그 밖에는 아무런 의미가 없을 뿐더러 더구나 사랑은 오지 않는다는 것을 깨닫게 되는 경우와 비슷한 것이다. 이러한 헛된 자기 파멸이 온다는 것을 미리 예견하고 자기 검토가 철저히 이루어진 끝에 대책을 강구하고 실천으로 옮겨야 하는 것이다.

우리는 가령 과학이나 서양의 사상이나 학문을 아무런 비판 없이 받아들이고 그런 것이 어떤 전제 위에 서 있는가에 대한 검토 없이 그것이 보편타당한 진리인 양 착각하고 있다. 학계에서는 서양의 이론을 가지고 우리의 현실을 투사하는 식의 연구가 대부분이고 그래도 이러한 연구는 양심적인 부류에 속한다. 그러나 그것은 정신분석치료에서 꿈을 해석하는 데 계단을 오르는 것이 성교를 상징하고, 옴폭한 것은 여자의 성기요, 막대기는 남근이라는 식으로 하는 것과 같다. 물론 그런 상징인 경우도 많다. 그러나 정신분석치료란 결코 이론으로 되는 것이 아니다. 꿈의 내용에 대한 자유연상을 통해서 올바른 이해가 가능한 것이다. 같은 상징이라도 사람에 따라서 의미가 다른 경우가 얼마든지 있을 수 있는 것이다.

필자의 생각으로는 실존사상이 동양사상의 입문이요, 동시에 동양사상이 실존사상의 극치라고 볼 수 있는 것인데, 동양사상을 거꾸로 서양의 실존사상에 끼워 맞추려는 연구가 있다. 이것은 서양의 실존사상이 더 발달되고 우위에 있다는 전제하에 진행되는 연구다. 우리나라 사회과학계에서는 막스 베버(Max Weber)의 이론이 절대 불변의 진리인 양 통용되고 있다. 베버가 서양의 자본주의가 기독교 윤리를 바탕으로 이루어졌다고 했으니 우리도 그와 같은 과정을 밟아야 한다는 식이다. 그러나 사실은 자본주의 대두 자체의 밑바닥을 철저하게 검토하는 것이 선행되어야 한다. 그것은 공산주의도 마찬가지다.

근년에 서독에 유학 중인 안 모 씨가 우리나라에서나 일본에서나 과거의 신성불가침적인 존재로 보던 헤겔이나 막스 베버, 칼 마르크스의 동양관을 검토한 학위논문을 발표하여 화제의 중심이 되고 있다는 소식을 들은 바 있다. 그의 연구 결론은 이 세 사람의 동양관은 단적으로 말하면 제국주의적인 동양관이라는 것이다. 동양을 바로 이해한 것이 아니라 서양 우위의 입장에서 동양을 잘못 보았다는 것이다. 힘이 들기는 하지만 이러한 기초 작업이 없이는 우리는 항상 자기도 모르게 외래 문화의 앞잡이를 면할 도리가 없다.

소위 한국학이나 동양학을 하는 학도들의 자세도 대부분 여기에서 예외가 아니다. 일본의 한국 합방(合邦)으로 인한 패배의식을 토대로 과거의 우리 것은 다 소용이 없고 무엇이든지 서양이나 일본 것을 배워야 한다는 자세가 길러졌다. 더구나 일본은 서양에 대한 패배의식을 식민지 교육과 정책으로써 우리에게 심어 주었고, 그들 자신이 일본이나 동양 것은 쓸모가 없고 서양 것은 무엇이든 우월하다는 태도를 가지고 있던 것이 무의식 중에 오늘날 한국의 지도층 대부분에 침투되어 있다. 이러한 관계로 동양의 역사나 사상이나 문화나 학문을 연구하는 학도들도 서양 것이 우위에 있다고 생각하고, 서양 학문의 체계에 맞추려는 경향이 있다. 앞서 말한 바와 같이 상당히 능력이 있고 양심적인 학도의 연구에서도 서양의 이론으로 동양이나 한국의 것을 투사해 보는 경향이 지배적이다. 물론 일부에서는 이러한 태도를 비판하고 바른 자세로 연구에 임하고 있는 분들도 있다. 물론 한국학이나 동양학이란 말 자체가 제국주의적인 냄새가 풍기는 말이다. 아시아나 근대화라는 용어처럼 서양의 우위를 전제로 서양이 우리에게 뒤집어씌운 말이고 출발이 주체적인 용어가 아님은 분명하다. 그러나 우리의 자세 여하에 따라서는 주체적인 의미를 가질 수도 있다. 이러한 방면의 연구도 외국인의 기호에 맞는 방향으로 이끌어 나가려는 경향이 일부에서는 있었다. 여기에는 연구비 문제가 개재되기 때문이다.

한국이나 동양을 연구하고 이해하는 데 있어서 서양의 이론을 특히 인문사회과학 계통에서 적용한다는 것은 상당한 위험이 있다. 인문사회과학 분야의 연구 대상은 자연과학의 연구 대상과 달리 대상 자체가 동서가 꼭 같지는 않다는 사실에 기인한다. 그렇기 때문에 한국이나 동양을 연구할 때에는 서양인이 자기네들의 현상을 관찰·연구·이해한 후에 이론을 구성했다는 사실을 명백히 인식하고 그와 동일한 과정을 밟아서 얻어진 이론이라야만 한국 현상이나 동양 현상을 바로 설명하는 이론이 될 수 있을 것이다. 이것은 우리나라 인문사회과학 분야의 가장 중대한 문제이면서 우리의 젊은이들을 오도(誤導)한 가히 '서양 도깨비'의 난무(亂舞)라고도 표현할 수 있는 병폐다. 서양인의 이론 구성에 이르기까지의 노력을 생략하자는 것이니 이것은 공짜를 바라는 노이로제 현상의 특징이다. 필자가 모 학회의 대표로부터 강연의 요청을 받은 일이 있었는데 연제(演題)를 〈도(道)와 정신분석학〉이라고 거듭 일러 주었는데도 불구하고 〈도(道)의 정신분석적 고찰〉이나 〈정신분석학적으로 본 도(道)〉란 제목으로 굳이 바꾸어 놓는 것이 우리의 무의식 중에 체질화되어 있는 경향이다. 그분도 서양사상을 공부했으면서 동양사상을 연구해서 서양사상과 결부시키는 연구를 하고 이에 관한 저서를 낸 분이다. 경제적인 이득이나 명리(名利)를 초월하여 궁색한 살림살이에 자비를 써 가면서 우리 문화를 연구하는 학도가 많은 반면, 많은 학도가 학문을 출세나 돈벌이의, 즉 명리를 추구하는 도구로 사용하거나 무기로 사용하는 경향이 있다. 이러한 경향은 진리의 탐구나 사회의 현실문제 해결이나 후진 양성에 큰 지장을 주고 있다. 명리를 공여(供與)하는 지도자가 바른 학문을 하고 있지 않더라도, 그러한 사람들 주변에 사람들이 많이 모이게 되어 바른 자세로 공부하는 명리가 부족한 사람들을 따르려는 젊은 층을 실망케 하고 있다.

2. 도(道)와 학(學)

몇 해 전에 한국철학회의 〈한국사상의 창조〉란 모임에서 미국에서 철학교수로 있는 분이 '철학은 자기 반성의 극치'라는 발표를 한 일이 있다. 필자는 그 석상에서 철학은 자기 반성의 극치가 될 수 없고, 도(道)가 바로 자기 반성의 극치라고 했으나 충분한 공감을 얻을 수가 없었다. 동양철학을 전공한 분들도 많았는데 적극적인 응원을 얻지 못했다. 동양사상은 원래 도(道)와 교(敎)를 구별한다. 도(道)가 목표이고 교(敎)는 수단이다. 도(道)는 정심(淨心)이요, 정심(正心)이다. 교(敎)는 철학이고, 학이고, 이론이다. 도는 현실이고, 교는 개념화된 이론이며, 현실을 가리키는 손가락이다. 율곡의 『격몽요결』에서도 첫째로 자신이 성인이 되겠다는 뜻을 세우고 일보(一步)도 이 목표에서 후퇴해서는 안 된다고[입지(立志)] 했고, 둘째로 낡고 좋지 못한 습관을 뜯어고치고[혁구습(革舊習)], 셋째로 독서를 꼽고 있다.

이렇게 우리의 전통은 공부라 하면, 사람이 되는 것, 성숙된 사람, 인간이 본래 태어날 때 잠재적으로 가지고 있는 능력, 즉 성(性)·불성(佛性)·천진(天眞)을 실현하는 수련이고 인간이 천(天)에 합(合)하는 것이 목적이었다. 다른 활동은 이 목표를 달성하기 위한 방법 내지 수단에 지나지 않는다. 『중용』에 '천명지위성(天命之謂性) 솔성지위도(率性之謂道) 수도지위교(修道之謂敎) 도야자(道也者) 불가수유리야(不可須臾離也) 가리비도야(可離非道也)'라고 말하고 있듯이, 도(道)는 본래의 성품으로 돌아가는 것이고 도를 닦는 것이 교(敎)다. 이것은 서산대사의 선교(禪敎) 통일론에서 지적했듯이, 불교의 목표는 불심(佛心)이 되는 것이고 대근기(大根機), 즉 유교에서 말하는 생이지지자(生而知之者)는 교(敎)인 불경, 즉 불어(佛語)를 읽지 않고 바로 자기의 마음을 깨달아서 바로 불심(佛心)이 되지만 대부분의 사람은 중근기(中根機), 하근기(下根機), 즉 유교에서 말하는 학이지지자(學而知之者) 인이지지자(因而知之者)에 속하기 때문에 불어(불경)를 통하지 않고서는 자기의 마음을 볼 수 없기 때문에 불경을 공부하는 동안에 조금씩 자기의 마음을 보게 되어 결국 불심에 도달하는 것에는 다름이 없다. 이것이 선시불심(禪是佛心) 교시불어(敎是佛語)라고 표현되고 있는 것이다.

1973년에 피히트(Picht)는 한국철학회 초청으로 서울에서 한 〈이론과 성찰(Theorie und Meditation)〉이란 강연에서 서양문화는 자연과 인간, 사회와 문화를 파괴한다. 왜냐하면 서양문화는 플라톤 이후 서양의 형이상학에서 파생되었기 때문이요, 서양의 과학도 서양 형이상학의 파생물이며 이러한 파괴작용을 일으키는 원인은 서양의 형이상학이 논리(Logik)라는 독단(Dogma)에 토대를 두고 있다는 사실에 있다고 지적했다. 말하자면 서양의 형이상학이나 그의 파생물인 과학은 이론이기 때문에 진리가 아니며, 진리가 아니기 때문에 파괴작용이 일어나는 것이다. 서양 형이상학의 위기는 현재 과학기술문명 시대에서 지구를 지배하고 있는 과학은 기독교적이고 서양적인 형이상학을 통해서만 가능했고, 이 유럽적이고 기독교적인 주제는 전 인류의 주제가 되었기 때문이라고 갈파했다. 그러면서 서양식 사고방식인 논리적·합리적 사고방식은 진리에 도달할 수 없으므로 진리에 도달할 수 있는 새로운 사고방식을 제안하면서 그것을 성찰(Meditation)이라고 했는데, 어떻게 하면 이러한 사고방식에 도달할 수 있는가에 대한 방법의 제시가 없다. 이것은 마치 서양의 실존사상이 죽음에 대한 공포 내지 불안을 자각한 데 그치고, 이 불안을 해결하는 방법의 제시가 없는 것과 같은 선에서 정지해 버리는 것과 같다. 진리에 도달하고 죽음에 대한 불안을 없애는 방법이 바로 동양에서 말하는 수도(修道)인 것이다. 불교에서 말하는 교(教)가 이론이고 선(禪)이 성찰인 것이다. 이론이 학(學)이고 성찰은 도(道)인 것이다. 철학은 이론이기 때문에 도(道)가 아니고 학(學)이다. 소크라테스까지는 서양철학도 이론이기보다 도(道)의 요소를 지니고 있었다는 것이 지적되고 있다.

3. 도(道)

그러면 이러한 진리에 도달하는 사고방식을 획득하려면 어떤 방법, 어떤 과정을 밟아야 하는가?

진리에 도달하는 사고방식을 획득한 자를 유교에서는 성인(聖人)이라고 하고, 불교에서는 부처, 즉 각자(覺者)라고 하며, 도교에서는 진인(眞人)이라고 한다. 그러면 이러한 성인·각자·진인이 되는 길은 어떠한 것인가?

유교에서는 인욕지사(人慾之私)가 없어지면 되는 것이고, 불교에서는 집착이 없어지면 되는 것이고, 노자에서는 유위(有爲)가 없어지면 되는 것이고, 서양의 정신분석치료에서는 주된 동기가 없어지는 것이고, 인간주의 심리학에서는 결핍동기가 없어지는 것이다. 서양의 정신분석이나 인간주의 심리학은 동양의 도(道)처럼 높은 목표를 지향하지는 않지만 동일한 궤도에서 선후(先後)가 다를 뿐이다.

성(性)이나 각(覺), 무위나 정신분석에서의 자기실현 등 그리고 인간주의 심리학에서의 자기 현실화는 이름만 다를 뿐이지, 같은 실물을 지칭하는 데 불과하다. 이러한 경지에 이르는 과정을 정신분석과 수도, 특히 불교의 수도와 비교하면서 기술해 보기로 한다. 대혜선사는 애응지물(碍膺之物)을 제거하면 각(覺)이라고 했다. 이것은 정신분석에서 콤플렉스(complex)를 제거한다는 것과 통한다. 가슴에 거리끼는 물건, 즉 콤플렉스가 있으면 사물이 그러한 색채로 물들거나 왜곡되어 보인다. 그러므로 이런 것이 없으면 사물이 있는 그대로 드러난다. 말하자면 나의 마음이 현실을 있는 그대로 비춰 준다. 이것이 주객일치(主客一致), 천인합일(天人合一), 공(空), 무위(無爲)의 경지요, 성인(聖人)·각자(覺者)·진인(眞人)의 자리다. 흔히들 참선을 하는 데 360도를 돌아서 각(覺)에 이른다고 한다. 이것은 서양의 정신치료 과정에서 피치료자의 정신건강·인격 성숙이 이루어지는 과정과 비교해 보면 이해하기가 쉽다.

　서양의 정신분석에서 모든 인간은 신경증적 요소가 있다고 보는 것이 불교에서 모든 인간을 중생으로 보는 것과 같다. 중생이란 말은 신경증(넓은 뜻에서)이란 말과 같다. 말하자면 모든 인간은 콤플렉스, 즉 애응지물(碍膺之物)이 있다는 뜻이다. 신경증은 자신의 절실하고 중요한 감정, 즉 사랑과 미움, 특히 미운 감정을 의식 밖으로 몰아내는 데 성공함으로써 증상이 나타난다. 말하자면 자기와 타인에게 이러한 감정을 은폐해서 나타나는 것이다. 그래서 유교에서는 무자기(毋自欺)를 강조하게 된다. 정신치료가 성공하려면 피치료자가 마음속에 있는 생각이나 느낌을 은폐하지 말고 있는 그대로를 관찰해서 정신치료자에게 보고하도록 한다. 피치료자가 마음속에 있는 것을 성실하게 보고하기 시작하면 처음에는 우리 어머니는 세상에서 가장 이상적이고 나를 지극히 사랑한다고 시작한다. 이것이 선(禪)에서 말하는 0도 경계다. 그러나 어머니에 대한 감정을 세밀히 성실하게 관찰하게 되면 무언가 언짢은 감정이 있는 것을 발견한다. 이러한 감정을 계속 드러내면 나중에는 어머니를 죽이고 싶을 정도의 증오심이 끓어오른다. 말하자면 어머니가 원수가 된다. 이 경계가 참선에서 말하는 180도 경계이고, 산이 산이 아니고 물이 물이 아닌 경계다. 처음에 출발한 0도 경계는 산이 산이고 물이 물이었던 것이 완전한 가치의 전도(顚倒)가 일어난다. 이러한 어머니에 대한 과거의 억압되었던 증오심을 다 표현하고 나의 진정한 감정으로 받아들여 왜 그런 감정을 품게 되었나를 이해하고 나면 어머니에 대한 좋은 감정만이 남게 된다. 부정적인 감정과 긍정적인 감정을 다 받아들이고 나면 이 경계가 360도 경계이고, 출발점으로 돌아온 것이다. 다시 산이 산이고 물이 물이지만 0도에서 출발할 때의 산이나 물은 아니다. 0도에서는 있는 그대로의 사물이나 자기, 타인, 세계의 모습이 아니다. 360도를 돌아서 비로소 완전한 있는 그대로의 모습이 나타난다. 부정과 긍정, 음과 양, 그것이 현실이고 진리인 것이다.

　이론과 현실 또는 진리와의 관계를 참선에서 십종병(十種病)을 대치하는 삼현문(三玄門)을 들어서 검토해 보는 것이 적절할 것 같다.

불교에서는 말, 즉 개념이나 이론은 진리를 가리키는 손가락이다. 진리는 달(月)이고, 교(敎)는 손가락(指)이다. 삼현문이란 체중현(體中玄)·구중현(句中玄)·현중현(玄中玄)을 말한다. 체중현은 불교의 최고 이론인 화엄경의 교리를 완전히 개념적으로 이해하는 것이다. 다음 단계는 구중현인데, 체중현에서 불교의 이론을 완전히 이해해도 아직 말이 있고 개념이 있고 생각이 붙어 있기 때문에 손가락을 보고 있는 셈이다. 소위 어로(語路)·의로(義路)·문해사상(聞解思想)이 있는 것이다. 과학이나 철학 등 모든 학은 이 수준에 머물러 있는 것이다. 다음에 구중현(句中玄) 또는 용중현(用中玄)은 체중현(體中玄)의 문해사상(聞解思想)을 없애기 위해서, 즉 개념 이론을 떠나고 현실, 즉 여기 이곳(here and now)을 가리키는 방법이다. 천칠백 공안(公案) 화두 등 선문답이다. 불법대의(佛法大意)가 무엇이냐고 묻는다면 초현문(初玄門)인 체중현의 단계에서는 개념을 가지고 논하는 수준이므로 불교의 이론을 가지고 답을 삼겠지만, 구중현에서는 똥 막대기니 뜰아래 잣나무 등이란 대답으로 지금 이곳을 가리킨다. 개념을 떼어 버리고 현실을 가리키는 셈이다. 구중현에서는 개념은 떼어 버리지만 아직 말[언구(言句)]이 붙어 있다. 그러나 구중현의 말은 현실을 가리키기 때문에 활구(活句)라고 하고, 체중현의 말, 특히 화엄학(華嚴學)이나 팔만대장경은 사구(死句)라고 한다. 다음의 문은 현중현(玄中玄)이다. 이 문은 초현문(체중현)에서 있던 말과 생각(개념) 중 구중현에서 개념은 떼어 버렸지만 말이 남아 있기 때문에 말과 생각을 다 떼어 버리는 방법이다. 이언절여(離言絶慮)가 목적이다. 불법대의가 무엇이냐고 질문을 한다면 한참 동안 대답을 않는 양구(良久), 전혀 대답을 않는 묵연(默然), 또는 다짜고짜 몽둥이로 후려갈기는 봉(棒), 또는 소리를 꽥 지르는 할(喝), 선상(禪床) 등을 치는 방법을 사용한다. 이것이 가장 으뜸가는 방법이다. 왜냐하면 석가모니가 깨달은 바는 모든 고행이 다 소용이 없고, 내가 보고 있는 나, 타인, 세계가 내가 깨닫고 있지 못한 내 마음을 투사한 착각이기 때문에 현실을 바로 보기 위해서는 내 마음을 돌이켜 비추어야 한다는 것이기 때문이다. 즉, 불취외상(不取外相) 자심반조(自心返照)가 팔만대장경의 핵심이다. 그러므로 불교의 수도에서 특히 참선에서 자심반조는 하지 않고 교리만 가지고 문답을 단다든지, 선문답을 일삼는 것은 자심반조가 아닌 이상, 자심반조에 이르는 하나의 계단으로서의 가치 이외에 아무런 가치가 없는 것이다. 질문에 대해서 양구(良久), 묵연(默然), 봉(棒), 할(喝), 격선상(擊禪床) 등의 방법을 사용하면 자심반조(自心返照)를 하지 않을래야 하지 않을 도리가 없는 것이다. 되지도 않는 소리 말고 네 마음을 비추어 보라는 뜻이다.

자심반조(自心返照)의 깊이를 『대승기신론』에 나타나는 바로 보면, 모든 현상은 업식(業識)을 외부에 투사한 착각이다. 업식은 무의식의 밑바닥이다. 업식이 굴러서 (필자의 견해로는 억압이 되어) 전식(轉識)이 되고 전식이 현식(現識)이 된다. 여기까지가 무의식이다. 현식으로부터 지식(智識)이 파생되고 지식에서 상속식(相續識)이 파생된다. 지식과 상속식은 의식(意識)이다. 대체로 학(學)은 지식과 상속식에 속하는 것이고 정견(正見)이 아니라 사견(邪見), 즉 착각이다. 업식(業識)이 자각이 되고 정화가 되면 전식(轉識)·현식(現識) 이하가 다 정화가 되므로 내 마음은 맑은 거울과 같이 현실을 있는 그대로 비추어 준다. 이것이 부처의 경지다. 부처 다음에 가는 보살은 업식(業識)이 완전 정화가 되지 못하고 흔적이 남아 있으나, 이것을 자각하고 전식(轉識)·현식(現識)이 되어서 투사되는 일이 없다. 이것은 서양의 정신분석에서 성숙된 분석자는 주동기[主動機(업식(業識)에 해당)]의 흔적이 남아 있으나, 이것을 자각하고 환자 치료에서 투사를 하지 않는다는 점과 일치한다. 그러므로 논리적이고 개념적인 사고 이론은 지식(智識)·상속식(相續識)에 머물러 있기 때문에 진리에 계합(契合)할 수가 없다는 것을 분명히 알 수 있다. 이렇게 철학이 현재의 형태로서는 자기반성의 정도가 지식 이상 거슬러 올라갈 수 없기 때문에, 자기반성의 극치가 되려면 수도가 되지 않으면 안 된다는 것이 명백해진다. 윌리엄 바렛도 동양사상이 서양철학자에게 도움을 줄 수 있는 것은 플라톤 이래 서양철학이 갇혀 있는 개념의 감옥으로부터 해방시켜 준다는 점이라고 지적하고 있다.

4. 결어

이상 철학의 문외한(門外漢)으로서 한국의 사상계·학계의 병폐를 서양의 정신분석과 동양의 도(道)를 공부하는 학도(學徒)의 입장으로 몇 가지를 지적했다. 동양철학이 소크라테스 이전에는 도(道)의 요소가 우세하였으나 그의 제자 플라톤 이후로 이론이 되어버리고 나서는 실존철학의 형태로서 도(道)의 재생의 기미가 보인다. 우리는 이러한 역사적 시점에서 피히트가 지적했듯이, 진리에 도달하는 사고방식인 도(道)의 현대적 의의를 깊이 깨달아야 한다는 것을 절감한다. 철학이 자기반성의 극치가 되려면 이론과 말, 개념으로부터 해방이 되어야 한다. 그것은 동양사상의 공통적인 특징, 즉 이론은 현실을 가리키는 수단에 지나지 않으며, 득의망언(得意妄言)이면 도역친(道易親)인 것이다.

　이러한 이론과 현실(진리), 학(學)과 도(道)의 문제가 체(體)와 용(用)의 개념과 더불어 우리나라의 학문, 특히 인문사회과학계에서 충분히 의견이 교환되어 밝혀져야만 우리나라의 학계나 사상계, 국민생활 전반의 혼란을 바로잡을 수 있을 뿐만 아니라, 현재 전 인류가 당면하고 있는 가장 중대한 문제의 해결책을 열어 주는 것이라고 확신한다.

참고문헌

1. Picht, Georg: Theorie und Meditation, 이규호(李奎浩) 역, 『이론과 성찰』, 신동아, 1974.
2. Barrett, William: 『Irrational Man: A Study in Existential Philosophy』, Mercury Books, London, 1961.
3. 『대승기신론』
4. 『서장』
5. 『보조법어』

16

도(道)와 과학(科學)

1. 왜 도(道)가 문제가 되나

도(道)에 대한 관심은 한마디로 말해서 도(道)가 우리 동양 문명의 핵심인데다 서양문명의 붕괴의 증상이 나타나기 시작하자 이로부터의 탈출 또는 해결의 처방으로서 나타나기 시작한 것이라고 볼 수 있다.

서양문명의 특징은 플라톤(Platon) 이후 모든 것을 개념화, 이론화함으로써 주관과 객관, 정신과 물질 또는 신체, 인간과 신, 인간과 자연, 인간과 인간을 분리 대상화하는 것이고, 오늘날의 서양문명의 위기는 여기서 오는 필연적인 귀결이다.

이러한 위기의 증상을 열거하면 한마디로 '현대인의 소외'란 말로 표현된다. 이것은 다른 말로 하면 인간이 가지고 있는 가능성 · 잠재능력을 성취 · 실현할 수 없게 되어 있다는 것이고, 근대화는 정신적인 불안(spiritual malaise), 소외, 채워지지 않는 허전함이다.

과학적 근대화는 인간성을 박탈하고, 감정을 주관적이라고 배격하고, 애증의 감정을 상실케 하고, 인간관계가 기계적으로 되어 모든 인간을 고독에 빠지게 하고, 또한 인간과 세계를 분리하고 있다. 환원주의(reductionism)는 탈인간화(dehumanization)를 초래하고, 인간의 주체성을 상실하게 하고, 자존심을 저하시키고, 자기애에 빠지게 하고, 기대 저하를 초래한다. 한마디로 과학이 정신적 가치를 파괴하는 것이다. 토인비(Toynbee)가 말한 단편화(fragmentation)란 말로 특징지을 수도 있다.

과학은 우리가 원하는 것만을 추구하기 때문에 부분만을 인식하고 자연을 지배하고자 하는 것이 거꾸로 자연의 지배를 받게 되었다. 그러므로 '지배'가 아닌 동양적인 '참여'로써만이 전체적인 인식을 가능케 한다. 이는 데카르트의 이분법의 결과이며 이것을 탈피하자는 것이다. 부분 속에 모든 전체가 들어 있다. 이것이 초기 그리스 철학자나 도(道)의 사상이다[우주는 전일(全一)하고 유기적인 관계에 있다는]. 과학이 나와서 세계와 인간을 분리함으로써 공허감과 고독이 온다. 한마디로 주객의 분리에서 오는 것이고 이성적인 것과 논리적인 것의 혼동에서 온다고도 볼 수 있다. 프리브람(Karl Pribram)은 rational은 harmonic하고 musical하다고 말한다.

인과율(因果律)의 부정이나 선적(線的)인 발전이 없다는 주장, 과학을 인간화해야겠다는 주장이나 코르지브스키(Alfred Korzybski)의 지도는 영토가 아니라는 표현 등 모든 것이 도(道)를 지향하는 것과 일치해 가고 있다. 이는 불교에서 달과 달을 가리키는 손가락과 유사하다. 도(道)는 주객일치(主客一致)요, 주체성(主體性)이고 휴머니즘의 극치요, 우주의 원리이고, 궁극적인 실재(實在)이기 때문이다.

여기서는 주로 과학의 도화(道化), 도(道)와 과학화, 그리고 도(道)라는 것이 무엇인가를 서양사상(종교철학)과 과학, 정신분석, 정신치료와 관련해서 다루어 보기로 하겠다.

2. 도와 현대과학

서양의 과학이란 피히트(Georg Picht)의 말을 빌리면 '서양의 형이상학, 즉 플라톤의 형이상학에서 파생된 것이고, 플라톤의 형이상학은 이론에 토대를 두고 있고, 이론은 논리에 입각하고 있으며, 논리는 독단(Dogma)이기 때문에 진리가 아니다'. 그러므로 '서양 문명은 인간과 자연 문화를 파괴한다'고 했다. 진리에 도달할 수 있는 사고방식을 성찰(Meditation)이라고 그는 불렀다. 근대과학은 역사적으로는 르네상스의 절정기에 출현한 것이다. 데카르트(Descartes)에 이르러 정신과 물질은 분리되고 이것을 토대로 뉴턴(Newton)의 고전물리학이 수립되어 모든 과학의 모형이 되었다. 그러나 고전물리학의 절대공간이나 질량적 물질이 부정되고, 인과율(因果律)이 불확정성(不確定性) 원리에 의해서 부정되고, 고전물리학에서의 주관이 배제된 객관이 허구임이 밝혀지면서 현대물리학은 주객일치의 동양사상(도)의 주관주의(主觀主義)로 접근을 강요당하고 있다.

19세기 말 전자장(電磁場) 현상의 이론적 모순을 해결하기 위하여, 관찰 대상과 관찰자의 관계를 세밀하게 분석해서 상대성원리를 수립했고 절대공간이나 절대시간은 없으며 입자(粒子)는 실체가 없고 '과정', '작용'이며 주관을 떠난 객관적인 관찰이란 있을 수 없고 오로지 참여적 관찰이 있을 뿐이라는 것이 밝혀졌다. 말하자면 주관을 배제한 객관적 관찰은 관찰자 자신이 자각하지 못한 주관의 투사에 지나지 않는다.

이것이 다음 제3절에서 다룰 도(道)의 핵심이다. 브리지먼(Percy W. Bridgman)이나 폴라니(Michael Polanyi)의 '진리는 사(私)적인 것이지 공(公)적인 것이 아니다'는 주장도 도(道)는 깨달은 사람만이 안다는 것과 상통한다. 폴라니의 과학적 발견에 대한 견해는 새로운 사실의 발견이기보다 이미 알려진 사실을 설명하는 메커니즘이나 시스템(system)을 발견하는 것이 대부분이라는 것이고(코페르니쿠스, 뉴턴, 다윈, 아인슈타인), 이것은 형태심리학에서 말하는 'Gestalt'의 지각과 유사한 것이다. 역(易)에서 말하는 상(象)과 비교해 볼 만하다.

'spontaneous emergence이고 재편성(reorganization)이고 위대한 발견은 명백한 것을 깨닫는 것이고 직관이다', '궁극적으로는 개인적 판단, 즉 양심으로 귀결된다'. 매슬로(Abraham Maslow)는 과학은 예술이라고 하며, 과학이 기계화되어 비인간화하는 것을 막기 위해서 인간주의적 과학을 제창하면서 수동적인 도적(道的) 태도(passive Taoist attitude)를 강조했다.

동물실험에서는 실험동물의 성격이나 내적 생활사, 과거의 관계, 그리고 실험자의 성격과 동물과 실험자와의 관계가 실험 성적을 좌우한다는 것이 알려졌고, 대뇌생리학에 있어서는 대뇌의 구조가 광범투영계(廣汎投影系)와 특수투영계(特殊投影系)로 나뉘어 신체내부와 오관을 통해서 들어오는 외부에 관한 정보가 한 갈래는 대뇌피질 전체로 퍼져 나가고 한 갈래는 지각중추(知覺中樞)로 퍼져 나간다. 전자를 광범투영계(廣汎投影系)라 하고 사물의 본질을 파악하는 직관이고, 후자는 특수투영계(特殊投影系)로서 사물의 본질은 파악하지 못하나 분석을 한다. 우리의 사물 지각은 이 두 가지 기능의 종합으로 완전하게 된다. 직관은 동양적 전체 지각이고 분석은 서양적 분석이라고도 할 수 있다.

종전에는 우측 뇌의 기능이 분명치 않던 것이 근래의 연구로는 심미(審美)·통찰·예술 활동에 종사하고 좌뇌는 논리적 사고, 분석에 종사한다는 주장이 있다. 미국의 피셔 (Rloand Fisher)는 황홀상태와 좌선이나 요가의 삼마지(三摩地) 등의 명상상태를 대뇌생리학적 뇌파 등으로 규명하고, 무의식과 의식이 일치하는 경지가 입신(入神)의 경지이며 의식이 무의식을 완전히 자각, 지배하는 경지가 우리가 말하는 성인(聖人)·불(佛)·신선(神仙)의 경지라는 것을 결론 지을 수 있는 자료를 제공해 주고 있다.

도(道)란 자기제어(自己制御), 극기(克己), 자기조복(自己調伏)이기도 하기 때문에 바이오피드백이 또한 도(道)의 생리학적 근거를 명시해 주고 있다. 과거에는 주관적이어서 객관적으로 연구할 수 없었던 것을 연구할 수 있게 되었다.

심부지각(深部知覺), 내부지각(內部知覺), 조건화의 연구는 특정한 근육군에서 일어나는 변화를 전자장치를 통해서 눈으로 볼 수 있게 하고 자율신경의 지배하에 있는 내장·위장·심장혈관운동의 제어, 체온이나 근육긴장의 제어, 그리고 도승(道僧)이 삼매경(三昧境)에 들어가 있을 때 뇌파를 만들어 내는 훈련을 하는 알파파 바이오피드백 훈련이 있다. 이것을 technological meditation이라고 주장한다.

이것은 도(道)의 과학화 또는 기계화라고 볼 수 있으며 수도의 전체성에 비해서는 역시 과학적 방법의 단편성을 면치 못하나, 수도의 물질적인 생리적 근거를 천명해 주는 뜻에서는 도(道)의 해명(解明)에 일조(一助)가 된다고 본다. 또한 동양의학에서 이도요병 (以道療病) 신위일신지주(神爲一身之主)라는 생각은 서양의학이 20세기에 와서 비로소 발전시킨 사상과 일치한다.

이상 현대과학과 도(道)의 관계를 간략하게 살펴보았으며 다음에는 도(道)의 종교적·철학적·정신치료적인 면을 밝힘으로써 도(道)가 무엇인가를 소개하고자 한다.

3. 도(道)의 종교적 · 철학적 · 정신치료적 의미

도(道)는 주객일치요, 우주의 원리이고 주체성이고 무위(無爲)이고 부처이고 성인(聖人)이고 지인(至人)이고 진인(眞人)이며 무기(無己), 무아(無我), 무념(無念), 인격의 성숙이요, 정심(淨心)이고, 정심(正心)이고 무한히 말할 수 있다. 말로써 할 수 없기 때문에 도를 깨친 사람이 깨치지 못한 사람에게 아무리 깨친 소리를 해도 알아들을 수가 없다.

와트(Alan Watts)는 동양의 유교·불교·노장(老莊)·힌두교 등은 서양적인 개념으로는 종교도 철학도 아니고 정신치료라고 말했다.

수도의 목표는 마음이 맑은 거울과 같이 현실을 있는 그대로 비추어 주도록 맑게 하는 것이다. 그러기 위해서는 서양의 정신분석이나 정신치료에 있어서는 부정적인 힘의 분석·해결을 위주로 하나 불교의 선(禪), 특히 간화선(看話禪)에 있어서는 긍정적인 힘을 총동원해서 부정적인 힘인 애응지물(碍膺之物)을 녹이는 것이다. 나와 현실 사이에 놓여 있으면서 현실을 흐리게 하는 세 가지 베일이 있다. 하나는 개인적인 정서적 경험, 즉 불교에서 말하는 별업망견(別業妄見)이고, 두 번째로는 문화, 즉 불교에서 말하는 동분망견(同分妄見)이다. 세 번째로는 유기체, 즉 신체의 제한성이다[보살행(菩薩行)].

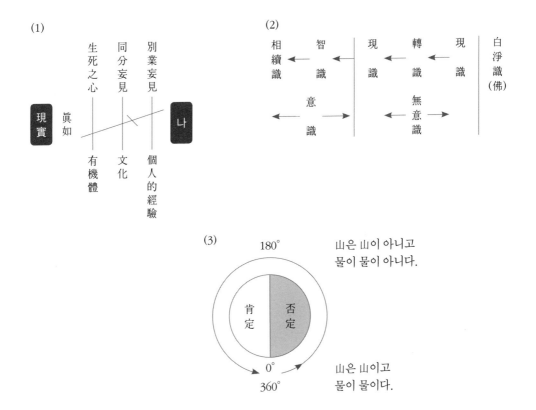

서양의 정신분석이 주로 개인적인 정서적 문제를 해소시킨다면 선(禪)은 개인적인 별업망견(別業妄見)과 문화적인 동분망견(同分妄見)의 베일(veil)을 걷어치우고 유기체의 베일마저 없앰으로써 현실과 나를 직결시켜서 진여(眞如)에 이르는 것이 목표다.

『대승기신론』의 기술을 보면 부처는 업식(業識)을 정화함으로써 백정식(白淨識)이 되어 삼라만상(森羅萬象)을 맑은 거울과 같이 비추어 준다. 부처의 다음 단계인 보살은 업식(業識)의 흔적이 남아 있고 전식(轉識)·현식(現識)·지식(智識)·상속식(相續識)이 완전히 정화된 상태를 말한다. 업식(業識)에서 파출(派出)되어 나오는 것이 전식(轉識)·현식(現識)·지식(智識)·상속식(相續識)인데, 현식(現識)까지가 무의식이고 지식(智識)·상속식(相續識)은 의식적인 부분에 해당한다.

이 보살에 대한 기술은 서양 정신분석에서의 성숙된 분석자에 대한 기술과 흡사하다. 성숙된 분석자는 무의식적인 주동기(主動機)의 흔적이 남아 있으나 이것을 자각하고 제어해서 환자 이해와 치료에 방해가 되지 않게 하고 자기 집안이나 국가·민족뿐만 아니라 전 인류에 대한 관심을 가진다.

불안을 처리하는 각도에서 본다면 서양의 정신분석자·실존철학자들·정신치료자들은 최고의 정신분석치료로 병리적이고 신경증적인 불안은 없앨 수 있지만, 정상적이고 실존적·존재론적인 불안은 여하한 방법으로도 없앨 수 없다고 의견의 일치를 보고 있다. 그러나 선(禪)에서는 생사지심(生死之心)을 타파함으로써 정상적인 실존적 불안마저 없애자는 것이다. 정신분석치료의 과정과 심우도(尋牛圖)에 그려진 각(覺)의 과정도 일치하는 점이 많다.

도(道)의 현대적 의의는, 서양문명이 신(神)이란 지주(支柱)와 과학기술을 발전시켜서 자신을 해방시키려고 했지만, 오늘날 신(神)이란 지주의 상실과 도구의 배반을 직면하지 않을 수 없게 된 데 있다.

이와 반대로 동양인은 적어도 2,500년 이전부터 이러한 모든 위험을 예견했었다. 동양인의 중심적인 관심은 이러한 인격신(人格神)과 도구로부터의 해방을 이루는 것이었다. 그것은 자기 내부를 성찰·검토하고 자기를 제어(制御), 조복(調伏)하고 자신의 주인공이 되어 진정한 자아를 찾는 노력이었다. 이것이 곧 도(道)요 주체성(主體性)이고 동양의 휴머니즘이고 휴머니즘의 극치다. 서양문화는 플라톤 이후 정심(淨心, catharsis)을 해야 진리에 도달할 수 있다고 말할 뿐 실천을 해 오고 있지 않았다.

4. 결어

동양인은 외적 세계를 인식하고 지배하는 기술을 천시하고 내적 세계를 이해하고 정복하는 것을 지상의 목표로 삼고 도(道)를 숭상해 왔다.

오늘날 서양인은 외적 세계의 정복에서 자기 이해와 자기 지배 없이는 자기 파멸의 위험이 증대됨을 깨닫고 인간의 내부 세계의 이해와 자기 지배·인간성숙의 필요성을 느끼고, 실존사상·정신분석·신경생리학에서는 인간내부의 이해와 지배·인간의 성숙을 지향하고 있으며 이와 병행해서 동양의 도(道)에 대한 관심이 높아져 가고 있다.

한편, 동양에서는 과거에 외부 세계 정복을 천시한 전통으로 과학기술의 발달이 뒤진 결과, 서양의 침략을 받고 빈곤에서 허덕이던 쓰라린 경험에서 급속히 과학기술을 도입하려는 나머지 우리의 도(道)를 완전히 무시하고 파괴라는 근대화로 달음질해 왔었다.

그러면서 서양문명은 전 세계를 뒤덮어 기계화·조직화로 외적 지배를 강화해 감으로써 인간의 내적 지배가 약화되는 비인간화·인간상실·자기상실로 달음질치고 있다. 여기에서 절실하게 현대문명의 위기를 극복하는 치료제로써 도(道)의 지대한 의의를 볼 수 있는 것이다. 왜냐하면 도(道)는 주체성이고 자각이며, 자기 지배요, 내적 지배인 동시에 최고의 성숙이요, 자유이고 또한 자율이며, 건설적인 힘이기 때문이다.

그러므로 서양인의 근대화는 서양의 전통적인 과학기술을 바탕으로 동양의 전통적인 도(道)를 섭취하는 것이고, 동양인의 근대화는 동양의 전통적인 도(道)를 토대로 서양의 전통적인 과학을 섭취하는 것이다. 결국은 사람이 문제라는, 사람을 만드는 것이 우리 전통의 핵심인 도(道)다.

17

인간학과 한국사상

1. 한국사상이란 무엇인가

해방 후의 어느 날, 철학을 하는 어떤 친구와 한국사상을 탐구하자는 의욕이 높으신 노(老) 교수를 찾은 적이 있다. 이 초로(初老)의 교수는 한국사상을 밝히자는 열의가 높다는 것을 그 후의 업적에서 볼 수 있었지만, 동양에는 철학이 없다는 말씀이었다. 나는 철학도는 아니지만 인간의 마음을 이해하고 병든 인간의 마음을 다스리는 정신의였기 때문에 인간에 관한 모든 것에 관심을 가져야 한다는 입장에 있는 터라 동양에는 철학 없다는 말에 수긍이 가지 않았다. "선생님 철학이 무엇입니까?" 선생은 나의 퉁명스러운 물음에 잠시 침묵을 지키신 끝에 "로고스"라고 대답했다. 동양에는 철학이 없다는 뜻은 동양에는 로고스(Logos)가 없다는 뜻이었다. 로고스란 뜻은 내가 듣기에는 논리란 뜻으로 들리기도 했다. 그래서 나는 철학에는 문외한이지만 "로고스가 무엇입니까, 말이 아닙니까? 말이 어떻게 철학입니까? 서양 사람은 말이 많습니다. 동양 사람은 말이 적습니다. 불립문자(不立文字) 아닙니까?" 선생은 말이 없었다. "모든 한국 사람이 느끼고 생각하고 있는 것을 의식화해서 체계화한 것이 한국철학이 아닙니까?" 선생은 말이 없이 깊이 생각에 잠기는 듯했다. 이 일이 있은 여러 해 뒤에 한국철학에 관한 세미나 석상에서 한국철학이 무엇이냐는 질문에 선생은 모든 한국인이 느끼고 생각하고 있는 것을 체계화한 것이라고 답변하는 것을 보았다.

흔히들 철학은 현실을 밝히기보다 사물의 근저(根柢)를, 과학의 전제(前提)를 밝히는 것이라고 한다. 그러나 우리나라 학계에서는 철학뿐만 아니라 역사든지 무엇이든지 학문을 문자와 혼동한다. 사상의 근저는 개념도 아니고 문자도 아니다. 우리의 무의식 속에 잠겨 있는 것이 대부분이고 개념화된 것, 문자화된 것은 빙산의 일각(一角)이요 선(禪)에서 말하는 달을 가리키는 손가락에 지나지 않는다. 달이 진짜 목표이지 손가락은 수단에 지나지 않고 이름에 불과한 것이다. 문자화된 것이 없다고 사상이 없다고는 할 수 없는 것이다. 물론 철학과 사상을 구별할 수 있겠지만, 철학도 사상에 대해서는 진짜가 아니고 사상에 붙인 이름, 레터르(letter, label)에 지나지 않는다. 레터르가 붙지 않았다고 물건이 없는 것은 아니다.

그러므로 한국사상이란 우리 조상들이 느끼고 생각하고 행동하고 이루어 놓은 모든 문물, 넓은 의미의 문화 속에 깊이 침전되어 있고 도시인보다 시골 사람, 유식한 사람보다 무식한 사람들 속에 더 많이 간직되어 있다. 우리 조상들뿐 아니라 지금의 우리가 느끼고 생각하는 것 그 속에는 우리가 의식하고 있지 못하는 우리 속에 배어 있는 조상으로부터 물려받은 것과 이것을 토대로 밖으로부터 오는 외래문화나 사조에 대한 반응이 포함된다. 과거부터 내려오고 우리가 의식하지 못하거나 발굴하지 못한 것을 의식화하고 발굴할 뿐만 아니라 현재의 우리 속에 잠겨 있으면서도 우리가 깨닫지 못하고 있는 것을 발굴하고 의식화해서 체계화한 것이 한국사상이요 한국철학이다. 그것은 과거만이 아니라 끊임없는 삶의 흐름에 따라 발전하는 것일 것이다.

2. 한국사상의 정립 또는 창조를 위한 선결요건

앞에서 한국사상은 문자가 아니라는 것을 말했으나 그러면 한국사상을 의식화하고 개념화하고 문자화해서 체계화하려면 어떤 경로를 밟아야 할 것인가?

그러기 위해서는 현재의 우리가 우리 자신이나 조상이나 현재의 우리 사상을 바로 파악할 능력을 가지고 있는가 여부를 검토할 필요가 있다. 말하자면 의식 구조가 바로 되어 있는가 하는 문제다. 석가모니가 깨달은 진리는 한마디로 요약하면 바깥 모양을 취하지 말고[불취외상(不取外相)], 스스로의 마음을 돌이켜 비추어라[자심반조(自心返照)]는 것이다. 우리가 우리 마음속에 있는 것을 깨닫지 못하면 바로 그 마음이 밖에서 보인다. 여기에서 갈등이 생긴다. 자기가 신경질이 있으면 남이 신경질이라고 탓하고, 자기가 적의가 있으면 남이 내게 적대적이라고 생각한다. 이것은 서양의 정신분석에서도 20세기에 와서 밝혀진 일이요, 사르트르(Jean-Paul Sartre)도 사람은 자기의 인격을 외계에 투사한다고 했다. 나는 해방 전부터 해방 후 현재까지 우리 동포들의 사고방식, 의식 구조를 관찰하여 한국인의 사상적 병폐를 한국인의 민족신경증이라고(주 1) 이름 지은 바 있다. 한국 사상계의 가장 큰 병폐는 우리의 정치 · 경제 · 문화 · 종교 · 학술 · 예술 · 사회 · 체육 등 모든 분야의 지도층 대부분이 일제에 대항해서 싸우지 못하고 굴복한 사람들로 구성되어 있다는 것이다. 때로는 독립운동에 종사한 사람들 중에서도 서양이나 중국에는 기를 펴지 못하는 경우도 있다. 이러한 민족의 역사에서 청산하지 못한 응어리가 있는 한, 한국의 사상이나 주체성은 확립될 수 없고 자꾸만 과거의 실패를 되풀이할 뿐이다.

한국사상의 정립은 우리의 주체성을 회복, 확립하면 된다는 결론이다. 그러면 우리 민족의 역사에서 우리의 주체적인 사상을 충분히 개화시키지 못한 점이 있다면, 그것은 주체성의 침해 내지 굴복에서 찾아야 할 것이다. 쉽게 말해서 소위 사대사상이란 것을 청산해야 한다. 그 줄기는 모화(慕華), 그리고 개화기 이후에는 우리가 일본에게 나라를 빼앗긴 이유가 서양의 문물, 특히 과학기술을 일찍이 받아들이지 못한 데 있다고 생각해서 서양문화에 굴복하고 일본을 물리치지 못했기 때문에 일본에 굴복한 것, 즉 중국 · 서양 · 일본 이 세 가지의 응어리를 녹여 버려야만 우리의 진정한 모습, 사상 주체성을 찾을 수 있다. 우리나라의 각계 지도자나 국민, 자라나는 세대가 얼마나 깊이 물들어 있는가는 가공할 정도다(주 2). 이것은 신경증이 주체성을 침해당하고도 물리치지 못하여 패배의식에 사로잡혀 자기를 말살하고 자기를 낮추고 그 대신 자기를 짓밟은 원수를 숭상하고 원수를 닮으려고 갖은 힘을 다하면서 자기에 관한 것은 일체가 무가치한 것으로 되어 버리는 것과 같다.

그러면 한국인의 민족신경증은 완전히 이겨 내지 못한 중국 · 서양 · 일본과 그들의 문물에 대한 숭상, 한국과 한국인, 한국의 문물에 대한 자기 비하와 자기 말살이라는 것이 스스로 명백하다. 이 세 가지를 배제한 평등하고 집착 없는 관점에서 중국 · 서양 · 일본 · 한국을 볼 수 있어야만 한국사상이 뚜렷이 모습을 나타낼 수 있는 것이다. 우리나라에 있는 몇 가지 구체적인 예를 들어서 검토해 보기로 하자.

　한국에는 수학이 없었다, 논리가 없었다, 합리적인 사고가 없었다, 철학이 없었다, 과학이 없었다, 민주주의가 없었다, 자아의 각성이 없었다 등등 외국이나 서양에는 있고 우리에게는 없다는 것들이다. 이러한 말을 하는 분들은 한국에는 있고 외국이나 서양에는 없는 것에 생각이 미치지 못하는 자기를 의식한 일이 왜 없는가? 역사적으로 볼 때 특히 망국(亡國) 후나 해방 후에 한국에 관해서 긍정적인 자랑할 만한 것은 전부가 외국인, 즉 서양인이나 일본인, 중국인들이 먼저 발견한 것들이다. 우리는 신경증 환자처럼 자기 속에 보배를 지니고 있으면서 그것을 깨닫지 못하고 남이 나의 잘난 점을 지적해 주면 그것이 바로 나의 못난 점이라고 한다. 개성(開城) 복식부기(複式薄記)가 서양보다 앞서고 더 우수했다는 것도 서양인이 발견했고, 일본인도 이것이 한국인의 창조가 아니라고 왜곡했다. 미국인의 연구나 독일인의 연구는, 갈릴레이보다 몇 세기 앞선 한국의 천체관측이 갈릴레이의 관측보다 정확했다는 것을 말하고 있다. 한국의 문화재 · 예술 · 공예품 · 학자 · 고승도 외국인 특히 중국인이나 일본인들이 먼저 그 가치를 주창하고 나서 우리가 따른 예가 허다하다. 원효 같은 경우가 그 좋은 보기다.

　민주주의에 관한 한국사회에서의 지난날의 논의를 보아도 우리나라 사상계가 어느 정도의 건전성을 가지고 있나를 볼 수 있다. 어느 모임에서나 교수나 소위 지식인들의 토론에서 한국은 민주 전통이 없어 민주주의의 실현이 힘들다는 의견이 항상 압도적이었다. 이러한 생각도 민족신경증, 사상 노이로제의 증상이다. 민주주의 체(體)를 모르고 특수한 시대와 특수한 장소에 있는 서양이나 외국의 민주 제도를 표준으로 생각하기 때문이다. 최근에는 과거 우리나라 신라의 화백, 그리고 조선조에서도 임금을 제어하는 기관이 여섯이나 되고, 임금도 다른 신하의 배석(陪席) 없이 독대(獨對)가 금지되어 있다든지, 미관말직(微官末職)뿐만 아니라 국민 누구든지 직접 임금과 대화할 수 있는 길이 열려 있었다는 것을 강조하게 되었다. 민주주의 체(體)는 민주 정신에 있는 것이지, 항상 변동하는 특정한 시간과 공간에서 나타나는 형식은 변할 수 있는 용(用)이다. 용(用)은 변하지만 체(體)는 변하지 않는다. 한국의 교수나 지식인은 한국에 민주 전통이 없었다고 한탄할 것이 아니라 스스로의 패배의식을 불식하고 주체성을 회복하여 정치인이나 국민에게 한국적 민주주의의 이념을 제시할 책무가 있다.

다음으로 국사의 경우를 들어 본다면 더욱 뚜렷해진다. 일본은 고대에 있어서는 한국의 식민지요, 일본 천황도 순(純)한국인이다. 일본의 신사에서 모시고 있는 신은 대부분이 한국인이란 것이 드러났음에도 불구하고 한국의 국사학자들은, 특히 대학교수나 정통적인(?) 국사학자들은 일언반구(一言半句)도 없었고 비정통적인 소위 민간 국사학자나 신문사 편집국장만이 이를 언급했을 뿐이다. 최근에 와서는 정부, 민간 할 것 없이 많이 달라져 가고 있지만 국사학자들이 일인(日人)이나 기타 외국인이 주장하고 증거를 제시하고 있는 한국사의 왜곡된 부분을 일본의 다까마쓰 고분발굴에서 발단된 한·일·북한 학자와의 학술적 토론을 거쳐서 비로소 그들을 추종하듯 마지못해서 국민 앞에 내놓은 마음의 상태, 의식 구조가 문제다. 우리 모두가 대부분 그렇지만 우리 자신을 너무나 모르고 연구를 하지 않고 있다. 한국의 국사학자는 문헌을 가지고 연구를 하고 문헌에 없는 것은 비과학적이요, 특히 긍정적인 국사의 해석은 국수주의라고까지 말한다. 민간학자를 제외하고는 한국 고대사가 텅 비어 있을 뿐만 아니라 우리가 보유하고 있는 내외의 사료나 전적(典籍)도 제대로 보고 있지도 않고 본 것도 바른 눈으로 보고 있지 못하고 있는 실정이다. 민족사관이란 다름이 아니라 주체적인 입장에서 보는 것이 민족사관일 것이다. 외국의 이론을 가지고 한국사를 투사하는 것은 반주체적인 식민지 사관이라는 것을 명심할 필요가 있다.

3. 한국사상과 인간학

이상 본 바와 같이 한국을, 우리 자신, 우리 역사나 문화를 바로 알려면 먼저 중국·서양·일본 등의 영향, 그들의 입장을 버리고 우리 자신의 입장으로 돌아가서 볼 수 있어야 한다. 다시 말해서 주체적인 입장에 설 수 있어야만 한국사상을 정립하고 새로운 창조가 가능하다.

1) 과학, 철학, 도(道)

한국사상과 인간학을 논하기 전에 우리의 사고방식을 먼저 정리해 둘 필요를 느낀다.

일반적으로 과학은 그 전제를 검토하지 않으나 철학은 스스로가 서 있는 전제나 과학의 전제를 검토한다고 한다. 나는 서양의 정신분석과 우리의 도(道)를 공부하고부터는 도(道)야말로 모든 것의 전제를 검토하는 것이고 철학은 스스로의 전제를 검토할 수 없다는 결론에 도달했다. 이것은 동양사상, 즉 도(道)에서는 아득한 옛날부터 다 알고 있는 사실이다. 객년에 한국철학회 주최로 가졌던 한국철학을 검토하는 모임에서 어떤 서양철학을 하는 교수가 철학은 자기 반성의 극치란 것을 주장했다. 내가 철학은 자기 반성의 극치가 될 수 없고 도(道)가 바로 자기 반성의 극치라는 것을 제시했으나, 그는 도(道)를 모르기 때문에 내 말을 납득하지 못하는 듯하였다. 그뿐 아니라 도(道)를 모르는 대부분의 철학자도 마찬가지였다. 과학과 철학은 개념화를 따라서 문자화에 입각하고 있다. 개념화(槪念化)는 곧 추상화(抽象化)다. 추상화는, 곧 개념은 경험 자체가 아니다. 개념이나 문자는 경험—무의식중인 것이 대부분이다—의 수단, 경험 전달의 수단에 지나지 않는다. 아무리 개념·문자·말을 사용해도 상대편 속에 내가 그 말로써 지칭하는 경험을 불러일으키지 못하면 그 말은 아무 소용이 없을 뿐만 아니라 다른 경험을 불러일으킴으로써 오해가 생긴다. 개념이란 어떻게 보면 사람이 만들어 낸 도구에만 어느 정도 유용성을 가진다. 쉽게 말하면 기계에만 적용될 수 있는 것이지 자연이나 인간에는 적용될 수가 없다. 이러한 의미에서 나는 철학을 인간에 관한 철학과 기계에 관한 철학으로 나누어 보는 것이 어떨까 하는 생각을 가진다. 동양철학은 인간의 철학이요, 전통적인 서양철학은 기계의 철학이라고 볼 수 있다. 서양철학에서는 비정통적인 실존철학이 인간의 철학이요, 도(道)의 문턱에 와 있는 사상이다. 동양사상을 서양의 실존철학에다 끼워맞추려는 경향이 있지만, 이것도 사상적 병폐의 일단(一端)이다. 동양철학은 바로 실존철학의 극치다. 서양의 정통철학이 다루지 않았던 무(無)를 처음으로 다룸으로써 서양철학의 주류를 이탈하여 생긴 동양철학으로 향하는 시발(始發)이기 때문이다. 하이데거도 그를 찾은 친구를 보고, 내가 이 사람[영목대굴(鈴木大掘)]을 바로 이해했다면 내가 평생 저술하려고 하고 있는 전부가 이 속에 들어 있다고 말했다고 한다(주 3). 이것은 그가 스즈키 다이세츠(영목대굴)의 한 책을 읽고 한 말이다.

작년에 한국철학회 주최로 한국일보사 강당에서 행한 하이델베르히 대학의 종교철학 교수 게오르그 피히트(주 4)의 〈이론과 성찰〉이란 강연에서 서양의 사고방식은 이론이고 이러한 합리적인 사고는 근본적인 도그마인 논리(Logik)에 입각하고 있으며, 이러한 유럽적이고 기독교적인 사고는 문화를 파괴하고 인간을 파괴하고, 자연을 파괴하기 때문에 새로운 사고방식인 성찰(Meditation)이란 사고방식을 제창했다. 이 새로운 사고형식은 이론(Theorie)의 진리성을 검증한다고 했다. 그러면서 사석에서 말하기를 실존(Existenz)이란 비서양적인 유래의 것이라고 말하면서 한국에 오기 전에 일본인 제자에게 한국에서 강연할 내용의 원고를 보여 주니 일본의 도겐[도원선사(道元禪師), 13c.]의 생각과 같은 것을 듣고 충격을 받았다고 술회했다. 논리적 사고는 개념에 입각하고 있기 때문에 자연이 아니고, 현실이 아니고, 경험이 아니다. 인위적인 것이기에 위(僞)이며, 따라서 진리일 수가 없다. 그러므로 개념화된 논리적 사고의 소산인 이론은 기술을 매개로 인간이 인위적으로 만들어 낸 도구, 즉 기계에만 적용될 수 있을 뿐이다. 이것은 미국의 철학 교수이면서 정신분석과 신비주의—주로 동양의 도(道)—가 근본적으로 일치한다는 논문을 발표한 핑가렛(주 5)도 이 논문에서 도인(道人)의 언동은 일체가 치료의 수단이고 이론을 따지는 것은 노이로제적인 자기 방어라고 지적하고 있다. 이것은 우리의 전통으로 봐서는 초보적인 이야기지만 제자가 같은 질문을 해도 묻는 제자에 따라서 공자가 대답이 달라지는 것을 보아도 쉽게 알 수 있는 일이다. 서양문명의 파탄은 논리적 사고의 소산인 기계적인 이론을 기계 이외의 것, 인간생활 전반에 적용함으로써 결과되는 파탄이다.

인간의 문제에 있어서는 관계가 제일 중요하다는 것이 서양의 정신분석자, 정신치료자, 카운슬러에 의해 인식되고 있다. 그러면서 관계라는 것은 개념화할 수 없고 오로지 지각(perceive)될 수 있을 뿐이라고 하며, 스위스 정신분석의 융(Jung)(주 6)은 일찍이, 동양인은 사물의 본질부터 따지고 서양인은 방법에 집착한다고 하면서 '미친 사람이 바른 방법을 사용하면 미친 결과가 나온다'는 중국의 격언을 인용하고 중국인이면 누구나 아는 인격이나 관계를 서양 사람에 이해시키기가 어렵다면서, 서양인은 야만인이고 동양인은 문명인이므로 유럽 사람이 동서의 다리가 되어야 한다고 했다. 우리 문화는 관계문화요, 서양문화는 관계를 끊는 소외문화다.

동양철학에 종사하는 우리나라 학자들의 안타까운 점은, 동양사상은 도(道)가 체(體)인데, 소위 동양철학이 치료의 수단인 말·문자의 굴레를 벗어나지 못하고 있다는 점이다. 물론 도인(道人)과 접촉하거나 수도(修道)를 하고 있는 것이 대부분이나 수도가 부족한 점이 많다는 점이다. 말하자면 말로써 이론으로써 동양사상을 공부하려는 경향은 우리나라 지식인의 전통을 이탈하는 길이다.

2) 한국사상과 인간학

동양이나 한국에서는 일찍이 높은 수준의 수학이나 과학이 있었으나, 서양과의 사고 방식 차이로 과학을 천시했기 때문에 서양의 근대 과학을 따라가지 못했다. 동양에서는 어떻게 사느냐, 어떻게 하면 사람다운 사람이 되느냐가 궁극 목표이고 학문이나 기술을 막론하고 사람이 되는 것의 수단에 지나지 않았다. 사람이 되는 것을 배우는 것이 수도(修道)였다.

한국사상은 한국의 역사, 한국인의 생활습속(習俗), 한국인의 성격, 한국의 학문·예술·종교·제도 등 한국의 문화를 일관하고 있는 것을 파악해야 한다. 역사에 있어서는 현재까지 알려진 바로는 고기(古記)가 많이 없어졌기 때문에 주로 외국인, 특히 중국의 기록에 의존할 수밖에 없다. 앞으로 고고학적 연구가 많은 것을 입증해 줄 것으로 믿으나 현재 있는 자료를 살펴보기로 한다. 중국 최고의 지리지인『산해경(山海經)』에 '군자불사지국(君子不死之國)은 의관을 정제히 하고 칼을 찼으며 짐승을 먹이고 호랑이를 부리며 성격이 양보를 좋아하고 다투지 않으며 무궁화가 있다[衣冠帶劍食獸(의관대검식수) 使二大虎在旁(사인대호재방) 其人好讓不爭(기인호양불쟁) 有薰華艸(유훈화초) 朝生夕死(조생석사)]'고 했다. 공자도『논어』에서, 중국에는 도(道)가 행해지지 않기 때문에 구이(九夷)의 나라에 가서 살고 싶다고 하니, 누추한데 어떻게 살겠습니까 묻는 말에, 군자가 사는데 무엇이 누추하냐고 대답하여 군자의 나라라고 했었다. 그 후에『한서(漢書) 지리지(地理志)』에서도 이것을 부연해서 '東夷天性柔順(동이천성유순) 異於三方之外(이어삼방지외) 故孔子悼道不行(고공자도도불행) 設桴於海(설부어해) 欲居九夷有以也(욕거구이유이야)'라고 기록하고 있다. 동이(東夷)는 천성이 유순해서 삼방(三方) 밖의 다른 민족들과 다르다. 그러므로 공자는 도(道)가 행해지지 않는 것을 슬퍼해서 배를 타고 구이의 나라에 가서 살고 싶다고 한 것이 까닭이 있다는 운운(云云)이란 뜻이다.

유승국(柳承國) 교수(주 7)의 연구는 중국학자 노간(勞幹)의 논문 일절(一節)을 인용하고 있다.

> 우리는 동방 사람을 항상 동이(東夷)라고 부르는데 '이(夷)' 자는 '인(仁)' 자와 통용되고 '인(仁)' 자와 '인(人)' 자가 같은 근원에서 나왔고 중국말에서 '인(人)' 자는 심지어 동방에서 생겼을 가능성이 있고 가약(假若) 이인(夷人)이 먼저 문화가 앞서서 '인(人)'이란 자를 먼저 썼다면 이것이 전 인류를 지칭하게 되었을지 모른다. 왜냐하면 서방족(한족)은 동방족보다 후에 일어난 부족이라 이를 차용했을지 모른다……

유 교수는 이(夷)에서 인(人)·인(仁)이 파생되고 시(尸)도 인(仁)도 같다고 한다. 이것은 『설문해자(說文解字)』에도 이(夷)와 인(仁)이 같다고 되어 있다. 갑골문에서 나타난 '인방(人方)'이 동방족(東方族)을 지칭한 것이 판명되고 군자국(君子國), 동방예의지국(東方禮義之國), 홍익인간(弘益人間), 인내천(人乃天), 그리고 우리의 이러한 어진 전통이 많이 파괴된 오늘날에 있어서도 구미인(歐美人)이나 일인(日人)이나 기타 외국인이 한국에 와서 비로소 인간을 발견했다고 하고, 한국이 좋다고 한국에서 사는 외국인은 한국의 인간관계, 한국인, 한국의 문화가 인간적이라는 데 입을 모으고 있다.

한편, 『삼국사기』(주 8)에 최치원의 난랑비(鸞郞碑) 서(序)에 '우리나라에는 현묘(玄妙)한 도(道)가 있다. 이를 풍류라 하는데, 이 교(敎)를 설치한 근원은 선사(仙史)에 상세히 실려 있거니와, 실로 이는 삼교(三敎)를 포함한 것으로 모든 민중과 접촉하여 이를 교화(敎化)하였다. 또한 그들은 집에 들어와서는 부모에게 효도하고 나아가서는 나라에 충성(忠誠)을 다하니 이는 노(魯)나라 사구[司寇(공자)]의 취지이며, 또한 모든 일을 거리낌 없이 처리하고, 말을 아니하면서 일을 실행하는 것은 주(周)나라 주사[柱史(노자)]의 종지(宗旨)였으며, 모든 악한 일을 하지 않고 모든 착한 행실만 신봉하여 행하는 것은 축건태자[竺乾太子(석가)]의 교화(敎化)다'라고 나와 있다.

다른 한편으로는, 한국의 그림이나 조각·도자기·건축·노래·춤 기타의 습속은 동일한 어떤 일관성을 암시해 주고 있다. 모든 것이 자연스럽고 소박하고 인위성을 배제하고 아주 인간적이고 현실적이면서도 이상이 높다는 점이다. 서양화와 동양화의 차이가 전자는 육감적이라고 본다면 후자는 정신적이고 철학적이라고 볼 수 있고, 전자는 사진적(寫眞的)이라면 후자는 추상이라고 볼 수 있다. 물론 현대 추상화의 경향은 서양화의 새로운 경향이고 동양정신과 공통되는 점이 없지는 않겠지만, 그러면서 한국의 그림은 가까운 중국이나 일본의 그림에 비교한다면 특히 겸재(謙齋) 이후에는 중국이나 일본의 그림에 비해 자연스럽고 인공적인 기교적 요소가 적고 소박하다. 한국의 도자기(陶磁器)는 고려의 청자와 이조의 백자가 한국적인 특색을 잘 나타내고 있다. 유럽이나 미국의 큰 박물관에 가 보면 이집트, 그리스, 중국 등의 도자기는 예술적인 아름다움에서 본다면 고려청자 앞에서는 완전히 빛을 잃는다. 고려청자가 이조백자에 비해서 소박성이 덜하고 귀족적이라고 하지만 다른 나라의 도자기에 비해서는 소박하고 자연스럽고 인위적이지 않다. 그리고 과거 한국 도자기의 특징은 전체적인 모양이나 선(線)도 다른 나라의 물건들처럼 정확하게 인위적인 기하학적(幾何學的) 모양이 아니고, 어떻게 보면 만드는 데 실패한 것 같은, 그리고 반드시 바닥에는 자연 그대로의 형태를 남기기 위해 흙 그대로 손을 가하지 않는 부분을 남겨 두고 있다. 이것이 한국의 박(樸)의 정신이다.

몇 해 전에 일본 오사카에서 개최된 엑스포에서 세계 각국 사람들이 한국관에 몰려와서 한국의 민속 무용에 경탄했다는 것, 리틀 엔젤스가 세계를 매료시킨 한국의 음악과 춤·아악은 더욱더 자연스럽고 인위적이 아닌 정신을 나타내 주고 있다. 일본이나 중국·서양의 춤은 아주 인공적인 율동이 많다. 한국의 춤은 자연스러운 율동이면서 아주 멋이 있다. 인위적이 아니고 인간적이다.

그리고 한국의 역사는 무수한 외침을 당하면서도 주체성을 상실하지 않은 반면 다른 나라처럼 외국을 침략하지 않은 평화민족의 역사를 지켜 왔다는 점이다.

이상 본 바와 같이 한국문화는 사람 '인(人)' 자(字)로 일관하고 있으니 인간주의적이고 인도주의적이다. 인위적인 것을 싫어하고 자연 소박을 숭상한다. 한국의 정원도 마찬가지다. 인위적인 것을 배제하고 자연과 같은 조원(造園), 사람이 먹을 수 있는 과수(果樹)·약초(藥草)가 반드시 들어 있다. 그리고 서양문화와 달리 인간관계를 중요시한다.

그것도 같은 동양인 중국이나 일본과도 다른 인간관계, 즉 전(全) 민족이 하나의 가족관계라는 것이 한국적인 특징이다(주 9).

오늘날 세계는 소위 합리적이고 논리적이고 기계적이고 이론적인 사고를 바탕으로 한 서양문명이 기계적인 과학기술을 발달시켜서 본능을 해방시켜 타인 · 타민족 · 자연을 정복하는 데에 압도(壓倒)당하여, 전 인류가 이러한 문명을 다투어 받아들여서 비뚤어진 근대화를 밟은 결과, 전 세계가 파탄에 직면하여 인류멸망의 위기를 자각하기 시작하고 있다. 이것은 멀리는 서양에서도 소크라테스까지만 해도 철학의 목적이 자기구제에 있었으나 플라톤 이래 철학은 이론적이고 객관적인 것으로 되기 시작하였다. 서양의 과학을 발전시켜서 특히 르네상스로부터 시작한 본능—불교적으로 말하면 무명(無明), 유교적으로 보면 인욕지사(人慾之私)—을 해방시켜 과학기술과 합세해서 세계를 수라장으로 만들고 급기야는 인간이 행복달성의 도구로 생각했던 도구의 노예로 전락하게 되고 전 인류를 끌고 들어가서 자멸의 위기를 초래하고 있다. 소위 공해(公害)의 증대, 자원의 고갈(枯渴)로 나타나는 자연의 복수(復讎)와 과거의 피지배 민족계급의 복수가 시작되고 있다. 이러한 서양문명의 파탄(破綻)을 구제해 보자고 나타난 것이 인간의 주체성을 회복하자는 치료제로서 등장한 실존사상, 정신분석의 대두(擡頭)요 동양사상에 대한 관심이다. 동양사상의 본질과 그 현대적 의의를 가장 쉽게 이해하는 길이 실존사상과 정신분석을 이해하는 것이다.

여기에서 서양의 인간학에 대한 소개는 다른 참고서에 미루고, 서양문명에 휩쓸려 있는 인류문명의 파탄 위기는 서양의 인간주의 파탄이라고도 결론 지을 수 있다. 그것은 본능의 해방이 아니면 본능 없는 이성(논리)의 지배이기 때문이다. 따라서 불완전한 인간주의다. 진정한 인간주의이고, 인간주의의 극치는 동양의 도(道), 다시 말해 동양적 인간주의다. 왜냐하면 서양적 인간주의는 인간의 주체성을 회복시키지 못하기 때문이다. 동양적 휴머니즘은 최고의 주체성이 목표이기 때문이다.

동양에서는, 인간은 자연의 일부요 천(天)과 합일(合一)하는 것이 도(道)의 목표다. 서양에서는, 타인이나 자연은 정복의 대상이고 신 앞에서는 인간이 굴복한다. 동양의 도(道)에 가까운 신비주의에서도 그렇지 않고, 인간이 신이 된다는 우리의 도(道)에서와 같은 사상은 없다. 셸러(주 10)는 전인(全人)을 말하지만 이것도 동양사상과는 좀 다르다.

프롬(주 11)은 구약성서에 나타나 있는, 인간을 신의 모습에 따라 만들었다는 것을 상기시키면서 종래의 인간관을 분석하고 신관념(神觀念)은 선(禪)에서 말하는 달을 가리키는 손가락에 지나지 않는다고 갈파하고 인간주의의 재건(再建)을 제창(提唱)하고 있다.

    동양사상에서는 유불선(儒佛仙) 모두 수도(修道)의 목적이 자기 자신 본래의 자기가 됨으로써 신이 된다는 점이 공통점이다. 물론 동양사상에서는 인격신(人格神)이란 존재하지 않는다. 여기에서 인격신을 인정하거나 인격신을 인정하지 않는 사상이나 종교의 차이를 분석해 볼 필요를 느낀다. 신부인 듀모린(주 12)은 일반적으로 종교의 서양적 개념, 즉 기독교적 입장에서 보면 불교는 내세(來世)와 인격신(人格神)을 인정하지 않기 때문에 종교가 아니라고 하지만 불교는 모든 종교의 요소를 다 가지고 있다고 지적하고 있다. 이것은 프롬(주 13)이 말하고 있는 X경험, 도(道)의 대뇌생리학적 연구(주 14)와 대조해 보면 쉽게 이해될 수 있다.

    고려 보조국사(주 15)의 법어(法語)에도, 근기(根機)가 약한 자는 자기가 부처가 된다고 생각하면 도리어 마음이 약해져서 도저히 가망 없는 것으로 생각이 되어 해를 입으니 그런 열기(劣機)—주체성이 약한 사람—는 부처를 자기 밖에 있는 인격신으로 믿고 서방정토(西方淨土)가 현세와 떨어진 곳으로 믿고 염불이나 외워야 한다고 말하고 있다. 불교에서는 사람의 힘, 즉 근기에 따라서 제도하는 방법이 가장 상세히 구별되어 있다. 먼저, 근기가 좋은 사람은 선(禪)을 해야 하고 그렇지 않은 사람은 교(敎)를 해야 한다. 선(禪) 중에서도 근기에 따라서 세 단계로 구분되고 교(敎)도 오교(五敎)로 구별된다. 가장 낮은 단계는 소승교(小乘敎)이지만 이보다 더 낮은 것이 인천교(人天敎)다. 인천교(人天敎)는 종래의 기독교처럼 인격신으로서, 부처가 자기 밖에 있고 현세를 떠나 천당·지옥이 있다는 것을 믿게 한다.

    유교에서는 인간의 본성을 회복하여 천(天)과 합치함으로써 성인(聖人)이 되는 것이 목표이고, 노자(老子)에서는 무위자연(無爲自然)·박(樸), 장자(莊子)에서는 무기(無己)로 돌아감으로써 성인(聖人)·신인(神人)·지인(至人) 또는 진인(眞人)이 되는 것이 목표다. 불교에서는 자기의 본래면목(本來面目)으로 돌아감으로써 부처가 되는 것이 목표다. 서양의 실존사상이나 정신분석에서도 본래의 자기, 진정한 자기로 돌아감으로써 인간성을 회복하고 주체성을 회복하고 인격이 성숙되고 정신이 건강해지고 진리에 도달한다.

인간의 내계(內界)의 대뇌생리학적 연구(주 16)도 우리가 말하는 나(I)(주 17)라는 것은 대부분이 무의식 속에 들어가서 의식하지 못하고 있는 것, 즉 자기(self)의 의식되는 부분이고 정신병이나 황홀(ecstasy)과 참선의 삼매(三昧)나 명상은 나와 자기, 즉 의식과 무의식이 교통하는 상태이나 뇌파라든지 기타의 생리상태가 다르다. 이러한 연구로도 인간은 처음에는 중추신경활동만이 현실이고 현재였던 것을 성숙함에 따라서 공간(외계)과 시간(연대순적인) 속에 밖으로 있는 것으로 보게 된다. 석가모니가 발견한 불취외상(不取外相), 자심반조(自心返照)나 실존사상이나 정신분석에서 밝힌 바와 같이 사람은 자기 속에 있는 것을 깨닫지 못하면 내 마음속에 있는 것이 밖에 있는 것으로 나타난다. 이것이 착각이다. 그렇기 때문에 현실과의 갈등이 생긴다. 동양의 수도나 서양의 정신분석은 내부관조(觀照)를 통해서 의식하지 못했던 마음, 감정이나 생각을 자각함으로써 주관과 객관이 일치되는 것이 마치 맑은 거울에 여러 가지 형상이 있는 그대로 비추는 것과 같다. 이것이 부처나 성인(聖人) · 지인(至人) · 진인(眞人)의 경지요 진리를 보는 경지요 유교의 성(性)이요 성(誠)이요 중용(中庸)이요 인(仁)이다. 불교의 부처 · 공(空)이니 열반(涅槃) · 진여(眞如) 등등이요, 노장(老莊)의 무위자연(無爲自然) · 무기(無己)의 경지다.

　동양사상은, 유불선이 공통적으로 인간은 신성(神性)을 구비하고 있다고 보고 있기 때문에 도를 닦음으로써, 다시 말해서 마음속의 일그러진 부분을 정화함으로써 본성(本性), 즉 신성(神性)을 회복한다고 보고 있다. 서양의 정신분석이나 인간주의 심리학(주 18) 또는 존재심리학에서도 주된 동기, 결핍동기를 제거함으로써 자기 실현, 진정한 자기로 돌아간다거나 아니면 성장, 생성 또는 자기 현실화 동기가 나타남으로써 인격의 완숙(完熟)이 이루어진다고 본다. 전자(前者)는 무명업식(無明業識)이고 인심(人心) 또는 인욕지사(人慾之私) 또는 유위유기(有爲有己)이고 후자는 진여(眞如) · 본래면목(本來面目) 또는 성(性) · 성(誠) · 중용(中庸) · 도심(道心)이고 무위자연(無爲自然) · 무기(無己) · 박(樸)이다.

　앞서 말한 초월적인 외재적(外在的)인 인격신과 내재적(內在的)인 또는 내 자신이 신성(神性)을 구비하고 수도로써 신(神)이 된다는 문제는 포이어바흐(주 19)의 견해가 동양사상이나 서양의 정신분석, 인간 내계(內界)의 대뇌생리학적인 연구와 일치함을 볼 수 있다. 즉, 인간은 자신을 사고의 대상으로 삼는다. 종교는 무한(無限)을 의식하는 것이다.

따라서 종교는 의식(意識) 무한성(無限性)의 의식(意識) 이외에 아무것도 아니다. 달리 말하면, 무한한 것을 의식하는 속에서 의식하는 주체는 자기 본성의 무한성을 대상으로 삼는다. 그리하여 신은 말하자면 인간의 내면적인 본성을 밖으로 투사한 것이다. 자기 본성의 무한성을 자각한다는 것이 프롬의 X경험과 통한다. 이것은 자기의 무의식을 완전히 자각함으로써 부처나 성인(聖人)·지인(至人)이 된다는 것과 자기를 완전히 자각한 것이 신(神)이라는 대뇌생리학적 연구가 일치한다. 불교에서도 부처를 각자(覺者)라고 하는 소이(所以)가 여기에 있다. 자기의 내면인데 의식하지 못하고 있는 부분이 신(神)이 되고 사탄이 된다. 인격신이든 사탄이든 그것은 내 속에 있는 나의 마음에 지나지 않는다.

인격신과 자기와의 관계는 이 정도로 하고, 이상에서 본 바와 같이 동양사상, 서양의 실존사상·정신분석·인간주의 심리학·인간 내면의 대뇌생리학적 연구는 물론, 서양의 신비주의의 일부도 여기에 합류한다.

마음을 정화함으로써 본래의 자기로 돌아가고, 돌아감으로써 신과 합일(合一)하거나 신이 된다. 이러한 점들은 일치가 된다. 궁극적으로 지향하는 목표는 같다. 동양의 도(道)에 있어서는 이러한 경지에 이르는 방법이 특히 불교에 있어서 가장 세밀하게 이루어지고 있다. 그러나 서양의 실존사상에서는 길 또는 방향만을 제시했을 뿐 방법의 제시가 없다. 서양문화에서는 정신분석 치료의 방법이 구체적이고 동양의 수도와 근본적으로 같으나 목표가 궁극적이 되지는 못한다. 서양의 실존주의자들이나 정신치료자들은 병리적인 신경증적 불안은 치료로 없앨 수 있지만 정상적인, 실존적인, 존재론적인 불안은 여하한 방법으로도 없앨 수 없다고 주장한다. 그러나 우리의 도(道)는 생사지심(生死之心)을 타파함으로써 존재론적인 불안, 정상적인 실존적 불안마저 없애자는 것이 목표다. 이 점이 현 단계에 있어서 동서사상의 차이다. 서양의 실존사상은 이러한 관점으로 볼 때, 서양인이 사상적으로 처음으로 죽음에 대한 불안, 즉 무(無)를 자각했다는 데서 그치고 있다. 그런 의미에서 도(道)에 들어가지는 못하고 도(道)의 문턱에 와 있다고 보는 소이(所以)다.

대승기신론(大乘起信論)에서는 우리 내면의 무의식과 의식의 관계가 잘 명시되어 있다. 즉, 업식(業識)에서 출발해서 전식(轉識)·현식(現識)·지식(智識)·상속식(相續識)으로 파생해 나온다. 어느 정도 무의식에까지 또는 가깝게 자각(自覺)·정화(淨化)했느냐에 따라서 도(道)의 위계가 결정된다. 부처는 업식(業識), 따라서 마음이 완전히 깨달아지고 정화된 상태를 말하며, 부처의 다음 위계인 보살은 전식(轉識) 이하는 자각·정화가 되었으나 업식(業識)의 일부는 남아 있고 깨닫고 있으며 이의 지배를 받지 않는 상태를 말한다. 이것은 성숙된 정신분석자가 자기의 일거수일투족(一擧手一投足)을 지배하는 주된 동기를 많이 없앴으나 아직도 흔적이 남아 있는 것을 깨닫고 이의 지배를 받지 않는 것과 상통한다. 업식(業識)·전식(轉識)·현식(現識)은 무의식에 속하고 지식(智識)·상속식(相續識)은 의식적인 부분이다. 업식을 자각 못하면 그것이 억압되어 있어 이것이 전식이 된다. 미움이 업식이라면 미움을 억압하면 미움이 사랑으로 변하고 남이 나를 미워하는 것으로 된다. 이것이 현식이고, 이것이 의식이 되어 여러 가지 합리화를 하고 꼬리를 무는 것이 지식이고 상속식이다. 소련·미국·캐나다 등지에서 진행되고 있는 도(道)의 실험과학적인 연구는 아직까지는 부분적 자각과 자기제어를 기도하고 있는 단계다. 예컨대, 위장운동이나 뇌파를 자각·지배하는 것들이다(주 21). 이것도 도(道)를 눈에 볼 수 있게 하는 점에서는 많은 공헌을 할 것이 기대되나 종전의 서양과학의 기계적 전통을 벗어나지 못하면 위험성을 내포할 수도 있다.

　끝으로 유교의 근본정신과 서양의 정신분석 및 정신분석적 가족치료의 연구 결과와의 일치에 대해 언급하고자 한다. 공자가 신봉했다는 유교의 근본정신은 요순(堯舜)의 효제(孝悌)이고, 유교는 효제, 즉 가정에서 부모 형제 관계를 바로 해서 이와 같은 관계를 부모 형제가 아닌 모든 동포와 인류에게 확충(擴充)한다는 것이 근본이고 인(仁)이다. 이것을 신경증이나 정신병, 정상인에 대한 연구 관찰로 밝혀낸 것이 20세기에 서양에서 나타난 정신분석이다. 개인의 사회관계는 가족관계가 결정한다는 결론이다. 유교는 예방적인 교육이고, 정신분석은 병난 뒤에 고치는 치료적인 재교육(再敎育)이다. 미국의 저명한 분석자인 메닝거도 미국 국회의 국제적 갈등에 관한 증언에서 국제적 분쟁의 원인이 가족관계에서 출발한다고 증언하고 있다. 수신제가치국평천하(修身齊家治國平天下)의 진리를 입증하고 있는 셈이다. 한편으로는 노이로제나 정신병, 문제아나 소년비행의 연구에서 밝혀진 것은 모든 이러한 정신 불건강의 근원은 부모의 부부관계 잘못에 있고, 이 잘못된 부부관계는 부부가 결혼하기 전에 처음으로 만났을 때의 관계가 잘못된 것이 바로잡히지 않아서 10년, 20년 또는 그 후에 나타나는 것이 자녀들의 인격의 미숙, 정신의 불건강이라는 것을 구체적으로 증명하고 있다. 모든 인간관계는 부모의 부부관계에서 파생된다는 결론이다. 이것 또한『주역』에서는 남녀자(男女者) 삼강지본(三綱之本) 만사지선야(萬事之先也)라는 것을 '有天地(유천지) 然後有萬物(연후유만물) 有萬物然後有男女(유만물연후유남녀) 有男女然後有夫婦(유남녀연후유부부) 有夫婦然後有父子(유부부연후유부자) 有父子然後有君臣(유부자연후유군신) 有君臣然後有上下(유군신연후유상하) 有上下然後禮儀有所錯(유상하연후예의소착)'라고 기록하고 있다. 일반적으로 동양사상의 진리를 서양의 과학이 점차적으로 구체적으로 증명해 가는 과정이 진행 중이다.

4. 결어

이상 본 바와 같이 우리의 전통 사상은 인간 사상이요 실존사상의 극치요 휴머니즘의 극치다. 서양철학은 플라톤 이래 듀이에 이르기까지 실존철학, 정신분석, 인간주의 심리학을 제외하고는 기계의 철학, 공작인(工作人)의 철학이다. 피히트 교수가 제시한 바와 같이, 서양적인 논리적·합리적 사고의 소산인 서양의 형이상학, 과학을 토대로 한 문화는 진리가 아니다. 자기 성찰, 즉 도(道)가 이론(철학이나 과학)의 진리성을 검증한다. 윌리엄 바렛(주 20)이 지적했듯이, 동양사상은 서양철학자가 플라톤 이후 갇혀 있는 개념의 감옥(conceptual prison)에서 서양철학자를 해방시켜 준다.

한국의 전통사상은 앞서 본 바와 같이 한국인의 성격, 역사, 각종 문화에 일관되어 있는 흐름이 현실주의이면서도 이상주의·자연·박(樸)·인간주의 관계 등등이 뚜렷하다. 최치원의 난랑비 서(序)에 암시되어 있듯이 오래전부터 유불선 삼교(三敎)를 포함한 정신이 흐르고 있었다는 것을 알 수 있고, 유교나 도가사상(道家思想)의 원류(源流)가 우리 조상의 생활정신이 아니었나를 시사한다. 왜냐하면 고대에는 중국이란 현재의 중국과 달리 좁은 땅이고 고고학적(考古學的) 연구로도 문화적으로 다른 작은 사회가 여럿 있었다는 것이고 동방족(東方族)이 문화적으로 선진이었고 오늘날의 중국문화를 창조한 민족이 동이계가 많지 않았나 하는 점을 시사하는 바가 적지 않다. 이것은 앞으로 그 방면 전문가의 연구로서 밝혀져야 할 문제다. 우리의 사상이 최고의 휴머니즘이란 것은 우리나라의 석굴암 불상이나 일본에 있는 백제 불상을 보고 야스퍼스(Karl Jaspers)가 인간 실존의 최고 극치라고 감탄했다는 정도로 다른 문화의 조각에서 볼 수 없는 최고 경지의 불상을 조각했다는 것은 백제인이나 신라인 조각가 개인이 경지가 높을 뿐 아니라 그 개인 속에 흘러 내려오고 있었던 한국의 인간주의 수준을 짐작하는 데 충분하다. 조각이란 조각가의 마음을 투사한 것이기 때문이다. 우리는 우리의 조상인 지식인의 사상 통일의 전통을 이어받아 최고의 인간주의인 한국사상을 발굴하고 동서사상을 통일하는 임무가 주어져 있다고 본다. 그런 의미에서 태극기야말로 우리 민족의 세계사적인 사명을 상징하고 있다고 느낀다.

우리가 정신을 차려야 할 점은 서양이나 외국의 사상 또는 합리적 사고, 개인주의 등등 과학기술이 인간생활의 전체 속에서 어떤 위치에 있나, 그리고 역사적 흐름에서 의의를 바르게 파악할 필요를 느낀다. 특히 한국의 인문사회 과학도들은 체(體)와 용(用)에 대한 이해를 깊이 해야 한다. 왜냐하면 우리 사회의 많은 혼미(昏迷)가 체(體)와 용(用)을 혼동하는 데서 연유됨을 보기 때문이다.

주 (註)

주 1. 이동식:「한국인의 사상적 병폐」,『아세아(亞細亞)』, 1(7): 174, 1969.

주 2. 상동(上同)

주 3. Barret, William:『Zen Buddhism』, selected writings of D. T. Suzuki, xi, Doubleday Anchor Books, 1956.

주 4. Picht, Georg:『Theorie und Meditation』, 이규호(李奎浩) 역(譯):『이론과 성찰』, 신동아, 5, 1974.

주 5. Fingarette, Herbert:「The Ego and Mystic Selflessness」,『Psychoanalysis and Psychoanalytic Review』, XLV(1): 5-41, 1958.

주 6. Jung, C. G.:『Psychologische Betrachtungen』, Rascher Verlag, Zurich, 1945.

주 7. 유승국(柳承國):「한국유학사상사 서설」, 한국민족사상사대계 개론편(槪論篇), 아세아학술연구회, 203-267, 1971.

주 8.『삼국사기』

주 9. 문일평(文一平):『한국의 문화』, 을유문고 1, 1969.

주 10. Scheler, Max: 『Die Stellung des Menschen in Kosmos』, 1947, Nymphenburger Verlagshandlung, Munchen, 최재희(崔載喜)역(譯): 『우주에 있어서의 인간의 위치』, 한국 휴머니스트회, 1973.

주 11. Fromm, Erich: 『You Shall Be As Gods』, Charles E. Tuttle Co, 1966.

주 12. Dumoulin, Heinrich: 『A History of Zen Buddhism』, Faber and Faber, London, 1963.

주 13. 주 11 참조

주 14. Fischer, Roland: A Cartography of the Ecstatic and Meditative States, 『Science』, 174(26): 897-904, 1971.

주 15. 『보조법어』

주 16. 주 14 참조

주 17. 주 14 참조

주 18. Maslow, Abraham: 『Toward a Psychology of Being』, 2nd Ed., D. Van Nostrand Co. Princeton, New Jersey, 1962, 1968.

주 19. Feuerbach, Ludwig A.: 『Das Wesen des Christentums』, 1841.

주 20. Barrett, William: 『Irrational Man』, A Study in Existential Philosophy, Mercury Books, London, 1961.

주 21. Maslow, A. H.: Toward a Humanistic Biology, Aug., 『American Psychologist』, 724-735, 1969.

주 22. Murphy, Gardner: Psychology in the Year 2000, 『American Psychologist』, 523-530, 1969.

주 23. 김두헌(金斗憲): 『현대인간론』, 박영사, 1973.

주 24. 이동식: 『주체성의 본질과 표현』, 『연세』, 8, 연세대학교 총학생회, 1973.

18
어린이의 성장과 현대사회의 문제점

1. 시대의 변천과 어린이

7, 8년 전인가 모 대학 학생지도연구소에 외국 공관직원 두 사람을 대동하고 미국무성 (美國務省) 청소년 어드바이저(advisor)란 사람이 찾아온 일이 있었다. 그는 내게 '당신네 나라 학생들이 존경하는 인물이 있는가'라는 질문을 하였다. '왜 그런 질문을 하는가'라는 이편의 질문에 대한 그의 대답은 대략 다음과 같았다.

자기는 미국무성 청소년 담당관으로서 소련 · 유럽 · 남아메리카를 다 돌아보고 전 세계 청소년의 동태를 알아보러 다니고 있다. 남미 같은 곳에서는 교수와 학생 간에 서로 교수 자리를 가지고 다투고 있다. 미국 아이들은 과거에 있었던 인물이나 현존하는 인물을 막론하고 존경하는 인물이 없고, 텔레비전에 나오는 우주영화의 가공적(架空的)인 인물이 그들의 주인공이고 숭배의 대상이며, 기성세대와 관계가 일절 단절되고 14, 15세가 되면 미국 아이들은 부모의 말을 전혀 듣지 않는다. 그런 동향은 자기 아이들도 마찬가지라는 얘기를 했다.

우리는 마침 대학생의 가치관에 대한 조사를 한 바가 있어, 한국의 학생들은 아직도 역사상의 인물이나 현존하는 인물을 숭배 내지 존경을 하는 학생이 많다고 답변했다.

6년 전에도 미국 모 대학의 의과대학 정신의학 교수이며 정신분석의사인 사람과 두 시간 이상 얘기를 나눈 적이 있다. 이 교수는 한국에 처음 왔는데 부인과 14세 딸을 데리고 왔었다. 대뜸 내게 하는 말이, "우리 딸이 오늘 한국 의사가 시내 관광을 안내해 준 끝에 한국 학교에 가서 수업광경을 보고 싶으냐고 물었더니 한참 대답이 없다가 '글쎄요' 하고 대답하더라"라면서 이것이 미국의 병이라고 했다. 그러면서 내게 '한국 환자는 정신치료를 받을 때 주로 누구 얘기를 많이 하느냐'고 묻는 것이었다. '왜 그러냐'고 물었더니 '미국 환자는 배우자 얘기밖에 하지 않는다'고 한다. 그래서 나는 '한국 환자는 배우자뿐만 아니라 친척이나 친구, 기타 사람의 얘기도 나온다'고 했다. 그랬더니 그는 내게 '당신 친구의 부인과 당신 부인이 서로 알고 지내느냐'고 묻는다. 그래서 나는 '물론 같이 알고 지낸다. 결혼 전에는 서로가 모르는 사이였는데 남편들이 동창이라 서로 내왕하고 부부 동반으로 놀기를 자주한다'는 얘기를 해 주었다. 그 미국 교수는 자기네들은 결혼을 하면 그 전에 알던 대인관계를 다 끊는다고 하며, 그 친구도 12~13년 이상 가는 친구가 없다고 한다. 그래서 나는 '당신네들의 문화는 관계를 끊는 소외문화이고 우리 문화는 관계문화'라고 했더니, 그는 그것을 시인하면서 '동양 사람들이 가족이나 친척에 얽매여서 개인이 희생되는 것도 문제가 아닌가' 하고 응수하는 것이었다.

내가 왜 이렇게 서두를 장황하게 늘어놓는가 하면, 우리나라 사람들이 우리의 전통이나 현실세계를 바로 보고 있지 않기 때문이다.

그는 다음 날 우리 학회에서 강연을 할 때 미국의 의과 대학생들은 강의를 듣다가 지루하다고 나가는 학생이 있으면 우르르 나가고, 레지던트가 교육을 마치고 나갈 때 교수들이 환송 파티를 베풀어 주면 레지던트들은 단상에 올라가서 '첫째로 그동안 고생한 나의 아내에게 감사한다 그리고 그동안 대화를 나눌 수 있었던 동료 레지던트에게 감사하다'는 인사를 하고는, 자기를 가르쳐 준 교수에게는 한마디의 인사도 없이 하단한다는 얘기를 했다. 또 강연이 끝난 후 저녁 식사 때 미국에서는 소수 집단들이 무리한 요구들을 제각기 들고 나오기 때문에 걷잡을 수 없다고 했다. 한국에는 그런 것이 없다니까 한국도 곧 그렇게 될 거라면서 정신없는 소리 말라는 태도였다.

그러면 우리나라는 어떻게 되어 가고 있는 것인가? 오늘 아침 신문기사를 보니 초등학교 아이들이 '와이로'란 말을 예사로 내뱉는다고 개탄하는 글이 있었다. 그뿐 아니라 요즘 시내 어느 초등학교에서 아이들이 남을 쓰러뜨리면 30원, 생채기를 내면 50원, 멍이 들게 하면 30원, 피가 나게 하면 1백 원씩이라는 현금 보상의 풍조가 만연하고 있다고 한다. 저희들끼리 불문율로 되어 있어 이를 물기 위해 돈을 훔치는 버릇이 자꾸만 늘고 있다는 것이다. 마침 올해부터 공휴일로 지정된 5월 5일 어린이날을 앞두고 어느 단체에서 어버이들이 이 날은 술과 차를 안 마시고 '어린이 다짐'을 마련하여 실천케 한다고 하지만 '어린이 다짐'이 아니라 정작 '어른의 다짐'을 먼저 마련해야 하지 않겠는가 하는 의견을 제시하고 있다.

2. 부모의 생각과 어린이의 행동

이처럼 우리나라 어린이나 젊은이들의 탈선이나 비행은 헤아릴 수도 없을 만큼 많다. 자식은 부모의 거울이요, 어린이는 어른의 거울이다. 앞에서 말한 일간신문지상에 보도된 바와 같이 우리나라 어린이와 젊은이, 그리고 젊은 늙은이들의 두드러진 좋지 않은 현상은, 너무나 권력이나 금력(金力)을 획득하려고 날뛰고, 권력을 행사하고 돈을 마구 쓰자는 풍조와, 성실하고 정직하고 근면한 것은 바보요, 대우를 받지 못한다는 풍조에서 연유된다.

사치와 낭비, 권력의 남용, 아부와 사기 협잡, 내용의 충실보다 선전을 위주로 하는 풍조, 가정이나 학교나 직장에서의 정당한 질서가 무시되고 금력이나 권력의 이른바 '빽'에 의한 질서가 지배하는 경향, 이런 것들이 한국사회 전체를 혼란에 빠뜨리고 국민 총화(總和)를 해치는 근본 원인이라는 점에는 대부분의 국민이 이의가 없는 모양이다. 그렇기 때문에 젊은이는 생각이 빈곤하다. 권력이 없어 억울한 경험을 한 경우에는 돈과 권력의 획득을 노리고, 부형이 권력층이나 부유층에 속하는 젊은이는 돈의 낭비와 권력의 행사를 즐긴다. 그리고 근년에 와서는 남녀노소를 막론하고 노이로제나 정신병이 증가하는 추세를 보이고 있으며 특히 청소년의 범죄나 비행, 정신병과 노이로제가 현저하게 불어나고 있다.

모 여자대학의 남자 교수가 어떤 모임에서 '여자대학생의 기숙사는 남자 교수에게 창피해서 보여 줄 수가 없다'고 그 학교 여자 교수가 실토한 것을 전했다. 옷은 몸만 빠져나온 채 방바닥에 널려 있다는 것이다.

몇 년 전 필자가 어떤 처녀 환자를 치료하는 과정에서 가족치료를 하다가 당한 일이다. 어머니가 딸에게 옷을 아무 데나 벗어 놓고, 양말 같은 것을 빨지도 않고, 어떻게 여자가 그렇게 방을 치우지 않느냐고 꾸중을 했다. 그러자 딸이 대뜸 한다는 말이 '어머니는 나보고 공부만 하라 했지 언제 그런 것을 하라고 했느냐'고 공박을 했다. 그러면서 '나는 공부하다 밥상을 받고, 밥 먹고 돌아서서 다시 책상 앞에 앉아서 공부만 했지 뭐냐'고 하는 대꾸에 어머니는 할 말이 없는 모양이었다. 그 처녀는 실제 공부는 잘해서 일류 중·고등학교와 일류 대학의 가장 들어가기 힘든 과를 졸업했던 처녀였다.

이러한 생활의 기술, 말하자면 기거·동작·자세·예절 따위 등 생활의 예지, 이를테면 우리의 인생을 행복하게 살아가는 데 필요한 기술은 도시인이나 상류층, 외래풍조에 물든 사람일수록 가르치지 않는 경향을 볼 수 있다.

우리의 조상들은 항상 사람이 되라고 가르쳐 왔다. 독서나 기술을 배우는 것도 사람이 되는 하나의 수단에 지나지 않았고, 사람이 되지 못한 자가 지식이나 기술이 있을수록 자신이나 타인에게 해가 된다는 것을 가르쳐 왔다. 그럼에도 요즈음은 사람보다 돈이나 권력이나 여러 가지 부정한 수단이 오히려 숭앙된다.

옛날에는 외래문화를 받아들이는 방식이 양반과 상놈을 구별한다거나, 남존여비를 찾는다거나, 어린이를 낮추어 보는 것은 좋지 않다고 해서 어린이나 아랫사람에게 존대를 하는 식이었다. 그런데 요즘 와서는 평등이라는 것이 자기보다 높은 사람, 잘난 사람을 자기 수준으로 끌어내리는 식의 평등이 되고 있다. 바꿔 말하면 옛날에는 끌어올리는 평등이고, 요즘은 끌어내리는 정반대 방향의 평등이라 할 수 있다. 자유라는 것은 글자 자체로 보아도 우리의 자유는 서양의 자유보다 훨씬 높은 뜻을 지니고 있다. 서양의 자유는 무엇으로부터, 즉 지배나 구속으로부터 풀려 나오는 자유이지만, 우리의 자유는 스스로 말미암다란 뜻으로써 모든 것이 나로부터 출발하기 때문에 모든 것이 또한 나의 책임이라는 뜻이 포함되어 있다.

한국에서 과거에 많이 문제된 것의 하나가 바로 자유는 자기 멋대로이고 책임은 지지 않는 것으로 통용되는 점이 많았다는 것이다. 이런 것들이 외래 사조를 잘못 이해하고 받아들여서 오는 병폐의 일단이다.

해방 직후만 해도 우리 한국 사람들은 전 국민이 한 가족처럼 지내 왔다. 나이가 많으면 할아버지, 할머니, 아주머니, 아저씨, 형님이요, 나이가 적으면 동생이고, 아들이고,

조카고, 손자같이 대했다. 따라서 어디를 가나 사랑과 보살핌을 받을 수 있고, 잘못하면 꾸지람을 받을 수 있었다. 그러나 지금은 서양문화를 잘못 받아들여서, 그런 것은 남의 문제를 간섭하는 것이 돼 버려(개인주의가 아니기 때문에 개인주의가 더 발달되는 것이 바람직하다는 생각을 하는지) 거의 싹 사라져 버렸다.

3. 사회 · 가정의 질서와 어린이의 성장

이 모든 병폐는 다 어른들, 이를테면 옛날 성현들이 말한 소인들이 빚어낸 짓들이다. 소인과 아녀자라고 흔히들 쓴 모양인데 요즘 우리나라나 세계에서 일어나는 일들을 잘 보면, 옛날 사람들이 왜 그런 말을 사용했는가를 실감할 수 있다. 소인과 아녀자란 인격이 미숙한 사람, 다시 말해서 자신의 욕망, 그것도 이기적인 욕망이나 이욕(利欲)을 조절할 수 있는 힘이 약하고, 이러한 욕망의 지배를 받기 쉽고 이(利)에 눈이 어두운 사람을 말한다. 옛날도 그런 경우가 많았겠지만 오늘날의 세계, 특히 오늘날의 한국은 이러한 사람들이 지배하고, 활개를 치고 다닌다. 그들이 오히려 군자를 지배·억압하려고 드는 실정이라고 볼 수 있다. 이것은 잘못된 자유와 평등, 개인주의에서 유래된다고도 볼 수 있다.

대대로 우리나라는 동방예의지국(東方禮義之國), 군자지국(君子之國) 등으로 불릴 만큼 가장 인간다운 인간이라는 전통을 지니고 있다. 또 선인들은 수신제가(修身齊家) 치국평천하(治國平天下)라는 철학을 견지해 왔다. 세계를 평화롭게 하려면 먼저 자기 자신이 올바른 인간이 되지 않고는 안 된다는 것이다. 이것은 약간 뉘앙스는 다르지만, 여러 해 전에 미국의 저명한 정신분석의가 미국 상원에서 국제 분쟁의 원인에 대한 증언을 해달라는 석상에서 국제 분쟁의 원인은 가족관계에서 출발한다고 증언한 것과 일맥상통한다. 각 가정의 가족관계가 원만하면 세계 평화는 바로 그 속에 있다는 것이 그 사람의 지론이었다.

서양 정신분석이 대인관계 문제에 있어서는 동양 사상 특히 유교의 가르침이 진리임을 입증해 주고 있다. 공자가 신봉한 유교의 근본은 효제(孝悌), 즉 부모 형제 관계를 바로 해서 부모 형제가 아닌 사람에게까지도 자기 부모 형제와 같이 대한다는 것이었다. 이것을 요즘 젊은 사람들은 전통의 단절로 인해서 잘 모르는 경우도 많은 것 같지만, 우리나라에서는 사람이 가정 밖에서 행동하는 것을 보고 '아! 저 놈은 애비 없이 자란 놈이다', '과부 자식이다', '서모 밑에 자랐다', '계모 밑에 자랐다', '막내로 자랐다', '외아들이다', '무남독녀다' 등등 거꾸로 가족관계를 추리해 내는 관습이 있었다.

서양에서 가장 최근에 발달한 가족치료 연구 결과도 문제아나 정신병, 노이로제가 문제아 부모의 부부관계가 잘못되어 있는 것이 원인이고, 그 부부관계는 그들이 부부가 되기 전에 처음 만났을 때 관계가 잘못된 것이 시정되지 못한 것에 원인이 있음을 밝혀 주고 있다. 유교에서도 모든 인간사는 남녀에서 출발한다[男女者萬事之先也(남녀자만사지선야)], 남녀가 있은 후에 부부가 있고, 부부가 있은 후에 부자(父子)가 있고, 부자가 있은 후에 군신(君臣)이 있고, 장유예의(長幼禮儀)가 생긴다고 하였다. 부부관계가 삼강(三綱)의 본(本)이라 하고 있는 것이다. 그러니까 세계 평화도 부부관계에서 좌우된다는 것이 동서의 결론이라고 볼 수 있다.

어린이의 성장에 대한 어른의 책임은 이렇게 절대적인 것이다. 오늘날 한국의 정치·교육·문화·종교·학술·체육 등 모든 분야의 지도자나 부모, 스승들과 지도자의 입장에 있는 사람들은 물질 숭상, 특히 외래적인 것에 대한 맹목적인 추종을 버리고 우리의 전통문화를 발굴하고 좋은 것을 보존하고 발전시키며 어린이들의 모범이 되어야만 어린이의 건전한 성장을 바라볼 수 있는 것이다. 그렇게 함으로써 우리 사회에 만연하고 있는 인간 저질화 내지 인간 금수화(禽獸化)의 현상을 막아낼 수 있을 것이다. 권력을 가진 자는 권력을 국민에게 봉사하는 데만 사용해야 할 것이고, 돈을 가진 자는 그 돈을 사회에 유용하게 사용할 줄 알아야 할 것이다.

인간이란 만 3세 또는 5세 이전에 장래의 운명이 결정된다고 보고 있다. 그것은 부모 특히 어머니와의 관계가 얼마나 중요한 것인가를 밝혀 주는 결론이다. 어머니는 또한 아버지와의 부부관계의 영향을 받게 된다.

근자에 우리나라의 일부 특히 상류층의 일부에서는 형제간의 서열이 없이, 남녀의 구별이 없이 교육하는 집안이 많다. 이것은 어린이의 장래 결혼생활이나 사회생활에 중대한 잘못을 준비해 주는 것이다. 그리고 어른과 아이들의 세대 간의 구별이 있어야 한다.

아들이 아버지보다 나은 것을 사용하는 것은 좋지 않다.

　집안에는 반드시 어른이 있어야 한다. 어른 없이 자란 사람, 어른이 없는 사람은 인생의 중대한 갈림길에서 신세를 망치는 수가 많다. 남녀 동권이라고 해서 어머니가 아버지의 권위를 인정하지 않을 때에는 집안에 어른이 없게 된다. 아버지가 마누라보다 딸을 더 사랑하고, 어머니로서 그리고 어른으로서의 권위를 추락시켜도 집안에 어른이 없는 결과를 초래하게 된다. 그것은 참다운 자녀 사랑이 아니다. 어린이를 사랑하고 교육하는 방법은 그들에게 진실이 무엇이고, 사랑이 무엇이며, 인생을 사는 예지가 무엇인지 부모를 통해 터득할 수 있도록 하는 데 있기 때문이다.

『새교육』, 1975.

19
문명에 조명한 과학의 사명

1. 문명에 있어서의 과학

일찍이 존 듀이(John Dewey)는 『확실성의 탐구』에서 인류가 자연의 위협에 직면해서 일어나는 불안을 극복하는 데에 두 가지 방법을 사용하게 되었다고 하였다. 한 가지는 현실에 작용해서 현실을 변경함으로써 불안의 근원을 없애는 것이고, 다른 하나는 현실에 눈을 가리고 관념을 조작해서 불안을 없애는 방법이다. 전자는 기술이며 여기에서 과학이 나왔고, 후자는 주술이며 여기에서 종교가 생기고 신학이 되고 서양의 정통적인 철학이 되었다고 말하고 있다. 물론 이것은 일반적인 이야기도 되지만 아무래도 서구적인 이야기다. 전통적인 동양문명에 있어서는 종교·철학·과학·기술의 관계가 이와는 다른 면이 있기 때문이다.

인류 역사에서 기술의 역사는 인류의 시작부터라고 할 수 있으나, 과학의 역사는 그렇게 오래되지 않았다. 인간의 생활에 크게 변동을 가져오게 된 것은 불과 100년이고 근대적인 의미에서 과학의 역사도 300년에 불과하다. 그리고 과학의 문명, 특히 현대문명에서 문제가 되고 있는 것은 인간생활 전반에 과학, 특히 과학과 기술이 결합한 과학적 기술의 급격한 발달이 미치고 있는 심대한 영향이다. 그것은 좋은 영향보다도 자칫하면 나쁜 영향으로, 인류 자체가 멸망할지 모른다는 의미에서 문제가 되고 있다. 그리하여 과학을 반대하는 운동도 있는 반면에 이러한 공해나 핵무기나 유전공학 등에서 파생될 인류멸망의 우려가 되는 문제를 새로운 과학의 발달로 극복할 수 있다는 주장이 있다. 여기서 과학을 인간화해야 된다는 주장들이 일어나고 있는 것이다.

2. 과학의 본질

지금 서양사회에서는 이와 같은 과학에 대한 부정적인 평가가 비등하다고 볼 수 있다. 반면, 우리나라에서는 지금까지도 어떻게 하면 하루빨리 과학기술을 발전시켜서 수출을 증대시키고 돈을 버는가에 열중하고 있는 느낌이다. 아니 그것보다 외국의 낡은 기술을 도입해서 과거의 저임금에서 오는 차액을 벌자는 식이 많고 아직까지도 과학의 발달이나 기술의 혁신은 구호에 그치고 있는 현실이다. 과학을 부정한다는 것은 엄두도 못 낼 일이고 그러한 소리는 조선조말(朝鮮朝末) 또는 일본이 과학기술을 가지고 한국을 침략했을 때에 한국 선비들에게서나 볼 수 있었던 과학기술에 대한 반응이다. 그런데 지금의 한국에서는 과거 교육의 결과 과학이라 하면 마술에 가까운 신앙을 갖고 있어 일종의 미신의 정도까지에 이르고 있는 것이 현실이다.

피히트(Georg Picht)는 1972년 서울에 와서 〈이론과 성찰(Theorie and Meditation)〉이란 강연을 한국철학회의 모임에서 한 적이 있다. 그는 이 강연에서 현대문명은 세계 도처에 서양의 과학이 침투되어 자연·사회·문화·인간을 파괴하고 있다고 갈파하고, 그 원인은 서양과학이 플라톤(Platon) 형이상학의 파생물이고, 플라톤의 형이상학은 이론이고, 이론은 논리라는 독단, 도그마에 입각하고 있기 때문에 진리가 될 수 없으며, 그렇기 때문에 서양과학은 자연과 인간을 파괴한다고 했다. 그러면서 그는 진리에 도달할 수 있는 사고방식을 성찰이라고 했다.

그러면서도 어떻게 하면 그러한 진리에 도달하는 사고방식을 획득할 수 있는가에 대한 방법의 제시가 없다. 이것은 현재 모든 서양사상이 이 선에 와서 정지하는, 일반적 경향의 일단으로 보인다. 물론 그 방법은 일찍이 플라톤의 『파이돈』에서 제시한 바 있는 카타르시스, 즉 정심(淨心)이지만 여기에서는 다만 이것이 동양 전통의 핵심인 수도(修道)라는 것만 언급해 둔다.

현대과학, 과학기술이 비난을 받게 된 문제는 종전에 우리 조상들이 우려하고 있던 것으로 귀착이 된다고 볼 수 있다. 그것은 과학 특히 과학기술과 인간 동기와의 관계를 잘 살펴보면 분명해진다. 하나는 도(道)와 술(術), 즉 기술과 기술을 창조 또는 사용하는 인간의 인간성의 문제다. 서양문명을 지배하고 있는 정복, 자연의 정복이란 말속에 담겨 있는 서양의 인간성에 대한 문제가 그 하나다. 또 하나는 과학이나 과학기술의 본성이 문제다. 과학이 단순히 자연스러운 호기심에서 출발해서 자연을 이해하는 수준에서는 아무런 해가 없다 해도 과언이 아니다. 예컨대, 단지 신(神) 중심, 지구 중심, 인간 중심의 기독교 교회의 도그마에 배치된다고 해서 코페르니쿠스나 다윈이 고초를 겪은 것이지 그러한 도그마가 없는 사회에서는 아무런 영향이 없었던 것이다.

사실 과학이 자연이해라는 말하자면 자연을 주체로 보는 자세, 즉 과학자나 인간의 욕망을 충족시키는 도구로 삼지 않는 수준에서는 아무런 해가 없다. 그러다가 과거 백 년 이래 과학과 기술이 결합되어 과학기술이 되고 과학기술이 자연이나 타민족이나 국민을 지배 · 정복하는 수단으로 된 후에는 앞서 말한 반과학운동이 벌어져야 할 정도의 파괴작용이 우리에게 밀어닥치고 있다.

그리하여 서양사회에서 과학의 인간화니, 과학의 과학이니, 과학을 반대하는 운동이 일어나는 원인을 추적해 보면, 오히려 우리 조상들이 목표로 해 온 사람다운 사람이 되어야 된다는 것으로 돌아간다는 것을 알 수 있다. 그런 의미에서 과학자의 윤리, 과학자의 사회적 사명이 논의되고 있는 것이다.

과학은 앞서 말한 대로 논리 · 이론에 입각하고 있는 데에서 문제가 있다. 논리나 이론은 인간이나 자연에는 맞지 않기 때문에 파괴작용이 일어난다. 이것은 동서 문화의 결정적 차이에서 온다는 것을 알 수 있다. 동양에서는 말이나 생각(개념), 논리, 이론을 없애는 것을 수도(修道)의 목표로 삼고, 말이나 개념 · 이론은 현실을 가리키는 손가락, 즉 수단에 지나지 않는다고 본다. 이 수단을 통해서 현실을 보고 나면 손가락은 잊어버리라는 것이 철칙이다. 이것을 참선에서는 손가락과 달, 곧 지월(指月)이라고 한다. 서양의 철학이나 과학은 개념적인 지식의 체계이기 때문에 도(道)의 입장에서 보면 그것을 통해서 현실을 보는 것이 아닌 이상, 현실과 관계가 없는 망상에 지나지 않는다. 흔히들 학자들은 자기도 모르게 이론을 현실로 착각한다. 서양에서는 이론과 현실의 관계가 우리의 전통처럼 명확하지 않기 때문에 이런 현상이 생긴다. 이것을 서양의 심리학에서도 실체화

(實體化), 영어로 reification이라고 한다.

이러한 현상은 정신분석이나 정신치료에서 가장 예민하게 나타난다. 미국의 저명한 정통 프로이트학파의 정신분석자이자 미국 정신의학회 회장도 지낸 바 있는 매서먼(Jules Masserman)이 실험신경증(experimental neurosis)을 동물에 일으키는 실험을 하고 있을 때, 같은 프로이트학파의 정신분석을 하는 친구가 찾아와서 "자네 뭘 하고 있나?" 하고 물었다. 이에 동물에게 실험신경증을 일으키고 있다고 하니, 그 친구가 "예끼, 이 사람아, 동물에 무슨 오이디푸스 콤플렉스가 있나?"라고 했다 한다.

그는 정신분석의사들 앞에서 한 강연에서 과학은 신화(myth)이며 미신이나 다름없는, 자연을 조작(manipulation)하는 수단에 불과하다는 것을 토로한 적이 있다. 매서먼의 친구는 신경증은 오이디푸스 콤플렉스가 해결되지 않은 상태라는 정신분석의 이론만 머릿속에 가지고 프로이트가 오이디푸스 콤플렉스라는 말이나 개념으로 가리킨 프로이트의 경험을 보지 못했기 때문이다. 그렇기 때문에 서양의 정신분석이나 정신치료에서도 이론이나 수련이 문제가 아니라 치료자의 인격이 정신치료의 성과를 좌우하는 결정적 요소라는 것이 경험적으로나 실험적으로나 증명되고 있다.

논리라는 것은 인간이 만들어 낸 것이기 때문에 인간이 만든 기계에는 잘 맞아 떨어지지만 자연이나 인간에게 적용시키려고 하면 파괴작용이 일어난다. 만약에 정신분석이나 정신치료를 하는 사람이 노이로제 환자를 치료할 때에 환자를 자신의 전인격으로서 환자의 마음ㆍ느낌에 공감하지 않고 이론으로 이해하려고 한다면 반드시 환자를 해치게 된다. 이것은 자연과학적인 기술이나 사회과학의 이론을 자연이나 사회에 적용시켰을 때 일어나는 파괴작용을 볼 수 있는 것과 같다.

과학은 순수한 자연이해의 입장에서 정심(淨心)을 한 부처나 성인이 아닌 이상, 그 자연이해에도 망상이 끼어들어 파괴작용을 일으킨다. 그리고 과학은 사물을 전체로서 볼 수 없고 언제나 어떤 부분을 실험ㆍ관찰할 따름이지 한 덩어리로 상호작용하고 있는 우주 전체를 볼 수 없다. 또한 과학기술은 항상 인간이나 자연을 어떠한 욕망을 충족시키는 도구로 삼는다. 여기에서 주체가 객체화됨으로써 주체에 파괴작용이 일어난다.

1976년 파리에서 열린 국제정신치료학회에서 서양 친구들이 필자에게 도(道)에 대해서 이야기를 해 달라고 해서 30분 정도 이야기를 했던 적이 있다. 도중에 오스트레일리아 정신과의사가 문명에 대해 질문을 해 와서 나는 '서양문명은 노이로제적 문명이라' 했더니 옆에 앉았던 존스 홉킨스 대학교 명예교수로 있는 제롬 프랑크가 '무엇이 노이로제냐'고 질문을 하였다. '노이로제는 자기 자신 · 타인 · 자연을 자기의 노이로제적인 욕구충족의 도구, 대상으로 삼는 것이고, 정신이 건강하면 자신이나 타인 · 자연을 자신의 욕구를 떠나 주체로서 보는 것이다. 서양 역사는 자기나 타인 · 타민족 · 자연을 정복해서 욕구충족의 대상이나 도구로 삼고 있기 때문에 서양문화가 온 세계에 퍼져서 인류멸망의 위기를 부르짖을 만큼 되고 있지 않는가'라고 했더니 대단히 명료한 설명이라고 고맙다고 했다. 사실 그렇기 때문에 과학은 예술이며, 과학을 인간화해야 한다는 소리가 서양에서 높아지고 있는 것이다.

3. 도(道)와 과학

이러한 서양 현대과학의 파괴작용을 해결하기 위한 노력으로 우주나 자연, 인간이나 사회를 바로 이해하기 위해서 동양전통의 핵심인 도(道)에 대한 관심이 높아지고 있다. 윌리엄 바렛트는 동양사상, 즉 도(道)가 플라톤 이래 서양철학자가 갇혀 있는 개념의 감옥(conceptual prison)에서 그들을 해방시켜 주는 치료제라고 말했다. 사물이나 사람의 참된 모습을 보려면 말과 개념을 초월해야 하기 때문이다. 불교에서 흔히 이언절려(離言絶慮)니 언어도단(言語道斷)이니 하는 것이 이것이다.

전 세계가 받아들이고 있는 서양문명의 특징은 플라톤 이후 모든 것을 개념화 · 이론화함으로써 주관과 객관, 정신과 물질 또는 신체, 인간과 자연, 인간과 신, 인간과 인간을 분리 · 대상화하는 것이고, 오늘날 서양문명의 위기는 여기서 오는 필연적인 귀결이다.

이러한 위기의 증상을 한마디로 '현대인의 소외'라는 말로 표현한다. 이것은 다른 말로 하면 인간이 가지고 있는 가능성과 잠재능력을 성취 · 실현할 수 없게 되어 있다는 것이고, 근대화는 정신적 불안(spiritual malaise), 소외, 채워지지 않는 허전함이라는 것이다.

과학적 근대화는 인간성을 박탈하고, 감정을 주관적이라고 배격하고, 애증의 감정을 상실케 하고, 인간관계가 기계적으로 되어 모든 인간을 고독에 빠지게 하고 있다. 인간과 세계를 분리하고 환원주의(reductionism)는 탈인간화(dehumanization)를 초래하고 인간의 주체성을 상실하게 하며 자존심을 저하시키고 자기애에 빠지게 하고 기대 저하를 초래한다. 한마디로 과학은 정신적 가치를 파괴한다는 것이다. 이는 토인비가 말한 단편화란 말로 특징지을 수 있다.

과학은 우리가 원하는 것만을 추구하기 때문에 부분만을 인식하게 되고 따라서 자연을 지배하고자 하는 것이 거꾸로 자연의 지배를 받게 되었다. 이는 데카르트의 이분법에서 오는 폐단이며 이것을 탈피하자는 것이다. 그러므로 '지배'가 아닌 동양적인 '참여'로서만이 전체적인 인식을 가능케 한다. 전체가 부분 속에 들어 있다. 이것이 초기 그리스 철학자나 도(道)의 사상이다. 즉, 우주는 전일(全一)하고 유기적인 관계에 있다는 사상이다. 과학이 나와 세계와 인간을 분리함으로써 공허감과 고독이 온다. 한마디로 이같은 문제점은 주객의 분리에서 오는 것이고, 이성적인 것과 논리적인 것을 혼동하는 데서 온다고 볼 수 있다. 프리브람(Karl Pribram)은 rational은 harmonic하고 musical하다고 했다.

인과율(因果律)의 부정이나, 선적(線的)인 발전이 없다는 주장, 과학을 인간화해야겠다는 주장이나, 지도는 영토가 아니라는 코르지브스키의 표현 등 모든 것이 도(道)를 지향하고 여기에 일치해 가고 있다. 이는 불교에서 표현하는 바, 달과 달을 가리키는 손가락과 유사하다. 도(道)는 주객일치요, 주체성이요, 휴머니즘의 극치요, 우주의 원리요, 궁극적인 실재(實在)이기 때문이다.

4. 과학의 사명(使命)

이상에서 본 바와 같이 현대문명을 지배하는 과학기술은 서양 플라톤의 형이상학의 산물이고, 플라톤의 형이상학은 논리라는 도그마에 입각하고 있다. 따라서 인간이 논리적 사고에 의해서 만든 기계 이외에는 파괴작용을 가져오므로, 이는 진리가 될 수 없다. 진리에 도달하려면 플라톤의 『파이돈』에서 볼 수 있듯이 정심(淨心, catharsis)을 해야 하며, 이렇게 될 때 비로소 그 파괴작용을 없앨 수 있다. 과학의 인간화는 과학자의 인간화, 과학의 도화(道化)로만 문명에 있어서의 과학의 파괴작용을 막고 인간과 자연의 파괴를 막을 수 있다.

『광장』, 1981. 4.

20
한국 지식인의 의식 성향

1. 머리말

1969년에 어떤 월간지 편집자의 요청으로 「한국인의 사상적 병폐」라는 글을 쓴 일이 있다. 지극히 감동적인 반응을 나타낸 분도 있었고, 당시에는 종합지에 대한 월평이 일간지에 실릴 때였는데 어떤 언론인은 지극히 깊고 좋은 논문이라는 평을 쓴 반면, 또 다른 일간지에 실린 모 대학 정치학 교수의 논평은 그 달의 다른 잡지에 실린 모 사회학 교수의 한국 지식인에 대한 글과 필자의 글을 한데 묶어서 이 두 글은 지식인이 누워서 천장을 보고 침 뱉는 격이라고 못마땅한 평을 쓴 것도 본 적이 있다.

왜 필자가 자기 자신도 지식인에 속해 있으면서 지식인을 비판하는가 하면 비단 지식인뿐만 아니라 누구든지 자기 비판·자기 반성이 가장 소중한 것이기 때문이다. 정신치료를 하는 한국의 정신과의사로서 나는 서양의 의학, 사상, 과학을 공부하면서 동양사상을 공부하고, 서양의 정신분석, 정신치료를 공부하고 수십 년을 매일같이 환자들의 정신치료를 하면서 통절하게 느끼는 것은 사람의 값어치는 그 사람이 얼마나 스스로를 객관적으로 볼 수 있는가 하는 자기 반성의 힘이라는 것이다. 자기반성이 잘되는 사람은 도(道)가 높은 사람이요, 늘 자기 반성이 되는 사람이 곧 부처이고 성인이라는 것을 알 수 있다. 수도(修道)는 바로 자기 반성이며 자기 마음을 비추어 보는 것이다. 석가모니가 깨달았다는 자심반조(自心返照)다.

나는 일제강점기부터 우리나라 사람, 특히 공부하는 사람들 중 많은 사람이 일본인을 모방하거나 일본을 찬양하고 우리를 비방하는 소리를·많이 들어 왔다. 때문에 그 이유를 캐고 있던 중 정신과의사가 되어 환자를 치료하는 사이에 바로 우리나라 사람 특히 지식층에 속하는 사람들의 사고방식이 내가 매일 치료하고 있는 노이로제 환자와 똑같다는 것을 발견하고 이것을 나는 한국인의 '민족노이로제'라고 이름을 붙인 일이 있다. 이것은 과거에 우리가 엽전사상이라고 부르던 것과 일치한다. 그리고 노이로제 환자와 같이 자기의 주체성을 침해, 말살하는 적대자를 물리치지 못하면 적을 숭상·모방을 하고 원수를 물리치지 못한 자기 자신을 비하·멸시·말살한다. 이러한 심리적 기제를 서양의 정신분석학에서는 '적대자와의 동일시'라고 한다.

2. 한국 지식인의 유형

여기서 내가 말하고자 하는 지식인이란 전통적인 의미에서의 선비라는 뜻으로 해석한다. 선비는 국민과 통치자의 갈 바를 밝혀 주는 구실을 한다. 서양 사람들이 말하는 사회의 스승이 되어야 한다는 뜻이다.

과거 우리나라 선비의 이상은 학문과 인격을 닦아 백성들을 지도하고, 관에 등용이 되면 통치자를 보좌해서 국리민복(國利民福)을 도모하는 존재였다. 과거 선비의 이상은 그러하였지만 실제로는 크게 나누어 두 가지 유형의 지식인으로 구별할 수 있다고 생각된다.

외국의 세력이 작용하는 신라의 삼국통일 전후와 그 후 현재까지의 상황으로 인한 대외 의존성, 외국 숭상 소위 사대적인 자세, 우리의 역사나 전통을 말살 왜곡하고 대외적으로는 비굴하고 대내적으로는 군림하는 유형이 그 하나이고, 외래 문물을 국내에서 적극적으로 연구 섭취하되 어디까지나 우리의 역사나 전통을 존중하고 살찌게 하면서 세계적인 사상통일을 도모하는 유형이 다른 하나라고 볼 수 있다. 전자는 고려의 김부식이 좋은 본보기라 한다면 후자는 신라의 원효, 조선의 허준을 꼽을 수가 있다.

3. 한국 지식인의 정신적 자세

앞에서 본 바와 같이 한국 지식인의 정신적 자세를 사대적 · 자기 말살적 · 국사 왜곡적 · 대내 군림적인 유형과, 주체적이고 전통을 존중하며 한국과 한국인을 사랑하고 동시에 세계성을 지향하는 두 가지 유형으로 크게 구분해 보았으나 모든 종류의 지식인 생태는 여기에서 파생되는 것이다.

멀리 거슬러 올라갈 것 없이 한말(韓末) 이후의 지식인의 생태를 검토해 보기로 한다. 즉, 개화와 전통유지와의 관계에서 가장 뚜렷하게 갈라지는 면을 볼 수 있다. 한국 지식인은 아직도 이 문제를 제대로 인식, 해결하지 못하고 있다. 물론 근자의 주체적인 자세가 움터 자라고 있는 것은 사실이지만 이는 아직 미미한 세력이라고 생각된다.

한말(韓末)에 개화파(開化派)를 대표하는 김옥균과 위정척사(衛正斥邪)를 대표하는 대원군의 문제가 아직도 전면적인 해결을 보지 못하고 있다. 전자는 외국에 의존해서 전통을 타파하고 외국의 문물을 빨리 들여오자는 것이었고, 후자는 외래문화를 들여오면 외국에 의존하고 급격히 전통을 파괴하고 나라가 망한다는 전혀 다른 서로의 반대 입장이었다. 이것이 통일이 되지 못했기 때문에 종국에는 일본이 나라를 삼켰고, 38선도 여기에서 유래하였으며, 현재의 혼란도 여기에서 연유한다고 볼 수 있다. 개화와 주체성의 조화 문제는 아직도 우리가 안고 있는 가장 큰 과제다. 전자는 제국주의를 인식하지 못했고 후자는 제국주의를 인식한 것이다.

개화와 주체성이 통일이 되지 못한 원인을 따져 보면 그 이전에 임진왜란 때 지식인의 자세가 바로 통일이 되지 못한 까닭이고, 임진왜란 때 통일이 되지 못한 것은 그 이전의 문제가 해결되지 못했기 때문이다. 만약 우리가 임진왜란 때 바른 자세로 대처했더라면 과거에나 현재에 일본이나 어느 나라에도 의존이나 수모를 당하는 일이 없고, 한말의 문제나 38선 및 현재의 어려움은 없었을 것이며, 문제가 있다면 다른 종류의 문제가 있을 것이다.

임진왜란 때의 대내적인 원인과 일본을 연구하고, 조총이라는 새로운 무기의 유래를 밝혀서 서양문화와의 교류를 추구했더라면 한말의 개화와 위정척사의 대립이 필요 없었

을 것으로 보인다. 현재 한국의 지식인들은 대부분이 김옥균으로 대표되는, 김옥균의 후
예가 대다수라고 보아도 지나친 말이 아닐 것이다. 왜냐하면 김옥균의 사망으로 상징되
듯이 김부식이나 김옥균의 자세와 노선이 잘못되었다는 것을 역사가 증명해 주고 있는
데도 불구하고 주체적인 개화의 세력이 한말이나 지금이나 미미하다는 점을 우리는 직
시해야 될 것으로 생각한다.

　김옥균의 친일적 개화가 망국으로 이끌어 간 것과 현재의 친일, 일본 의존적인 한국의
경제가 얼마나 다른 점이 있는가를 한국의 지식인은 각기 자기 분야에서 철저하게 검토
해서 정부시책에 반영되도록 해야 한다고 본다. 한말에 유길준이 『서유견문』에서 외래
문화를 받아들이는 것의 여섯 가지 유형을 말하고 있다. 첫째는 개화의 주인이다. 이것
은 개화하는 일을 주장하고 힘써 행하는 자이고, 둘째는 개화의 빈객(賓客)으로 개화하
는 자를 부러워하고 배우기를 좋아하고 받아들이기를 즐거워하는 자다. 셋째는 개화의
노예로서 개화하는 자를 두려워하고 미워하되 할 수 없이 따라가는 자다. 넷째는 개화의
죄인으로서 개화가 과한 자, 즉 외국 것은 다 좋고 자기의 것은 다 나쁘다고 보는 사람이
다. 다섯째는 개화의 원수로서 개화에 불급 완고한 생각으로 외국이면 무조건 오랑캐요
외국 것은 모두 나쁘다고 본다. 개화의 병신이 여섯째로, 개화 허풍에 취하여 주견 없이
행동하는 자로서 자랑삼아 외국 물건이나 쓰고 외국말이나 지껄이는 사람이다. 유길준
은 사람들이 대체로 개화의 노예로부터 개화의 손님, 개화의 주인이 된다고 하며, 개화
의 죄인이나 개화의 병신이 개화의 원수보다 나쁘다고 주장하고, 우리의 전통을 바탕으
로 개화를 해야 한다고 주장했으며, 과학기술뿐만 아니라 국문과 국사 교육을 중시했다.

　유길준이 『서유견문』을 구상한 것은 1881년 일본에 갔을 때였는데, 일본의 발전이 서
양문명을 모방하고 수용한 데 원인이 있다는 것을 알고 그 후 미국 유학과 유럽 여러 나
라를 순방하고 돌아와서 1892년에 완성, 3년 후에 인쇄되었으니, 적어도 90년, 근 백 년
전 얘기다. 유길준이 백 년 전에 판단한 주체적인 외래문화 수용을 어느 정도 실천해 왔
는가를 돌이켜 보고 현재 우리가 하고 있는 것을 본다면 얼마나 한심했었나를 알 수 있을
것이다.

　이러한 주체적인 개화를 실천도 해 보기 전에 외세의 침략을 이겨 내지 못하고 곧 나
라가 일본에 삼켜졌고, 주체적인 세력은 의병운동 · 독립운동으로 이어졌다. 국내에서

는 대부분이 일제에 굴복하고, 비주체적인 식민지 노예근성을 주입당하였으며, 일본은 한국인에게 과학교육을 봉쇄하고 국문과 국사를 왜곡, 말살하고 연구조차 못하게 하여 마침내 창씨개명까지 강요했다는 것의 의미를 분명하게 부각을 시키지 못한 채로 지금에 이르고 있다. 바로 유길준이 주장한 주체적 개화의 근간인 과학기술, 국문, 국사에 대한 한국인의 접근을 봉쇄해 버린 상황에서 일제의 교육을 받은 한국의 지식인, 또 이들의 교육을 받은 그 후 지식인들의 정신 상태가 어떻게 되어 있으리라는 것은 명약관화한 일이다. 만약에 광복 후에 처음부터 이러한 점을 철저히 검토해서 실천을 했었더라면 오늘날과 같은 혼란이 없었을 터인데 불행하게도 이승만의 반민특위 강제 해산으로 주체적 개화의 싹이 죽어 버리고 근자에 와서 조금씩 소생하는 기미를 보이고 있다. 우리의 주체적 개화 내지 근대화를 저해하는 가장 큰 요소는 임진왜란 후 현재에 이르기까지 일본에 대한 바른 인식과 대처의 결여가 가장 큰 원인이라는 것이 부각되지 않으면 안 된다.

4. 비주체적 자세에서 파생되는 문제들

다음으로 이러한 주체성 확립을 하지 못한 채 스스로의 의식구조를 자각하지 못하고 있는 한국의 지식인 대부분에게서 나타나는 비주체적인 증상들을 생각나는 대로 열거해 볼까 한다.

앞서 말한 대로 한국 지식인의 사상적 병폐는 한국 지도층의 공통된 현상이라는 것은 필자가 여러 번 지적한 바 있듯이, 정신적으로 일본에 굴복하고 자기도 모르게 일본인의 성격이나 문화에 물들은 결과이고 한국인의 민족노이로제에서 유래한다. 그 제일 큰 줄기는 '외국 것은 좋고 우리 것은 나쁘다, 외국에는 있는데 우리에게는 없다'는 것이다.

흔히 합리적이고 논리적인 것을 주장하면서 우리의 전통은 비합리적이고 비논리적이라고 비난하는 사람들이 있는데, 이러한 분들은 서양유학을 가서 무엇을 배워 왔는지를 알 수가 없다. 영어의 rational을 아마 합리적이라고 번역을 하고 있지 않나 생각이 되는데, 서양 사람들도 합리적인 것을 논리적인 것으로 착각하는 사람이 있겠지만 어원 자체

로 보아도 좋은 비례(比例)를 뜻한다. 이성적인 것을 말하는 것이다. 흔히들 이 말이 조화
로운 것, 유교에서 말하는 '중용', 노자의 '자연'을 말하는 것인 줄 모르고 있다. 논리란 인
간이 만든 기계나 물건에 적용이 되는 것이지 자연이나 인간에 적용을 시키면 파괴작용
이 일어난다.

　그리고 요사이는 많이 정리가 되어 가는 느낌이지만 보편과 개별, 세계적인 것과 한
국적인 것, 인류적이라는 것과 민족적이라는 것의 문제, 주체적인 것과 국수주의적인 것
에 대한 바른 이해다. 이것은 근래에 서양 사람들의 논의가 바른 방향으로 가는 것을 받
아들이는 면과 우리 자신의 눈이 뜨이는 결과라고 볼 수 있다. 전통이 곧 뿌리요, 전통
을 말살하고 새로운 외래문화를 받아들인다는 것은 뿌리 없는 나무를 심는 것이고 꽃꽂
이에 지나지 않는다고 외쳐도 1960년대 초에는 그렇게 실감나게 귀담아 듣는 것 같지 않
았다. 이것은 요사이 일간지에서도 가끔 나타나는 활자로서 가장 한국적인 것이 세계적
이라는 표현으로 바른 인식이 되어 가고 있다. 정치나 경제, 문화, 종교, 예술, 학술, 의식
주에 이르기까지 너무나 우리 것이 말살되고 있다. 그러므로 외국 사람이 볼 때는 서양
이나 일본, 중국도 아니고 한국도 아닌 말하자면 동일성 내지 정체성이라고 말하는 것이
없는 존재가 되어 버린다. 자기 동일성이라는 것도 몇 해 전에 작고한, 도(道)에 관한 저
서를 열 권 이상 낸, 전 성공회 신부였던 알란 왓츠가 지적했듯이 동양의 도(道)는 최고의
동일성(supreme identity)인 것을 한국의 지식인은 모르고 있다. 흔히 동양사상은 복고주
의라고 아는데, 동양사상에서 옛으로 돌아가는 것은 시간적인 옛이 아니라 근원으로 돌
아가는 뜻이라는 것을 잘 갈파해 주고 있다. 기독교는 영생(everlasting)을 주장하지만 도
(道)는 항상 현전(everpresent)을 주장한다고 갈파하고 있다. 그리고 서양의 철학, 종교나
학문은 시간과 공간의 제약을 받는 하나의 문화이지만, 도(道)는 시공을 초월한 문화들
의 비평이라고 지적했다.

　개인과 민족, 민족과 인류라는 문제도 개인 속에 민족이나 인류가 들어 있는 것인데,
이것을 서양식으로 쪼개서 대립시켜 생각을 하니 논쟁이 해결되지 않는다. 개인이 바로
되면 민족적이면서 인류적이고, 인류적이면서 개인주의적이다. 이것을 효(孝)에 관한 논
쟁에서 이해해 보면 수월하다. 구정권 때 국민교육헌장을 제정하는 데 있어, 위원의 반
은 효(孝)를 넣을 것을 주장하고 반은 반대해서 결국 효(孝)라는 말을 쓰지 않고 경애(敬

愛)라는 표현으로 합의를 보았다는 말을 들었다. 물론 반대하는 사람들의 심리는 추측이 간다. 효(孝)를 부모에 무조건 복종하고 부모가 자녀의 인격을 무시하거나 효를 강요하는 것으로 잘못 생각할까 우려한 나머지 반대했을 것으로 생각한다. 효(孝)의 깊은 뜻은 올바른 인간이 되는 것을 뜻하는 것이다. 올바른 태도는 효(孝)를 배격할 것이 아니라 효를 현대적으로 바르게 해석하고 이해하고 가르쳐야 한다. 효(孝)는 자기실현이기 때문에 효가 된 사람은 모든 것이 된 사람이다. 공자도 효제(孝悌), 즉 부모 형제 관계를 바로 하는 것이 인(仁)의 근본이라고 하지 않았는가?

한국의 지식인들은 주체성의 의미를 잘 모르고 있다. 1965년과 1977년에 다른 전공 분야의 교수들과 두 차례나 〈한국인의 주체성과 학생 지도의 이념〉과 〈한국인의 주체성〉에 관한 세미나를 가졌으나 최고의 주체성은 도(道)이기 때문에 어느 정도 경험이 없이는 개념이나 이론으로만 이해시키기 어렵다는 것을 알게 되었다. 경험이란 도(道)를 닦아서 견성(見性)을 한다거나 정신분석 같은 치료를 성공적으로 받거나 스스로 깨닫는 것을 말한다. 흔히들 주체성을 타인이나 타민족의 주체성과 상충되는 것으로 오해한다. 진정한 주체성은 나나 내 민족의 주체성을 손상당하지도 않고 남이나 타민족의 주체성을 손상치도 않는, 서로의 주체성이 확립되는 것을 말한다. 또 한 가지는 주체성의 개방성과 폐쇄성의 문제인데 우리의 힘이 약할 때는 자신의 주체성 말살을 막기 위해서 폐쇄적이어야 하고, 힘이 강해지면 개방하는 것이 바르고 주체적인 태도다. 이러한 관점에서 볼 때 한말의 역사나 해방 후 오늘날까지의 역사를 검토해 본다면 역사의 맥락이 더욱 분명해질 것으로 생각된다.

지금은 많이 달라졌지만 1965년대에 주체성 토론을 할 때, 어떤 외국 문학을 전공하는 젊은 교수가 근대화를 위해서는 완전히 전통을 말살해야지 그러지 않고서는 서양문화를 바르게 섭취할 수 없다는 주장을 하는 데에는 아연실색하지 않을 수 없었고, 어떤 정치학 교수는 한국은 독립할 주체성이 없다고 주장하는 데 두 번 놀라지 않을 수 없었다. 이 당시에는 근대화를 마치 서양화로 착각하고 있는 경향이 압도적이었다. 지금도 저류에는 이런 경향이 더 강할지도 모른다. 주체적인 근대화는 서양화가 될 수 없고 일부 지식인은 한국적인 근대화의 작업을 꾸준히 하고 있다고 보겠으나 아직도 교육이나 행정, 기업경영 등 모든 분야에서 요원한 느낌이다.

요즈음 교양교육, 전인교육, 종신교육이 새롭게 부각되고 있다. 물론 취지나 말은 다옳은 말이다. 문제는 원래 우리의 전통이 교양교육이고 전인교육의 극치이고 종신교육이었다는 것을 망각하고 마치 우리에게 없는 새로운 것을 들여오는 것으로 착각하는 데있다. 이러한 외국에서 부르짖는 것과 우리 전통과의 연결이 없이는 절대로 소기의 목적을 달성할 수 없다는 것을 알아야 한다. 왜냐하면 그것은 꽃꽂이에 지나지 않기 때문이다. 전통적인 인간교육, 사람이 되는 것, 모든 교양을 골고루 갖춘 군자가 되게 하는 교육과 접목이 되어야 한다.

한국적인 것을 강조하면 한국의 지식인들은 국수주의라고 한다. 이러한 말을 들으면나는 그런 말을 하는 사람에게서 마치 어떤 양심적인 지식인을 자처하는 일제강점기의일본인을 연상하게 된다. 나는 한국에는 국수주의가 자랄 토양이 없다고 본다. 오히려국수주의가 좀 세력을 얻어야 겨우 국민정신이, 자기 말살이 없는 정상 정도로 돌아올수 있지 않나 생각하고 있다. 국수주의라는 극약이 필요할 정도로 주체성이 미약하고 식민지 노예근성이 청산되지 않고 있다.

특히 국사 논쟁에서 이 문제가 가장 뚜렷하고 중대한 면을 드러내 보여 주고 있다. 국사의 문외한으로서 1965년 〈주체성〉 세미나에서 지적했듯이 민족주체성의 회복과 확립은 민족사의 회복과 확립 없이는 있을 수 없다. 개인의 정신건강, 주체성 회복, 즉 정신치료 작업도 개인 생활사의 수정과 회복, 확립이다. 일제가 한국의 역사를 왜곡하고 한국인에게 한국역사를 연구하는 것을 방해했기 때문인 탓도 있겠지만, 국사를 전공하는 사람들이 쓴 한국사를 읽어서는 도저히 한국인이라는 주체성의 뿌리를 찾을 수가 없었다. 그렇기 때문에 신채호, 박은식을 비롯해서 현재에 이르기까지 국사 전공이 아닌 사람들이 한국사 특히 상고사를 연구하는 이들이 많다. 이것은 국사학자가 옳은 길잡이가 되지못했기 때문이다. 일부 국사학자는 애국심이나 독립정신이 희박하고 소위 민간 사학자는 국사 전문가가 애국심이 부족한 데 대해 불만과 분노를 터뜨리고 있다고 보인다. 국사 전문가는 민간 사학자의 애국심을 사야 할 것이고 민간 사학자도 너무 감정적으로 나가는 것을 절제하고, 국사 전문가도 전문가라고 해서 전문가가 아닌 사람보다 잘 안다는오만을 버려야 할 것으로 생각된다. 국사 전문가의 상고사에 대한 연구는 거의 백지상태라는 말이 들려왔고 지금 오히려 소련이나 중공, 심지어 일본의 연구에 끌려가고 있는 인상마저 주고 있는 것이 사실이다. 다행히도 식민사관을 벗어난 새로운 30, 40대의 신진 사학자의 출현은 고무적인 현상이다.

　일본의 역사 교과서 왜곡에 대해 우리나라 학계의 아무런 공식 반응이 없는 것을 보더라도 국사학계가 국민 앞에 얼굴을 크게 들 수 없게 되어 있다. 과거 한국의 국사 교과서에서 일본인들이 싫어하니 임진왜란을 7년 전쟁으로 고치려는 엉뚱한 짓을 하려다 여론에 눌려 실행에 옮기지 못한 사실이 모든 것을 말해 주고도 남는다. 오늘날 한국 지식인이 스스로 한국의 역사를 말살하고 왜곡시키고 있을 뿐만 아니라 김부식을 대표로 하는 김부식 이전의 김부식, 김부식 후의 김부식이 무수히 많은 것을 발견할 수 있다. 얼마 전에도 일간지에 보도된 바, 관공서의 문서가 보관되어 있지 않다는 사실로 상징되듯이 역사 말살은 어떻게 보면 고질화되고 있다. 학자들의 학술논문 중에는 외국 가서 박사가 되어 돌아와서 외국의 이론으로 한국문화를 연구하면서 자기 이전 선배의 연구는 언급도 없고 자기로부터 역사가 시작되는 것처럼 되어 있는 논문들이 많다. 이런 논문은 서양식도 아니고 논문으로서 체계를 갖추었다고 볼 수 없다. 발표된 논문뿐만 아니라 전해 오는 말, 어떤 실현을 보지 못한 계획 등 모든 가능한 자료를 수집, 수록해야 하는 것이 상식인데도 그렇지가 못하다. 그것은 과거 역사를 문헌, 그것도 일부의 문헌만 가지고 연구하는 것과 마찬가지다.

　국사 분야뿐만 아니라 다른 분야에서도 진리를 전문가의 전유물로 착각하는 수가 많다. 철학은 철학자만이, 경제학은 경제학자만이, 인간심리는 정신과의사나 심리학자만이 안다고 생각하는 경향도 잘못된 자세의 하나다. 물론 전문가를 존중해야 한다. 때로 전문가가 비전문가보다 못한 경우는 솔직히 겸허하게 받아들일 줄 알아야 훌륭한 전문가라고 할 수 있다.

　'서양에는 르네상스로 자아의 각성이 있었으나 동양에는 자아의 각성이 없었다, 자기실현이 없다'고 생각하는 사람이 많은데, 서양의 정신분석과 동양의 도(道)를 비교해 보면 자아의 각성과 자기실현의 극치가 도(道)이고, 르네상스 시기 자아의 각성은 진정한 자아라기보다 본능의 해방이고 각성이라고 서양 사람에 의해서 지적되고 있다.

　서양은 수평관계이고 우리는 상하관계밖에 없다고, 상하관계를 버리고 수평관계로 바꾸는 것이 근대화라는 소리를 자주 듣는데, 어떤 일본인 학자가 일본사회를 그렇게 평한 것을 그대로 우리나라에 가지고 온 듯하다. 이런 무책임한 발언을 하는 사람은 관계라는 것이 무엇인 줄을 모르는 사람이라고 말할 수밖에 없다. 바른 관계를 맺는 사람은 모든 관계를 바르게 한다. 그것은 각자가 지니고 있는 하나의 태도이기 때문에, 어른을 올바르게 받드는 사람은 친구도 올바르게 받든다.

민주시민교육이라는 말을 잘 쓰는데, 어떤 때는 이 말이 적합할 때도 있지만 올바른 국민을 길러 내는 국민교육이라는 것이 더 낫지 않나 생각이 든다. 국민이라 하면 국가 지상이나 군국주의를 연상해서 민주시민이라는 말을 쓸지 모르지만 이 말도 검토해 볼 문제로 생각된다.

외국 유학을 갔다 온 사람 중에는 외국에 가서 더욱 주체성이 강해지거나 없다가 생겨 오는 사람이 있는 반면, 많은 사람이 외국의 흉내나 내며 한국문화를 연구하는 것은 외국인이 한국을 연구하는 것 같은 인상을 준다. 아니면 한국을 연구하지도 않고 마구 판단을 하고 발언을 한다. 마음에 안 들면 외국으로 되돌아간다. 외국에 줄을 대고 외국의 앞잡이 노릇을 하면서 국내에서 군림하려고 한다. 미군 점령 때 통역이나 현재 외국 공관이나 외국 상사에 근무하는 일부 한국인 직원과 똑같은 행태를 드러낸다.

그리고 외국을 갔다 온 사람이나 국내에서 학위논문을 쓰는 사람들이 학술용어를 멋대로 번역하는 데에는 정말 질색이다. 내가 속해 있는 정신의학회에서는 해방 직후부터 학술용어 위원회를 두어 공청회도 하고 수십 년을 검토, 용어 통일을 꾀하고 있으나 외국에서 공부한 사람이 나타나면 멋대로 번역이 나온다. 이것은 외국인이 한국에 군림하는 것과 같은 현상의 하나라고 볼 수 있다. 이렇게 잘못 통용되는 용어가 한두 가지가 아니다. 얼마 전에 학술 모임에서 어떤 사회학 교수의 발표 중에 가치자유적이란 말을 쓰길래 아마 영어의 value free를 번역한 것이 아닌가 해서 영어를 물어보니 그렇다는 것이 판명되었다. 우리는 일인(日人)이 번역한 몰가치(沒價值)로 사용하고 있는데 젊은 철학 교수에 물어보니 가치중립적이라고 자기는 쓰고 있다고 한다. 차라리 가치중립적이라면 뜻이 통하지만, 가치자유적이라는 말은 영어를 알지 못하면 말이 되지 않는데, 어떻게 이런 논리에 맞지도 않는 학술용어를 그 분야에서는 아무런 의문도 없이 사용하고 있는지 모르겠다.

5. 어용이냐 현실참여냐

한국 지식인의 전통은 초야에 묻혀서 평생 제자를 교육하거나 아니면 과거를 보아 벼슬을 하다가 소신을 펼 수 없을 때에는 물러나서 후학을 지도하는 것이 상례였다. 해방 전의 지식인은 민족주의자, 마르크스주의자 아니면 의사, 변호사, 일본의 관리를 지향했거나 사업 또는 농촌에 파묻히는 사람도 있었다. 해방 후에는 좌우로 갈라지거나 중립적 입장이었고, 일제의 관료 출신은 계속 관료생활을 한 결과 일제의 연장으로 지위만 높아졌다고 볼 수 있다.

광복 후 이승만이 정권유지를 위해서 친일파 민족반역자를 처단하지 않았기 때문에 한국사회는 이들이 지배하는 사회이고, 정신적 풍토는 어떤 의미에서는 일제의 연장이었다고 해도 지나친 말이 아니다. 사회 전체로서 기강이 서지 않고 일제의 찌꺼기를 청산하기 어렵게 되어 있었으나 일본의 교과서 왜곡으로 해방 후 처음으로 일제 잔재를 뽑아야겠다는 결의가 번졌다고 볼 수 있다. 일제의 유산에다 도덕적 파괴가 더 첨가됐다고도 볼 수 있다.

자유당 정권 때에는 장관이나 관료로 진출하는 사람이 많지 않았으나 5·16이 되어 군인들이 학자들과 군인들을 기용, 정책 입안에 학자들을 대거 참여시키게 되자 많은 지식인 중에서 권력과 금력에 해바라기 기질을 발휘하는 사람이 불어나게 되었다. 따라서 어용 교수·어용 지식인의 문제가 대두되었다. 어용 문제는 물론 5·16 이전 자유당 말기부터 두드러지기 시작한 일이다. 최고 통치자를 의식하고 글을 쓰거나 방송 매체에서 발언하는 것이 유행처럼 된 것이 박 정권 때의 특이한 현상이었다. 지식인도 국민인 이상 다른 국민이 향유하는 모든 의무와 권리에서 소외되어서는 안 되지만, 현실참여를 할 때에는 지식인으로서 현실참여를 하든지 아니면 지식인의 자리를 버리든지 해야 할 것이다. 박 정권 후기에 모 최고학부의 총장이 된 분에게 충고를 한 적이 있다. 그 자리는 한국 지식인의 대표, 옛날이면 성균관 대제학이라고도 볼 수 있는 자리인데, 대통령을 교육해야지 거꾸로 교육을 당하게 되면 안 된다고 했더니 대답이 없었던 일이 있다. 지식인의 자리에서의 현실참여는 어용도 아니고 현실외면도 아니다. 정부도 국민을 위하는 기관이어야 하기 때문에 지식인이 국민을 위한 정부의 시책이나 행정에 전문지식이나 교양을 통해 정부에 협조, 정부를 바른 방향으로 가는 것을 도와주는 것은 어용이 아니라 지식인의 사회에 대한 의무요 사명으로 생각한다. 그 대신 정부나 기업가나 일반 국민도 지식인의 정론(正論)에 대해서는 귀를 기울이고 자기 반성의 자료로 삼아 정치나 행정, 기업경영, 국민생활에 반영을 시킬 줄 알아야 사회가 명랑하게 발전할 수 있을 것이다.

6. 이론과 실제−도(道)와 학(學), 체(體)와 용(用)

우리나라 지식인의 대부분이 잘 이해하지 못하고 있는 것은 우리가 학교에서 가르치고 배우고 연구를 하는 데 있어 이론과 실제의 관계이다.

이 문제는 과거에 별도로 다룬 적이 있어 여기서는 간단히 언급만 해 두기로 한다. 서양에서도 전통적인 플라톤의 형이상학과 그의 파생물인 과학이 이론에 입각해 있고, 이론은 논리라는 도그마(독단)에 입각하고 있기 때문에 진리가 아니고 진리에 도달할 수 있는 사고방식이 성찰(meditation)이라고 피히트가 1974년에 한국철학회에서 발표한 일이 있듯이 이론과 개념을 벗어나서 현실 내지 실상(實相) 또는 궁극적인 실제에 도달해야 한다는 움직임이 서양문화의 모든 분야에서 일어나고 있다.

우리가 한국에서 지난날 배우고 가르치고 연구한 것이 이러한 서양의 전통적 사고방식에 오염이 되어 개념이나 이론이 현실을 가리키는 손가락, 즉 수단에 지나지 않는다는 것을 망각해 왔다. 정치학을 잘한다고 해서 정치를 잘한다는 보장이 없고, 경제학을 잘한다고 해도 경제를 잘 운영하지 못하고, 심리학을 많이 안다고 인간심리를 잘 아는 것이 아니라는 것은 누구나 다 알고 있는 사실이다. 그러나 서양의 정신분석이나 정신치료나 동양의 수도에 있어서는 이론이 실제를 가리키는 수단 이상의 아무런 의미가 없다는 점에서 일치하고 있다. 말하자면 도(道)와 학(學)의 관계가 분명히 인식이 되어 있지 않다는 것이다. 이것은 노자『도덕경』의 표현에서 가장 알기가 쉽다. '학(學)'을 하면 나날이 불어나는데 도(道)를 하면 나날이 덜고 덜어서 함이 없는 데 이르고 …… 하지 않음이 없게 된다[爲學日益(위학일익), 爲道日損(위도일손), 損又之損(손우지손), 以室于無爲(이실우무위) …… 無爲而無不爲(무위이무불위)]'

다음으로, 따지고 보면 같은 얘기가 되지만 체(體)와 용(用)의 구별이 잘 안 되어 있다는 점이다. 과거에 한국의 정치학자들은 한국에는 민주전통이 없어 민주주의를 실현하기가 어렵다는 견해가 지배적이었다. 이분들의 얘기를 들어 보면, 민주주의의 체(體)는 민주정신에 있고 그분들이 생각하는 서양의 민주제도는 용(用)이라는 것을 모르고 있기 때문에 그런 잘못된 생각을 한다는 것을 알 수 있었다. 서양의 민주주의도 동양 민본사상의 영향이라는 것을 모르고 있었다. 이러한 오류도 개념에 사로잡혀서 현실이 보이지 않는 병이라 할 수 있다.

7. 맺는말

이상 한국 지식인의 정신적 자세의 병폐와 바른 자세를 제시하고 병리의 원인을 밝힘으로써 치료의 방안을 약술하여 어떠한 점을 고쳐야 하는가를 생각나는 대로 적었다. 나는 과거에 국사가 바로잡아지지 않음이 안타까워 한국의 국사학자는 참선을 하든지 정신치료를 받아야 할 지경이라고 주장한 바 있다. 그것은 국사가 다른 부분보다 긴급하고 중요해서 한 말이지만, 이 말은 다른 모든 분야에 종사하는 대부분에 해당이 된다. 이것은 도(道)를 닦는 전문가인 수도자나 정신치료, 정신분석을 하는 전문가에게도 모두 해당이 될 정도로 광범한 문제다.

우리의 가장 긴급한 문제는 한국사를 바로잡고 특히 임진왜란과 한말, 일제강점하, 해방 후의 역사를 여러 가지 전문 분야에서 과학적으로 연구, 분석하여 과거의 잘못을 되풀이하고 있는 점을 밝혀서 새로운 진로를 제시해야 한다. 특히 일본에 대한 자세를 바로잡는 것이 가장 중요하고 일본에서 배울 것이 있다는 말은 대단히 위험하다는 것을 인식해야 한다. 이런 말을 할 수 있는 사람은 마음에서 일본을 이긴 사람이어야 하며, 그렇지 아니한 대부분의 경우 이러한 발상이 나오는 근거가 일본에 대한 패배의식에 토대를 두고 있기 때문에 옳지 못한 것이다. 일본을 이긴 사람은 일본을 참고해서 일본처럼 해서는 안 되겠다는 점을 더욱 절실하게 느낄 것이고 일본에서 배울 점이라는 것은 한국인으로서의 바른 정신상태로 돌아가면 되는 것이다. 요사이 지도층에 이르기까지 한국을 논할 때 현재의 병들어 있는 한국을 말하고 있는 것이지 원래의 한국, 건강한 한국을 망각해서는 안 될 것이다. 그리고 천재일우(千載一遇)의 호기(好機)를 만난 오늘날 한국의 분수령적인 위치를 깊이 깨달아야 할 것이다.

『광장』, 1983. 4.

제**3**부

과거, 현재, 미래

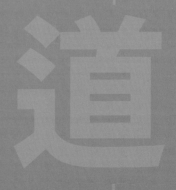

1

한국병의 뿌리

요새 한국에 대한 평가가 올림픽 개최와 무역흑자로 인해서 지나치게 과장되어 있고, 국민소득이 한 사람에 3천 달러지만 다녀 보면 5~6천 달러의 수준으로 착각이 된다. 따라서 한국인 스스로 자신을 높이 평가하는 경향이 늘어나고 있는 것이 사실이다.

그러나 이러한 긍정적인 한국관을 말하는 사람들을 보면 대부분이 확고한 증거를 가지고 말하기보다 현재 눈으로 볼 수 있는 경제발전이나 올림픽을 개최할 수 있다거나 외국의 평가에 막연히 동조하는 경향이다. 이런 사람들은 얼마 전까지도 한국에 대해서 부정적인 생각에 젖어 있던 사람들이다.

한국병의 제일 큰 뿌리는 한국을 부정적으로만 보는 것이고, 이것은 외세나 외래문화에 압도당해서 생겨난 모화사상 · 엽전사상과 서양숭상이다. 중국 · 일본 · 서양에 압도당해서 생긴 마음가짐이다. 이것은 선(禪)에서 말하는 가슴에 거리끼는 물건, 애응지물(碍膺之物)을 청산하지 못했기 때문이고 서양적인 표현으로는 콤플렉스를 청산하지 못해서 그런 것이다. 자기를 비하, 말살하고 적을 숭상하는 심리는 정신분석에서는 '공격자와의 동일시'라고 한다. 적을 물리치지 못한 자기를 멸시, 말살하고 자기를 정복한 적을 숭상, 모방하려고 한다.

이러한 한국병의 뿌리는 우리 조상들이 중국문화와 일본문화의 뿌리를 형성한 것을 모르고 있기 때문이고 광복 후에 일제가 우리에게 가한 민족말살 정책을 바로잡는 국가적인 시책이 없었기 때문이다.

말하자면 민족정기의 회복이 없었기 때문이다. 해방 후에 미군정이 일본인의 손에 놀아나서 한국을 적국시하고 친일파를 통해서 점령정책을 폈고, 이승만이 이를 답습했고, 현재에 이르기까지 이러한 분위기가 지속되어 민족정기가 흐려져 있다. 한국의 최고 지도자들이 일본의 과장급 공무원을 쉽게 만난다거나 일본 기자를 만나 일본 말로 대화하기도 하고 젊은 일인(日人) 기자를 찾아가서 우리 정보를 제공하면서도 그것이 체통이 없고 말도 안 된다는 생각조차 없다. 국가의식·국민의식이 없다고 어떤 사회학자가 지적한 바도 있다.

여기서는 모든 한국병의 치료보다도 우리 주변에서 늘 경험하는 비근한 예를 들어서 생각을 해 볼까 한다.

지금은 자가운전자들이 많아서 통계 숫자가 달라지고 있을지 몰라도 얼마 전까지만해도 교통사고 대부분이 트럭이나 버스 등의 대형차량의 운전 횡포가 원인이라는 것이 밝혀졌었다. 우리나라 안전사고의 90% 이상이 방지될 수 있는 사고라는 통계가 나와 있다. 최근에도 텔레비전으로 방영도 되고 일본인들의 한국에 관한 글에도 지적되고 있는 '괜찮아요' 병이 있다. 또 한국 제품은 마무리가 잘 안 돼 있다는 지적이 나온 지 오래이다. 와이셔츠 단추 구멍이 잘못되어 있다든지, 실밥이 붙어 있거나 잘 틀어진다든지 하여 부실하다. 부실공사가 많은 것도 부정과 마무리 부족에서 오는 현상이다. 최고 일류대학의 교수들이 쓴 논문에서 서양말의 학술용어를 번역한 것을 보면 만약에 학생이 그렇게 번역을 했더라도 감점이 될 만한, 말도 안 되는 번역을 하고서도 다른 사람들을 계몽하는 글을 쓰고 있다. 요새는 많이 좋아졌지만, 방송에 나오는 아나운서들이 길게 빼야 할 단어를 짧게 한다거나 고저장단(高低長短)이 거꾸로 되는 수가 있다. 의사들이나 젊은 교수들을 지도해 보면 책을 읽거나 무엇을 하건 철저하고 정확하게 하는 것이 없고 엉성하고 대강대강이다. 이것이 일본인들이 한국 수출상품을 두고 말하는 것으로 여기에 해당하는 부실공부다.

최근에는 8년 전에 지은 우리 집에 수리할 문제가 생겼는데, 시공자가 설계대로 짓지 않고 한 푼이라도 돈을 적게 쓰려고 한 데에서 생긴 결함이었다. 믿을 만한 업자를 알 수 없어 미루어 오다가 내가 다년간 정신치료를 하고 시공을 착실히 한다고 정평이 나 있는 사람에게 맡겼다. 원칙적으로 정신치료를 받고 있는 사람에게 부탁을 해서는 안 되나 이 사람은 오래 치료를 해서 치료에 나쁜 영향이 없으리라 보고 한 것이다. 자기가 늘 쓰는 기술자를 시켜서 무사히 공사를 마쳤으나, 태양열 집열판을 걷어내고 지붕에 기와를 올렸는데 다 끝나고 발판을 철거하려고 해서 올라가 보니 지붕 가운데가 불룩 올라와 있다. 감독을 맡은, 대학을 나왔다는 젊은 청년을 불러서 보게 했더니 처음에는 괜찮다고 하더니, 위에서 봤을 때 괜찮다고 하면서 기와를 이는 우두머리 책임자를 부른다. 이 사람이 보더니 일꾼 보고 반듯한 기와를 가져오라고 해서 기왓장을 갈아서 까니 반듯하게 되었다. 기왓장이 우그러져 있었기 때문이었다. 나는 아침 일찍부터 저녁 늦게까지 환자를 보기 때문에 감독할 시간이 없어 '잘하겠지' 하고 일이 다 끝나고 철수하고 난 뒤에 서재에서 우연히 창밖을 보니 콘크리트가 약간 금이 간 곳을 손보지 않은 것이 보였다.

이 수리 공사를 보면 각자가 잘해 주려고는 했지만 습관이 잘못 들어 있다는 것을 알 수 있다. 대학에서나 방송국에서나 공사장에서나 감독하는 사람은 있는데 감독을 잘하지 않고 있는 것이 공통점이다. 기와를 이는 감독을 하는 사람이 기와를 이어야 하는데 미숙한 일꾼을 시키고 자기는 감독을 한다. 대학에서도 나에게 배워야 할 교수들이 처음에는 자기들이 책을 읽다가 슬그머니 전공의를 시켜서 책을 읽게 한다. 그러니 나는 더 힘이 들고, 가르치는 내용의 수준을 높이기도 어렵고, 수십 년 저(低)수준의 학생만을 가르치는 결과가 된다. 성의가 부족하고 감독제도가 잘 안 되어 있다. 흔히 장인정신이 없다고 한다. 공사장에서는 감독에게 돈을 먹여서 감독은 무력화가 되고 감독은 감독의 기능을 상실하고 오히려 업자가 부실공사를 해도 괜찮게 봐 준다.

대학에서도 학위를 딴다든지 승진이 목적이고, 자기가 전임강사나 조교수·부교수·정교수에 걸맞은 실력을 쌓으려는 것보다 학위만 따면 된다. 승진만 하면 된다는 식이다. 내가 알고 있는 사람 중에 대학에서 승진을 사양한 사람은 둘뿐이다. 강의를 하라는데 자격이 없다고 한 친구는 사양했고, 또 한 사람은 전임강사에서 조교수 승진에 필요한 서류를 내라는데도 사양을 했다. 전자는 해방 직후의 일이고 후자는 이십여 년 전 일이다. 지금도 간혹 이런 사람이 있는지 모르겠다.

이 모든 것을 캐 보면 해방 후 민족정기를 바로 세우지 못해 정당한 권위가 없어지고 폭력, 금력, 혹은 실력의 바탕이 없는 권력에 의해 권위적으로 지배되어 오는 데에서 생긴 나쁜 버릇이다. 그러나 내가 모든 계층의 우리나라 사람들을 실험해 보면, 우리나라 사람들은 좋게 지도하면 금방 모든 일을 잘할 수 있다는 것을 알게 되는데 성의를 가지고 지도해 주는 사람이 없다. 교육과 정치가 바로잡혀야 한다는 것을 알 수 있다.

『불교신문』, 1988. 5. 18.

2

한국의 민주주의

우리는 아슬아슬한 고비를 여러 번 넘으면서 평화적으로 국민의 투표에 의해서 대통령이 교체되는 경사를 치렀으나, 여전히 일말의 불안을 완전히 씻지 못하고 있는 상태에 있다.

해방 후 우리나라의 역사를 돌이켜 보면 해방이 되는 듯했으나 우리에게는 해방이 아니라 날벼락이었다. 독립운동을 하던 애국자를 중심으로 독립 정부가 들어설 줄 알았더니, 느닷없이 38선이 생겨 북은 소련군이 점령하고 남은 미군이 점령해서 상해임시정부나 국내에서 조직한 건국준비위원회를 인정하지 않고 군정을 실시하고 일본인들의 자문을 구하고 친일파와 일제강점기 관료, 경력자를 통해 통치했다. 그러면서 신탁통치를 해야 한다며 미소공동위원회를 열다가 결렬되어, 이북에서는 공산정권이 수립되고 남쪽에서는 대한민국정부가 수립되었으며 국회가 선거에 의해서 구성이 되었다.

당시의 국회에서는 헌법제정뿐만 아니라 제일 먼저 친일파·민족반역자를 처단하는 특별위원회가 구성되어 속속 반역자들을 잡아들였다. 반역자들 중에 경찰의 중요한 간부가 있었기 때문에, 경찰이 이승만 대통령에게 진정을 하고 국회의 반민특위를 습격하여 드디어 이승만 대통령이 반민특위를 해체시키기에 이르렀다.

이때부터 친일파 민족반역자를 말하는 사람은 '빨갱이'로 몰렸다. 따라서 독립을 말하는 것도 반국가적인 위험사상이 되고 민주주의를 부르짖는 것도 일제강점기의 애국운동이나 독립운동도 위험사상이 됐다. 또한 친일파들이 애국을 한 것처럼 선전하는 자까지 있게 되고 이 땅에서 민족정기는 완전히 사라지게 되었다. 이승만 자신은 누구보다도 일본에 대해서는 강경한 반일주의자였지만 그가 등용한 인물들은 친일파·민족반역자가 많았고 특히 일제하의 관료나 경찰들이 많았다.

대통령을 계속하기 위해서 헌법을 멋대로 개정하거나 반대자를 빨갱이로 몰아서 투옥하고 처형까지도 서슴지 않았다. 3·15 부정선거에 의해서 정권을 계속 유지하려다 학생·교수를 중심으로 한 국민봉기로 물러나게 됐다. 민주당은 앉아서 정권을 인수받게 되고 국회위원 선거에서 압도적 다수표를 얻게 되자 신구파로 분열이 됐다. 타협으로 구파가 대통령이 되고 신파가 총리가 되어 언론자유는 있었으나 정권유지에 서툴러 일 년도 못 되어 군사 쿠데타에 의해서 어설프게 무너져 버렸다. 또한 이렇게 성립된 군사정권은 측근의 총탄에 집권자가 쓰러질 때까지 계속되었고 일본과의 국교가 열리게 되었다. 1971년 대통령선거 때 군정 종식의 기회가 있었으나 집권자의 공작정치에 의해 좌절이 되었다. 1980년에도 민주당의 분열로 쿠데타가 유발이 되었고 1987년의 대통령 선거도 여당의 공작정치와 야당의 분열로 표수로는 야당의 승리였으나 여당이 재집권하게 되었다.

다가오는 총선거에서도 종전과 같은 야당의 우세는 내다보기 어려운 형편에 놓이게 되었다. 그러면서도 정권 이양이 아니라 정권 연장이라는 세간의 여론을 떨쳐 버릴 수 없다. 특히 '국가원로자문회의'는 청와대보다도 기구가 크고 옥상옥(屋上屋)이니 섭정이니 수렴청정이니, N 사장에 J 회장이라는 말이 나돌고 있다는 보도가 있다.

이상과 같은 광복 후의 정치사를 정신치료를 하는 정신과의사의 눈으로 보면 어떤 잘못된 점이 되풀이되고 있는 것을 볼 수 있다. 미군정으로부터 현재까지 정권유지를 위해서 친일파나 민족반역자를 등용했거나 이를 꺼리지 않았다는 점이다. 그리고 해방과 더불어 우리나라는 국토가 두 동강이 나고 대한민국은 일본인 대신 한국인 그중에도 친일관료나 친일파들로 자리가 메워졌고, 일본은 전쟁범죄자나 그의 아류들이 지배하게 되어 한일관계는 일제강점기의 주종관계로 복귀한 것 같은 느낌을 준다는 점이다.

극소수의 일본인이 한국을 외국으로 생각해야 한다고 주장하고 있는 것은 대다수의 일본인이 한국의 독립을 인정하지 않고 종전의 주종관계로 보고 있음을 뜻한다. 이 점을 우리나라 지도자나 국민들이 알아차리지 못하고 있는 것이다. 야당의 최고 지도자 중 한 사람이 일본기자와 일본 말로 대담을 한다든지, 일본정부의 과장과 만난다든지, 국무총리·국회의장을 지낸 사람이 젊은 일본기자를 찾아가서 6·25전쟁에 관한 정보를 제공하고 있는 화면이 방영되고 있는 실정이다. 말하자면 해방 후에 친일파 민족반역자가 숙청되지 않았음으로 해서 한일관계와 한국의 정치·교육·경제·문화 모든 분야에서 일제 잔재가 그대로 남아서 계승이 되고 있고 우리 역사와 문화의 측면에서 대일 자세에 대한 교육이 전혀 없는 상태다. 역대 대통령이나 장관들이 우리 전통이나 역사에 대해서 교육을 받지 못했고, 대학교수나 교사들도 마찬가지다. 5·16이 일어난 지 2, 3년 후인가 어떤 미국 친구의 주선으로 미국 정치학 교수와 장시간 만난 일이 있었다. 그 사람이 내게 한국에 관해서 묻는 질문에 답변을 하고 있었는데, 그 교수 말이 자기가 만 2년간 대한민국의 각계각층의 최고 지도자 5백 명 이상을 면담을 했는데 한 사람도 한국에 대해서 긍정적으로 말한 사람이 없었다고 말했다. 그러면서 당신이 한국을 긍정적으로 말한 최초의 한국인이라고 하면서 나에게 동의한다고 했다. 물론 지금은 많이 달라지고 있지만 아직도 그런 '노예근성의 뿌리'는 남아 있다. 정치학자들도 민주주의를 잘못 이해하고 우리에게는 민주전통이 없다느니 하여 국민을 오도하고 비민주적인 교육을 해 온 셈이다. 민주주의란 민주정신이 근본이다. 우리의 민본사상과 서양의 민주주의의 뿌리를 깊이 이해를 못하고 있기 때문이다.

우리가 민주주의로 가는 길이 험난한 이유는 민주주의에 대한 이해와 훈련이 철저하지 못하기 때문이고, 인권유린, 고문, 국민무시, 권력남용 등 우리나라의 비민주적 요소는 대부분이 일제의 유산이자 이승만과 군사정권의 유산이다. 민주주의는 국민 각자가 해야 한다는 의식이 부족하다. 여당은 권력의 맛을 잊지 못하고 야당은 여당을 무너뜨리고 권력을 잡는 데만 광분하여 민족의 장래와 세계에서 한국의 위치에 대한 인식이 부족하다. 야당은 비전을 가지고 국민을 이끌고 가는 것이 아니라, 국민에 의지해서 국민의 동정으로 집권을 하려고 하는 습성에서 체질적으로 못 벗어나고 있다.

국민이 안겨 준 정권을 내부 분열로 유지를 못하고 쿠데타를 두 번이나 유발하고 또다시 군사통치의 잔재가 사라지지 못하게끔 하고 있다. 야당이나 여당이나 국민의 동정을 산다거나 조작하려고 할 것이 아니라 국민의 의사를 존중할 줄 알아야 한다. 마음을 비운다는 것은 야당 지도자뿐만 아니라 현직 대통령, 각료, 전직 대통령, 국민 각자가 다 실천해야 하는 것이고 완전한 민주주의는 누구든지 자유롭게 자기 생각을 말하고 남의 말을 경청하고 서로 의견을 교환해서 바른 길을 찾아가는 것이 아니겠는가? 다가오는 총선에서 우리는 정신을 차려 우리나라의 민주화를 위해서 과거 어느 때보다 국민의 심판이 어렵고 중대한 의미가 있다는 것을 깨달아야 할 것 같다.

『불교신문』, 1988. 3. 23.

3

식민잔재의 청산과 민족정기

1. 해방의 의미

지금으로부터 12~13년 전 어떤 지적(知的) 모임에서 한 원로교수가 한국의 대학교수는 아직 한국이 독립되었다는 것을 모르고 있다고 개탄하는 말에 전적으로 나도 동의한 일이 있다. 이 모임에서 나는 지금은 정년퇴직한 사학 교수에게, "초면에 실례지만, 북한의 학자나 일부 일본인이나 우리나라 신문기자들은 고대 일본이 한국의 식민지였으며 일본문화는 한국문화가 건너가서 생겼다는 것을 말하고 있는데 왜 한국의 국사 교수들은 이것을 국민에게 알리지 않습니까?"라고 물었다. 말이 없길래 "물론 일제강점기에 그런 소리를 했더라면 극형에 처해졌을지도 모르지만 지금은 일제강점기가 아니고 해방이 된 지 사반세기가 넘지 않았습니까?"라고 다시 질문했다. 이분은 상당히 당혹한 것같이 묵묵부답이었다. 그 후 얼마 동안은 학회에서 만나도 인사를 하지 않다가 근래에는 만나면 반가운 표정을 짓는다.

또 역시 국사학계의 원로인 모 교수와 그의 동창이고 동시에 나의 동창인 당시 모 학회 이사장이던 친구와 셋이서 술을 마시러 갔었다. 이 날은 이 교수가 학회에서 강연을 한 후에 같이 어울렸던 것이다. 늘 서울대 교정에서는 얼굴을 마주쳐도 서로 인사가 없었다가 이날 처음 인사를 했었다. 이분은 우리 국사나 문화를 연구한 지도 오래됐고, 그 것도 거의 최고 지도적 위치에 있음에도 불구하고 평소에 일본인보다 한 수 더 떠서 친일적 발언을 하는 것을 종종 지상으로도 보아 왔던 터였다. 때문에 처음 인사하는 자리지만 각성을 촉구하는 의미에서 '당신을 매국노라고 하는 사람이 있다'고 하니까 '누가 그러더냐'고 물어 왔다. '그분 아들이 무슨 과 교수로 있다'고 하니까 '아무개 아니냐'고 다시 물었다. 그렇다고 대답을 했더니 술을 마시다가 갑자기 무릎을 꿇고 큰절을 하는 것이었다. 그래서 나는 '일본인에게 인정받으려 하지 말고 세계의 ***가 되라'고 했다. 술자리가 끝나고 이 교수와 헤어진 뒤 친구와 걸어오면서 '저 사람이 대학 예과 때에 검도를 했나, 왜 행동거지가 꼭 일본 사람 같으냐'고 물었더니 그런 일이 없다고 한다. 그 후에 우연히 가까운 친구와 이야기 끝에 이런 얘기를 했더니 그 자리에서 수수께끼가 풀리게 되었다. 이 친일 교수는 내 친구의 대학 후배이기도 하지만 그 부친이 일제 때 내 친구의 고향에서 군수를 지냈었던 것이다. 그는 일본 아이가 다니는 소학교를 다녔으며 아마도 집에서까지 일본 말을 사용했는지는 몰라도 일본식 교육을 받은 것이 확실하였다. 이로써 나는 왜 그가 항상 일본인보다 한술 더 뜨고 행동거지가 일본인과 같은지 알게 되었다.

이 교수는 나를 만나면 약간 거리낌은 있어도 마주치면 인사는 한다. 원래 바탕은 악한 사람이 아니고 호인이나 어려서부터 세뇌가 되어 평생 가도 그 물이 빠질 수 없는 상태라는 것을 짐작할 수 있었다. 이러한 유형은 정도의 차이는 있을망정 일제 때 교육받은 지식인이나 지도층에 공통되는 점이다. 이분은 극단적인 예에 불과하고 죽기 전에는 절대로 벗어날 수 없을 것으로 생각된다. 본인이 원해서 정신분석치료를 받는다고 해도 완전히 벗어나기는 어려울 것이라는 생각이 든다.

일제의 교육을 받은 동창들과 부부동반으로 돌아가면서 집에서 저녁을 먹고 지낸 적이 있다. 그중에는 장관을 지낸 친구들도 있었고 정치학·경제학 교수도 서넛 있었으며 사업에 종사하는 친구도 있었다. 부인들이 듣는 가운데 '자네들이 빨리 죽어 없어져야 대한민국이 바로 되겠다'고 했더니 오히려 부인들이 기뻐하는 기색을 보였다.

지금은 경제단체의 장으로 있는 친구가 '어떻게 하면 한국인의 일본에 대한 열등감을 없앨 수 있느냐'고 물었다. '일제강점기에 받은 식민지 교육의 영향 때문에 그러니 우선 우리의 역사를 바로 잡아 국민을 교육하고, 팀워크로 한쪽에서는 무조건 일본인을 누르거나 무시하는 사람도 많아야 하고 또 한편에서는 무마하는 사람도 있어야 한다'고 했더니, 그렇게 하고 있다고는 했다. 이 친구가 몇 해 전에 일본에 가서 일본 상공인들을 모아 놓고 '일본은 고대로부터 한국에서 문화나 기술을 전수받고도 한국에 해만 끼쳤다.

한국인은 이해보다 도덕적인 기준에서 행동하는데 일본은 도덕적 원리가 없고 이익만을 추구한다. 앞으로는 윤리성을 가지고 경제교류를 해라' 이런 요지로 강연을 했는데 우리나라 신문에는 그저 강연을 했다는 것과 일본의 기술원조를 촉구했다는 식의 기사뿐, 일본을 꾸짖었다는 말은 한마디도 나지 않았다.

2. 무엇이 달라졌고 무엇이 달라지지 않았나

　해방이 되어서 달라진 것은 남북을 갈라놓는 38선이 생긴 것이 제일 큰 변이라고 볼 수 있다. 이것은 일제 때도 없던, 해방과는 반대되는 새로운 구속이다. 북에서는 소련과 중공에 의존하는 관계가 새로이 생기고, 대한민국은 미국에 의존하는 관계가 되었다.

　20년 전 소위 '한일국교 정상화' 이후 또다시 일본에 예속되는 관계로 복귀한 것이 냉엄한 현실이라고 보아야 할 것이다. 그러니 우리는 아직 해방이 달성되었다고 보기 어려운 현실에 있다. 남한에서는 '한일국교 정상화'가 성립되기까지, 해방 이후 미군이 상륙해서 한국을 점령하고, 친일파 민족반역자를 그대로 두고 처음에는 일본인들의 말을 듣고 남한을 통치했다. 대한민국 정부가 수립된 후에는 민족반역자를 처단하는 법이 국회에서 제정되어 그런 방향으로 분위기가 돌아갔으나, 결국은 친일파 민족반역자가 거꾸로 애국자를 박해하고 말았다. 이승만 대통령이 '반민특위'를 해체하고부터는 상당한 기간 동안 친일파 민족반역자를 말하는 사람은 빨갱이로 몰리는 분위기가 지속되어 왔고, 지금도 그런 말을 하는 사람은 민족분열을 조장하는 사람으로 보려는 경향이 없지 않다.

　친일파 민족반역자를 처단·숙청하지 못함으로써 해방은 단지 일인(日人)들이 차지하던 자리를 한국 사람이 메웠을 뿐, 근본적인 변화가 없었다고 해도 과언이 아니다. 민족반역죄란 살인죄보다도 더 무거운 죄임에도 불구하고 이를 다스리지 못하고 오히려 활개를 치게 만든 것이다. 애국자가 도리어 핍박을 받는 세상에 민족의 정기가 어떻게 살아나겠는가. 모든 사람이 참회하고 우리나라를 잘 사는 나라로 세워 보겠다는 마음이 반짝하다가 '반민특위'가 강제 해산되는 것을 보고는, 용솟음치던 애국심은 고갈되고 적산쟁탈, 좌우분열·투쟁이 시작되어 동족상잔의 6·25를 겪으면서 민족정기는 완전히 사라져 버렸다.

　근년에 대형 금융사고가 빈발해서 경제단체의 장으로 있는 친구가, '정신분석·정신치료를 하는 의사의 입장에서 원인을 어떻게 보느냐, 말을 해 달라'고 해서 앞서 언급한 것과 같은 답변을 해 주었다. 구속된 사람들은 운이 나쁘다고 생각할 뿐, 아무도 죄의식이 없을 것이다. 민족반역자를 다스리지 않음으로써 세상에 나쁜 것이 없어진 셈이라고 말을 해 주었다. 정부나 국민이나 실수가 있어도 책임을 질 줄 모르고 서로 국민이나 상대방에게 자기 잘못에서 생기는 손실을 부담시킨다.

　해방이 되어 일제강점기에 받은 여러 가지 잘못이 청산된 경험이 없었기 때문에 일제의 연장이라는 것이 특히 정신적으로는 두드러지게 나타나 있다.

　2년 전 학술원에서 〈한국 지식인의 사명〉이라는 세미나에 참석한 일이 있다. 주제발표자와 한 분의 토론자는 우리 것을 공부하는 분들이라 괜찮았으나, 서양철학만을 하는 분의 토론을 들으니 일제강점기에 일인들이 늘 하던 말과 조금도 다를 것이 없었다. 거기다가 일제강점기에 주입당한 열등감을 그대로 나타내고 있었다.

　독립운동을 하지 못했던 대부분의 우리 국민은 독립이 얼마나 고맙고, 독립이나 해방이 무엇이며, 일제하에 있을 때와 우리 자신이 어떻게 달라져야 하는가에 대한 각성이 없다. 전문가에 의하면, 우리의 국토계획이 80년 전 러·일 전쟁 때 일본이 대륙침략의 병참기지로 만들려던 계획을 아직도 탈피하지 못하고 있는 실정이라고 한다.

3. 일제와 해방 후의 유산들

　해방 후 38선과 좌우분열, 그리고 친일파 숙청 없이 상해임시정부가 미군정에 의해서 말살됨으로써, 처음부터 애국이나 독립정신이 함양될 수 없는 풍토가 되어 버렸다. 친일파 민족반역자의 숙청이나 일제 잔재를 제거하자는 주장은 좌익에서만 주로 부르짖었기 때문에, 이러한 주장을 하면 좌익으로 의심을 받는 풍토가 되었다. 따라서 해방이 되어도 일제 때와 다른 새로운 애국·독립의 정신이 함양되지 못하고 적산쟁탈과 미국에 아부하는 것만이 이익을 주는 사회풍토가 굳어졌다.

이승만 정권하에서는 이승만 혼자의 힘으로 반일(反日)이 유지되었으나, 장면 · 박정희로부터는 일본에 대한 물질적, 정신적인 청산 없이 일본을 대하였다. '한일국교 정상화' 때에는 일본의 정객(政客)이 한국의 대통령을 자기의 아들이라고 공언할 정도에 이르렀다. 따라서 일인(日人)들은 처음에는 한국에 오면 혼이나 나지 않을까 두려워하다가 실지로 한국에 와 보니 한국인들이 일본 말을 쓰고 옛날의 주종관계로 돌아가는지라 콧대가 높아지게 되었다. 정신적으로 일본식민지 시대로 복귀한 결과가 되어 버렸다.

한국 정부나 국민의 이러한 태도와 정신상태가 오늘날 한 · 일 간의 무역 역조나 여러 가지 일본으로부터 불어오는 좋지 않은 바람의 원인이 되고 있는 것이다. 우리의 정신무장이 과거 일본과의 관계를 의식 속에서 청산하고 일본인들도 과거에 한국이나 한국인을 대하던 의식을 청산한 후에 국교를 터야 함에도 불구하고, 우리 측이 옛날 관계로 돌아가 줌으로써 일인(日人)들에게 반성과 참회를 할 기회를 우리 스스로가 박탈한 셈이다. 서로가 반성과 과거의 청산 없이 옛날 관계로 되돌아갔다. 일본의 대신들은 한국에 대해서 아직도 속국으로 생각하고 있다는 것을 그들을 직접 대해 보면 누구나 알 수 있다.

우리를 괴롭히고, 침략하고, 지배하고, 노예화시킨 일본에 대한 태도를 청산 · 극복하는 작업이 해방 40년 동안 거의 체계적으로 이루어진 일이 없고, 외교나 행정이나 국민교육에 반영된 적도 없다. 물론 외교 교섭은 있었으나 그것은 어디까지나 대응책이 없는 요구, 어떻게 보면 상대방은 줄 의사가 없는데 구걸하다시피 하는 것이었으며, 그래서도 얻어 내지 못하는 결과를 초래했다는 것을 과거의 역사가 증명하고 있다.

우리가 청산해야 할 또 하나의 큰 문제는, 일제 잔재와 무관하지 않은 해방 이후 40년 동안의 독재의 잔재다. 이승만 시대에는 이승만 혼자만이 '내가 법이다'라고 했는데 5 · 16 직후에는 군인들이 '내가 법이다' 하고 나왔다.

지금의 우리나라 사람들을 보면 모든 사람을 독재자로 볼 수밖에 없는 형편에 이르고 있다. 원래 자유당 · 민주당 · 군정 · 공화당 등 여러 정권하 사람들의 언동을 보면, 개인뿐만 아니라 관청 · 회사 · 학교 · 교회, 심지어 가정에 이르기까지 모든 단체가 경무대나 청와대와 그 주인을 닮는 것을 관찰할 수 있다. 비서실을 크게 만들거나 즉석 지시를 잘하고 일반적으로 대화를 안 한다. 노동자나 택시운전사, 식당종업원 심지어 사환이나 초등학교 아이들까지도 그렇다.

'윗물이 맑아야 아랫물이 맑다'는 말이 계속 내려오고 지금도 지적되고 있다. 참으로 옳은 말이다. 그러나 현실을 보면 아무도 자기 자신이 윗물이고 자기부터 맑아야겠다는 생각을 하지 않는다. 실상은 자기가 공격하는 것을 그만두려고 하지 않는다. 그러니 아무도 세상을 바로잡자는 사람은 없고 남이 해 주기를 바라고 있다. 각자가 다 윗물이고 최소한 집에서라도 가장이고, 아이들이라도 형제가 많으면 형이고, 형제가 없어도 다른 아이보다 나이가 많으면 윗물이라는 것을 깨닫지 못한다.

4. 민족정기와 주체성

나는 여러 번 이런 글을 썼다. 1960년대 초에 모 대학교의 총장 고문으로 와 있던 미국 친구가 우리 부부를 자기 집으로 초대한 적이 있었다. 그 자리에 미국의 정치학 교수로 있는 P 교수를 동석시켰다. 식사가 끝난 후, 주인은 나와 P 교수만 남겨 놓고 내자를 데리고 나갔다. 5시간 동안 P 교수와 얘기했다. 얘기 도중 내가 한국은 남북통일만 되면 금방 세계 일류국가가 될 수 있다는 것을 여러 가지 조건을 들어서 얘기하자, P 교수는 갑자기 '당신 말에 동의한다. 한국은 한 두 사람의 훌륭한 지도자가 있으면 독립해서 잘 살아갈 수 있다고 생각한다'고 했다. 그러면서 자기가 과거 2년 동안 한국의 각계각층의 최고 지도자 500명을 면담했는데, 한 사람도 한국에 대해서 긍정적으로 말하는 사람이 없었고 한국에 대해서 긍정적으로 말한 사람은 내가 최초라고 했다.

그 후 1970년대에 모 씨가 조사한 〈한국인의 가치관〉 조사에 의하면, '근대화를 위해서는 전통적 풍습이나 사고방식을 버리고 새로운 사고방식을 배워야 한다'는 설문에, 공화당 소속 국회의원은 전통을 부정하는 응답이 76%였다. 그중에도 50세 이하의 의원은 72%이고 50세 이상은 83%였다. 신민당 의원은 전통 부정이 65%이고, 50세 미만의 의원은 56%, 50세 이상은 78%였고, 전통 부정이 일반 국민의 경우는 30세 미만이 67%이고 30세 이상이 75%였다. 대도시 국민은 64%, 중소도시는 74%, 농촌은 79%로 조사되었다.

이것을 보면 전통 부정이 의원이나 일반 국민을 막론하고 64.5% 이상이고, 신민의원보다 공화의원이, 젊은 의원보다 늙은 의원이, 대도시 국민보다 농촌이 전통에 더 부정

적이라는 것을 알 수 있다. 일제교육과 식민지생활의 해독이 얼마나 깊이 골수에 박혀
있나 하는 것을 이것으로 알 수 있을 것이다.

　우리가 구한말에 해결하지 못하고 조상으로부터 물려받은 유산은 모화사상의 잔재이
고 개화와 주체성을 통합하지 못한 것이었다. 이것은 앞에 제시한 전통 부정의 사고에서
도 볼 수 있다. 일본에 대한 빚을 정부가 갚지 못하니 부녀자와 일반 국민들이 들고 있어
났으나, '국채보상운동'이 통감부의 방해로 좌절되어 나라가 망한 것이었다. 일제강점기
에는 일인들 자신이 가졌던 서양에 대한 동양의 열등감뿐만 아니라, 조선인은 게으르고
무능하며 한국문화는 중국문화의 모방이고 독창성이 없다고 그들 국민은 물론 우리 한
국 사람과 전 세계 사람에게 유포시켰던 것이다. 일제의 교육을 받은 대부분의 한국 지
도층은 일인에 의해서 주입된 왜곡된 한국관을 청산하지 못하고 있다.

　해방이 된 날부터 우리는 마땅히 한말과 일제의 잔재를 소탕하는 작업부터 시작해야
함에도 불구하고 정권쟁탈과 좌우싸움으로 애국자만 잃고 말았다. 한·일 국교 재개 이
전에는 미국에 대한 맹목적 의존, 일본과 국교 재개 후에는 일본식민지 시대의 관계로
복귀해 버렸다고 해도 과언이 아니다.

　외채에 대한 태도도 한말과 조금도 다를 바가 없다. 외채를 들여와서 이용한 정부나
재벌들은 갚을 생각에는 관심이 없는 듯하다. 외채를 쓰지 않은 일반 국민이 안타까워서
외채 갚기를 소리 높여 외치는 바람에 정부나 재벌들이 마지못해 응하는 한심한 상태에
있다. 정부나 재벌이 못 갚으면 결국 전 국민에 부담시키는 잘못된 해결방식이 청산되어
야 한다.

　'과거의 청산'이란 조지 산타야나가 일찍이 지적한 것과 같다. 잘못된 과거를 직면해
서 청산하지 않으면 과거의 실패를 되풀이하여 참담한 결과를 초래하는 것은 자명한 일
이다. 정신분석적 치료를 해 보면 이것은 모든 인간에 있는 것이고 사주팔자라고 할 정
도로 자기도 모르게 뿌리 깊게 도사리고 있어 좀처럼 떨어져 나가지 않는다. 프로이트는
이것을 '반복 강박'이라고 했다. 아무리 의식적으로 반복을 하지 않으려고 해도 무의식적
으로 반복하게 된다는 뜻이다.

5. 우리의 당면 과제

우리나라는 지금 극단적인 부정적 요소와 극단적인 긍정적 요소를 다 지니고 있는 갈림길에 서 있다. 적화통일을 노리고 있는 북한·소련·중공의 위협이 있고, 일본에 경제적으로 깊이 물려 있고, 세계 네 번째 외채국(外債國)으로 수출은 부진하고, 대내적으로 정부·재벌을 위시한 일반 국민의 낭비벽, 외채상환 의식의 희박, 여야 대화의 부진으로 과거의 쓰린 경험을 반복하지 않을까 하는 불안이 생긴다. 쿠데타와 계엄령 선포냐 아니면 건전한 여야 대화를 통해 진정한 민주화와 평화적 정권교체의 달성이냐 하는 양극의 길을 생각하게 되는 것이다.

한말과 일제의 잔재와 해방 후 비민주적, 특히 박 정권하에서의 언론탄압과 독재로 인한 전 국민의 비민주적 사고의 해독을 청산해야 한다. 그 해독은 민주화를 부르짖고 독재를 반대하는 야당이나 지식인·학생들까지도 자기도 모르는 사이에 비민주적이고 독재적인 방법을 쓰려는 것에서 잘 나타나고 있기 때문이다.

긍정적인 면을 본다면, 한국은 21세기의 주역과 태평양시대의 주역이 될 수 있는 천재일우(千載一遇)가 아니라 만재일우의 호기(好機)가 한민족을 찾아왔다는 사실을, 남북의 우리 동포뿐만 아니라 전 세계에 나가 있는 동포들이 깨달아야 한다. 나는 정신치료를 하는 의사로서 세계 각국의 사람들을 관찰한 결과, 우리 민족만큼 인간적인 민족이 없다는 것을 발견했다.

우리는 무한한 가능성을 가지고 있는데 그 가능성은 우리의 민족적인 성격과 전통적인 유산에서 나온다는 것을 잊어서는 안 된다. 라이샤워 교수가 금년 초에 지적했듯이, 21세기에는 태평양시대가 분명히 도래한다. 그리고 과거에는 서양문명과 다른 문명이 접촉하면 서양문명이 침투되었을 뿐 새로운 문명이 탄생하지 않았지만, 태평양시대에는 새로운 문명이 탄생한다는 것이다. 새로운 문명의 탄생은 서양의 과학적인 문명과 동양의 도(道)가 만남으로써 이루어진다는 것을 나는 주장한다. 물질세계에서 소립자 물리학에 해당하는 것이 정신세계에서는 도(道)라는 것을 우리는 알아야 한다. 그렇기 때문에 전통적인 생각으로는 사람이 하는 모든 것에 도(道)가 있었다.

6. 우리의 새로운 각오

해방 후 우리가 걸어온 길을 돌이켜 보면 불구의 몸으로 악전고투하며 살아 보자는 노력을 무척 해 왔다고 볼 수 있다. 그러나 해방 직후와 4·19, 1972년 선거, 그리고 금년 선거에서 우리 민족의 순수한 마음과 저력이 반짝했으나, 이러한 민주역량과 애국심과 주체성을 잘 가꾸어 길러 가는 정치는 40년 동안 없었다. 앞으로는 이러한 우리의 좋은 성격과 전통을 바탕으로, 한말부터 지금까지 80년 이상 외래문화의 주체적인 수용을 달성하지 못하고 있는 점을 철저히 검토해야 한다. 현재 한국의 정치·경제·사회·문화가 다 외국모방이고 '표절'이다. 한말 일제식민지 초기에는 일본인이 쓴 한국사를 번역해서 교과서로 사용했다. 그리고 최남선이 동경에 가서 일본책을 잔뜩 사와 가지고 우리말로 번역을 해서 잡지를 만들었다는 사실도 알아야 한다. 일본책은 물론이고 또한 서양 것에 대한 표절이다. 지금도 이러한 것에 대해서는 하나도 개선된 것이 없다는 사실을 통탄해야 할 것이다.

자본주의다 공산주의다 민주주의다 하는 것도 무조건 우리가 받아들일 뿐 의문과 회의와 우리의 전통을 토대로 한 검토가 없다. 우리의 전통을 바탕으로 한 서양사상의 재검토가 절실히 요청되는 때다. 또한 서양이나 일본의 사상과 문화에 대한 표절을 가려내어 그것으로부터 탈피하는 노력이 꾸준히 있어야 할 것이다.

개인의 정신활동이 어릴 때의 영향, 특히 나쁜 영향을 받은 대상을 탈피하려는 것과 마찬가지로 민족 역시 그렇다. 우리의 나쁜 대상으로서는 가장 큰 것이 일본이고 다음으로 미국·중국·소련·유럽 등이라고 볼 수 있다. 그렇기 때문에 극일(克日)이라는 것을 부르짖는다고 본다. 극일은 일본을 참고로 하는 것은 좋지만 일본을 모방해서는 절대로 안 된다는 것이다. 모방을 한다는 것은 이미 지고 있다는 것이기 때문이다. 물론 일본이 미국을 모방해서 미국보다 더 좋은 상품을 만들어서 미국을 능가했다지만 그것은 모방을 토대로 자기네들의 창의성이 가미되었기 때문이다. 한국문화가 들어가기 전에는 일본의 문화라는 것이 없었고, 일본문화는 한국문화가 일본풍토에 맞게 변형된 것이 아니던가?

몇 해 전에 일제강점기에 동경대학을 나온 환자가 일본잡지를 보고 있기에, 보니 「한국 안의 일본의 인맥」이라는 기사가 있었다. 우리나라의 대통령·장관·군장성·대학교수 등등 우리나라 지도층은 다 망라되어 있었다. 일본은 한국을 아직도 자기의 식민지로 보고 있고, 심정적으로도 독립국으로 인정하고 있지 않다는 것을 한국인들은 잘 모르고 있는 것이다.

유길준이 100년 전에 국어·국사·과학 교육을 제일 중요시했는데, 해방 후 40년이 되었지만 한 번도 이렇게 간명하게 교육정책을 써 본 일이 없다. 지금이라도 이러한 뚜렷한 의식을 가지고 교육정책을 수립해 나가야 할 것이다. 일본을 알아야 한다지만, 40년 동안 일본이나 일본인이 어떻다는 것을 학교에서도 교육을 해야 하는데 아무 데서도 교육이 없었다. 일본 천황이나 과거 일본의 지배계급이 고대 한국인이었으며, 일본은 한국의 혜택만 입고 우리에게는 피해만 주었다는 사실을 일본국민과 세계와 그리고 우리 국민에게 알려야 한다.

일본이 과거에 우리에게 어떠한 수법으로 해를 주었으며 현재도 일본이나 일본인이 우리에게 어떤 짓을 몰래 하고 있나에 대한 정부나 민간의 조사가 있어야 마땅하다. 일본인의 성격은 어떤가, 일본이나 일본인을 어떻게 대해야 한다는 것을 조직적으로 교육시킬 필요가 있다. 나는 일본인과는 일본 말도 안 쓰고 무조건 누르거나 모욕을 준다. 왜냐하면 일본이 우리에게 사과도 안 하고 과거를 청산하고 있지도 않기 때문이다. 우리 자신이 과거를 청산해야 하는데 그것은 일본으로부터 사과를 받고 그들의 모든 잘못, 가령 재일교포 대우 같은 문제도 깨끗이 해결하도록 하고, 하지 않는다면 대응조치를 취해야 한다. 우리의 힘만으로 되지 않기 때문에, 외국에 의존하는 것이 아니고 다른 나라와 연합하면 된다.

지금 국어교육은 일제 때보다 더 후퇴하고 있다. 이것도 전통말살·자기 멸시적인 일제 잔재와 외국 숭상의 결과다.

우리의 가장 소중한 자산은 우리의 민족적인 전통과 한국인의 인간성이라는 것을 명심해야 한다. 그리고 표절문화를 지양하고 모든 외래문화·외래사상을 우리의 전통과 우리의 입장에서 재검토해서 우리의 것으로 할 뿐만 아니라, 새로운 인류문명을 창조하는 주역이 될 수 있는 가능성을 지니고 있다는 것을 명심해야 한다. 또한 이러한 훌륭한 전통과 국민의 잠재능력을 십분 발휘할 수 있게 하는 정치와 교육을 바로잡는 것이 가장 큰 당면과제다.

이러한 견지에 서게 된다면 남북의 대립은 문제도 되지 않는다는 것을 특히 북한은 깨달아야 할 것이다. 학원문제도 이러한 '민족의 진로'의 제시 없이는 해결이 어려울 것으로 보인다. 남북한이 다 한민족의 세계사적인 위치를 자각하고 8·15와 4·19의 순수한 뜻 앞에 참회하는 애국심으로 돌아가 주기를 염원한다.

『광장』, 1985. 8.

4

한국인과 일본 말

우리는 곧 광복 42주년을 맞게 된다. 8·15가 되면 8·15를 맞던 해에 일본 천황의 잡음이 많아 잘 들리지 않는 항복의 뜻이 담긴 녹음방송을 들을 때의 말할 수 없었던 기쁨을 언제나 새롭게 느낀다. 그리고 이 해방은 미군의 군정, 사회혼란, 38선, 6·25, 3·15 부정선거, 4·19, 5·16, 10·26, 5·18, 6·10, 6·29 등 일련의 커다란 사건으로 이어졌다. 즉, 기쁨을 느낄 만하면 혼란이 오고, 좌절이 길어질 만하면 기쁨이 오는 역사의 변천 속에서 많은 발전을 해 왔고, 최근에는 경제 기적에다가 정치적 기적까지 겹쳤다는 외신 보도까지 있었다.

이 시점에서 꼭 짚어 보고 싶은 문제가 있다. 과연 광복은 되었는가? 의심스러울 때가 많다. 이 문제를 생각해 볼 때 할 말은 수없이 많지만 한 가지만 얘기해 본다면, 우리나라 사람들이 일본인을 대할 때 일본 말을 사용하는 것을 들 수 있다.

해방이 되고 8년이 좀 지나서 뉴욕으로 갈 때의 일이다. 당시는 노스웨스트 항공기로 일본 동경으로 가 사흘 밤을 자고 뉴욕으로 가는 비행기가 있었다. 그때는 김포 비행장 건물도 없었을 때였다. 창고는 있었던 것 같다. 비행기에서 뉴욕으로 신학박사 공부를 하러 가는 목사를 만나 동행을 하게 되었다. 비행기가 하네다 공항에 도착해서 나가는데 그 목사와 나는 영어를 하니 둘만 리무진에 태워 일본 궁성 옆에 있는 고급호텔로 데려다주고, 나머지 일본 말을 하는 한국 손님들은 버스에 태워서 우리 호텔보다 격이 떨어지는 싼 호텔로 데려갔다. 일본에 가서 일본 말을 하면 물론 저편에서 이편이 한국 사람이라는 것을 모르고 일본인인 줄로 안다면 다르겠지만 한국 사람이 일본 말을 사용하고 있다는 것을 알면 그들은 반드시 멸시를 한다.

10월 유신 직후에 지방에서 학회총회와 학술대회가 있을 때의 일이다. 어떤 후배 교수가 자기 교제를 위해서 일본인 교수 그것도 장인과 사위를 학회 이름으로 정식 초청해서 강연을 시킨 일이 있었다. 학회에서 반대를 하고, 초청하려면 자기 대학 교실에서 하라고 했다는데 좀 늦게 도착해서 가 보니 이미 일본인이 단상에 올라가서 영어로 강연을 하고 있었다. 일본 말로 하지 않아서 그래도 낫다고 생각한 회원이 있었을지도 모른다.

점심을 먹을 때, 내가 영어로 질문을 하니 밥 먹다가 기가 죽어 그만두고 일어설 기세를 보이던 그 일본인이 한국 교수가 일본 말로 말을 걸어오니 입가에 비웃는 표정을 짓는 것을 누구나가 볼 수 있었다.

5년 전인가 일본 교토에서 국제학회가 있어서 후배들과 오사카 공항에 내린 적이 있었다. 나에게 지도를 받고 있던 모 대학병원에 있던 의사가 환자 관계로 친숙하게 지내는, 자산이 백억 원대가 되며 물건을 만들어 일본에 수출하는 중소기업 사장과 동행했었다. 이 사장은 일본 출입이 매우 잦은 듯 싶었다. 내가 통관대에 가방을 올려놓으니 세관원이 '패스포트'라고 말하며 여권을 보자고 해서 여권을 주니 대한민국이라는 글자를 보고 갑자기 표정이 굳어지는 것을 보고 나는 영어로 국제학회에 온 정신과의사라고 했더니 내 가방을 열다가 후다닥 닫고 보지도 않고 통관을 시켰다. 바로 나 다음인 이 사장은 어떻게 하는가 보니, 일본 말을 하자 말을 놓고 '해라'를 하면서 짐도 뒤지고 그 응대하는 태도가 몹시 건방지고 보기가 민망했다.

한때 우리나라 국회의장이 일본 공항에서 일본 말단 공무원에게 '해라'를 당해서 신문에 크게 보도된 일이 있었다.

우리나라 대표가 일본 대표와 회담하는데 우리 측 대표가 일본 말을 안 쓰게 된 것은 극히 최근의 일이고 지금도 일본 말을 사용하는 경우도 있다. 국가의 최고위층에 있는 사람이 일본 기자와 일본 말로 회견하는 장면이 TV에 방영되었다고 하는데 내 귀를 의심하지 않을 수 없었다. 영어보다 편리하고 시간을 절약하기 위해서란다. 그것이 말이나 되는 소린고. 일본인에게 한국인이 일본 말을 하면서 옛날의 상전과 노예의 관계로 되돌아가도 좋다는 말인가?

『일양약품사보』, 1987. 8.

5

정신과의사가 본 한민족, 아시아 경기대회

 이번 아시아 경기대회의 성과에 대해서 모든 국민이 일치된 감격을 경험하고 있다는 것은, 매일 같이 각종 보도 매체를 통해서 보고 듣고 있는 바와 같다.

 처음에 일본을 이긴다는 것은 체육전문가가 아닌 일반 국민은 생각도 못하는 일이었다. 더구나 중공을 따라잡는 것은 상상도 못할 일이었다.

 경기 중반부터 금메달 수가 일본에 육박하기 시작하고부터는 자신이 생기기 시작하고 비어 있던 경기장은 입장객으로 초만원을 이루었다. 탁구가 중공을 꺾고 유도가 일본을 꺾는 등 양궁, 권투, 남녀 하키, 정구, 사격 등에서 금메달이 쏟아져 나오기 시작했다. 특히 유도의 종주국으로 자부하는 일본을 꺾고부터는 완전한 자신감을 얻었다. 평소에 일본을 도저히 이길 수 없다고 열등감을 씻지 못하고 있던 인사들도 다른 방면에서 운동경기처럼 하면 이길 수 있다는 자신감을 얻었다고 토로하고 있다.

 이번 아시안 게임을 지켜보면서 중공에서는 '승천하는 용', 일본에서는 '경천동지(驚天動地)', 미국에서는 '5천 년 외세의 시달림에서 비로소 한국이 잠재력을 발휘한 것'이라 하였다. 다른 나라에서는 또 하나의 한국의 기적이라 하면서 아시아를 대표해서 88올림픽 때는 서양을 꺾어 달라는 등 아시아의 대표로서 우리나라 선수들을 대접했다.

 대부분의 외국인들은 이번 대회를 통해 한국의 경제뿐만 아니라 문화예술에도 놀랐다고 한다. 중공의 한 작가는 한국문화가 중국문화보다 더 정교하고 우아하다는 인상을 받았다고 말했다.

 한마디로 말해서 한국인 스스로도 자기의 힘에 놀랐고 오랫동안의 열등감, 패배주의,

자기 비하, 자기 말살에서 깨어난 것이다. 물론 지금 이 순간에도 잠에서 깨어나지 못하고 있는 사람들이 없는 것은 아니다. 그런 사람들이 생각하는 것은 일본인이 생각하는 것과 비슷하다. 돈을 그만큼 쓰면 어느 나라인들 못하겠냐는 식이다. 그러면 돈이 한국보다 많은 나라에서는 왜 한국만큼 못하는가 하는 생각은 하지 않는다.

정신치료를 하는 정신과의사로서 나의 감회는 각별하다. 일제 때부터 한국 사람들이 한국 사람을 욕하고, 조상을 욕하면서 나라와 국사를 욕할 때, 나는 그 주장에 동조할 수 없었다. 왜냐하면 일본인이나 중국인 등 외국인과 겨루어서 한국인이 모자란다는 것을 발견할 수 없었을 뿐 아니라 오히려 그 반대임을 자주 보았기 때문이다. 한국이나 한국인을 멸시하고 저주하는 대다수 한국인 특히 지도층의 언동을 볼 때 나는 중증 노이로제 환자를 보는 것과 조금도 다름이 없었다.

나는 매일 같이 내가 치료하고 있는 환자가 말하는 것과 대다수의 한국 지도층에 있는 사람들의 생각이 너무나 유사함을 보아 왔다. 한국인의 이러한 사고경향을 민족신경증이라고 이름 붙일 수 있다고 생각한다. 일제의 조직적인 한국 말살정책으로 원수를 물리치지 못한 자신을 비하 · 말살 · 저주하며 자기를 정복한 원수를 숭상하고 닮으려고 하는 증세를 말한다. 정신분석에서는 이것을 공격자와 동일시하려는 심적 기제라고 말한다.

쉽게 말해서 이번 대회를 통해 한국인의 민족노이로제가 많이 치유되었다고 생각한다. 노이로제의 치료는 환자에게 열등감이 생기게 된 원인을 깨닫게 한 다음 지금은 과거하고 다르다는 사실을 깨닫게 한다. 그리고 자기가 가지고 있는 장점을 알게 하고 잠재능력을 들추어 발휘하게끔 도와준다. 인격 발전에 방해가 되는 열등감의 원인을 제거한 후 잠재능력을 길러 주는 것이다. 우리 한국인의 정신건강도 민족주체성의 회복으로 가능함은 개인 노이로제 치료의 원리와 조금도 다름이 없다.

이번 아시아 게임에 대한 내 자신의 감회는 어떤 재일교포가 말한 것처럼 평생을 통해서 가장 기쁜 마음을 맛보았다는 것이었다. 가슴의 응어리가 없어진 점으로 보면 8 · 15 광복보다 어떤 의미에서는 더 큰 사건이었다. 이는 역사의 전환점이요, 한국이 5천 년 만에 바른 궤도에 들어선 느낌이다. 5천 년 이전의 동북아시아에서 가장 선진문화를 누리고 최대 강국이었던 한민족으로 돌아가고 있는 것이다.

이번에 우리가 경험한 것은 여러 가지로 의미가 크다. 8 · 15 광복은 독립운동의 결과

이기도 하지만 100% 우리의 힘만은 아니었다. 그나마 완전한 광복이 아니고 허리가 잘려 나간 광복이었다. 이번 대회의 성과는 반 토막 잘려 나간 상태에서 순전히 우리의 힘으로 이루어진 성과라는 점에서 더욱 의미가 있다.

금메달을 딴 선수들이 역경을 딛고 일어선 20세 전후의 젊은이가 대부분이었다. 일부 학생의 반대 데모는 있었으나 전 국민이 한 덩어리가 되는 경험을 했다는 것이 소중한 경험이었다. 그리고 처음으로 세계 만방에 한국문화의 찬란한 모습을 드러낸 시발점이라는 것과 우리의 역사가 새로이 시작되는 출발이라는 것을 인식해야 될 것으로 생각한다.

물론 이번 대회에 돈을 낭비했다는 비판도 있는 것 같다. 그러나 이러한 낭비도 국민정신 치료비와 함께 한국을 세계에 바르게 인식시켰다는 성과를 생각한다면 돈이 얼마 들었는지는 몰라도 돈 들인 이상의 성과를 거두었다고 생각한다.

우리가 이번에 분명히 인식해야 할 일이 있다. 이번의 성과가 일반적으로 한국인의 저력이라고 표현되고 있지만 그 저력의 실체가 무엇인가 하는 것이다. 그 저력은 많은 지식인이 과거에 저주의 대상으로 삼았던 우리의 전통과 한국인의 심성일 것이다. 나는 1958년 미국 유학에서 돌아오는 길에 유럽에서 네 개의 국제학회에 참석했었다. 그중 하나는 세계철학자대회였다. 그때 소감은 한국의 전통이 세계 최고의 수준이라는 것과 한국인의 심성이 어느 나라 사람들보다도 인간적인 수준이 높다는 것이었다. 1년 후에 유럽 유학에서 돌아온 친구를 환영하는 자리에서 나는 그 소감을 말해 보았더니 모두 납득하지 못하는 눈치였다. 그러나 아시안 게임은 한국의 지도층이나 지식인들이 주장해 오던 전통 말살과 한국인의 성격에 대한 부정적인 평가가 완전히 잘못된 망상임을 입증한 셈이다.

유럽이나 미국의 훌륭한 정신분석가나 많은 치료자는 서양인이 자신과 타인, 자기와 사물과의 관계가 단절되어 고독하다는 문제점을 제시하고 있다. 미국에서도 사랑과 미움이 억압되어 있다는 것이다. 즉, 감정이 억압되어 있는 것은 자동기계로서 로봇이다. 또 위생과 영양이 잘 되어 있는 닭장 안의 닭과 같다.

독일의 모 정신분석 교수는 '정열이 없는 사회에 사는 정열이 없는 인간, 그것이 서구인의 최대의 불행'이라 하였거니와 모두가 이 점에서 일치하고 있다. 무정(無情)한 사회에 사는 무정한 인간 로봇, 이것이 미국·유럽의 인간상이라는 것이다.

앞으로 한국이 일본을 앞지를 수 있는 이유 중 하나가 한국 청년은 정열에 불타 있고 일본 청년은 정열이 없다는 것이다. 예부터 우리나라는 군자불사지국(君子不死之國), 동방예의지국(東方禮義之國), 밤낮으로 음주가무를 좋아한다, 호양불쟁(好讓不爭) 등등으로 중국 사서에 기록되어 있다.

이번 대회에서 처음으로 아시아라는 분위기가 살아났다고 외국인들은 말하고 있다. 이것은 홍익인간의 전통, 즉 인간적인 정이 전달되어 생기는 효과다.

한 프랑스 대사는 귀국해서 자신이 죽거든 한국에 묻어 달라고 해서 한국에 묻힌 일이 있다. 언젠가 프랑스 펜클럽회장이 일주일 동안 한국 체재 후에 한국의 인상을 묻는 말에, '무어라 말할 수 없으나 영혼의 안식처'라고 표현을 했었다. 모든 외국인이 한국에 오면 포근함을 느낀다고 한다. 한국 사람들 자신은 이점을 모르고 있으나 이 포근함을 느끼기 위해서 일부러 한국에 오는 외국인들도 있다.

똑같은 사람을 일본이나 미국, 대만이나 유럽에서 있는 학회에서 만났을 때와 한국 학회에서 만났을 때 다르다. 한국에서 보면 여자는 미인이 되고 남자들은 혈색이 좋아진다. 다른 나라에서는 긴장이 가시지 않으나 한국에서는 긴장이 풀리고 포근하기 때문이다.

이러한 우리의 심정은 옛날 우리나라를 인방(人方)이라고 했던 것에서도 나타난다. 인(人) 자는 원래 동방국을 지칭하는 고유명사였다. 동방국이 서방국인 한족보다 문화적 선진국이어서 그런지 인류를 지칭하는 고유명사가 되었다는 중국학자의 논문이 있다. 우리는 가장 인간다운 인간, 유교의 인(仁)이 바로 우리 조상의 심성에서 나온 것임을 알 수 있고 동이(東夷)의 이(夷)와 인(人), 인(仁)이 통한다고 하고 있다.

지금 우리에게 주어진 기회는 천재일우(千載一遇), 만년에 한 번 오는 기회이다. 일설(一說)에, 인류문명을 창조한 메소포타미아 문명을 이룬 일 지족(支族)이 행방불명인데 이 지족이 동쪽으로 이동하면서 혼합을 해서 일본까지 간 것이 한민족이라는 설이 있다. 일본은 한국 사람이 건너가서 왕이 되고 한국문화를 일본에 심은 것이다. 중국문화도 동이문화를 계승하고 서역의 문화를 받아들여서 이룩한 것이 아닌가?

일본은 명치유신 이래 탈아(脫亞)를 부르짖어 성공했다고 자부한다. 한국은 반대로 아시아의 대표선수로서 아시아의 전통과 심성을 고수해서 서양의 과학기술을 흡수, 다른 아시아 국가를 도와주면 아시아의 중심이 될 것이라고 생각한다.

또 다음 세기에 아시아가 세계의 중심이 되면 자동적으로 세계의 중심은 한국이 된다고 나는 확신한다. 단, 우리의 전통과 심성이 우리의 보배요, 세계의 보배라는 것을 잊지 말고 잘 보존하며 가꾸어야 한다. 다른 나라 사람들에게 이것을 전파하면서 일본과는 전혀 다르다는 인식을 심어 줘야 할 것이다.

그리고 운동경기처럼 공정한 실력 대결로서 규칙을 지키는 생활이 다른 분야에도 확산되고 언론자유가 성취된다면 현재 각 방면에서 빛을 보지 못하는 많은 우리 한국인의 저력이 폭발할 것이다. 이것을 정치와 교육에 종사하는 사람이나 모든 방면의 지도층이 재삼 명심해야 할 일이다.

『민족지성』, 1986. 11.

6

국민의식과 행동방식
-한국과 일본-

1. 서언

근래 한국경제가 일본에 예속되고 미일 무역의 마찰로 인한 여파가 한국으로 밀려오기 때문에 우리는 일본을 알아야 된다. 한국은 제2의 일본이라는 경계심을 일으키고 있기 때문에 한국은 일본과 다르다는 것을 알릴 필요가 생겼다. 그러려면 일본을 알고 한국을 알지 않고는 다르다는 것을 알릴 수가 없다. 일본은 세계 제일의 채권국이고 한국은 세계 제4의 채무국이라는 것만으로는 불충분하고 한국인은 의식 면에서나 행동방식이 일본하고는 판이하게 다르다는 것을 전 세계에 알릴 필요가 있다.

사실 종전에 우리나라의 각계 지도층이나 일반 국민이 가지고 있는 일본인의 의식구조와 행동방식, 한국인의 의식과 행동방식에 대한 제대로 된 연구나 검토가 없는 것이 사실이고, 더구나 외국인들의 한일 양국인에 관한 인식은 주로 일본인이 왜곡 조작한 한국 · 한국인관에 입각해서 한국이나 한국인을 색안경으로 보아 오다가 직접 한국이나 한국인을 접하고 일본이나 일본인을 더 깊이 접촉함으로써 한 · 일을 조금씩 바로 이해해 가는 경향이 나타나고 있다.

한국의 지금 50세 이상과 이들의 영향이나 교육을 받은 일부 젊은이들은 일본 식민지 하에서 주입당하고 교육받은 왜곡된 자아상과, 일본의 침략을 받아 나라가 망하고 일본의 노예가 됨으로써 적(敵)을 무찌르지 못하고 적에게 굴복을 하고 지배를 받고 있는 자신을 비하 · 저주 · 말살하고 자기를 정복하고 지배하는 적을 숭상 · 모방을 하려고 하는 엽전사상으로 인하여, 스스로를 비하・부정・말살하고 일본을 숭상・모방하려고 하는 한국인의 민족노이로제에서 나오는 한국・한국인관, 일본・일본인관에 파묻혀 왔으며, 많이 좋아지고는 있지만 지금도 계속되고 있는 실정이다.

　이러한 심리는 서양의 정신분석에서는 공격자와의 동일시(Identification with the aggressor)라고 한다. 이러한 엽전사상은 광복 후 역대 정권이 친일파에 대한 숙청이 없이 거꾸로 독립운동하던 애국자가 천대받고 친일파 천국으로 내려오고 있기 때문에, 의식 면에서 정신적인 풍토가 일본식민지의 연장선에 있기 때문이다. 1960년대에 미국의 모 정치학 교수가 여러 시간 한국과 한국인에 관한 질문을 해서 답변하던 중 갑자기 당신이 한국에 대해서 긍정적으로 말한 최초의 한국인이라고 하면서 자기가 당시 2년 동안 한국의 각계각층의 최고 지도자 500명 이상을 면담했는데 한 사람도 한국에 관해서 긍정적으로 말하는 사람이 없었다고 했다. 그 후 1970년대 이영호 씨의 조사에서도 한국이 근대화가 되려면 전통적인 사고를 말살해야 한다는 견해가 여당 국회의원의 75% 이상이라는 것이 드러났다. 지금 제2의 일본이라는 소리를 듣게 된다든지 일본에 경제적으로 예속이 되어 일본의 부품을 비싸게 사서 일본에 대한 적자는 불어나고 여기에다 좀 이문을 붙여서 조립하여 미국에 수출하여 나는 흑자도 일본의 장사를 대신해 주면서 욕을 먹는 셈이다. 그 원인도 이러한 엽전사상이 불식되지 못하고 있는 데 근본 원인이 있는 것으로 보인다.

　일본의 경제나 정치를 움직이고 있는 사람들이 전쟁범죄자가 아니면 이들의 추종자이고 한국의 지배층이 친일파가 아니면 그 아류이기 때문에 해방이 되어도 한일 국교 정상화와 동시에 일제강점기의 조종관계로 되돌아갔다고 볼 수 있는 데서 모든 화근이 연유된다.

　석가모니 깨달음의 핵심은 바깥모양을 보지 말고[불취외상(不取外相)] 스스로의 마음을 돌이켜 비추라[자심반조(自心返照)]는 것이다. 우리는 착각에 살고 있고 자기 마음을 깨닫고 정화함으로써 비로소 사물의 실상을 볼 수 있다는 것이다. 서양의 정신분석에서 자기가 깨닫지 못한 콤플렉스를 투사(投射)한다고 보는 것과 일치한다. 선(禪)에서는 콤플렉스에 해당하는 것을 가슴에 거리끼는 물건[애응지물(碍膺之物)]이라고 한다. 이 애응지물을 없애야만 한일의 실상을 볼 수 있는 것이다. 애응지물은 일제가 들어오기 전에는 모화(慕華)사상이고 일제 침략 후에는 엽전사상이다.

2. 일본인의 의식과 행동방식

　1961년에 발간된 일본 통계수리연구소 국민조사위원회의 「일본인의 국민성」이라는 보고서에 문헌에서 모은 일본인의 성격을 추려 보면, "섬세, 정서적, 생활의 예술화를 추구한다. 중간적이고 극단에 치우치지 않는다. 응용성이 많으나 독창성이 부족하다. 객관적 고찰이 불충분, 외국적인 것에 민감, 자주성이 부족, 의협심이 강하고 명예와 체면을 존중, 인정적, 낙천적, 개인 확립이 약하고, 인격관념이 희박, 기회주의적 윤리, 즉 주체성이 없다. 즉각적 현실적이고 현세주의고 현세에 있어서의 도덕적 종교의 의의를 존중, 학문적인 성찰보다 직관적인 '강'(勘)을 중시한다. 합리성・과학성이 부족하다. 비판정신이 약하다. 계율을 좋아하지 않는다. 영원을 생각하지 않고 절실한 죄악감이 없다. 이것은 현세주의에 상응하는 것이고 도의심이 낮고 책임 관념이 부족, 약속을 잘 지킨다" 등등이다.

　집에 대한 태도는 '가부장적이고 조상숭배 가족자살[일가중심(一家心中)] 정사(情死), 인간관계는 대립을 좋아하지 않고 예의 바르다, 선의의 거짓말이 많다, 약속을 잘 지킨다, 무사도에 자비의 덕, 체면 중시, 모욕당하는 것을 대단히 싫어해서 모욕감은 도덕 관계의 원동력이 되고 인륜 중시적 경향, 의리와 인정, 지배자가 피지배자를 가족의 일원처럼 생각, 권위에 복종, 권위지상주의' 등이다.

　일반 사회적인 것들은 '자살을 죄악시하지 않고 정상적인 것으로 생각, 폐쇄적인 인륜 조직의 일원으로서 도덕은 대단히 발달해 왔으나 개인으로서 또는 사회인으로서의 도덕은 아직 불충분하다, 파벌적 폐쇄성, 소당(小黨)분립적 공덕심이 약하다, 외국문화에 대한 열등감, 국가 왕실에 대한 태도는 국가 지상주의고 제정일치다' 등이다.

　문화사상에 관해서는 '동화력이 풍부하고 복잡하고 전 국민적 문화 개방적인 생활양식, 생활의 예술화, 생활윤리의 강인성, 모체 없는 전통' 등이다.

　라이샤워의 『일본은 어디로 가나』라는 1970년대 후반의 저서에서는 첫째의 미덕이 충군애국의 충성심이고 무사도를 계승하고 있다고 지적하고 있다. 집단의식이 본능적으로 강하고, 제일 존중되는 덕목이 협조성·이해성·친절, 최고의 미덕은 조화, 즉 화(和)이고 다수결도 석연치 않게 생각하는 정도로 합의를 존중하고, 말로 하는 대화보다 비언어적인 관찰로 하는 '하라게이'를 한다. 일본인 상대로는 말보다 속셈을 읽어야만 한다. 대립을 피하기 위해 중개자를 대폭 활용한다. 노(no)를 안 하고 감정을 감추기 위해 미소를 짓는다. 동질성, 근면성, 협동작업으로 성공했다고 말하고 일본인이 가장 자신이 없는 것이 대인관계라고 지적하고 있다.

일본의 경제발전의 중요한 요인의 하나인 근면정신에 관해서 막스 베버는 기독교의 청교도 윤리는 '현세 거부', '내면적 품위의 윤리'라고 한 반면 유교의 윤리는 '현세 긍정'과 '영리 관용'이라 보고 '외면적 품위의 윤리'라고 보았으나 삼도통부(森嶋通夫) 교수는 중국의 유교가 일본에 도래하자 '인(仁)'의 개념이 '충(忠)'의 개념으로 대체됨으로써 일본형 유교정신이 형성되었다고 말한다. 베버가 다루지 못한 일본론을 제창하고 있다고 이형순(李亨純) 교수는 지적하고 있다. 삼도(森嶋)의 주장은 다음과 같다. 첫째, 일본의 유교사를 돌이켜 볼 때 '인(仁)'의 개념이 완전히 무시된 것은 아니나 중국의 유교가 '인(仁)' 중심의 인도주의적 성격을 가지고 있는 데 반하여 일본의 유교는 '충(忠)' 중심의 유교이며 민족주의적 성격을 가지고 있다. 또한 중국에서 '충(忠)'의 개념은 양심에 대한 성실을 말하지만, 일본에서는 군주에게 전심전력하는 성실심을 말하는 것이다. 둘째, 명치 정부는 무사계급을 폐지하고 국민개병제를 택했는데 1882년 천황이 일본 군인들에게 내린 유시에서는 유교적 덕목 중에서 충(忠)·예(禮)·용(勇)·신(信)·검소(儉素)의 다섯 개 항목이 강조되었고 '인(仁)'에 대한 언급이 없었다. 셋째, 일본은 성덕태자(聖德太子, 574~622년) 이래 거의 일관하여 중국 유교의 인(仁)·의(義)을 경시하고 충(忠)·효(孝)·지(知)를 강조해 왔다. 넷째, 국가가 위기에 처했을 때에는 신도(神道)적 요소를, 정치체제의 급변이 있을 때에는 유교적 요소를 강조해 왔다.

이렇게 '충(忠)'을 강조하는 일본형 유교정신은 일본이 구미와의 군사적·과학적·기술적 격차를 해소시키기 위하여 강행군하는 데 있어서 생명까지도 바치게 한 것이라고 밝히고 있다.

미국의 크리스토퍼(R.C. Christopher)가 말하는 일본인의 행동양식을 간추려 보면 다음과 같다.

　첫째, 일본인은 일본어의 복잡성으로 미루어 보아 단도직입적인 대화를 믿지 않는다. 둘째, 일본인은 인종적으로 보아 어느 나라보다 동질적이어서 강한 동일성을 갖고 있다. 셋째, 일본사회는 폐쇄적이다. 넷째, 일본인은 나라에서 자기 회사에까지 소속집단에 대한 충성심이 강하다. 다섯째, 일본인은 개인이 직접적으로 대립하는 것을 싫어해 합의를 얻은 다음에 행동한다. 여섯째, 일본인의 기본적인 관심은 이데올로기도 종교도 아니고 소속 조직의 복리이며 그것을 위해서는 용이하게 변화를 받아들이는 것이다. 일곱째, 일본인은 외국의 사상이나 제도, 그리고 기술을 흡수하는 데는 적극적이지만 외국인과의 접촉은 대부분 싫어한다. 허먼 칸(Herman Kahn)은 1960년대 후반에 『서기 2000년』이라는 저서에서 '21세기는 일본이 판을 치는 세기'라고 전망했고 그 논거로 '왕성한 기업가 정신'과 일본의 '노동에 대한 태도'를 제시했다. 말하자면 일본인의 근면정신을 들었다.

　석전웅(石田雄, 정치학)은 1972년 『일본의 정치문화』라는 저서에서 일본인의 동조성과 경쟁의식을 논하면서, 집단동조는 집단에 대한 충성심이고, 동조와 경쟁이 상호배타적일 때는 천황에 대한 정치인과 군부의 충성이 일본의 패전을 가져왔다고 지적하고 있다. 1952년 참의원 선거부정에 마을 사람들이 관련됨을 폭로한 어떤 소녀의 가족이 마을로부터 쫓겨났다[村八分(촌팔분)]. 그들의 말을 들어 보면 '너도 학생이니까 남을 벌 받게 만드는 것이 좋은 일인지 나쁜 일인지 판단할 수 있을 게다. 자기가 사는 마을을 수치스럽게 만들다니', '내가 사는 마을이기 때문에 항의한 것 아닙니까? 내가 사는 마을이 이런 부정(不正)을 저지르고 있다는 것이 부끄러운 일이니까요', '그런 말은 왜 해? 선거법 위반은 우리 우에노 마을만 하는 것이 아닌데' 이런 대화가 있은 다음 마을 사람들의 태도가 차가워졌다. 말을 거는 사람도 없어졌고 이래서 무라하치부[村八分(촌팔분): 마을 사람들이 합의해서 따돌림]가 시작된 것이다.

　용무가 있어서 방문한 집에서는 '당분간 방문을 삼가 주세요'라는 말을 듣고 어머니는 되돌아왔다. …… 때는 5~6개월 모내기 계절이었다. 모내기를 하자면 남의 집과 협력해야만 하는데 왕래는 고사하고 말을 주고받는 것도 어려워졌으니 어떻게 해야 하는가. 결과적으로 이 소녀의 집은 그 마을을 떠나야 했다.

　마을 사람의 판단기준은 국법을 따르는가가 아니다. 또 양심에 따라 행동하느냐도 아니다. 마을 사람들이 모두 하는 것은 선(善)이며 그 마을은 물론 다른 마을도 하는 것이면 악(惡)이 될 수 없다는 것이다. 결과적으로 모두의 행동에 동조하지 않는 자가 동조하는 자들에 의해서 쫓겨난 것이다.

빈구혜준(濱口惠俊)과 공문후평(公文後平) 공동 편저『일본적 집단주의』(1982)에서는 일본인은 언제나 집단으로 행동하며 집단의 결정에는 양순하게 복종하고, 집단을 위해서 기꺼이 자신을 희생한다는 등등의 말을 들어 왔다. 따라서 개인으로서 자율성이 결여된다는 것이다. 초등학교에서 선생이 학생에게 '여러분 아시겠습니까?' 하고 물으면 학급 전체가 합창을 하듯 '네' 하고 대답한다. 이러한 전원일치의 분위기에서 누군가가 혼자서 '몰라요' 하려면 대단히 용기가 필요하다.

이러한 동조 경향은 촌의회(村議會)에서도 10명 중 7명이 찬성해 버리면 나머지 3인은 자기의 주장을 철회하며 찬성으로 돌아선다. 소수파가 굴복을 하지 않을 때도 표결을 하지 않고 소수파를 계속해서 설득하고 그것을 설득한 다음에 표결에 부치니까 언제나 만장일치일 수밖에 없다.

그렇다고 이 집단동조성에 개인의 자율성이 없느냐 하면 그런 것은 아니라고 주장한다. 일본인의 집단주의는 성원이 조직에 전면적으로 자신을 포기하는 것이 아니다. 다른 성원과의 협조나 집단에 대한 자발적인 동조가 결국 자신에게 복리를 가져온다는 것을 알기 때문에 하는 것이다. 그러므로 개인주의는 아니라고 주장한다.

에즈라 보겔은 '일본의 대기업은 조직으로서 크게 성공했다. 그 원인은 일본 민족의 피 속에 흐르는 신비적 집단충성심 때문이 아니다. 그 조직이 개인에게 귀속감과 자존심을 주며 고용인에게 자신의 장래가 기업의 성공에 의해서만 보장된다는 자각을 주고 있기 때문이다'. 이것은 집단을 위한 멸사봉공(滅私奉公)이 아니라 자기 자신을 위하기 때문에 모두 힘을 합치자는 마음가짐에서 나온다. 이타(利他)를 통해서 이기(利己)가 된다는 신념이 뒷받침되어 있다고 주장하고 있다.

산본칠평(山本七平)의『일본자본주의의 정신』(1979)에서는 한마디로 공동체를 위한 정신이라고 한다. 기능이 있어도 공동체에 가맹하지 않으면 안 된다. 계약이 없고 초법규적·초윤리적 대화 협의만이 절대라고 하고, 한 예로 매춘을 한 여학생이 '상대방도 즐겁고 나도 즐겁고 세상 누구에게도 폐를 끼친 바가 없고 돈도 벌고 무엇이 잘못됐다는 말에요?'라고 한 것을 들고 있다. 산본(山本)은 이러한 전통은 덕천시대(德川時代)에 번(藩) 중심으로 사리사욕(私利私慾)을 금지시키고 상행위고 농사고 번(藩)을 위해 봉사하면 자기생활이 보장되는 데에서 유래된다고 말하고, 농업도 부처님을 모시는 길이고, 천업(賤業)이 없는 이러한 정신이 일본의 기적을 가져왔지만 마이너스로 작용하는 점은 공동체를 위한 군대가 국민의 생명, 재산을 마음대로 주무르게 되는 것을 들고 있다.

재일동포 김양기(金兩基) 교수는 「일본의 국제화와 주체성 추구」라는 논문에서 일본인은 믿을 수 없고 일본의 국제화는 무역입국으로 살아남기 위한 수단에 지나지 않는다고한다.

라이샤워는 일본인은 분석의 명석성보다는 미묘한 뉘앙스나 감수성에, 이성보다는 실용에, 위대한 지적 개념보다는 조직면에 더 많은 역점을 두고 있다고 말하고 있다. 문학에서는 명석한 분석보다 예술적 여운을 중시하고 일본 지식인은 이론을 추출하거나 적용하는 능력이 부족하고, 이론을 고집하는 장기(長技)가 있다고 지적한다. 동질정연(同質整然)하고 정리된 양식의 일본적인 것이 구석구석까지 침투되어 있고 사회는 분열이 없고 단조로울 정도로 획일적이다. 일본인의 가장 약한 점은 대인관계이고 일본의 장래의 결정적 변수는 대외관계라는 것을 지적하고 있다.

홍승직(洪承稷) 교수는 일본인의 의식구조의 네 가지 특질을 들고 있다. 첫째는 서열의식(序列意識)으로 인간관계가 '친분(親分)', '자분(自分)' 관계이고 부자(父子)의 온정이 내포되어 있으며 횡적 관계가 결여되어 있다. 둘째는 단일의식(單一意識)으로 상대방이 자기 위냐 아래냐 자기 집 식구냐 아니냐가 선명하거나 분명하지 않으면 신경질이 된다. 셋째는 우열의식(優劣意識)이 혼존(混存)한다는 점이다. 구미에는 열등감을 가지고 아세아에서는 우월감을 가진다. 넷째로 폐쇄의식(閉鎖意識)이다. 앞서 세 가지가 다 개방을 역행하는 것이고 서열의식(序列意識)은 상하 간의 관계를, 단일의식은 타 집단과의 관계를, 우열혼존의식(優劣混存意識)은 모든 사람 집단과의 관계를 원만하게 하는 데 저해가 된다. 외국어 하기를 꺼리고, 잘 못하고, 외국 가서도 잘 어울리지 않고 격리되어서 살고, 관광도 일본 비행기, 일본 호텔, 일본 식당, 일본인 통역으로 외국에 제대로 접촉을 못하고 돌아온다. 외국인들은 일본인이 예의는 바르나 마음 트는 접촉이 안 된다는 것을 지적하고 있다.

1967년 동경에서 일본인 정신의학 교수와 일본에 관한 책을 두 권이나 쓴 독일 심리학자와 셋이 얘기한 적이 있다. 일본 교수가 일본인은 둘이 만나면 자기 마음속에 있는 것은 드러내지 않고 상대방 마음속에 무엇이 들어 있나를 탐색하는 '하라노사구리아이(腹の搜ﾘ)'를 한다면서 절대 자기 속을 내보이지 않고 반성을 하지 않기 때문에 일본인은 정신분석치료가 안 된다고 하였다. 당시 순천당의대(順天堂醫大)의 현전(縣田) 교수는 노이로제 환자를 입원을 시켜서 약도 안 주고 만나 주지도 않고 자기 반성을 하라고 독방에 가두어 두는 격리요법(隔理療法)을 한다고 말하는 것을 듣던 독일 심리학자는 자기가 일본통으로 알았는데 그걸 몰랐다고 한 적이 있다.

정신분석학회 회장 및 미국정신의학회 회장을 지낸 바 있는 존 슈피겔(John Spiegel) 교수는 일본인은 믿을 수 없고 절대로 답변을 들을 수 없으나 한국인은 솔직하고 대화가 잘 되고 즉흥적이라고 나에게 말한 적이 있다.

제2차 세계대전 직후, 일본 잡지에 오키나와 전투에 종군한 미국 기자가 쓴 글이 실린 일이 있다. 포로가 된 일본 장교가 고문을 당하지도 않았는데 자진해서 일본군의 배치에 대한 정보를 미군에게 제공해서 포격하게 하는 것을 보고 일본인은 도덕적인 원칙이 없다고 한 글을 읽은 적이 있다. 동경대 교수가 쓴 글에는, 일본인은 백인 미국인은 장교로 치고 자기는 하사관으로 자처하는 열등감을 가지는 반면 다른 아시아 사람은 졸병으로 보고 우월감을 가지고 현지인을 대하므로 그들과 섞이지 않고 격리된 생활을 하고 있다고 했다.

이상 본 바와 같이 일본의 경제적 성공의 비결은 일본적인 집단주의에 있는 것이고 동시에 일본의 패망의 원인이 된다는 것을 알 수 있을 것이다. 다음으로는 한국인의 의식구조와 행동방식을 검토해 보기로 한다.

3. 한국인의 의식과 행동방식

우리는 일본식민지하에서 살았고 일본식민지 교육을 받았으며, 일본이란 나라는 한국사람이 건너가서 세운 나라이며, 일본문화는 건너간 한국문화가 일본 풍토에 맞게 불완전하게 이식되고 변형된 것이다. 젊은 세대는 일제하에 살지 않았지만 일본의 지배를 받고 일본의 교육을 받은 바를 청산하지 못하는 어른들의 지도와 교육을 받았으며, 한일국교 정상화 이후 일본 상품이나 매스컴을 통한 일본 인식으로 인해 일본이나 일본인에 대한 한국 사람 전체의 인식이 바로 되어 있다고 볼 수 없다.

이와 같이 우리는 우리 자신을 잘 인식하지 못하고 있다. 그 이유는 모화사상(慕華思想)과 일제의 강점 이후 악랄한 식민지 통치와 교육으로 한국이나 한국인을 열등하게 취급하고 국사를 왜곡, 조작해서 열등감을 주입시켜 온 탓이다. 그리고 한국인 스스로 일제를 물리치지 못한 자기 자신을 비하 · 말살 · 저주하고 적을 숭상 · 모방하려는 공격자와의 동일시라는 심적 기제로 일그러진 자아상을 갖게 되었다가, 광복 후 우리가 이룩한 실적과 외국인의 찬사로 서서히 바로잡혀 가고 있다.

그러나 아직도 일제강점 시의 악랄한 통치와 교육, 그리고 한국인 스스로의 공격자와의 동일시에서 오는 자기 말살 의식은 잠재해 있고 일부 젊은층에게 계승되고 있는 실정이다.

한마디로 한국인의 한국인관은 바른 한국인관이 아니라, 한국을 말하는 한국인 그 사람의 해결하지 못한 문제를 다른 모든 한국 사람에게 뒤집어씌운 것에 불과하다. 극히 소수의 사람이 바로 보는 한국인관은 외국 사람이 보는 한국인과 일치한다. 일본에서는 아직도 한국인을 게으르고 열등하다고 가르치고 있다고 한다. 한국의 지도층도 늘 한국인은 게으르고 모래알과 같이 뭉치지 못한다고 한다. 그러나 지금은 전 세계가 한국인이 세계에서 가장 부지런하다고 인정하고 있으니 게으르다고는 못하겠지만 뭉치지 못한다는 주장은 지금도 하고 있다. 이것도 일본 침략과 일본의 통치 교육의 결과이고, 해방 후 이 땅에서 아직도 일제 잔재가 판을 치고 있기 때문이다. 현재 여러 가지 한국인의 행동방식에 부정적인 면은 일제 잔재로 말미암아 사회기강이 서지 않고 아직까지도 한국적인 정치, 한국적인 교육, 한국적인 경제, 한국적인 사회 · 문화를 찾지 못해서 생겨나는 문제들이다.

우선, 옛날에 외국인 특히 중국인이 우리를 어떻게 보았나를 보자. 『산해경(山海經)』에도 '군자국재기배(君子國在其北) 의관대검(衣冠帶劍) 식수사이문호재방(食獸使二文虎在傍) 기인호양불쟁(其人好讓不爭)'이라고 하고 있다. 문무를 겸비하고 짐승을 기르고 호랑이 두 마리를 옆에 두고 양보를 좋아하고 다투지 않았다는 것이다.

『동방삭(東方朔) 신이경(神異經)』에 '東方(동방) 有人(유인) 男開朱衣縞帶玄冠(남개주의호대현관) 女皆采衣(여개채의) 便轉可愛(편전가애) 恒恭坐而不相犯(항공좌이부상범) 相譽而不相毁(상예이부상훼) 見人有患投死救之(견인유환투사구지) 名日(명왈) 善人(선인)'이라 했고『삼국지(三國志)』에 馬韓(마한)을 評(평)하여 '其俗(기속) 行者相逢(행자상봉) 皆往讓路(개주양로)'라 했다. 서로 존중하고 양보를 했다는 얘기다.

『후한서(後漢書)』에도 扶餘(부여)를 평하여 '其人麤大疆勇(기인추대강용) 而謹厚不爲寇鈔(이근후부위구초) …… 行人無晝夜(행인무서야) 好歌吟(호가음), 音聲不絶(음성부절)'이라고 했다. 전쟁을 해도 약탈은 안 했고 음주가무(飲酒歌舞)를 좋아하고 군자지국(君子之國), 동방예의지국(東方禮義之國)이라 했고, 공자(孔子)도 중국에 도(道)가 행해지지 않아 뗏목을 타고 구이(九夷)의 나라, 군자가 사는 나라에 가겠다고 했다.

단군(檀君)의 건국이념(建國理念)이 홍익인간(弘益人間)이고 인내천(人乃天)의 한국 전통은 사람 인(人) 자로 관통되어 있다. 우리는 원래 가장 착하고 인간적인 성격, 인간적인 전통을 가지고 있다. 갑골문(甲骨文)에서도 인방(人方)이라고 부른 것이 보인다. 인(人) 자가 원래 동방족을 가리키는 고유명사였고 인(人)은 인(仁), 이(夷), 시(尸)와 통한다고 중국에서 말하고 있다. 공자(孔子)가 가장 신봉하는 효(孝)의 표본으로 삼은 순(舜)임금은 동이지인(東夷之人)이라는 구절이 맹자의 이루장(離婁章)에 나오고 공자도 동이(東夷)의 후손이라고 한다. 이렇게 보면 유교의 근원이 우리 조상의 생활정신에서 나왔다는 것을 알 수 있다.

광복 후 특히 6·25 당시와 그 이후 한국인에 대한 외국인들의 평가를 보면, 어떤 영국인은 한국에서 민주주의를 바라는 것은 쓰레기통에서 장미가 피는 것을 바라는 것 같이 불가능하다고 보았고, 어떤 영국인은 전쟁 중에 밤의 명동거리에 시끄럽게 사람들이 떠들고 있는 것을 보고 사람이 살고 있구나 하는 인간적인 따스함을 느꼈다고 했다. 미국의 모 여자 종군기자가 지프차가 진흙 속에 빠져서 농가를 찾아가 자는 농부를 깨워 도움을 받았는데 농부가 소를 몰고 가서 차를 끌어내고 말도 없이 사라지는 것을 보고 감격을 하여 본국에 돌아가서 한국을 돕자는 모금강연을 하고 다녔다는 얘기도 있다. 노벨문학상을 받은 바 있는『대지(大地)』의 작가 펄 벅 여사는 한국에 처음 와서 농부가 자기는 지게에 짐을 지고 소는 짐을 지우지 않고 가는 데 감동받았다고 한다. 자기는 중국에서 태어나고 30년이나 그곳에 살고 중국인·일본인 등 다른 아시아 친구를 수십 년 사귀고 있지만 다 어떤 벽을 느끼는데 한국 사람은 처음 만나도 수십 년 지기처럼 마음의 벽을 느낄 수 없고 의사소통이 잘 되며 다른 아시아인과 구별되는 성격과 문화를 가지고 있다고 했다. 몇 해 전에 작고한 전 프랑스 대사는 자기가 죽거든 한국에 묻어 달라고 해서 한국에 와서 묻혀 있다는 말을 들었다. 몇 해 전에 펜클럽 프랑스 지부장이 한국을 방문해서 일주일쯤 됐을 때 무어라고 말을 할 수 없는 영혼의 안식처라고 대답을 한 기사를 본 적이 있다. 여러 해 전에 모 경제학 교수로부터 들은 얘기인데, 그 교수가 적을 두고 있는 대학에 일본인 유학생이 있어 왜 한국에 유학을 왔느냐고 물었더니 그 학생의 아버지는 일본의 모 사립대학의 재단이사장으로 있으며 한국에 온 일은 없는데도 한국에 가서 인간이 되는 것을 배워 오라고 해서 한국 유학을 왔다는 답을 들었노라고 했다.

나와 잘 아는 미국의 여자 정신의학 교수는 국제학회에서 처음 만났을 때 학술 심포지엄의 토론자로 내 옆에 앉게 되었는데, 다음과 같은 글을 적어 주었다. '내가 알고 있는 한국인은 내가 알고 있는 다른 아시아인과 다음과 같은 점에서 다르다. 첫째, 한국인은 처음에는 대단히 무뚝뚝하다. 둘째, 한국인은 훨씬 주장을 많이 하고 직접적이다. 셋째, 한국인은 나를 (여성)친구로서 받아들이는 데 느리다. 일단 친구로서 받아들이면 매우 충실한 친구가 된다. 넷째, 한국인은 대단히 정직하고 근면하고 서양사회에 대단히 빨리 적응한다.'

라이샤워는 1958년 저서에서 한국인은 흥분을 잘하고(volatile), 중국인은 릴랙스되어 있으며 끈질기고, 일본인은 바싹 긴장해서 컨트롤하고 있다고 평하고 있다. 과거 한국인은 모화(慕華)로 자기 나라의 문화·역사를 무시하고 제국주의로 말미암아 경제뿐만 아니라 정치, 문화, 사회생활에 주체성과 자신의 상실이 크다고 기술하고 있다.

이상 본 바와 같이 한국인은 옛날부터 현재까지도 어질고 착하고 따뜻하고 정직하고 믿을 수 있고 양보하고 다투지 않고 문무를 겸비하고 호랑이까지 옆에 거느려 짐승까지 인간화하는 휴머니즘이 가장 중요한 특질이라는 것을 알 수 있다. 인(仁)과 의(義)의 수준이 일본보다 높기 때문에 한국이 일본을 이긴다는 일본의 사세휘(謝世輝) 교수의 관찰도 여기에 부합한다. 이것을 보통 한국 사람들은 한국인의 인정이라고 한다.

　한국인이 스스로 자학적으로 열거하는 한국인의 부정적인 면은 일제 식민지 정책과 광복 후의 남북분단, 일제 잔재를 청산 못한 것과 독재의 산물이다. 한국인과 일본인을 비교함으로써 양 국민의 특징 차이가 더 분명히 드러날 수 있을 것이다.

4. 한 · 일 양 국민의 의식과 행동방식의 비교

　이미 기술한 것으로 한국인과 일본인이 판이하게 다르다는 것을 알 수 있을 것이다. 표주박을 만드는 조롱박의 씨를 일본 땅에 심으면 첫해에는 조롱박이 되지만 다음 세대에는 보통박이 되는 것과 같이, 원래 일본은 기원전부터 가야, 고구려, 신라, 백제의 유민들이 건너가서 원주민을 정복하였고 백제 패망 후에는 백제의 왕족과 귀족 · 백성들이 대거 일본으로 이동해서 새로운 백제를 세운 것이 일본이라고 볼 수 있다. 오늘날 일본인의 성격은 원주민과의 융화 지배, 먼저 온 한국인과 나중에 온 한국인, 신라계와 백제계의 다툼으로 이런 속에서 원래의 한국인의 성격을 상실하고, 특히 덕천막부(德川幕府) 시대에 오늘날과 같은 일본식 집단주의가 확고하게 되지 않았나 생각한다.

　한국인은 시비(是非) · 대의명분(大義名分) · 원리원칙(原理原則)을 따지고 솔직하고 개방적이고 논리적이고 감정표현을 잘하고 화도 잘 낸다. 일본인은 반대로 명분[建前(건전)]보다 속셈[本音(본음)], 즉 실리(實利)를 추구한다. 솔직하지 않고 속을 드러내지 않고 폐쇄적이다. 사고가 비논리적이고 감정 표현을 혐오하고 극도로 자제하여, 어떤 미국 교수는 마치 정신분열병 환자 같다는 표현을 썼다. 화를 안 내고 참다 못하면 폭발하고 미소로 감정을 은폐한다. 1976년 취리히의 융(Jung) 연구소를 방문했을 때 소장 굿겐빌 박사 말이, 자기 사촌이 8년 전에 일본 부인과 결혼을 했는데 처음에는 미소를 띠는 것을 보고 대단히 친절하다고 생각했는데 가만히 보니 모든 사람에게 똑같이 친절하고 남편의 사촌이라는 특수한 관계에 대한 감정의 표현이 없어 일본인의 감정은 이해할 수 없다고 하며, 그러나 당시 그 연구소에서 공부하고 있는 내 제자인 이(李)군의 감정은 이해할 수 있다고 했다. 일반적으로 정신분석을 하는 서양 교수들은 일본인은 믿을 수 없고 답을 얻을 수 없는데, 한국인은 그 반대라고 한다.

　한국인의 성격 핵심이 인(仁)인 데 반하여, 일본은 인(仁)이 없고 충군애국(忠君愛國)만이 있다. 일반적으로 일본은 이론이나 철학사상의 소화력이 부족하다. 유교의 인의(仁義)를 한국에서는 본래의 의미 그대로 사용하고 있지만, 일본에 가면 야쿠자[협객(俠客)]의 징기[인의(仁義): 의리]가 되어 버린다. 불교의 진면목(眞面目)도 한국에서는 본래의 의미 그대로 사용하는데, 일본에 가서는 '마지메'라는 속된 말이 된다. 임진왜란 때 가지고 간 한국의 수학(數學)도 한국에서는 정통성을 유지하면서 계속 이론을 캐는데, 일본에 가서는 쉽게 응용하는 쪽으로 발달이 된다. 오늘날 일본이 미국의 이론과 기술을 도입해서 사용하기 좋게 물건을 만드는 것과 같은 행동 방식이다.

　원래 친일적인 독일 심리학자 벤트 여사는, 자기는 예외지만 일본인과 독일인은 일본인·독일인이 될 수 있을 뿐이지 인간이 될 수 없다고 했다. 한국인은 인간적인 것, 인간이 되는 것이 교육의 최고 목표였고, 허먼 칸도 한국인은 세계적(global)인 민족이라고 했다. 일본인과는 토론이 안 되는데 한국인과는 토론이 잘되고 금방 결론이 난다는 것이 서양인들의 중평이다. 한국인은 유사 이래 좋은 지도자 밑에서는 잘 뭉치지만 집단주의는 아니고 개인주의적이고, 일본인은 집단주의다. 내가 일본에서, 미국에서, 한국에서 15년 전부터 일본의 정신의학 교수에게 질문을 하면 의논해서 답변하겠다고 해 놓고 답변이 없다. 나는 처음에는 우리 한국 사람이 그런 말을 할 때처럼 정말로 의논해서 답변을 할 것으로 막연하게 생각했으나, 곧 그것이 답변 못하겠다는 뜻이라는 것을 알았다. 일본인은 no(거절)를 하지 않기 때문에 의논해서 답변하겠다면 답변을 못하겠다는 것으로 얼른 알아들어야 하는데 외국인들은 언젠가 답변을 해 줄 것으로 어리석게 기다린다. 이것은 일본과의 외교교섭이나 상거래에서 외국인이 특별히 유의해야 할 점으로 보인다.

　일본인과 대화나 교섭을 하려면 말보다도 표정이나 태도, 여러 가지 비언어적인 면을 잘 잡아야 한다. 한국인은 언어적·비언어적 교통 두 가지에 다 능하다. 한국인은 외국어에 능하고, 일본인은 요즘 젊은 세대는 달라지고 있지만 외국어 습득을 잘 못한다.

　일본인은 집단에 충성만 하면 되지 국법이나 도덕을 따를 필요가 없다. 한국인은 법과 도덕을 중시한다. 일본인은 절실한 죄악감이 없고 반성능력이 없고 도덕이 없다.

　일본은 대인관계가 상하관계뿐이라 대인관계는 일본인이 가장 고통받는 약점이다. 동경대 문화인류학 중근천지(中根千枝) 교수는 일본인의 대인관계는 사람들이 여럿이 있으면 반드시 한 사람을 중심으로 그 사람을 쳐다보면서 얘기를 하는데, 한국인은 여기서 한마디 저기서 한마디 자유롭게 토론이 된다고 감탄을 한다. 일본인의 대인관계는 상대가 자기 밑으로 들어오든가, 자기가 상대방 밑으로 들어가든가, 아니면 밑으로 들어가야 할지 올라가야 할지 불안한 세 가지라고 한다. 한국인의 대인관계는 여러 가지 다양한 동사의 변화와 표현에서 볼 수 있듯이 미묘한 대인관계를 다 인식하고 거기에 적절한 표현을 사용한다(예: 밥 먹어라, 밥 먹게, 밥 들게, 밥 잡수시오, 진지 드셔요, 진지 드십시오……등등). 한국인은 평등의식이 강하고 비권위적이고, 일본인은 집단의 압력을 못 벗어나고 불평등의식을 가지고 있고 권위적이다. 일본에는 기록가(記錄家) 또는 사료가(史料家)는 많은데 역사가(歷史家)는 아주 적고 순간을 사랑한다. 한국은 사람이나 정원, 예술 등이 자연적이고 일본은 인위적(人爲的)이다. 한국인은 즉흥적이고 일본인은 면밀하게 미리 짜서 하는 경향이 있다. 일본인은 대인관계, 외국인관계가 잘 안 되나 한국인은 반대다. 일본인은 남의 나라가 망해도 자기 나라의 이익만 추구하지만, 한국인은 반대다. 이상에서 본 바와 같이 일본인과 한국인은 국민의식과 행동방식이 판이하게 다르다는 것을 알 수 있다. 다음으로는 왜 한국이 제2의 일본이 될 수 없는가에 대해 고찰해 보기로 한다.

5. 한국이 제2의 일본이 될 수 없는 이유

워로노프의 『일본주식회사』란 저서의 추악한 일본인에서 인용과 검토를 해 보면, "대부분의 국가는 일본에 대해 좋지 않은 이미지를 갖고 있다. 일본은 패전 후, 전쟁을 하듯이 경제재건에 열중하였다. 마찬가지로 경제발전을 추진하고 있는 국가들 특히 그들의 쓰라린 침략을 경험으로 가지고 있는 국가들은 이러한 일본을 좋아하지 않는다. 이들에게는 뇌물수수나 커미션, 덤핑거래, 골프와 섹스, 자기 물건만을 팔아먹는 몰염치, 원조에 인색한 태도 등이 일본의 이미지가 되어 있다. 일본도 대부분의 국가를 '신(新)식민지 국가'로 취급하며 경제적 침략을 서슴지 않고 있다. 그러나 지금 반일(反日) 감정을 가진 국가들을 고려하지 않는다면 장차 일본경제의 번창은 어려울 것이다", '일본은 지금 서구 국가와의 비교에만 집착하기 때문에 아시아 지역 내에 다른 국민들에게 일어나는 발전상에 대해서는 무관심하다. 저금리(低金利)와 근면성을 구비한 홍콩, 싱가포르, 대만, 한국 등이 일본이 침식한 지역에서 위협이 될 것이다. 이들은 이미 확장의 단계로 들어갔고 일본은 이들에게 추악한 반격을 가하고 있다. 일본은 자신들의 생활수준을 낮추어 가면서까지 대항하고 있지만 이들과 서구가 협공하는 날엔 더 이상 버티기 힘들 것이다'.

일본의 근대화 역사를 보면 일본은 페리의 포함외교(砲艦外交)에 굴복하고 서양을 따라잡는다는 분명한 목표를 세워서 서양 각국에서 모방을 하고 자기네들 전통의 핵심인 일본식 집단주의로 일어섰고 단 이 두 가지 요인으로 인해 패망을 했다. 제2차 세계대전 후에는 전쟁 대신에 경제로 동일한 목표와 방법으로 수행하여 경제재건에 성공을 거두었다. 그러나 그들의 목표나 방법의 수정이 없이는 또다시 패망을 맞이할 수밖에 없게 되어 있다. 일본의 근대화는 공격자인 서양과의 동일시다.

만약에 한국이 일본의 모델을 따른다면 역시 공격자와의 동일시가 되고 일본의 운명을 되풀이할 것이다. 일본의 성공과 패망이 공격자와의 동일시와 일본식 집단주의에 원인이 있기 때문에 한국은 공격자와의 동일시가 아닌 독자적이고 주체적인 근대화, 주체적인 경제발전을 도모해야 할 것이다. 그것은 폐쇄적이고 배타적이며 무도덕(無道德)한 인(仁)이 없는 일본식 경제발전이 아니라 인(仁)·인간주의를 바탕으로 한 공존공영(共存共榮)을 도모함으로써 전 세계의 경제와 모든 분야의 안정을 가져올 수 있다. 이미 한국은 아세아·아프리카의 챔피언의 이미지를 획득했고 따뜻하고 믿을 수 있고 양보할 줄 알고 인간적이라는 이미지를 가지고 있다. 일본은 근대화 초기의 목표인 탈아(脫亞)에 성공함으로써 세계에서 고립이 되어 공중에 붕 떠 버렸지만, 한국은 구미(歐美)의 선진국과 손을 잡고 일본에 대항하고, 아시아·아프리카·중남미의 중후진국에게 기술과 자본을 원조함으로써 한국인의 인(仁)을 실천한다면 온 세계를 밝게 할 수 있을 것이다.

대한상공회의소 심포지엄, 1987. 8.

7

재미교포의 주체성

우선, 한길회에서 재미교포를 위하여 한국인임을 확인하는 취지의 정기간행물『한길』을 창간한다는 소식을 듣고 나는 만감이 교차하는 것을 금할 수가 없다.

일제강점기부터 많은 한국 사람, 다시 말해서 독립투쟁을 하는 사람들이나 투쟁을 하지 않는 사람들이나 외국이나 외국인·외국사상을 찬양하고 한국인이나 한국의 역사·문화를 비하하고 멸시하는 풍조가 있었다. 이것을 엽전사상이라고 했다. 나는 일제강점기나 지금이나 현실을 바로 보건대 도저히 이런 견해를 수긍할 수가 없어서, 지금 서울대학교의 전신인 일본식민지대학인 경성제국대학 신경정신과 연구실의 도서실에 마침 있던『피압박민족의 심리』라는 독어책을 읽어도 별로 신통한 해답을 얻지 못하고 있다가, 정신과 환자들을 정신치료하는 동안에 우리가 외국과 외국문화·외국인에 대해서, 그리고 우리 자신에 관해서 하는 얘기가 신경증 환자가 말하는 것과 똑같다는 것을 깨닫게 되었다. 이것을 한국인의 '민족신경증'이라고 명명하고 여러 번 글도 썼다. 많은 한국인이나 신경증 환자는 자기의 주체성을 침해하는 적을 물리치지 못한 자신을 저주·비하·말살하고 자기를 침략하는 데 성공한 적을 숭상·모방하려고 한다는 것을 실증하고, 이것이 서양의 정신분석에서 말하는 적대자와의 동일시(identification with the aggressor)라는 것으로서 명쾌하게 이해가 된다는 것을 깨달았다. 우리는 많은 피침략 민족이 가지고 있는 신경증에다 일본식민지 35년과 일제 잔재가 청산되지 못한 해방 후 38년의 일제가 주입한 그들의 패배의식까지 합쳐서 이중의 민족신경증을 앓아 왔다. 물론 민족신경증이란 각 민족마다 있는 것이지 우리에게만 있는 것은 아니다.

1954년부터 1958년까지 미국에서 정신의학 공부를 계속하다가 귀국길에 구라파에서 네 개의 국제학회에 참석을 했다. 베니스에서 있었던 세계철학자대회, 빈에서 있었던 11차 World Federation for Mental Health, 바르셀로나에서의 국제정신치료학회, 로마에서의 1st International Symposium for Psychopharmacology이다. 이 4년간의 미국생활과 국제학회 경험으로 우리나라의 전통이 세계 최고 수준에 있다는 것을 실감하지 않을 수 없었다. 그것은 한국인만큼 인류적인 민족이 없다는 것이다. 모든 다른 나라 사람들은 개인이나 자기 나라의 이익만을 추구하여 자기집착, 백인집착을 벗어나지 못하고 있는 것이다. 이것은 근년에 허먼 칸이나 토머스페퍼(허드슨 연구소) 등에 의해서 지적되고 있다.

이것은 동양의 도(道)나 서양의 정신분석에서 일치하고 있듯이, 자기반성을 하는 능력, 자기집착을 벗어날 수 있는 능력이 인간의 성숙도를 알아볼 수 있는 척도이기 때문이다. 내가 접촉한 외국인 중 가장 비판을 견디지 못하는 국민이 미국인이고 다음으로 일본인 같은 느낌이다. 미국인은 여러 가지 다른 민족이 모여 살고 있기 때문에 미국이라는 국가 이외에 유대가 없기 때문이라는 것을 알 수 있다. 다른 나라 사람들이 가지고 있는 모든 긴밀한 관계가 결여되어 있기 때문이다. 1958년 로마에서 나보다 나이가 많은 당시 일본 구주대학의 명예교수였던 中(나카)이라는 사람이 나와 점심을 같이하면서 하는 말이, 자기는 젊었을 때 독일 유학을 왔었고 이번에 세 번째 왔으며 외환 부족으로 사사로운 외국여행은 안 되는데 Geigy 제약에서 여비를 주어 왔다면서, 장차 구라파 사람들은 호텔·정원이나 가꾸고 구라파는 동양 사람들의 휴양지가 될 것이라고 했었다. 그 후의 역사의 전개는 어떤 의미에서는 이 예언이 적중했다고 볼 수 있다.

6년 전에 호놀룰루에서 세계정신학회를 마치고 본토로 갈 때 옆자리에 연방정부의 회계관으로 있는 일본인 3세와 동행을 했었다. 그는 미국 정부의 공무원인데도 불구하고 아직도 자기를 미국인으로 보지 않고 일본인으로 외국인 취급을 한다고 했는데, LA에서 비행기를 갈아타기 위해서 내릴 때 스튜어디스가 일본 말로 '사요나라'라고 했더니 저것 보라면서 웃었다. 이러한 얘기는 여러 사람에게서 듣는데 2세들이 어릴 때에는 다른 미국인과 같은 줄 알았다가 사춘기나 사회에 나와서 외국인 취급을 받고서야 자기 조상의 역사를 공부하게 된다고 한다. 이것이 미국 정부에서 권장하는 2개 국어 병용교육

(bilingual education)의 취지가 아닌가 한다. 우리 교포 2세들도 어려서부터 한국계 미국 국민이라는 현실에 맞는 동일성(identity)을 심어 주는 교육이라야만 긍지를 가지고 미국에 잘 적응하고 공헌을 할 것이라는 것은 자명한 이치이고 그렇지 못할 때에는 부적응의 여러 가지 결과가 초래될 것이다.

근래에 와서 외국인들이 한국 역사나 한국인을 바로 인식하는 경향이 일반화되고 있다. 소련이나 중공에서는 고조선이 중국 일부·요동·만주·한반도·일본의 일부에 걸쳐 있었다는 것을 밝혀내었고, 일본 천황이나 일본의 지배계급은 한국인이었다는 것, 현재의 한국인도 글로벌하고 태평양 지역에서 각국을 통합하고 동서를 통합시키는 데 가장 적합한 민족이라는 것이 지적되고 있다. 미국 내 한국계가 소수민족의 처지를 이해하고 이들을 조직화해서 그들의 대변자가 되어 하나의 정치세력으로 등장하여, 우리의 역사와 문화 전통의 좋은 부분을 인식·보존하고 이러한 문화를 미국 사회의 건설에 사용한다면 미국 사회를 구성하는 가장 지도적인 민족이 되리라는 것을 나는 확신하고 의심치 않는다.

태평양정신의학회에서 만난 아시아 지역 동료들은 이 지역의 지도적 역할을 한국이 해 주기를 바란다. 일본은 다 싫어하고 한국이 가장 안심이 되는 모양이다. 그래서 내년 5월 APA 연차대회에 이어서 서울에서 제3차 태평양정신의학회가 우리 주최로 열리게 된다. 이것도 그들의 요망이지 우리가 원한 것은 아니었다. 이때 우리 재미교포 정신과 의사들도 대거 참여해 주기를 본국에서는 기대하고 있다.

그러나 이러한 모든 것에 선행되어야 할 것은 우리가 우리 역사·문화·우리의 성격을 바로 이해해야 한다는 것이다. 왜냐하면 우리의 자아상이 일본인에 의해서 왜곡, 주입당해 왔기 때문이다. 내년에 태평양정신의학회에 특별강연 연사로 한국을 가장 잘 소개할 수 있는 외국학자를 일부에서 반대하고 일본 식민지사관을 벗어나지 못한 인사를 시키고자 하는 이들이 있다. 알고 보니 한국 내 일부 한국학자들이 한국에서 일본으로 간 것을 중국에서 일본으로 갔다고 주장하는 것에 대해서 이 외국인이 비판한다는 이유로 국외로 축출하려는 움직임이 있다는 말을 듣고 아직도 우리 사회에 일제 잔재가 뿌리 깊게 남아 있음을 보고 숙연하지 않을 수 없는 현실이다.

끝으로 이러한 목적을 달성하기 위해서 『한길』의 무궁한 발전을 빌고 재미교포 정신과 동포 여러분과 가족들의 무궁한 발전과 건강을 빕니다.

8

한국문화와 한국인의 심성

지난해에 『한길』이 나온 뒤에 한길회의 활동이 자라서 교포사회 주체성의 회복과 한국문화에 대한 이해를 돕고 스토니부룩대학교의 한국학 강좌 설치를 위한 기금 모금운동에 박차를 가하고 있다는 소식을 고국에서 듣고 기쁜 마음을 금할 수가 없는 심정이다.

지금 한국은 국내외적으로 기쁜 소식과 나쁜 소식이 겹쳐서 들어오는 바람에 나쁜 소식을 들으면 절망에 빠지고 좋은 소식을 들으면 금방 세계 최고의 낙원이 된 것 같은 느낌에 빠지게 된다.

지금 한국은 세계에서 세 번째로 많은 빚을 져서 국민 한 사람 앞에 일천 달러를 넘는다고 하고, 미국이나 구라파, 일본 등의 보호무역정책으로 소기의 수출 증가를 보기 어렵고 중공이 한국 상품의 위협적인 경쟁자로 등장하고 북한으로부터의 여러 가지 파괴공작 위협을 받고 있다.

국내적으로는 이승만 · 박정희의 장기간의 독재정치 결과 평화적인 정권교체가 어렵고 권력과 금력이 집중되어 있으며 민주주의 실현이라는 어려운 문제를 안고 있다.

그러나 한편으로, 한국은 한국전쟁의 폐허에서 일어서서 한강의 기적을 낳은 중진국의 선두주자이고, 풍부한 교육을 받은 인력, 기능 올림픽의 세계 1위, 급속한 경제성장과 전통적인 세계적 성격으로, 21세기에 가서는 오히려 일본을 능가할 것이다. 태평양 시대에서 동양과 서양을 통합할 수 있는 민족은 중국인도 아니고 일본인도 아니고 인도인도 아니고 한국인만이 할 수 있다. 일본 청년은 무기력하고 애국심이 부족한데 한국 청년은 활기에 차 있고 애국심이 많다. 21세기는 미국과 소련이 퇴조하고 한국과 일본의 세기가 되나 한국은 일본보다 인(仁)과 의(義)의 수준이 높기 때문에 일본보다 한국이 지도적 위치에 오른다.

얼마 전에 한국을 방문한 69세 프랑스 펜클럽 회장은 한국의 인상을 무어라 말할 수 없는데 '영혼의 안식처'라고 했다. 주한 프랑스 대사로 한국에 와 있던 이가 프랑스로 돌아간 후에 자기가 죽거든 한국에 묻어 달라고 해서 죽고 나서 한국에 묻힌 일이 생각이 난다. 일찍이 타고르는 한국을 동방의 빛이라고 했고 25시의 작가는 동양의 귀고리, 세계의 진주(?)라고 했다.

이러한 국내적인 자기 평가와 외국의 평가는 상당히 상반되는 경향을 보이고 있다. 이러한 부정적·긍정적 한국의 현실을 놓고 한국의 지도층에 있는 사람, 지식인의 태도는 어떠한가? 이것은 해외에 있는 분들도 상당히 비슷한 경향을 보이지 않나 생각한다. 권력 및 금력과의 관계를 맺고 있는 사람들은 긍정적인 점을 강조하고 그렇지 못한, 권력과 금력에서 소외된 사람은 부정적인 성향을 나타내는 경향이 있다. 물론 예외는 있다. 그리고 또한 현재의 정치체제나 경제체제는 긍정적으로 평가하건 부정적으로 평가하건 한국의 전통이나 한국의 문화·역사·한국인의 심성에 대해서는 공통적으로 부정적으로 보는 흐름이 있다.

이렇게 한국의 지도층은 복합적인 한국관을 가지고 있다. 후자는 공통적으로 일본에 예속되었던 식민지 경험이 청산되지 못해서이고 전자는 해방 후 체제의 경험을 청산하지 못해서 일어나는 현상이라고 볼 수 있다.

그러나 다행히도 근래에 외국의 긍정적 평가와 그동안 우리가 현실적으로 쌓아 올린 업적으로 전반적으로 긍정적인 평가가 불어나고 자부심을 갖게 되는 경향이 일고 있는 것을 부인할 수 없다. 이러한 우리의 부정과 긍정의 현실을 앞에 놓고 국내외에 있는 한국의 지도층 특히 지식인의 사명은 어떠해야겠는가를 우리는 생각하지 않을 수 없다. 왜냐하면 한국의 지식인은 전통적으로 통치자를 비판하고 충고하고 국민의 사표로서 국민을 지도하는 것을 본분으로 삼아 왔다는 것을 상기할 필요가 있다.

현재 국내외 지식인이 해야 할 가장 시급한 문제는 각자 전공의 수준을 높이고 자기 위치에 충실함으로써 개인과 민족의 장래에 이바지할 뿐만 아니라 앞서 말한 부정적인 한국관과 긍정적인 한국관을 통합해서 위정자나 지도층, 일반 국민을 계도해야 한다. 현재 한국의 부정적인 면은 과거나 현재에 한국인의 주체성을 침해당한 경험이 청산되지 못해서 그렇다는 것을 밝히고 사회정화와 민주화 작업에 꾸준히 노력하고 아직도 정치적·경제적·군사적·문화적으로 외세에 의존적이고 예속적인 관계로부터 벗어나려는 노력이 절실히 요구된다. 부정적인 한국은 개인으로 친다면 병에 걸려 있는 셈이다. 개인의 병이 외부의 침해를 받거나 외부에 의존함으로써 내부의 분열 또는 부조화가 일어나서 생기는 것과 마찬가지로 사회나 민족의 병도 마찬가지다. 그러므로 치료란 우선 이러한 외세의 침투와 자발적 또는 강제적 외세 의존의 진상을 진단하고 이러한 침투와 의존의 결과 사회나 민족, 개인의 내부에 어떠한 분열이나 부조화가 초래되었는가를 진단해서 이러한 병리적인 요소를 제거해야 한다.

이러한 병은 가깝게는 일본의 지배와 남북의 분단·한국전쟁·미국침투의 부정적인 면과 친일세력의 청산 없이 이루어진 한일국교 정상화로 인한 일제 잔재의 새로운 부활과 지속이다.

개인의 병 치료와 마찬가지로 민족의 병도 병리적인 부정적 요소를 발견, 진단을 확정해서 제거하는 동시에 건강한 부분을 확대시키는 것이 된다. 병이란, 건강한 긍정적인 부분이 건강한 부분을 잠식·파괴하는 병적인 요소에 압도되는 상태를 말하는 것이기 때문에 건강의 회복은 병리적인 부분보다 건강한 부분이 우세해지는 것을 말한다. 그러므로 부정적·병리적인 부분을 제거함과 동시에 건강한 부분을 발견해서 키워 나가는 것을 병행해야만 진정한 건강의 회복이 가능하다.

이러한 의미에서 건강한 우리에게 가장 소중하고 미래의 인류사회에서 가장 소중한 우리의 가치는 무엇인가? 그것은 우리의 전통과 우리의 심성이다. 예부터 우리 한국 민족이 가장 인간적이라는 것이 중국의 사서에 반복적으로 기록되어 있다. 군자불사지국, 군자의 나라, 동방예의지국, 밤낮으로 술 마시고 노래와 춤을 좋아한다. 아주 먼 고대로 올라가면 사람을 뜻하는 한자(漢字)인 사람 인(人) 자가 동이(東夷)를 지칭하는 고유명사였다고 한다. 즉, 은나라 때에 점을 친 갑골문에는 동이의 나라를 인방(人方)이라고 기록하고 있음이 발견되었다.

이러한 평가는 근세에까지 계속되었고 현재 우리의 전통과 심성이 많이 파괴되어 있는 상태에서도 세계 각국 사람들이 찬탄을 마지않고 있다. 그것은 한국인은 따뜻하고 인간적이라는 공통적인 평가를 받고 있다. 이러한 평가는 부정적인 자아상을 가진 한국인에게는 도저히 실감이 나지 않을 정도로 심각한 것이다. 내가 만난 구라파나 미국의 저명한 정신치료자나 이들의 저서나 논문에서 지금 구미 사회의 가장 심각한 정신적인 문제는 성공과 업적의 노예가 되어서 타인이나 사물·자기 자신과의 관계의 단절, 고독, 인간성의 상실, 무정이라는 것이 공통적인 결론이다. 지금 팔십이 넘은 현존재정신분석의 세계 최고 거두인 Medard Boss가 나에게 한 말의 심각성을 한국 사람들은 잘 이해를 못한다. 그는 '서양 사람들은 살기 위해서 타인과 사물로부터 고립되어 단단한 껍데기 (shell) 속에 갇혀 있어 사랑과 미움의 감정이 억압되어 있다. 그러므로 서양인의 정신분석치료는 서양인으로 하여금 이 껍질 속에서 나와서 타인과 사물과 관계를 맺고 사랑하고 미워하도록 한다'고 나에게 말한 일이 있다. 약 이십 년 전에 한국에 귀화한 서독 출신 기술자를 기차에서 만나서 귀화의 동기를 물었더니 그는 '한국의 가난한 사람은 행복하다. 독일의 가난한 사람은 비참하다. 한국의 부자는 대단히 나쁘다. 독일의 부자는 연구와 노력으로 부자가 된다' 그리고 '독인 사람, 서양 사람은 싫다', '왜 한국에 귀화했나?'에 대한 마지막 대답은 4시간이 더 걸렸고 전신이 붉어지고 약간 눈물을 글썽하면서 단 한마디 '휴먼(human)'이었다. 최근 한국에 있는 젊은 미국인 교수는 세계를 위해서 한국인의 심성을 간직하라는 글을 발표하고 있다.

이렇게 고대로부터 현재에 이르기까지 우리 한국 사람에 대한 외국인의 평가는 일관적이다. 문무를 겸비하고 외국을 침략하지 않는다, 군자다, 예의 바르다, 한마디로 정이 많고 관계가 잘되고 인간적이라는 것이다. 심지어 UCLA의 일본인 2세 교수도 일본인보다 한국 사람이 'much more friendly'라고 했다.

이러한 관점에서 우리의 역사를 돌이켜 볼 때 건국신화부터 다른 나라에 비해서 특유하지 않나 생각하게 한다. 과연 다른 나라의 건국신화에 동물이 도(道)를 닦아서 사람이 되어 하느님 아들과의 사이에서 아들을 낳아서 나라의 시조가 되었다는 신화가 있는지 모르겠다. 그리고 건국이념이 인간을 널리 이롭게 한다는 것, 군자의 나라라고 할 때 군자란 성숙된 사람다운 사람을 말하는 것이다. 그리고 우리의 국기가 태극기라는 것은 우연으로 보기에는 너무나 신기하게 한국의 건국이념이나 건국신화, 한국의 전통, 한국인의 심성을 나타내고 한국 민족의 세계사적인 사명을 상징하고 있지 않나 생각한다. 태극이란 우주의 상징이요, 도(道)의 상징이요, 자유·평등·조화·통일을 상징하고 변화·발전을 상징한다.

현재 중공의 750만 명을 필두로 미국·일본·소련·기타 전 세계에 흩어져 있는 한국인이 1,000만 명으로 추산된다. 물론 여기는 고대에 중국에 머물거나 일본으로 건너가서 한국인이란 신원을 상실한 사람은 제외된다. 특히 중공·소련에서는 근면하고 머리 좋고 잘 살며 고유문화를 보존하고 있다는 소식이 들려온다. 앞으로의 한국은 국내외를 막론하고 우리의 역사와 문화, 우리의 심성이 전 인류를 위해서 어떤 의미가 있는 것인가를 자각하고 남북통일과 한국의 건국이념 및 전통을 구현하는 자유롭고 평등하고 따뜻하고 인간적인 민주사회를 이룩하는 데 힘을 합쳐서 우리가 역사상 처음 만나는 한국 민족에 주어진 자기실현의 기회를 놓치지 말아야 할 것으로 생각한다.

『한길』, 2권 1호, 1984.

9

민족주의와 세계주의

지난해에 미국 어느 대학의 철학 교수로 있는 50세 전후로 보이는 분의 글이 사진과 더불어 서울의 모 일간신문 한 페이지 전체에 실린 것을 본 적이 있다. 세계 평화가 민족주의 때문에 위협을 받기 때문에 민족주의는 좋지 않고 세계주의를 지향해야 한다는 취지였다. 한국에서도 많은 대학교수가 그런 주장을 한다. 그러한 글을 신문 전면에 싣는 신문 편집인의 의도는 어디에 있는가? 이러한 글이 젊은 독자들에게 어떠한 영향을 줄 것인가에 대해서 생각을 해 보고 싶은 것인지 여러 가지 석연치 않은 느낌이 든다. 물론 이 신문에는 별 것도 아닌 일본의 작가의 글이나 말이 신문 한두 페이지 전면에 실릴 정도이긴 하지만.

이 기사를 보고 여러 달 후에 작년 연말쯤인가, 옛날에 미국 유학을 가서 해방 후에는 한국에서 모 대학 총장을 지내고 우리 문화에도 관심을 가지던 분이 북미대륙의 모 대학 교수로서 10여 년 있다가 귀국했는데 역시 민족주의를 좋지 않은 것으로 신문 인터뷰에서 말하고 있는 것을 보았다.

민족주의냐 세계주의냐 하는 것은 해방 후 40년간 계속돼 오는 문제로, 최근에는 가장 한국적인 것이 가장 세계적이라는 말이 나오기도 했지만 아직도 많은 한국의 지식인에게 이 점이 분명하게 정리되어 있지 않다.

그러나 일반 국민의 반응은 반드시 민족을 버리고 세계인이 되자고는 하지 않는 것 같다. 언젠가 상당히 한국을 좋아하고 한국을 알고 주한 미국대사로 오기 전 미국의 대학교수로 있을 때부터 한국 교수들과 친하게 지냈다는 모 씨가 한국에 민족주의 경향이 강해진다고 특별히 경고를 하는 글을 발표해서 물의를 일으킨 일이 있다.

물론 민족주의를 반대하는 사람들이 무슨 뜻으로 민족주의를 반대하는가 그 이유는 알수 있다. 많은 사람이 우리나라같이 단일 민족으로 구성되어 있는 것이 아니라 잡다한 민족이 모여 사는 경우가 많기 때문에, 한 나라 안에서 민족주의를 부르짖으면 국민 사이에 분열이 일어나 국가의 존립이 위태롭게 된다는 뜻으로 이해할 수 있다. 유럽에서 외국인 노동자를 끌고 들어와서 불황이 되어 자기 나라의 노동자가 직장을 잃는다고 배척운동을 하는 배타적 민족주의, 미국에서 소위 백인·앵글로색슨·프로테스탄트여야 대우를 받는다는 인종차별이나 민족차별을 고칠 생각은 하지 않고, 약소 민족의 자기 방어적인 민족주의를 비난하는 것은 19세기적인 제국주의적 사고방식으로밖에 볼 수 없다.

미국에 있는 많은 지식인이나 국내에 있는 한국의 많은 지식인은 일제의 식민지 교육을 받은 사람들이거나, 해방 후에 독립적인 국가의식·국민의식을 제대로 교육받지 못하고 무조건 소위 선진국의 사상이나 학문 일반을 맹목적으로 흡수·모방·추종하고 앵무새처럼 외국의 사상을 외워 대는 사람들이다. 이러한 많은 국내외 지식인들은 한말의 개화파 지식인의 후예라고 볼 수 있다. 서양이나 일본의 것은 무조건 좋은 것이고 우리 것은 가치가 없다는 순진하고 유치한 정신적 자세다. 우리가 한말에 일본에 나라를 빼앗기고 일본의 노예가 된 원인은 일본이나 서양의 제국주의를 분명히 의식한 위정척사와 이것을 모르는 개화파의 통합이 없었기 때문이라고 볼 수 있다. 19세기 서양의 제국주의에 대한 우리의 대응과 일본의 대응을 비교해 보면, 일본에서도 처음에는 우리나라의 위정척사파에 해당하는 양이파와 개화파의 대립이 있다가 하나로 통일이 되어 일본은 서양 것을 배워서 서양을 따라잡는다는 분명한 목표를 세우고 서양의 문물을 서양 이상으로 제국주의적인 것을 모방·실천해 오고 있는 것이다. 정신분석에서 말하는 공격자와의 동일시(identification with the aggressor)가 현재까지 내려오고 있는 일본의 근대화다.

우리나라의 경우 위정척사파는 외국의 정세에 어둡고 개화파는 일본이나 서양의 제국주의에 어두워서 분열이 되어 국권을 상실한 것을 해방 후에 분명히 가리지 않고 있을 뿐만 아니라, 국민교육이나 시책에도 체계적으로 반영한 바 없다. 따라서 한국과 다른 나라를 비교해 보면 우리나라의 외국인이나 외국을 여행한 한국 사람들의 눈에 비치는 특징은 우리 것을 다 파괴하고 일본이나 서양을 모방하고 있다는 점이다. 우리 것을 찾아

보기가 힘들다는 점이다. 우리 것을 때려 부수는 데 앞장섰고 앞장서 있는 사람들이 어떤 사람들인가? 근자에 와서 외국 사람들의 지적과 많은 한국 사람이 외국을 다녀보고 해서 각성을 시작하고 있으나 아직도 전도요원한 상태다. 특히 지금도 일제의 교육을 받은 지식인이나 해방 후에 태어난 지식인 중에서도 구미·일본을 돌아보고 더욱더 외국에 심취하는 얼빠진 사람을 볼 수 있다.

2~3년 전에 학술원에서 〈한국지식인의 사명〉이라는 세미나가 있었다. 나는 학술원 회원이 아니나 초청을 받아서 참석하였다. 두 사람의 주제 강연이 있었는데, 한 사람은 유교를 공부하는 사람이었고 동양적·한국적 입장에서 발표했고 또 한 사람은 일제 교육을 받고 해방 후 미국 가서 공부한 서양철학을 하는 교수였다. 전자는 그런대로 주체적인 입장의 발표를 했으나 후자는 40년 전에 일본인들이 가르친 그대로에다가 한국인의 열등감까지 곁들인 발표 내용이었다. 두 번째 연사의 얘기를 들으니 얼마나 한심하고 답답한지 정신과의사인 내가 미칠 것 같았다. 일제강점기의 생각에서 조금도 변한 것이 없다. 그 자리에서 나는 '서양사상을 알려면 바로 알아라'라고 하면서, 미국에서 박사학위를 받아 온 한국의 정치학 교수들이 한국에는 민주전통이 없다는 말을 들어 보면 그분들이 말하는 서양의 민주정치란 우리의 왕도정치를 뜻하고 있다는 것을 느끼던 차에 우연히 잡지를 보니 우리나라 대학교수와 미국 교수가 민주주의에 대해서 좌담회를 한 기사가 나와 있어서, 한국 교수가 민주주의를 말하는 것을 듣고 미국 교수가 서양의 민주주의는 그런 것이 아니고 정치가는 도적으로 간주하고 도둑놈끼리 상호 견제해서 도둑질을 덜하게 하는 것이 삼권분립이라고 밝히고 있었다는 것을 예를 들어 이야기하고, 우리나라의 지식인이 서양에 가서 서양 공부를 해도 바로 이해를 못하고 있다는 것을 지적한 일이 있다. 참가자 중에는 나보다 나이가 많고 일제 때 동경대학에서 정치학을 공부했고, 해방 후에 명문대학의 정치학 교수, 모 대학의 총장, 그 후에 장관까지 지낸 바 있는 모 선생의 새로운 학설이네 하는 것을 듣고 우리나라 대부분의 지식인 대표를 보는 듯하고 너무나 한심한 생각이 들었다. 이것은 젊었을 때 일본학교에서 열심히 공부할 때의 마음 자세에서 조금도 변동이 없기 때문이라는 것을 알 수 있다.

우리나라 해방 후에 대학교수들이 흔히 개인주의를 발전시켜야 한다는 말을 하고 가족주의를 타파하고 시민의식을 길러야 한다는 말을 많이 해 왔다. 이러한 모든 논의는 서양적인 사고와 동양적인 사고의 근본 차이를 모르고 있기 때문에 생기는 혼란이다. 서양 사람은 모든 것을 쪼개서 생각한다. 우리는 현실을 있는 그대로의 전체로서 본다. 그리고 서양은 언어적이고 논리적이고 개념적이고 이론적이다. 우리는 전체적인 직관으로 현실을 있는 그대로 관계 속에서 보는 문화다.

서양식으로 개인과 가족, 민족과 인류를 구별하는 입장에서는 항상 갈등 속에서 견제가 있을 뿐이다. 현실을 있는 그대로 보는 동양적인 입장에서는 개인이 바로 되면 그것이 곧 가족에 충성하고 민족과 국가에 충성하고 인류를 사랑하는 세계인이 된다는 것을 뜻한다. 우리의 전통적 가치의 최고 목표는 바른 사람이 되는 것, 성인(聖人), 부처, 지인(至人), 진인(眞人)이 되는 것이다. 이러한 경지에서는 개인과 가족, 민족과 인류가 대립되지 않는다.

지금 19세기적인 제국주의는 사라졌을지 모르지만 형태를 달리한 제국주의의 잔재를 잘 식별해서 세계인이 되려면 서양식으로 쪼개서 생각하지 말고, 개인으로 확립이 되고 민족으로서 확립이 되어야만 진정한 세계인이 될 수 있다. 약소민족이 자기 확립이 없이 바로 세계인이 되려고 하면 제국주의의 밥, 식민지 노예를 면할 길이 없다.

21세기는 동북아시아를 중심으로 인류의 새로운 문명이 탄생한다고 보는 견해가 많은 만큼 그중에서도 한국의 전통과 한국인의 심성이 큰 역할을 할 것이라고 보고 있기 때문에 국내외에 있는 우리 한국인은 세계 역사의 흐름을 분명히 파악하고 한국의 전통문화와 한국인의 심성이 어떠한 가치가 있고 어떠한 위치에 있고 어떠한 역할을 해야 할 것인가에 대한 냉철한 판단이 요망되는 때다.

『한길』, 3권 1호, 1985.

10

대학생의 정신건강

　지금으로부터 21년 전 외국원조재단의 도움으로 우리나라에서 처음으로 어느 대학교에 학생지도연구소가 설립되어 학생상담을 지도해 줄 사람이 없으니 맡아 달라고 해서만 10년을 관계한 일이 있다. 그 후에 후배, 제자들이 이 사업을 계속해 나가고 있는 동안에 명칭도 학생생활연구소로 바뀌고 대부분의 대학에 상담실이나 생활연구소가 설치되어, 얼마 전에는 2박 3일 일정으로 전국대학의 학생생활연구소장 1백 명 가까이가 모여서 연수회를 가졌다.

　이렇게 대학생을 전문적으로 돕는 기관이 확산되고 의과대학이 있는 일부 대학에서는 학생보건소에 정신과의사를 파견해서 시간제로 돕는 대학도 있고 전임 정신과의사가 있는 곳도 있다. 상담을 하는 교수들은 전문적인 소양이 결여 또는 부족한 경우가 대부분이고 국내에서 수련을 받고 외국에 가서 박사학위를 받고 온 교수들이 상담을 통 하지 않거나 상담에 전념하지 못하고 있는 실정도 있다. 학생생활연구소에 전임 상담교수가 있는 곳이 없고 심리학과나 교육학과 또는 기타 과에 소속해 있는 교수로 구성되어 있기 때문에 상담교수는 많으나 구심적 지도자가 없다. 상담을 전공하는 대학생과 대학원생은 특히 여학생이 더 우세하다. 그럼에도 이들의 열의에 비해서 지도하는 측의 교수들이 상담에 대한 열의나 관심, 시간이 지극히 미흡한 상태에 있다.

　대학생의 정신건강 문제는 미국 같은 나라에서는 이미 1927년에 〈대학 정신건강 회의〉를 처음으로 열었듯이 대학 정신의학이나 대학생의 정신건강 문제는 제2차 세계대전 이후 본궤도에 올랐다. 대학생의 정신건강 또는 정신장애에 대한 국제 심포지엄이나 회의

도 있었다. 우리나라에서는 서울대 · 연세대 · 고려대 · 이화여대 · 서강대에서 비교적 주력을 많이 하고 중앙대에서는 대학생보다 청소년의 문제 일반에 대한 광범위한 조사 보고가 있으며 부산대, 경북대, 영남대가 학생상담에 대한 관심이 비교적 높은 편이다.

1. 생활환경과 정신질환의 유형

우리나라에서의 대학생 문제가 과외 금지 이전에도 학비 조달이 큰 문제의 하나였으나 지금은 더 심각한 문제로 생각된다. 병역으로 인한 학업 중단에 따른 적응 문제, 대학생의 데모 문제, 그리고 과 선택을 잘못해서 전과를 하고 싶다는 문제들 외에 정신병이나 노이로제가 계속 상담내용의 중요한 자리를 차지하고 있다.

미국에서 전문적으로 대학 정신의학에 종사하고 있는 사람들의 조사에 의하면 한 해 동안에 스스로 또는 의뢰되어 정신건강상담소의 도움을 받으러 온 학생은 대개 전 학생수의 10%였다고 보고됐다. 이 중에서 정신장애의 종류로 보면 신경증이 44%이고 성격장애가 31%, 일시적 · 상황적인 문제가 17%, 정신병이 8%이며 모든 환자 가운데 30~40%가 우울증에 빠져 있다고 한다.

이들 보고에 따르면 전 대학생 가운데 거의 반수는 정서곤란을 가지고 있고 10%는 일상생활을 하기 어려울 정도로 심한 정서적인 적응실패 상태에 있다고 보고되었다. 자살 문제는 빈번하게 발생하고 정신과의 도움을 받으러 오는 학생 가운데 2%가 입원치료가 필요했다고 한다.

다른 각도에서 본 미국의 숫자를 보면, 대학생의 10%는 정신과의사의 도움이 필요하고, 3~4%는 우울로 인해서 능률이 저하되고, 1~2%는 무감동으로 공부에 대한 노력을 조직화할 수 없는 상태이고, 0.2~0.5%는 과거의 가족과의 경험 때문에 충동을 조절할 수 없고, 0.05~0.2%(1만 명에 5~20명)의 학생이 자살을 기도하며, 그중 1~3명이 실행한다. 0.15~0.2%(1만 명에 15~20명)가 정신병원에 입원을 요한다.

물론 이러한 숫자는 보는 각도에 따라 다르지만 대학 신입생의 반 내지 30%는 정신과의사가 아니더라도 카운슬러의 상담을 필요로 하는 것이 현실이다.

　우리나라에서 과거 20년 동안 거의 매년 여러 대학에서 신입생을 조사한 바로는 30%
내외가 신경증 경향이 있다는 것이 보고되어 왔고, 1977년 S대학 신입생 전체를 대상으
로 MMPI(정신장애를 질문지로 재는 검사)를 시행한 결과 2%의 학생만이 70점 이상이라야
정상으로 볼 수 있는데, 17.3%나 나왔다. 진단별로 보면, 2,995명 조사대상 중 517명이
비정상으로 진단돼, 정신병이 178명이고 정신신경증이 157명이고 인격장애가 179명이
고 일시적인 적응반응이 3명이다. 여기서 두드러진 것은 정신신경증과 인격장애 증상의
숫자가 비슷하다는 점이다.

　1971년 당시 B의대 박조열(朴助烈) 교수가 의대생을 대상으로 15년간 실시한 조사에
서 학업중단이 전 학생의 4%에 이르고 거의 정신장애가 이유였다고 밝혔다. 지방의 K대
학교 학생보건진료소 조사를 보면 1978년 9월부터 1983년 7월 15일까지 진료한 학생 총
수는 126명(남학생 116명, 여학생 10명)이다.

　여기서 미혼여성은 될 수 있는 대로 정신과에 가는 것을 기피하는 우리나라의 실정을
반영하는 것으로 드러났다. 진단별로 보면 우울신경증이 43명, 불안신경증이 19명, 기
타 신경증이 12명이다. 정신분열병이 24명, 조울병이 1명, 기질적 뇌증후군이 1명, 긴장
성 두통이 24명이고 기타가 2명이다. 주된 문제별로 보면 학업 문제가 45명, 경제문제가
32명, 가족문제가 21명, 건강문제가 7명, 이성문제가 5명, 취업문제가 4명, 종교문제가
2명, 데모문제가 1명, 군대문제가 1명이고 기타가 8명이다.

　같은 대학에서 학생보건진료소에 정신과가 생기기 전, 의대부속병원 정신과에 필자가
재직 당시인 1961년에 정신과를 찾아온 대학생 환자들은 불안신경증·신경쇠약·강박
신경증 등의 정신신경증과 정신분열병이 대부분이고 일부는 학생 깡패·정신신체장애
였다. 발생 당시의 갈등 내용을 보면 계모나 서모를 사이에 두고 아버지와의 갈등, 아버
지에 대한 미움과 아버지의 무능력에 대한 것, 부모의 완고한 성격, 상급학교 입시 불합
격, 고등고시 실패, 시험에 대한 불안, 가정교사로서의 열등감, 이성 교제 끝에 결혼을 거
절당한 갈등, 조부모의 완고한 성격, 경제의 빈곤, 부모 사이에 애정이 없거나 가정의 사
고, 신체적 결함, 성에 대한 죄악감, 월경에 대한 수치감, 병역미필로 외국에 갈 수 없는
경우, 형이 완고하고 가산을 낭비함, 강제 결혼, 교사의 부당한 구타, 가정 분위기가 나빠
공부를 못하겠음, 어머니의 히스테리, 아버지가 이해심이 없음 등이다.

이상은 22년 전 학생의 문제였다. 이런 사유는 오늘날과 다소 다른 점도 있으나 대부분은 큰 차이가 없다고 생각한다.

전과(轉科)에서 발생하는 문제를 해결하기 위해 계열별 모집을 실시하고 있으나 어느 정도의 성과를 올리고 있는지는 분명치 않고 고시합격자 수를 대폭 늘림으로써 고시 노이로제가 일부 대학에서는 감소하겠으나 다른 대학으로 확산되는 부작용도 발생할 우려도 있다.

새로이 등장한 갈등은 졸업정원제로 인한 압박과 급우간의 경쟁과 불신의 문제로 그 여파가 아직 측정되지 않고 있으나 광범한 영향을 끼치고 있을 것으로 생각된다.

2. 정신질환 발생의 원인과 증상

모든 정신질환의 원인은 뇌의 손상으로 오는 기질적인 정신질환과 그리고 내인성(內因性) 또는 기능적 또는 심인성(心因性) 질환과 인격장애로 대별할 수 있다. 내인성 정신질환은 정신분열병·조울병 같은 것을 말하는데, 옛날에는 유전적 또는 체질적인 요인을 주되게 생각했고 때로는 신체 내부에서 생기는 독소에 의해서 발생하지 않나 하고 추측하다가, 세밀한 임상적 관찰과 인격발달 과정을 관찰한 결과 어린이의 양육 부모 특히 어머니와의 정서적 상호작용, 즉 일반적으로 가족 상호작용의 장애가 정신질환의 원인이라는 견해가 일반화되었다. 그러나 최근에는 일란성 쌍생아의 통계적 조사와 생화학적인 요인을 생각하는 견해를 주장하는 사람들도 있다. 그러나 통계를 가지고는 생물학적 유전이라고 단정하기 어렵고 생화학적인 과정도 심리적인 과정의 결과일 수도 있기 때문에 특히 치료하는 입장에서는 가족 상호작용의 장애로 생각하는 것이 건전한 입장이다. 대학생이라고 해서 근본적으로 원인이 다른 계층과 다를 수는 없다. 그러나 나타나는 현상은 대학생활을 통해서 나타나기 때문에 대학생에게서 특수한 양상을 볼 수 있다.

미국의 경우를 보면, 청년기의 일시적인 적응 반응과 아무것도 하기 싫은 무감동으로부터 정신병적인 우울증에 이르는 우울증·정신분열병이 많고 급성 경조증(輕躁症)이 불어나고 자살은 일반 인구보다 50%가 더 높다. 학업 중단 또는 탈락이 35% 정도이고 동성애, 약물 사용, 음주 문제를 주로 학생 정신건강문제로 다루고 있다.

우리나라에서 미국과 같은 점은 우울증 · 정신분열병의 발생과 급성 경조증이 붙어나는 점이다. 자살은 정확한 통계가 없으나 미국보다는 적다고 보이고 동성애는 없는 것은 아니지만 거의 문제가 안 될 정도로 적다. 미국에서는 너무 많기 때문에 미국 정신의학협회에서는 공식적으로 동성애라는 병명을 없애 버리고 동성애를 하는 정신과의사도 많아서 협회 내에 동성애 정신과의사들의 모임을 만들게 해서 매년 총회도 개최하고 있다. 따라서 동성애는 본인이 불편을 느끼지 않으면 치료의 대상이 안 되고 부인이 불편을 느끼고 치료를 원할 때에는 적극 도와주어야 한다.

정신질환이란 가족 상호작용이 원활히 되지 않아 다른 모든 대인관계에서 잘못된 가족관계를 반복하기 때문에 생기는 것이지만, 이것을 다른 각도에서 보면 가족, 부모로부터 분리 독립되어 있지 않고 의존적인 관계가 계속되는 정도가 심한 것이라고도 말할 수 있다.

그렇기 때문에 모든 정신질환은 의존하고 있던 대상이 사망하거나, 불구자가 되거나, 실직을 하거나, 감옥에 들어가거나, 외국을 가거나, 결혼을 하거나, 자기에게 관심을 갖지 않게 되거나 실제적으로 의지할 수 없게 되는 경우에 발병하는 것을 볼 수 있다. 그렇기 때문에 완전히 성숙하고 정서적으로 독립된 인격이 되기 전에는 어느 정도의 상호의존적 관계를 잘 유지하는 것이 정신건강의 하나의 비결이라고 볼 수 있다. 대인관계의 능력이 정신건강이라는 것을 알 수 있다.

초등학교 때에는 공부도 잘하고 유지의 자녀라 해서 스스로 친구를 만드는 능력이 없어도 선생님이나 친구들이 먼저 접근을 해서 대인관계를 겨우 유지해 오다가 고향을 떠나 중학교에 가서 친구를 만드는 능력도 없고 선생님이나 친구도 접근해 주지 않으니 고립에 빠져 발병하는 경우를 흔히 본다.

대인관계가 끊어지는 시기가 중학교가 되는 사람, 고등학교가 되는 사람, 대학교가 되는 사람, 결혼 후가 되는 사람 등 여러 가지 경우가 있다. 대학생 때에 일어나는 정신질환의 실례를 들어 보기로 하겠다.

모 대학의 정신과 교수가 그 의과대학 2학년생을 치료해 달라고 데리고 온 일이 있다. 이 학생은 1학년 2학기 때 정신분열병이 발병, 그 학교 병원에서 입원치료를 하고 퇴원

몇 달 후에 재발이 되었다. 약을 계속 먹어야 하는데 먹지 않아서 그렇게 된 것이었다. 이 학생은 손위 누나가 하나 있는 외아들이다. 어려서부터 부모가 아들을 위하기는 해도 마음을 이해하지 못하기 때문에 외로웠고 사촌 형하고는 마음이 통하여 유일한 의지로 삼았다. 학생이 고등학교 때 그 사촌 형이 암으로 죽었다. 그 후 의욕이 감퇴되고 우울해지면서 지방의 고등학교에서 서울의 일류 대학에 왔으나 친구를 만들지 못하고 고립된 상태를 계속하다 환각과 망상이 나타나고 방안에 들어앉아 밖에 나가지 않게 되어 입원 치료를 받기 시작했다.

어떤 학생은 지방의 모 의과대학 본과 1학년에 다니다가, 자기 하고 싶은 것을 1년간 한 후에 학교를 다닌다고 휴학을 해서 1년 후에 복학했지만 여전히 공부는 잘 안 되고 관계망상, 피해망상으로 정신분열병이 발병했다. 입원치료를 해서 좋아지기는 했으나 2년 연속 휴학으로 인해 유급이 되어 의과대학을 퇴교당했다. 그 후 서울의 모 대학 사회계열 학과에 다니면서 근치를 위해 치료하던 의사가 내게 소개를 해서 일주일에 두 번씩 약을 먹어 가며 통원치료를 시켰다. 처음 2시간은 아버지에 대한 적개심을 토로하다가 학교에서 시험 발표가 나자 어떻게 시험을 칠까 불안해지면서부터 자기 마음을 관찰할 힘을 잃고는 대학을 그만두고 고향에 내려가서 공장 직공을 하겠다는 소리만 되풀이했다.

치료에 진전이 없어서 가족치료를 위해 아버지를 올라오시라고 편지를 쓰라 했더니 감격해서 눈물을 흘리고 아버지에게 편지를 썼다. 아버지가 상경해서 가족치료를 하고부터 계속 좋아졌다. 학교도 졸업하고 취직을 하고 결혼도 했다. 결혼 후에 아내에게 의지하는 마음이 생겨서 다소 정신건강이 나빠졌다가 지금은 지방에 가서 생활하고 있다.

이 학생의 경우는 아버지가 너무 본인의 의사를 무시하고 강제로 의과대학을 보냈기 때문에 발병된 경우다. 이 아버지는 평생 처자를 위해서만 일한 사람이었다. 젊어서 공부를 하는데 부모 형제가 있어도, 자기의 처지를 의논할 사람도 도움을 받을 수 있는 사람도 없었기 때문에 모든 일을 혼자서 결정하는 방식이 굳어져 처자를 가진 뒤에도 의논하지 않고 자신이 처자에게 좋다고 생각되는 것을 그대로 강요한 것이 아들의 정신병을 일으킨 결과가 되었다. 나이가 70인데도 필자의 저서도 읽고 가족치료를 통해서 잘못을 깨닫고 부인과 자녀들과도 전보다는 많은 대화를 하게 되었다. 환자들을 치료하다 보면 이 같은 경우에 가끔 봉착한다. 누구도 나무랄 수 없는 일이고 오로지 스스로를 빨리 깨닫는 것이 얼마나 중요한가를 강조하고 싶다. 결국 깨달음 이외에 다른 방법이 없다는 것을 절실하게 느낀다.

　어떤 학생은 고등고시 준비를 하다가 국부에 통증을 느껴 이 통증 때문에 공부가 안 되고 대학을 졸업한 후에도 병이 계속되어 직장동료와 친척의 권유로 치료를 받으러 왔다. 자기를 보이지 않으려는 저항이 생겨 이 병원에 나오다 안 나오다 하던 중 다른 병원에 가니 거기서도 필자에게 가야 한다고 해서 내게로 와서 30여 시간의 정신치료를 받고 그 증세가 없어졌다. 이 청년은 원래 서자였는데 적자 형제들보다 훨씬 공부를 잘하기 때문에 아버지가 가장 큰 기대를 걸고 있었다. 그래서 이 청년은 고시에 합격하면 아버지의 인정과 사랑을 한 몸에 받을 수 있고 가정에서나 사회에서나 서자라는 불리한 점을 보완할 수 있기 때문에 공부에만 너무 집착하여 도리어 공부가 되지 않았다. 국부가 아프기 때문에 공부를 못한다면 일단 겉으로는 체면도 서고 내면의 갈등이 없어지는 구실이 되기 때문에 계속 아팠던 것이다. 이러한 내면의 갈등을 모두 깨닫고 병이 다 나아서 결혼도 하고 직장에서 승진도 하고 지금도 잘 근무하고 있다는 소식을 듣고 있다.

　어떤 학생은 고등학교 때부터 어느 대학 정신과 교수에게 7년간 여러 번 입원도 하고 외래로 약물치료를 받았으나 근치가 되지 않아서 학생상담실 소개로 내게 오게 되었다. 정신치료를 받는 학생들 부모의 반 이상이 치료를 반대하고 치료자를 적대시하지만 이 학생의 부모는 유독 내외가 다 자기들로서는 지극히 아들을 사랑하는데 아들의 마음을 전혀 이해하지 못하고 아들의 화를 절대로 받아 줄 능력이 없었다. 환자를 몇 번 면접해 보았더니 형에게 적개심을 표현하는 것이었다. 병이 다 나은 것 같다고 하더니 가족치료를 해도 부모가 전혀 이해를 못하고 환자의 감정표현을 계속 억압하고 본래 다니던 병원에 가서 약물치료만 하라고 했다. 그 후 환자가 친구에게 칼을 뽑아들고 가해를 하려는가 하면 치료 도중 책상 위의 물건을 던져 내 얼굴에 상처가 나기도 했다. 약물치료는 다니던 병원에서 받고, 정신치료는 내게서 받기로 부모와 합의가 되었다. 환자가 약만 주던 그 의사와 셋이 만났으면 어떻겠냐기에 좋다고 했더니 며칠 후에 그 의사가 응하지 않는다고 했다. 그 후 환자 쪽에서 소식이 없어 전화를 걸어 보려는데 학생의 아버지로부터 전화가 왔다. 그 애가 자살기도를 했다, 응급실에 가서 치료를 했으나 끝내 숨지고 말았고 내가 그토록 애써 주었는데 보람이 없게 되어 미안하다는 얘기였다.

이 학생의 경우도 부모가 적개심의 표현을 허용하고 받아 주고 이해하고 오해가 있으면 오해를 풀어 주면 모든 것이 해결되는데 부모들 자신의 문제 때문에 결국 아들을 잃은 것이다. 이러한 경우에는 부모를 치료하든지 부모에게서 환자를 격리시켜야 하는데 그것을 시도는 했으나 잘되지 않았다. 단지 적개심이 해결되면 병은 없어질 것이고, 살인 아니면 자살 사이를 왔다 갔다 하고 있는 위험한 상태라는 것을 되풀이해서 경고했었다. 혹은 약물치료하는 의사가 환자의 심정을 이해해서 세 사람이 만나서 협동이 잘 되었더라면 생명은 건질 수는 있었을 것이다. 본인으로 봐서는 세 사람이 만나는 것에 유일한 희망을 걸고 있었는데 그 의사가 만나기를 거절했으므로 자기의 유일한 생명의 줄이 끊긴 것과 같은 타격을 받았던 것이다. 몇 번이나 나보고 다른 많은 환자를 치료해 주고 있기 때문에 나를 죽일 수가 없다는 말을 했었다. 나를 죽일 수 없으니 자기를 죽이고 말았던 것이다. 원래 죽이고 싶은 감정의 대상은 물론 부모였다.

10년쯤 전의 일이다. 저녁때 환자를 치료하고 있는 도중에 급한 전화라고 받아 달라고 한다. 옛날에 나에게 치료를 받았던 부인으로부터 온 전화다. 딸이 대학 3학년인데 약을 먹고 자살기도를 했다고 와 달라는 것이었다. 약속한 8시에 가 보니 말도 안 하려고 하는 것을 어머니에 대한 감정을 터뜨려서 2시간 면담을 했다. 어머니는 다음에 또 집에 와서 치료를 해 달라는데 본인이 병원으로 오겠다고 해서 다음에 올 시간을 전화로 약속하자고 말하고 돌아왔다. 이 여학생은 신경성 식욕부진이라는 병인데 음식을 안 먹다가 많이 먹고 토하고 하여 피골이 상접하고 월경이 2년간이나 끊어져 있었다. 이 학생은 그 후에 50시간인가 치료를 받고 월경도 돌아오고 결혼도 하고 지금은 아이 셋을 두고 행복하게 살고 있다. 처음에 치료를 하면서 남동생보고 정신치료를 권하면서 정신치료를 받으면 인생 살기가 수월하다고 했었다. 이 학생의 어머니는 자녀들의 의사를 무시하고 자기 뜻대로 남을 몰아세우는 성격이다. 어머니에 대한 적개심을 처리하지 못해서 생긴 병이라 개인치료와 가족치료를 통해 이 감정을 말하고 이해하고 처리함으로써 치유가 된 것이다. 이 학생의 형제는 외국에 가 있는 큰언니를 빼놓고는 4남매를 다 치료하게 되었었다. 이 증세는 처녀에게 많지만 간혹 남학생에게서도 볼 수 있는 병이다.

또 가끔 보는 병은 조병 상태다. 어떤 여학생은 자기가 하나님이라고 잠도 안 자고 종일 떠들고, 부끄러운 줄을 모르고 남자에게 성적으로 접근을 하는 증세로 소개되어 온 일이 있다. 이 여학생은 1년 전에 같은 증세로 모 대학병원 정신과에 입원치료를 받고 외래에 다니다 안 다니다 하더니 몇 달 후에 재발했었다. 이 학생은 평소에 말이 없고 양보를 잘하는 성격인데, 처음에는 떠들고 자기가 성인이라고 소란을 피우다가 약물치료로 이러한 증세가 없어지면서 처음으로 아버지에 대한 불만과 적개심을 아버지 앞에서 토로하고 나서는 조용해지면서 평소처럼 자기 감정을 숨기는 것이었다. 많은 애를 써서 조금씩 느낌을 표현시켰더니 동생이 태어난 뒤에 자기는 부모의 사랑을 받을 권리가 없는 사람으로 자처하고 그 후에는 사랑을 받아도 받는 것으로 느끼지 못하고 평생 우울하게 지내다가 도저히 더 이상 견디지 못하여 우울 현상을 실제와 반대로 가장한 조병이 생기게 된 것이다. 조병의 밑바닥에는 항상 우울이 깔려 있다. 이 우울을 치료하지 않으면 자꾸만 재발하게 되고 이 우울을 치료하면 조병은 근치가 된다.

마지막으로 비교적 가벼운 학생문제의 예를 들어 본다. 약 20년 전 일이다. 어느 대학에 학생지도연구소가 생긴 지 1년쯤 됐을 때 일이다. 카운슬러가 법대 1년생을 상담하는데 어떻게 했으면 좋겠느냐고 물어왔다. 학생의 호소는 대학에 들어와서 사전을 마음대로 뽑아 볼 수 있는 도서관에 들어가면 아무 지시도 간섭도 없어서 어떻게 행동해야 할지를 모르겠다는 것이다. 이때까지는 고등학교에서 모든 것이 간섭과 지시에 의해서 움직이고 구속이 많다가 갑자기 모든 것을 자율적으로 스스로의 계획과 선택에 의해서 행동하고, 생활하게 되니 무엇을 어떻게 해야 할지 불안해진 것이다. 이 학생은 집에서도 아버지가 너희는 공부만 해라, 다른 것은 아버지가 다 해 준다는 식으로 길러진 막내였다. 그래서 내가 아버지를 오시게 해서 같이 치료를 하지 않고 학생만 데리고 상담을 하면 시일이 오래 걸리고 힘이 들 것이니 부모를 만나 보라고 말했다. 카운슬러는 부모를 만나본 경험이 없어 두려워 주저하다가 용기를 내어 직접 가정을 방문해서 학생의 이러한 실정을 알려 주었다는 것이다. 아버지가 열여덟 살 된 아들에게 담배를 주고 피우라 하고 모든 간섭을 하지 않게 되자, 아버지가 '너희는 공부만 하면 된다. 시집 장가갈 상대도 골라 준다'는 바람에 고민을 하고 있던 형이나 누나가 자기 때문에 덕을 보게 됐다는 말도 했다. 이 학생은 가족상담과 개인상담으로 1학기가 끝날 무렵에는 불어를 배워 모파상의 단편을 읽을 정도가 되어 기뻐했고 물론 1학기 성적은 A였다.

이 학생은 아버지의 간섭이 공부할 때부터 시작한 것이라 아버지의 태도 변경으로 급격하게 호전되었다. 이 아버지는 왜 그렇게 간섭을 하게 되었느냐 하면 아버지 자신이 본래 공부를 잘해서 상급학교에 갈 수 있는데도 집이 가난해서 진학할 수가 없어 중등학교만 졸업하고 당시에 중앙청의 과장으로 있었다. 자신이 공부를 하고 싶은데 못했기 때문에 자녀들에게는 공부를 마음 놓고 할 수 있게 한다고 '공부만 해라, 나머지는 아버지에게 맡겨라' 하는 태도가 나온 것임을 깨닫고 태도를 바꾸었던 것이다. 아버지의 태도를 보면, 성격적인 뿌리가 깊지 않고 자식을 사랑하는 마음이 깊어서 쉽게 태도를 고칠 수 있었다고 생각한다. 상담이 끝나고 1~2년 후에 아버지가 지방의 장관으로 와 있다고 방학 때 놀러 오라는 편지가 왔다는 소식을 들었었다.

이 외에 학생 깡패나 습관성 약물중독을 비롯해서 여러 가지 정신장애가 있으나 중요한 것들만 적고 나머지는 생략한다.

3. 청년기의 정신질환의 추세와 전망

대학생 연령에 있어서는 남성으로서, 여성으로서, 한 개인으로서의 자존심 경쟁과 대학사회의 일원으로서의 위치를 확보해야 하는 자기동일성 형성을 해야 할 시기이고, 부모를 떠나서 친구를 만들어야 하고 공부나 사교, 이성교제 등이 갑자기 주어진 자유와 집을 떠난 불안이 많은 학생에게 겹친다. 요 몇 년에는 졸업정원이라는 것이 많은 학생들에게 위협을 준다. 옛날의 대학생은 희귀한 귀족적 존재이고 존경과 특권을 누릴 수 있는 소수였기 때문에 교수와의 개인적 유대와 접촉이 많았었다. 현재의 학생들은 대학이 매머드화함으로써 교수와의 유대가 극히 희박한 상태다. 교수는 적고 학생은 너무나 많은데다 날로 교수와 학생 사이는 멀어져 가고 있다. 가정과 사회에서도 제대로 사랑이나 교육을 받고 있지 못하고 있다. 이러한 이유로 외국에서나 우리나라에서나 대학생들에게 정신장애 현상이 늘어나고 있다. 학생 노이로제의 경우, 재학 중에 교수나 선배, 친척이나 누군가 등 학생이 가서 무슨 문제든지 털어놓고 의논할 상대가 있으면 예방되는 경우가 적어도 3할 이상이라고 믿는다. 카운슬러나 정신치료자는 이러한 일을 전문적으로 하는 것에 지나지 않는다. 그러나 그 많은 학생을 맡아서 상담해 줄 전문인도 몇 사람

안 되고 또 이를 전임도 아닌 사람이 해낼 수는 없다.

미국의 대학생은 제2차 세계대전 후 미국이 세계에서 가장 풍요하고 전쟁에 이긴 강한 나라라는 자부심으로 공부도 열심히 하고 사회에 순응했다. 1950년대 말부터 불만이 시작, 60년대 후반부터 사회 개혁적인 운동이 일기 시작하여 방황하는 학생, 공동체 추구, 동양 종교 등 각종 취미에 열중했다. 70년대 월남전 후에는 완전히 자신을 상실하고 대부분 혁명을 배척하고 개인적 성장과 개발에 관한 강좌를 요구한다. 불경기로 인해서 열심히 공부는 하나 불안해하고 있다고 보인다. 우리나라의 대학생은 해방 후에는 좌우 충돌, 반탁운동, 4·19 후에는 데모의 계속과 일부 향락적인 경향을 보이고 전통적인 가족관계나 인간관계의 붕괴로 인해서 인격이 미숙하고 정신건강이 나빠지고 깡패가 늘어나고 학생 범죄가 증가하고 있다.

현재 우리나라 대학생의 정신건강 문제는 현재 진행하고 있는 학생상담소에 치료능력이 탁월한 전임교수를 배치해서 학생상담을 원활히 하고 대학행정가, 교수들, 직원들과 좋은 관계를 맺어 학교 분위기를 정신건강을 촉진하는 분위기로 만드는 것이 중요하다. 현재보다 긴밀하게 접촉해서 공동으로 학생문제를 지속적으로 조사, 연구하고 예방하고 치료하는 수준을 높이고 세련되게 해 나가야 할 것으로 생각한다.

의과대학이 있는 대학에는 학생보건진료소에 정신과를 두고 학생상담실이나 학생생활연구소와 서로 밀접한 연락을 가져야 한다. 무엇보다도 중요한 것은 전임의 카운슬링 교수의 임명과 정신과와의 협동이다.

그리고 학생생활은 어떤 서클이나 과외활동을 통해서 서로 어울리게 해서 고립감을 없애 주고 소속감을 가지게 해 주는 것이 제일 중요하다.

『월간조선』, 1983. 9.

11

모두 제자리로 돌아가자

　금년은 실업문제, 학원문제, 정치문제, 외채·무역마찰 등의 경제문제 등으로 유난히 도 어려운 지경에 처해 있다.

　동서고금을 막론하고 국난을 당해서 단결한 민족은 성하고 내부 분열이 있는 민족은 망한다는 실례를 얼마든지 볼 수 있다. 수(隋)·당(唐)을 물리친 막강한 고구려가 내부 분열로 망하고 중국대륙까지 진출했던 백제가 단결된 신라에게 멸망을 당했다. 내부통 일이 없는 청국이나 러시아 같은 대국이 단결된 일본에게 패했다. 한말의 우리 역사나 임진왜란의 경우를 보면 오늘의 우리가 직면하고 있는 현실을 검토하는 데 좋은 거울이 될 것이다.

　우리의 역사를 살펴보면 건강하고 국리민복에 주력하는 정부는 항상 북방에 대한 외 교 군사적 대비가 튼튼하였고 남쪽으로 왜(倭)에 대한 대비가 튼튼하였다. 임진왜란이나 병자호란은 이러한 전통적인 건전한 정책을 소홀히 하여 자초한 재난으로 볼 수 있다. 왜가 새로운 무기인 조총을 진상했어도, 무기의 성능이나 출처에 대해서 구명해 보지도 않았고 왜국의 동태에 대해서 염탐하는 노력도 없었다. 반면에 왜는 첩자를 파견하여 여 러 가지 정보를 수집하고 지리를 살피고, 전쟁 중에는 선조 임금마저 왜의 첩자에 놀아 나 이순신 장군을 사형에 처할 뻔했다. 그런데 현대에 와서도 이러한 점에서 일본에 대 한 정보수집과 대비책이 부족하고 많은 한국 사람이 그들에게 오히려 정보를 제공하고 있다.

　지금 실업, 학원, 정치, 외채와 무역마찰 등 모든 문제가 한꺼번에 우리를 위협하고 있

다. 그러나 자칫 잘못하면 벼랑에 떨어지게 될 것이고 슬기롭게 대처해 나가면 밝은 미
래를 맞을 수 있는 갈림길에 서 있는 것이다. 이러한 위기를 극복하는 길은 우리 정부나
국민들이 다 알고 있는 것을 실천하는 길이다. 어떻게 보면 다 알고 있으면서도 모르고
있는 것이 아닌가 하는 느낌을 갖게 할 만큼 실천할 줄을 모른다. 또, 실천을 한다 해도
미흡하고 국민총화·일체감·사회정화 등에 대해 실천을 남에게 미루고 각자는 여전히
낡은 습성에 젖어 있는 경향이 있다.

우리가 미증유의 국난이면서 좋은 기회가 도래한 이 시점을 잘 헤쳐 나가려면 우리 민
족이 대동단결해야 한다. 이것에 이견이 있을 수 없다면—북에서나 혹 일부에서는 이견
이 있을지 모르지만—이러한 민족통일과 단결을 저해하는 요소를 제거하고 우리의 긍
정적인 면과 장점을 키워 나가야 하는 것이다.

민족단결을 저해하는 요소는 무엇인가? 그것은 임진왜란에서 한말까지 내려오는 동
안의 대외정보 수집이나 왜국의 동태 파악에 무관심했던 것과 같은 무관심이 그 하나다.
물론 지금은 통신망, 해외 경제활동, 문화교류, 외교활동으로 많은 정보를 입수하고 있
어서 한말과는 비교가 안 되겠지만 기본정신이 충분치 못하지 않나 하는 점이다. 뚜렷한
민족의식과 국가의식이 부족한 느낌이다.

우리가 대외적 특히 일본에 대한 무방비로 인해서 일본의 식민지가 되었을 때 국가의
식, 민족의식, 민족단결 등 주체성을 말살시키고자 하는 교육을 받았는데 아직도 그 영
향에서 탈피를 못하고 있는 점이다. 이것은 해방 후에 미군정이나 그 후에도 친일파나
민족반역자의 처단이나 숙청이 없었고 오히려 그들이 만드는 식민지 시대의 사회 분위
기를 유지해 온 점이다. 국가니 민족이니 하는 말들은 사리사욕을 채우는 연막으로 사용
되는가 하면 국가와 민족을 운운하며 공허한 구호로 국민들은 귀를 기울이지 않고, 진정
으로 국가나 민족을 부르짖으면 국수주의나 독재주의로 냉소의 대상이 된다. 이것이 우
리가 잘 자각하지 못하는, 해방 후 철저한 일제식민지 잔재의 청산이 없었기 때문에 생
기는 결과다.

구체적인 좋은 예가 구정을 명절로서 공휴일로 정하는 데 해방 후 약 40년이 소요된
경우다. 일본이 우리의 민족적 단결을 파괴하기 위해서 우리의 역사·조상·전통을 멸
시하게끔 교육을 했고 우리 민족은 우리의 주체성을 지키는 중요한 저항으로서 추석이

나 구정을 지켰었다. 해방 이후 곧 회복이 되었어야 했는데 40년이 소요되었다.

지금 기독교계의 일부에서는 단군성전을 세금으로 건립하는 데 반대를 하고 있다. 단군사상이 외세 특히 일제에 의해서 조직적・의식적으로 말살되어 온 것을 우리나라 국사학자들은 아는지 모르는지 일제가 왜곡한 국사를 가르쳐 왔다. 우리 역사에서는 국난이 있을 때마다 단군의 건국정신을 중심으로 민족적 단결을 해 왔다는 것을 명심할 필요가 있다. 민족단결에는 정신적 구심점이 있어야 한다. 그것은 현존하는 지도자 또는 과거의 지도자가 있어야 하는 것이다. 지도자 없는 막연한 단결이란 있을 수 없다. 구정이나 단군성전 문제 등은 민족주체성과 민족단결의 관점에서 생각하고 처리되어야 마땅하다.

다음으로 우리 민족의 단결을 저해하는 요소는 남북을 막론하고 독재정치의 여독이다. 권력과 금력이 결탁하고 국가의식과 민족의식이 박약한 사람들이 득세해서 부정부패, 소외 '떡고물 돈'이 이동하면서 외채와 서민이 맡긴 은행 돈으로 부동산 투기를 하고 치부하는 파렴치, 비판이 없는 자유로운 틈을 타서 이러한 해독을 끼치는 권력층이나 금력층에게 냉철한 각성을 촉구한다. 그러한 권력이나 금력이 국가나 국민으로부터 나온 것임을 철저하게 인식할 필요가 있다. 재벌이란 근로자의 노동, 서민의 저축, 외채와 기업인의 창의적 노력, 정부의 지원이 총화인 것이지 재벌기업인 개인의 것이 아니라는 것을 철저히 깨달아야 할 것이다.

정부・기업인・지식인・학생・군인・근로자 각계각층이 제각기의 국가에 대한 책임과 분수를 분명히 해야만 국민총화가 있을 수 있다. 모든 계층이 존경받을 수 있는 존재가 되어야 한다. 군인은 국방에만 전념함으로써 의롭다 할 것이요, 대학교수가 재벌이나 권력자의 흉내를 내서는 존경을 받을 수 없을 것이다.

지금 우리가 처해 있는 국난을 극복하려면 모든 국민이 과거의 실패의 원인이며 현재의 문제점으로 드러나는 대외적 무방비, 일제 잔재나 독재의 해독이 구체적으로 어떻게 우리 사회나 우리 정신을 좀먹고 있는지 자각해서 벗어나려고 하는 체계적 노력이 필요하다.

우리가 단군의 건국이념이 '홍익인간'이라는 것을 명심하고 이것이 우리의 지도이념으로 우리의 정신과 정책에 반영이 된다면 무슨 어려움이 있겠는가? 우리는 다른 나라와 달리 부의 편재, 비대를 항상 제한하고 빈부의 차를 줄여 평등사회를 지향해 왔고 인정을 존중하고 상부상조하는 전통을 이어받고 있다.

각자 자기 위치를 분명히 자각하고 남의 영역을 침범해서는 안 된다. 침범을 하면 단결이 깨지고 갈등이 생긴다. 정치는 정치인에게, 기업은 기업인에게, 종교는 종교인에게, 언론은 언론인에게, 대학은 대학인에게 맡겨야 한다. 이러한 각 계층이 자기 책무를 못할 때에는 외부의 비판과 간섭을 받게 된다.

우리는 지금 국난을 당해서 과거를 반성하고 종전과 같은 사고방식을 청산치 않고는 절대로 국민총화와 국난극복을 이룩할 수 없다는 것을 명심해야 할 것이다. 무분별한 외채 도입의 책임이 있는 정부나 기업이 책임을 통감하고 솔선수범하고 국민의 협조를 바라야 할 것이다.

정치인의 수준이 국민의 수준을 따라가지 못하고 있다는 것을 여야 정치인은 명심하고 광범위한 국민여론에 귀를 기울이고 사심 없는 판단을 내려야 한다. 국가와 민족의 장래를 생각하면 여야의 극한 대립이란 있을 수 없다.

학원문제도 학생들의 요구가 정당한 것은 정책에 반영하고 오해가 있는 것은 설득하고 현재 실현할 능력이 없는 것은 그들이 실력을 배양해서 보다 나은 사회를 그들 손으로 건설할 수 있는 실력을 연마하게 하고 불순세력이 있으면 가려서 처벌하는 시책이 필요하지 않을까? 이 모든 것에 사심이 개입하면 하나도 이루어질 수 없을 것이다.

『광장』, 1986. 1.

12

무절제론(無節制論)

오늘날 우리 사회는 무절제의 홍수 속에 파묻혀 있다고 해도 과언이 아니다. 지금 우리 사회의 국민생활은 모든 분야와 개인생활에 이르기까지 무절제의 범람 속에 매몰되어 있다. 정부가 부르짖고 있는 5대악(五大惡) 소탕의 구호는 바로 이러한 무절제가 국민생활과 사회질서를 위협하고 있다는 현실을 인식하고 있는 것으로 보인다.

이러한 국민생활 전반에 있는 무절제는 정부나 국민, 빈부, 연령, 성별, 도시와 농촌을 가릴 것 없이 퍼져 있는 정신적 풍토이기 때문에 구체적으로 나타나는 현상은 무한히 많다. 그것도 권력층·부유층·지도층 그리고 도회지로 올라갈수록 더욱 뚜렷해지는 감이 없지 않다. 개인생활의 경우를 본다면 수입이 얼마 되지 않는 봉급생활자도 옷차림만큼은 일류다. 남 앞에서는 누구나 있는 체해야 하고 빽이 센 체하고 허세를 부려야 한다. 남이 좋은 집에 사니 나도 무리를 해서라도 좋은 집에 살아야겠다, 남의 집 아이가 일류학교를 다니니 내 아이도 무슨 짓을 해서라도 일류학교에 입학을 시켜야겠다, 남의 집 아이가 용돈을 얼마 쓰니 우리 집 아이도 돈을 많이 주어야 한다, 남의 집에는 텔레비전, 냉장고, 피아노가 있으니 무리를 해서라도 우리도 사야겠다, 다른 친구들은 다이아반지를 약혼반지로 약혼자에게 보내니 나도 빚을 내서라도 다이아반지를 해야겠다, 이러한 분에 넘치는 행동, 무절제는 한이 없다. 없는 사람은 없는 대로, 있는 사람은 있는 대로 규모가 다를 따름이다. 근래에는 좀 덜한 편이지만 자유당 말기 4·19 이후 계(契)로 인한 부녀자들의 정신병·노이로제·자살이 우리나라의 특유한 현상을 이루었었다. 없는 사람은 없는 대로, 있는 사람은 있는 대로 분에 넘치는 높은 액수의 계를 조직한 후 결국은 깨져서 오는 심적인 충격 때문에 정신병이 되거나 자살하는 부인들이 허다하게 많았다. 푼푼이 모은 돈을 이자를 받기 위해서 빌려주었다가 떼여서 생기는 노이로제는 항상 존재한다.

장래의 국민을 교육하는 학교에서는 진정한 교육의 의의가 희박해지고 양심적인 교육자보다 교육자다운 태도가 희박한 사람들이 득세한다. 진정한 사제지관계(師弟之關係)보다도 학부형이 얼마나 돈을 많이 낼 수 있느냐 하는 데에 교장이나 선생들의 관심이 집중된다. 이러한 현상은 대학에서는 없으나 하급학교로 갈수록 심하다. 그것은 스승이 학부형들의 약점을 노리는 악랄한 행위라고도 볼 수 있다. 대학이나 고등학교에서는 학생 자신이 자각이 들어 있기 때문에 스승을 감시하고 있어 그러한 현상이 거의 있을 수 없지만 중학교·초등학교·유치원에서는 거의 보편적인 스승의 무절제가 횡행한다. 이것은 특히 지각이 없는 여교사에게서 더 심한 것을 볼 수 있다. 부형이나 자모가 돈을 갖다 주고 향응을 하는가에 따라서 제자를 대우한다. 일부 사립 초등학교에서는 아이를 면접하기보다는 어머니 나아가서는 아이의 가정이 얼마나 부유하고 학교에 돈을 얼마나 많이 갖다 줄 수 있는가를 진단하는 데 혈안이 되어 있다고 한다. 재단을 구성해서 육영사업을 하는 것이 아니라 남의 돈을 긁어모아서 남의 덕으로 돈을 벌어 보자는 풍조의 일단으로 볼 수 있는 현상이다. 이렇게 초등학교, 유치원까지 무절제는 침투해 있다. 교사들의 봉급이 적기 때문에 돈이 있는 학부형이 돈을 거두어 생활의 보탬을 해 준다는 것은 자녀를 맡긴 부모의 심정으로서는 하나의 미덕으로 간주할 수 있는 문제이겠지만 입학이나 신학년이 되었다고 호화스러운 환영회를 베푸는 것은 아무리 생각해도 도가 지나친 일이며, 부모가 협조를 잘하지 않는다고 제자를 냉대해서 노이로제를 일으키는 교사는 아무리 생각해도 언어도단이 아닐 수 없다. 옛날에는 가난한 집안 아이들이 공부를 잘하는 경향이 있었는데, 요사이는 돈이 있는 집 아이가 아니면 교실에서 기가 죽어서 성적이 좋아질 수 없다고 한다.

이러한 무절제는 가정이나 학교에서뿐만 아니라 사회생활 일반·종교·문화·학술·경제·정치 등 모든 분야에서 나타나고 있다. 한마디로 무질서, 가짜의 득세, 폭리, 특례, 공짜를 바라는 것, 허세를 부리는 것이라고 할 수 있다.

각종 사회단체·문화단체·사회사업·문화사업 중에는 필생의 사업으로 여러 가지

고난을 겪어 가면서 해 나가는 양심적인 존재들도 많지만 이러한 허울 좋은 명목을 표방하여 사리를 추구하는 예가 얼마나 많은가? 일례를 들면 한때 고아원을 하는 사람들이 갑자기 불어났었다. 전쟁으로 인하여 많은 고아가 생겨서 불쌍한 동포를 돕는 사회사업으로 알았더니, 그것은 외국의 원조와 구호물자를 가로채기 위한 사업이요, 무역이란 말을 듣고 필자는 아연실색한 일이 있다. 기생충이나 전염병을 박멸한다는 국가의 정책이 서면, 양심적으로 국가시책을 수행하자는 것보다 이것을 이용, 사복을 채울 목적으로 단체가 결성되고 실지로 그러한 부정이 속속 드러나고 있는 현상이다. 그러한 무리들에게는 모든 것이 아무리 좋은 사업일지라도 모리(謀利), 그것도 공짜로 남의 돈을 먹는 좋은 기회로밖에 생각이 되지 않는다.

지금 우리나라에서는 학계에서도 사적으로는 논의가 되어도 공적으로는 논의가 되어 있지 않은 사이비 학자의 문제가 있다. 매스컴 또는 대중과 학자의 문제다. 진정한 학자는 학문의 목적이 국민생활 또는 인류생활의 향상에 있는 만큼 대중계몽에 관심을 가져야 한다. 이러한 훌륭한 학자가 대중 앞에 크게 등장하는 경우도 많지만, 일부 인사들은 전문학자 간에는 학자로서 인정되어 있지도 않고 그의 발언이나 글이 전문적인 신빙성이 적은 무책임한 내용이라는 것을 알고 있으면서도 제재 내지 시정할 방법이 없다는 것을 개탄하고 있다. 이것은 당사자의 무절제에도 기인하지만 매스컴 당자들의 성의와 연구의 부족에도 책임이 있다.

실업으로 인한 생활의 빈곤에도 원인이 있겠지만 사기꾼의 격증도 하나의 뚜렷한 현상이다. 사기현상은 전문적인 사기한이 불어난 것뿐만 아니라 각종 직업 전체에 걸쳐 사기성이 만연해 있는 사실이다. 사기성을 띠지 않으면 사업이 성공할 수 없고 돈이 벌리지 않고 출세를 할 수 없는 것으로 생각하고 있는 듯하다.

직장에 있어서는 하극상(下剋上)이란 현상이 있다. 물론 옳지 못한 상급자가 선량하고 유능한 하급자를 냉대, 축출하는 경향도 없지 않지만 하극상의 현상은 도처에서 볼 수 있다. 필자가 외국에서 돌아와서 직장을 가졌을 때 군의 간부로 있던 선배로부터 절대로 당신 밑에 사람을 쓰지 말고 혼자 해 나가라는 충고를 받은 적이 있다. 왜 그러냐면 그놈이 반드시 당신을 몰아내는 것이 대한민국이니 두고 보라는 것이었다. 불행히도 곳곳에서 그런 결과가 초래되는 것을 경험하지 않을 수 없었다. 그것도 상급자로서 능력이 부

족해서가 아니라, 권력과의 결탁, 부정한 결탁을 하지 않았기 때문이었다. 부정한 자기
이익을 옹호하기 위해서 이러한 무리들을 이용하는 지도층이 있기 때문에 이러한 자들
이 발호를 한다.

경제계에서는 매일같이 신문에 보도되는 바와 같이 특혜·폭리·사기가 흥행하고 있
다. 소위 삼분폭리사건, 부정 의약품, 가짜 부정 통조림, 부정 분유가 그 한 예다. 그러나
이런 것은 심한 경우이고, 국민의 건강과 생명을 좌우하는 정부기관의 검정을 거친 의약
품의 태반이 함량 부족이다. 이로 인해서 의사들에게는 환자 치료에 막대한 지장을 초래
하고 있다. 신용 있는 제약회사는 고객의 신용을 미끼로 때로는 군소업자보다 나쁜 재
료를 사용하고 있다. 이러한 사기성은 우리 사회에서 오히려 정상으로 통용되고 절도(節
度)를 지키는 업자나 상인이나 개인은 오히려 바보가 아니면 시대착오적인 돈키호테적
존재로밖에 대우를 받지 못한다. 물론 폭리를 취하지 않기 때문에 이윤이나 수입도 적
다. 이러한 공공연한 부정이나 특혜·폭리는 필연적으로 공무원과 집권층의 부정과 직
결되는 것이다.

정치에 있어서는 극한투쟁, 극한사태가 빈번하게 연출된다. 이것은 무절제의 정점이
요 원천이라고도 볼 수 있다. 집권층의 무절제는 무절제한 차관 지불보증을 비롯하여 법
의 남발, 조령모개(朝令暮改), 법의 자의적인 해석, 법시행의 불공정·불평등, 부패로 인
하여 국민의 법관념을 희박하게 하고, 법질서에 대한 신뢰감을 상실케 하고 있다.

1. 무절제의 원인과 결과

이상 본 바와 같이 우리 사회에서 무절제는, 집권층·지도층·부유층을 정점으로 하
여 점차 하부로 침윤되어 제2국민을 양성하는 교육기관, 특히 초등학교·유치원으로,
가정에까지 침투되어 모든 생활에 정도의 차이는 있을지언정 모든 부문에 침투해 있고
각 개인의 마음속을 파고들고 있다. 절제 있는 개인은 항상 이러한 힘의 압력을 물리치
는 투쟁을 하지 않으면 안 된다. 전 국민생활에 만연해 있고 모든 개인의 마음속을 파고
들고 있으므로 이것은 사회 전체가 걸려 있는 병인 하나의 사회노이로제다.

그러면 이러한 사회노이로제의 원인은 어디에 있을까? 적어도 우리는 해방 전에는 일부 개인의 무절제는 있어도 오늘날과 같이 전 사회에 퍼져 있는 무절제 현상은 보지 못했다. 이것은 8·15로부터 싹이 트기 시작했다고 볼 수 있다.

8·15 전에도 많은 애국지사·독립운동자가 해외에서 또는 국내에서 지하로 민족독립운동을 지속해 온 것이 사실이지만 우리의 해방은 주로 타율적으로 주어진 것이고 우리 힘의 주동으로 이루어진 것이 아니었다. 해방 직후에는 모든 국민이 해방의 기쁨을 절감하였고 과거 일제강점기의 자기 행동을 반성하고 자숙하는 마음을 정도의 차이는 있을지언정 모든 사람이 가졌었다. 그러나 미군정은 우리나라 사정에 어둡고 일제의 통치기관을 그대로 인수하고 통역정치를 하였기 때문에 자숙하는 기분이 점차 사라지고 또 한 가지 적산이라는 것이 곁들여서 무절제의 싹이 트기 시작했다. 해방 당시에는 일인(日人)이 공짜로 주는 일인 재산을 선물 또는 기탁받는 것은 해방된 독립 국민의 양심으로서 거부한 사람들도 세상이 돌아가는 꼴을 보고 점차로 후회하는 마음이 생기는 사람이 불어나고 미군정과 통역, 그 밑에서 일을 보는 군정 공무원을 상대로 절제를 잃은 행동이 시작되었다. 적산쟁탈전이 벌어진 셈이다. 부패는 여기서부터 그 전형적인 형태를 갖추기 시작했다. 친일파나 민족반역자들도 처벌을 기다리고 참회를 하는 자세로부터 고개를 들기 시작하여 정계를 비롯하여 각계각층에서 날뛰기 시작했다. 여기서부터 무절제의 문이 환히 트이기 시작했다. 정권이 우리 손에 없었기 때문에 이 흐름을 막을 도리가 없었다. 친일분자와 민족반역자는 행정기술자로서 미군정에 의해 등용되어 그들은 일제 대신 미군정으로 상전을 바꾸어 모셨을 뿐 그들의 본질에는 조금도 변동이 없이 또는 일제 때 이상으로 나라를 좀먹기 시작했다. 해방 직후에 나라를 섬기고 국민을 섬기자는 정신은 짧은 순간으로 흘러가고 본질적으로 우리의 정신에는 변동을 일으키지 못하고 말았다.

다음으로 무절제를 가중하게 만든 상황은 민족의 분열이다. 탁치문제를 계기로 좌우로 분열이 되고부터 민족 상쟁의 극한투쟁의 형태가 극한적으로 연출되었다. 그것은 폭력에 의한 이른바 테러다. 이 결과 결국은 남북이 분단되어 이북에는 공산정권이, 이남에는 대한민국 정부가 수립되었다. 대한민국 정부는 미군정의 보호 아래 성립되었기 때문에 정신적 풍토와 공무원의 구성이 미군정의 연장이 안 될 수 없었고 반민특위는 이

(李) 정권의 구성으로 봐서 필연적으로 실효를 거둘 수 없었다. 그것은 8·15에 싹튼 한 줄기 민족정기라는 등불의 최후 모습의 상징으로 꺼져 버렸다. 이 시점으로부터는 친일 분자나 민족반역자를 말하는 사람이 없어지고 오히려 그런 말을 하는 사람은 빨갱이로 몰리는 듯한 정신풍토가 굳어졌다.

이(李) 정권은 민족의 분열과 일제의 정신풍토의 계승, 일인 독재와 이에 아부하고 이권을 쟁탈하는 수라장으로 번져가기 시작했다. 그래도 6·25 직전은 물가도 안정되기 시작하고 심한 무절제는 표면화하지 않았다. 특권계급이나 재벌도 존재가 뚜렷하지 않고 빈부의 차가 심하지 않고 고급 공무원이나 하급 공무원의 생활도 다 같이 곤란한 형편이었다.

6·25는 어떻게 좀 안정되어 가려는 사회질서와 그나마도 남아 있던 건실한 부분의 정신풍조마저 송두리째 흔들어 버렸다. 모든 도에 넘치는 부패와 사치, 저축심의 소멸, 장래에 대한 건실한 희망의 상실, 장기계획의 포기 등등 모든 악덕은 부산 피난에서 생겼다는 말이 있을 정도로 단적으로 표현된다.

특권층은 가족을 외국으로 보내고 본인들도 해외 도피를 준비하고 있고 서민들은 서민대로 알뜰히 해 보았자 그것이 내 것이 될 것인지, 언제까지나 살 것인지, 앞을 내다볼 수 없었고 전쟁이라는 일종의 무질서에서 빚어지는 산물이 전에 없던 악덕을 만연시켜 놓았다.

6·25 후에는 외원(外援)이 증가됨에 따라 특혜와 부패가 정권연장을 위한 정치자금 염출과 치부를 위해서 크게 등장하게 되었다.

6·25를 거친 이(李) 정권 시대의 정신풍토는 백귀주행(百鬼晝行)이라고도 부를 수 있는 무절제로 달음질하고 정치적 무절제의 정점이라 볼 수 있는 사사오입 개헌을 비롯하여 3·15 부정선거를 절정으로 4·19에 의해서 일시에 이 정권은 타도되고 '이승만 대통령 하야'는 우리나라 국민들로 하여금 제2의 8·15를 경험케 했다. 자유당 사람들도 눈물을 흘리고 감격하고 참회하는 순수한 애국심과 절제를 소생시킨 것이 4·19였다.

그러나 4·19의 주동은 학생이었기 때문에 이 집단은 정권을 인수받을 수가 없으므로 과정(過政)이 탄생하였다. 일제에서 미군정으로 넘어오면서 일제의 정신풍토를 물려받듯이 이 정권은 미군정의 그것을 물려받고 과정(過政)은 이 정권의 연장이 아닐 수 없었다. 8·15 정신이 미군정에 의해서 흐려져 버린 것과 마찬가지로 4·19의 정신은 과정 (過政)에 의해서 흐려지기 시작했고 학생들의 덕분으로 집권하게 된 민주당 정권은 처음부터 분열을 일으키고 4·19의 주동이 아니었기 때문에 학생들의 요구에 못 이겨서 소급입법으로써 소위 부정선거 원흉을 다스리기는 했지만 그 정신풍토는 혁명적이라고는 할 수 없었다. 해방 직후를 제외하고는 가장 자유로운 사회 분위기를 조성하기는 했었지만 그 밖에는 별로 본질적으로 다른 점이 없었다. 그러기 때문에 후에 5·16을 일으킨 군인들에 의해 구정치인이란 낙인을 찍히게 되었던 것이다. 민주당 정권이 질서를 잡아 보려고 하던 중 불안해진 군인들은 5·16을 일으켰다.

　5·16은 민주당이 자유방종한 혼란을 빚어냈다고 해서 정반대의 언론봉쇄 계엄령으로 나왔었다. 국회의 토론과 언론의 비판은 민주주의의 방부제인 만큼 이러한 방부제가 없는 2년간은 교통질서나 출근시간 엄수 등 외에는 무질서와 무절제가 어둠 속에서 창궐하고 있었다. 5·16의 주체세력은 정치적인 기반이 없었기 때문에 필연적으로 이른바 구정치인들의 일부와 손을 잡지 않을 수 없게 되고 민간행정이나 정치의 복잡한 절차에 대한 훈련이 없는 군인 생활의 체질이 몸에 배어 있어 새로운 무절제를 자중하게 되고 구정치인화하는 경향을 나타내는 점도 적지 않다. 구정치인보다 과학적이고 조직적인 점이 강하고 민심의 구미에 당기는 참신한 구호를 내거는 것이 다른 점이다.

　오늘날 5·16의 주체가 영도하는 정권은 8·15 정신과 4·19 정신에 부합되는 참신한 구호를 내걸고 있지만, 오늘날 집권층을 구성하고 있는 요소는 공무원의 구성으로 보나 앞서 해방 후 정권교체가 항상 구정권의 정신적 유산을 바로 또는 반동적으로 계승하고 있기 때문에, 오늘날의 무절제는 그 규모와 만연의 정도가 과거 어느 때보다 격심한 상태에 있는 것으로 보인다. 이러한 무절제는 조만간 어떠한 해결책이 강구되기 전에는 그나마도 있는 현존질서를 위협하지 않을 수 없는 단계에 도달할 우려가 다분히 있다.

2. 무절제를 벗어날 길은 무엇인가

이상 본 바와 같이 지금 전(全) 사회를 엄습하고 있는 무절제는 일제의 유산인 노예근성·친일·민족배반이라는 악의 표본이 분쇄되지 못하고 미군정으로부터 현재까지 지속되고 있는 정신풍토를 바탕으로 한 적산과 외국원조 처리에 있어서의 부패와 특혜는 정권연장과 치부라는 집권층의 불순한 동기에 의해서 더욱 촉진되었다. 여기에 6·25라는 사회질서를 근본적으로 뒤흔드는 상태가 유발되어서 생긴 정신적 질서를 뿌리째 흔들어 놓은 상처로부터 서서히 회복은 되어 가고 있지만 그 상흔은 국민생활의 모든 분야에 남아 있다. 그리고 이 모든 무절제의 밑바닥에는 빈곤이란 괴물이 크게 도사리고 있다. 빈곤은 무절제를 조장하고 무절제는 빈곤을 더욱 격화시킨다.

우리 사회에 만연되어 있는 무절제는 어떠한 계층이나 일부에만 있는 것이 아니라 국민 전체에 퍼져 있는 것이기 때문에 단순한 제재나 구호나 설교로는 막을 수 없는 상태에 놓여 있다. 위정자 자신은 그렇게 하지 않으려고 노력을 하더라도 주위를 둘러싼 물결을 어찌하기 어려운 형편이다. 근본적으로는 독립이 우리의 힘으로 이루어지지 못한 것이 근본 원인이다. 구체적으로는 정권이 일제의 반민족적 요소를 충분히 청산하지 못한 채 미군정으로, 미군정의 그러한 요소를 청산 못한 채 다시 이(李) 정권으로, 4·19로 이러한 요소가 청산될 새로운 시발점이 이루어질 듯하다가 청산이 되지 못하고 5·16으로 넘어온 정신적 풍토가 무절제의 근본 원인으로 보인다. 현정권은 민정으로 넘어오고부터는 주체성과 근대화라는 구호를 부르짖음으로써 8·15와 4·19의 정신을 되찾으려는 듯이 보인다. 그렇지만 주체성과 근대화는 어떠한 관념이나 이론으로 이루어지는 것이 아니라, 우리 가슴속 깊이 간직하고 있는 건전한 애국심을 소생시키고 마음 깊숙이 도사리고 있는 불건전한 반민족적인 노예근성과 거지근성을 뽑아내지 않으면 안 된다. 우리는 지금 과거의 대미일변도 외교와 대미일변도 원조로부터 탈피하지 않으면 안 될 상황이 가까워지고 있다는 것을 자각하기 시작하고 소위 다변 외교의 첫 발걸음을 딛기 시작하고 있다. 그러나 한편으로는 한일국교 정상화로 인하여 앞으로 일본과의 교섭에 있어서 위정자나 국민들 가슴속에 그대로 남아 있는 일본이나 일본인에 대한 조건반사적인 노예근성을 소생시킬 우려가 있음을 자각하지 않으면 안 된다. 이러한 우려는 공무원이나 서민들뿐만 아니라 지도층에 이르기까지 이미 그러한 현상을 나타내고 있으니 더욱 문제다. 노예근성이란 불행히도 본인들은 자각하지 못한다. 본인들은 외국인에 대한 친절·미덕·예의 등등으로 느껴지기 때문이다. 호혜평등이란 일방적인 것이 아니라 상호적인 것이다. 이편의 친절을 바로 받아들이지 않을 때에는 이편의 힘이 월등히 강하기 전에는 친절을 그만두어야 한다. 이편의 친절을 그대로 받아들이지 않는 나보다 강한 상대에게 친절을 베푸는 것은 노예근성 이외의 아무것도 아니다.

우리는 지금 해방 후 어느 때보다도 정신적 독립을 성취하지 않으면 안 될 상황에 놓여 있다. 그러기 때문에 주체성과 근대화가 부르짖어지고 있는 것이다.

집권자나 지도층은 국민의 비판을 두려워할 것이 아니라 비판을 충분히 검토하고 옳은 비판을 시책에 반영하고 그릇된 비판은 해명·설득·반대비판으로서 대화를 유지해야 한다. 집권자나 정치인 지도층 상호 간의 비판도 활발히 진행되어야 한다. 모든 시책은 국민의 마음에 초점을 두어야 한다. 위정자나 지도층의 일방적인 의도만으로는 무슨 일도 성취되기 어려운 것이다. 정권을 담당하는 사람들이나 지도층에 있는 사람들은 행동으로 주체성과 근대화의 정신을 보여 주어야 한다. 그러기 위해서는 각자의 마음속에 도사리고 있는 반주체성, 즉 노예근성과 전근대적 요소를 자각하고 불식하는 작업이 선행되지 않으면 안 된다. 그렇게 함으로써 비로소 국민의 신뢰를 불러일으킬 수 있는 것이고 진정한 지도자의 위치에 오르게 되는 것이다. 무엇보다도 정권 담당자와 국민생활 각 분야의 지도적 인사들의 인간개조와 체질개선이 일반 국민의 그것에 앞서야만 한다. 주체성과 근대화 문제는 많은 논의가 있었지만 상금도 충분히 우리 사회에서 해명이 되었다고 볼 수 없기 때문에 앞으로 교수들, 지식인들의 활발한 토론이 시급하고 이 토론에 모든 분야의 지도층이 참여해야 될 것이다.

무절제의 청산은 8·15와 4·19의 원점으로 돌아가서 진정한 정신적 독립, 진정한 주체성과 근대화가 진행되고 노예근성과 거지근성이 청산됨으로써 비로소 가능한 것이다. 이 작업은 장기작업이고 졸속으로는 이루어질 수 없으며 국민운동의 성격을 띠지 않으면 안 될 것이다. 그러기 위해서는 과거와 같은 무절제한 행동의 본보기 대신 뜻있는 지도자들은 국민생활의 각 분야에서 절도 있는 행동으로 보다 나은 성과를 올릴 수 있다는 본보기를 보여 주어야 한다. 이러한 작업 역시 짧은 기간에는 성취되기 어려운 것이다. 모든 좋은 일은 하루아침에 이루어질 수는 없다. 각 분야의 지도자가 이러한 본보기를 보여 줌으로써 그 지도자를 중심으로 정신혁명이 이루어지고 이러한 집단이 서로 호응함으로써 진정한 국민운동이 이루어질 수 있다.

『자유공론』, 1966. 5.

13

독재자의 독재심리

금년 초에 국제회의 관계로 서울에 온 미국 모 대학의 교수로 있는 백인 친구가
10 · 26 이후 한국이 조용한 것은 일제 때부터 늘 억압을 받아 와서 습관이 된 것이 아니
냐며 내게 앞으로의 한국이 걱정이 된다고 염려해 주었다. 닉슨이 현직 대통령으로 있을
때 하버드대학 정신과 교수이고 정신분석의인 모 씨가 서울에 와서 닉슨은 미국 매스컴
에서 망상형 정신분열병 환자로 보도되고 있다고 했다.

정치지도자들이 정신의학적 · 정신분석적 연구의 대상이 된 것은 제2차 세계대전 후
에 히틀러나 스탈린과 같은 독재자의 성격이나 생활사의 검토에서 비롯되었다고 볼 수
있다. 물론 독재자의 출현은 그 나라의 정치적 · 사회문화적 상황과 국민의 성격이 결정
하는 만큼 근래 작고한 에리히 프롬이 제2차 세계대전 중에 내놓았던『자유로부터의 도
피』라는 명저에서 밝혔듯이 히틀러의 대두는 제1차 세계대전 후의 독일의 상황과 독일
국민의 심성과 밀접한 관련이 있다. 전후 미국에서는 국가행동연구소라는 것이 여러 곳
에 설치되어 세계 각국 지도자들의 성격과 심리를 정신분석이나 문화인류학적으로 다각
도로 연구해서 국무성의 정책 결정 자료로 삼고 있으며, 정치행정에 관계되는 일들을 정
신의학적 정신분석으로 다루는 정신정치학이란 새로운 분야도 등장하고 있다.

우리가 지금 독재자의 문제에 관심을 갖게 되는 것은 일제하에서 나라를 잃고 일본인
의 노예생활에 시달리고 광복이 되자마자 북한에서는 김일성의 공산 독재, 남한에서는
이승만의 독재를 비롯, 도합 70년의 독재정치 하에서 살아왔다고 볼 수 있기 때문이다.
더 거슬러 올라가면 또 있겠지만 우선 가까운 과거만 보더라도 그렇다. 지금 독재를 문

제로 삼는 것은 요즘 말하는 민주 회복이라는 것을 어떻게 하면 할 수 있겠느냐는 것 때문이 아닌가 생각한다. 민주 회복이란 단순히 독재자의 성격을 분석하거나 제거하는 것만으로 해결될 문제가 아니다. 추종자들이 있고 많은 국민의 마음속에 독재를 뒷받침해 주는 심리가 도사리고 있기 때문이다. 우선, 히틀러의 예를 들어서 독재자의 성격을 살펴보기로 하자.

1. 히틀러를 통해 본 독재자의 성격

히틀러는 독일 국경에 가까운 오스트리아의 브라우나우에서 태어났다. 그의 아버지는 충실한 합스부르크 군주정체주의자(君主政體主義者)였는데, 오스트리아의 정치가 오토 쇠외느라의 범(汎)독일주의가 인기가 있던 린츠에서 대학 시절을 보내는 동안 독일 찬미주의자가 되었다. 제1차 세계대전이 일어났을 때 뮌헨에서 그림엽서를 그려서 가난한 살림에 보탬을 하고 있던 히틀러의 생애에 전쟁은 전환점이 되었다. 1914년 8월 1일 뮌헨의 오데온 광장의 선전포고를 축하하는 시위에서 군중 속에 있던 25세의 히틀러를 보여 주는 역사적인 사진이 있다. 여기에서 군중의 열광 속에서 영원한 외톨이 히틀러는 국민공동체, 즉 전쟁을 축하하는 동포들의 결합을 경험했다. '여기에서 히틀러는 전쟁과 사랑에 빠지고 성적으로 억제된 영원한 사춘기 청년은 그의 유일한 사랑의 경험을 했다' 이것은 '나는 전쟁이 났을 때 무릎을 꿇고 하나님에게 감사했다'는 히틀러 자신의 말과 일치한다.

히틀러는 독일군에 자원입대하여 전쟁에서 첫 공격을 맡아서 수행한 러스트 연대의 연락병이 되었다. '작열하는 포탄의 세례를 수없이 받고도 그는 무사했고, 그가 소속돼 있던 연대의 4분의 3이 희생된 반면 그는 하나님의 특별한 보호를 향유하고 있었다'고 그의 전기를 쓴 콘라드 하이덴은 왜 이러한 전쟁의 열성분자가 '영원한 늙은 졸병'으로 머물러 있었는지를 의아해하고 있다. 왜냐하면 독일군은 지도자들을 필요로 했고 전쟁이 진행되어 감에 따라서 더욱더 급박하게 지도자가 필요했는데 히틀러는 지도자가 된 적이 없었다. 사실 히틀러는 전우들이 싫어했다. 전우 중의 한 사람은 후에 말하기를 '우리는 모두 그를 욕했고 그를 견딜 수 없었다', '이놈의 지긋지긋한 전쟁이라고 하는 우리에게 동조하지 않는 이질분자였다'라고 술회했다. 장교들에게도 평판이 좋지 않았다. 장교들의 전략을 비판하고 그들보다 모든 것을 더 잘 안다고 생각하고 있었다. 전쟁 전에는 자기를 위대한 예술가로 자처했고 이제는 위대한 장군으로 생각했다.

1918년 10월 히틀러는 가스로 수일간 눈이 멀었었다. 후방으로 이송되어 베를린 북동방의 작은 도시 파제발크의 군병원으로 후송되었다. 1918년 11월 초에 종전이 선포되고 히틀러는 메나하임 시대 이래 그가 발견한 유일한 진짜 집(가정)인 군대에 있어서의 그의 집을 잃어버릴 것을 두려워했다. 그러나 적어도 그는 이렇게 자위를 할 수 있었다. 대전 최초와 최후의 두 공격전에 참가할 수 있는 행운을 가졌다고. 그가 눈이 먼 동안 막강한 불패의 독일군을 눈으로 본 귀중한 경험을 붙잡고 늘어질 수 있었고, 사기가 떨어져 패퇴하는 독일군의 모습을 안 볼 수가 있었다. 동시에 그는 전쟁에 이긴 독일군을 등 뒤에서 찌른 11월 범죄자인 유대인과 볼셰비키를 반대하는 설교를 하라는 평생의 소명을 받았다. 히틀러의 실명이 설사 독가스의 작용으로 인한 것이라 해도 실명이 너무 오래갔고 또 히틀러의 명백한 정신병의 발작들을 볼 때 그의 실명은 이러한 발작 중의 하나에 지나지 않았다.

정신병 발작의 한 예는, 바그너의 가극「리엔치」를 들은 후 갑자기 그는 자신이 리엔치처럼 행동했다. 그는 보기 위해서 안경이 필요했으나 여러 사람 앞에서 쓰기를 거부했다. 연설 도중 점점 흥분되어 맹목적인 분노에 이르고 주먹을 꽉 쥐고 등 뒤에 갖고 있던 안경을 번번이 때려 부쉈다. 그의 시종이었던 링게는 그의 회고록에서 히틀러는 이러한 경우에 최소한 30개의 안경을 깨뜨렸고 링게는 항상 다른 안경을 준비하고 다녀야 했다고 회상하고 있다. 히틀러가 독일 국민에게 맹종을 요구하고 신을 믿는 것과 같은 맹목적인 충성을 요구한 것처럼 그는 현실이 그의 환상적인 전망을 방해하기를 용납하지 않았다. 그가 죽기 전 집무실의 좁은 지하 엄폐호 속에 갇혀 있을 때 그의 시력은 또다시 연합군을 격퇴하면서 전진하는 독일군의 모습으로 가려졌고, 전쟁에 졌고 폐허가 된 독일의 현실이 보이지 않았다.

이상 히틀러에 대한 이야기는 어니스트 라파토프의「실명(失明)과 전지(全知)」라는 논문을 인용한 것이다. 독재자의 성격이 제각기 다른 데가 있고 유형도 여러 가지가 있을 수 있겠지만 스탈린이나 히틀러, 특히 히틀러는 정신병의 요소가 심했다고 인정되고 있다. 스탈린이 피해망상으로 상상적인 적을 무자비하게 숙청했고, 히틀러나 로베스피에르, 가까이는 이디 아민이 그랬고, 로베스피에르도 몹시 소심해서 당시 파리에서 정신병자를 쇠사슬에 묶어서 군중에게 구경을 시키고 그곳에 있던 정신병 환자를 피넬이란 의사가 쇠사슬을 풀어 주겠다고 했을 때 로베스피에르는 환자 속에 반혁명분자가 있다고 반대하기도 했다는 기록이 『정신위생사(精神衛生士)』에 남아 있다. 히틀러가 얼마나 소심하고 겁쟁이인가는 요즘도 가끔 TV의 기록영화에 나오는데 특히 나치 대두 초기의 기록영화를 보면 자신 없고 불안한 그의 표정을 누구나가 읽을 수 있다. 연단에 올라선 히틀러는 공포에 질린 사나이로밖에 보이지 않는다. 공포란 마음속에 숨어 있는 증오심을 뒤집어 놓은 것이다. 증오심은 밖으로는 파괴성으로 나타난다. 그러기에 히틀러의 대두와 멸망은 파괴의 역사라고 볼 수 있다.

그는 독일 민족과 문화를 파괴하였을 뿐만 아니라 전 세계를 파괴하고 결국은 자기 자신조차 파괴해 버렸다. 그의 과대망상은 피해망상을 뒤집어 놓은 것이고 나치의 역사는 망상에 오염된 역사이며 그의 망상을 행동화한 과정이다. 그러므로 그의 추종자들은 자산계급이나 지식인이나 중산계급을 선망하고 증오하고 노동계급을 멸시하는 하류중산계급이었다. 말하자면 나치즘이나 파시즘은 하류중산계급의 복수라고도 볼 수 있다. 증오심이 적당하게 처리되지 못했기 때문에 자산계급과 결탁하게 되고, 민중을 기만하고, 정보정치를 하고, 경찰국가를 만들고, 결국은 스스로가 자산계급으로 상승하고, 부패되고, 망하고 만다는 것을 우리는 본 것이다. 독재자나 독재를 받기를 원하는 자는 자기를 믿지 못하는 뿌리 깊은 패배의식에 사로잡힌 자이고, 따라서 남을 믿지 못하는 자다.

2. 독재자와 독재받는 자

이상은 독재자의 성격이나 정신병리를 주로 히틀러를 예로 들어 간단히 살펴본 것인데 독재는 독재자만으로 성립되지 않는다. 독재자가 될 수 있는 성격의 소유자는 어느 시대 어느 사회를 막론하고 항상 존재한다. 독재를 추종하는 국민의 성격이나 집단이 문제가 되고 어떤 국가적인 또는 계급적인 한(恨)이 있어야 한다. 우선, 독재를 받고 싶어 하는 인간의 심리를 살펴보기로 한다.

노이로제나 정신병을 치료하는 데 가장 좋은 근본적 치료방법은 정신분석 내지 정신 분석적 정신치료로 간주되고 있다. 서양 정신분석치료의 양상은 대개 환자가 치료자에 게 매달리고 의지하고 사랑받고 인정받고 칭찬받고 싶은 욕망이 강해지는 것을 출발로 삼는다. 근본치료인 정신분석치료에서는 환자의 이러한 욕망을 치료자가 충족시켜 주지 않는다. 환자는 욕구가 좌절되면 치료자에게 적개심을 느낀다. 자기가 사랑받아야 할 사람에게 미운 감정을 표현하게 되면 사랑을 받지 못하기 때문에 미운 감정을 억누른다. 그렇게 되면 미운 감정이 속으로 들어가 우울 아니면 불안, 죄악감이 생기고 자기 자신 에게 벌을 주고 싶은 욕구가 생기고 자학을 하게 된다.

분석자에게 느끼는 이러한 감정은 주로 어머니나 아버지에 대한 어릴 때의 감정이다. 정신분석치료는 이러한 욕구를 좌절시켜서 환자의 그러한 불필요하고 시대착오적이고 현실에 맞지 않고 불가능한 욕구가 있다는 것을 자각시키고, 그러한 욕구의 근원은 어릴 때 부모에 대한 감정이지, 현재의 분석자나 현실에 맞지 않는다는 것을 되풀이하여 깨닫 게 해서 이러한 욕구가 점차로 없어지고 스스로 정서적으로 독립이 이루어져 인격이 성 숙되게 하여 치료를 성공하게 한다. 따라서 사랑과 미움이 중심이 된다는 얘기다.

이러한 서양의 정신분석학이 20세기에 와서야 알게 된 것을 불교에서는 옛날부터 알 고 있었다. 원각경에서는 모든 인간 고통의 근원은 사랑과 미움[憎愛(증애)]에 있다고 명 시하고, 미움은 사랑을 갈구하는 데서 비롯된다고 갈파하고 있다. 이것은 정신분석에서 발견한 것과 일치하는 점이다.

그런데 정신분석 같은 근본치료의 반대인 지지적 정신치료에 있어서는 환자의 욕구 를 좌절시키지 않고 충족을 시켜 준다. 환자는 치료자가 아버지나 어머니같이 되어 주 기를 바라고 치료자는 아버지 어머니가 되어 환자가 마음의 평온을 얻게 도와준다. 물론 이러한 지지적인 정신치료는 일시적인 미봉책이고 근본치료가 아니기 때문에 재발하게 된다.

정신분석에서는 치료자와 환자의 관계가, 치료자는 중립적이고 수동적이어서 명령이 나 지시는 하지 않고 환자로 하여금 생각나는 대로 마음과 몸에서 일어나는 것을 있는 그대로 보고하라는 지시만 한다. 그러나 지지치료에서는 치료자는 권위적인 독재자와 비슷한 명령과 지시를 한다. 환자는 하나님에게 매달리듯 치료자에게 매달려 살아야 한다. 독재정치에서 여러 가지 선전이나 사탕발림, 훈장이나 표창, 감투, 이권 등으로 국민을 기만하는 것과 비슷하다. 물론 먼저 지지치료를 해서 위급한 시기를 넘기고 환자의 마음이 안정돼 근본치료를 받을 만한 힘이 있다고 인정되면 근본치료로 방법을 바꾸게 된다.

노이로제는 자기를 지키고 키우는 싸움에서 밀리고는 있으나 싸우고 있는 증세이고 정신병은 싸우기를 거의 포기한 상태다. 무력감 때문에 어딘가에 항상 매달리고 싶어 한다. 불도(佛道)를 닦는 것은 매달리는 데서 해방되는 수련을 하는 것이다. 불교에서 인간을 중생이라고 하는 것은 정신분석에서 말하는 노이로제라는 뜻과 내용이 같다. 정신분석에서는 모든 인간은 노이로제의 요소가 있다고 본다. 프롬이 지적했듯이 인간은 자유를 누리기를 두려워한다. 매달리는 데가 없으면 허전하고 버림받은 것 같고 무력감을 느낀다. 불교에서도 모든 인간은 어머니 뱃속으로 들어가려고 한다고 말한다. 구속을 받고 독재를 당하고 싶은 욕망이 항상 있다. 그것은 자유와 독립에서 오는 불안 때문에 자유와 독립을 포기하더라도 안정을 바란다는 뜻이다.

물론 진정한 자유의 뜻은 모든 것은 나로부터 출발했으니까 내가 한 일은 다 내 책임이라는 자각을 일컬음이다. 이러한 최고 경지를 부처니 성인이니 지인(至人)이니 진인(眞人)이니 한다. 이러한 경지에 있어서는 매달리는 것이 있을 수가 없고 완전한 자유를 누리는 해탈의 경지다. 진정한 자유를 누리려면 인간은 자기 내부에서 일어나는 구속을 당하고자 하는 욕구를 상대로 끊임없는 투쟁을 계속하지 않으면 안 된다.

독재자는 자기가 독재정치를 하고 있다고 느끼지 못하기 때문에 독재정치를 하게 된다. 노이로제의 증세를 보면 독재를 하는 사람이나 당하기를 원하는 사람을 잘 이해할 수가 있다.

프로이트의 정신분석에서는 개인 내부를 무의식적인 부분과 의식적인 부분으로 구별하고 여러 가지 욕망의 덩어리인 본능, 사법기관에 해당하는 초자아, 행정부에 해당하는 자아의 세 가지 장치로 구분한다. 행정부인 자아가 내부의 현실인 본능, 초자아, 그리고 외부현실을 투철하게 잘 알아서 조정을 잘해 나가면 마음이 평온을 유지하게 된다. 만약에 사법부인 초자아의 경찰력이 비대되고 정당한 욕망의 충족을 바라는 내부의 외침을 지나치게 억압하고 행정부인 자아의 힘이 약할 때에는 마구 충동적인 행동을 하는 깡패나 범죄자 같은 인격장애를 일으킨다.

노이로제의 발병은 어릴 때의 경험을 통해서 이러한 장치들이 건전하게 균형 잡힌 발달을 하지 못하여 내부의 여론을 들으려 하지 않고 묵살하고 나중에는 들리지도 보이지도 않게 되었을 때 증세가 나타난다. 말하자면, 마음속에 장기적인 억압, 즉 독재정치를 지속했을 경우에 나타나는 것이 노이로제나 정신병의 증상이다. 어떤 환자든 병증세가 나타나기 전에는 생생하게 자기가 당면하고 있는 내부현실의 외침을 자각하고 있다. 이러한 내부현실과 외부현실의 어려움을 직시하고 받아들여 어려움을 타개해 나가지 못하면 이러한 외침이 억압의 틈을 타서 마구 터져 나온다. 이것이 노이로제의 증상이다. 증상이 나타나면 본래의 문제는 의식에 떠오르지 않고 증세와 그 원인이 되는 본래의 문제와의 연관성을 알 수 없게 되고 머리 아픈 것만 없으면 살 것 같다, 잠만 오면 모든 것이 해결된다, 이런 식으로 생각하게 된다.

가벼운 경우에는 내부 전체의 혼란에까지 이르지는 않고 부분적인 통일이 있고 외부와의 현실적인 접촉이 유지되나, 심한 경우에는 외부현실을 압도하여 왜곡하고 내부는 완강한 무정부상태에 빠진다. 이렇게 되면 정신병적인 상태다. 내부의 외침이 마구 뛰쳐 나온다. 말하자면 폭동이다. 노이로제적인 정도에서는 억압이 주효하여 가령 아버지에 대한 적개심을 의식하지 못하지만, 억압이 지나쳐서 그 이상 참을 수 없을 정도가 되면 아버지를 쏘아 죽이겠다고 외치면서 다른 피해망상과 더불어 정신병으로 발전한다.

말하자면, 노이로제 증상은 행정부가 아직 권위를 유지하고 경찰력을 강력히 행사하고 있는 상태에서 민중의 외침이 독재에 항거하는 데모로 터져 나오고 항시 긴장 상태를 유지하고 있다고 할 수 있겠고, 정신병은 정권이 무너지고 내란의 소용돌이 속에서 잡다한 세력이 마구 날뛰고 있는 상태라고 볼 수 있다.

정신장애란 개인 내부의 여론을 억압하고 독재정치를 계속한 결과 나타나는 현상이라고 볼 수 있는 것이다. 그러면 정신치료자는 이러한 환자를 어떻게 치료해야 하는가?

배신을 당하고 자기 자신이 자기에게 독재정치를 하고 있는 (실은 이러한 독재체제도 원래는 부모 등을 통해서 외부에서 주어진 것이지만) 환자에게는 믿음을 획득하는 것이 치료자의 첫 당면 과제다. 서로 믿는 관계를 통해서 환자의 내부 개조가 비로소 시작될 수 있다. 환자는 이미 자기 내부에 독재정치를 오랫동안 시행하여 내부의 여론을 무시하는 데 젖어 있기 때문에 자기 내부의 소리를 들을 수 없게 되어 있다. 그러므로 치료자가 환자를 대신하여 환자의 마음속에 숨어 있는 여론을 캐내어 이에 귀를 기울인다. 이렇게 해서 환자로 하여금 자기 마음속 소리에 귀를 기울이고 이를 포착하여 치료자에게 보고하는 훈련을 시키게 된다. 억압된 여론이 의식의 표면에 접근해 오면 불안이 일어난다. 환자는 창피하다, 두렵다, 이런 말을 하면 치료자가 나를 나쁜 사람으로 보지 않을까, 덜된 인간으로 보지 않을까 하는 생각을 하게 된다. 그러나 의사는 성실한 태도로 환자가 무슨 마음을 먹고 무슨 행동을 했다고 해도 동요되지 않고 따뜻하게 받아 주고 환자로서는 그렇게밖에 도리가 없었을 것이라는 것을 이해해 주고 나무라지 않는다. 의사의 이러한 태도를 보고 환자는 점차로 자기 내부에 가하고 있었던 독재체계를 하나하나 포기하게 된다. 마음 구석구석에 억압되어 있는 여론을 다 털어내고 받아들이게 되면 자연 마음이 통일되어 병증세가 사라지고 좀처럼 다시 독재정치를 하는 일이 없게 된다. 이렇게 되면 치료는 끝났다고 볼 수 있다.

그러므로 개인의 마음의 병인 정신병이나 노이로제가 마음속에 숨어 있는 여론의 소재를 명확히 인식하고 받아들여 정리·통일함으로써 고쳐질 수 있듯이, 사회의 병도 이러한 과정을 통해서만 완치가 가능하다.

건전한 사회에서 어느 정도의 사법경찰이 필요하듯 현실적으로는 시시각각으로 일어나는 인생의 문제를 일일이 검토할 수 없기 때문에 비교적 건강한 사람들도 다소간의 억압 수단을 쓰게 되나 독재정치를 하는 것은 아니다. 더구나 신변이 분망한 경우에는 조용한 시간을 가져 명상을 통해서 마음속의 여론을 청취할 기회를 갖지 않으면 억압체제가 강화되거나 여론의 소재를 모르게 된다. 그럴 경우 노이로제 증상이 나타난다. 건전한 사람일수록 이러한 기회를 마련하여 내부의 중요한 여론에 귀를 기울여 여론을 정리·통일하게 된다.

정신이 건강한 자는 자기 내부에 민주여론정치를 시행하고 민주주의를 신봉하게 된다. 왜냐하면 이러한 마음씨를 가진 사람은 자기 자신을 억압할 필요를 느끼지 않기 때문이다.

3. 독재 방지와 민주화의 길

앞에서 히틀러와 노이로제의 심부심리를 통해서 독재자나 독재를 당하기를 원하는 사람은 자기 자신에 대한 믿음이 없고, 따라서 남을 믿지 못하고 자기 내부의 소리에 귀를 막고 내부독재를 하고 있으면서 독재자를 자기 밖에서 실현한다는 것을 살펴보았다.

그러므로 독재에 대한 투쟁은 영원한 것이지 끝날 때가 있는 것이 아니다. 독재가 일어나지 않는다는 것은 국민이 독재를 허용하지 않을 때만 가능한 것이지, 국민 이외의 어떤 외세와도 관계가 없고 남이 해 줄 수 있는 것이 아니다.

지금 우리나라의 상황이나 국민 의식수준을 감안할 때 여러 가지 긍정적인 요소도 많지만 다른 면으로 볼 때는 사회나 국민의 사고방식이 심히 병들어 있는 것이 사실이다. 유럽과 미국을 여행하면서 강연도 하고 외국 교수들이나 우리 교포들과 얘기를 해 보면 외국교수나 교포 3세는 자유롭게 상식적인 대화가 되는 반면, 본국에 있는 동포나 교포 1세들은 당연한 얘기가 잘 먹혀들어가지 않고 정신분석을 하는 사람까지도 그렇다는 것을 확인할 수 있었다. 원인을 생각해 보니 가깝게는 지난 18년간의 억압 정치 때문에, 당국이 당연한 것도 안 해 주지 않을까, 돈이나 배경을 써야 되는 것이 아닐까 하는 근심이 가슴에 꽉 박혀 있다. 우리나라의 민주화라는 것은 병들어 있는 우리 사회와 위정자를 포함한 모든 국민의 정신의 병을 고쳐서 건강한 사회, 건강한 상식적인 국민을 만들어 내는 것으로 되어야 한다. 정부에 무조건 반대하는 것도 병이지만 일제강점기의 의식구조가 청산되지 못하고 당국에서 한 일이 잘못됐다는 걸 알면서도 복종만 하고 시정하려고 하는 의지는 약하고 그런 생각이나 말만 해도 불안을 느끼는 경향이 있다. 어떻게 보면 모든 사람이 독재자이고 독재를 자초하는 심리상태에 있다고도 볼 수 있다.

여러 가지 원인이 있지만 가장 근본은 대부분의 국민이나 지도자가 일제에 굴복하고 독립투쟁을 철저히 겪지 못해서 독립의식이나 주체성이 약하고 해방 후에 반민특위가 흐지부지됨으로써 민족정기가 사라져 버려 국가적·민족적인 윤리기준이 없어지고 국민을 이끌어 가는 건전한 주도 세력이 없어진 것이다. 그렇기 때문에 새 헌법에 원로원 (元老院)을 설치하는 조항을 두라는 제안이 나왔다고 생각한다. 말하자면 정부나 국회,

국민의 탈선을 막고 사회가 나갈 방향을 잡아 주는 존재가 필요하다. 현실정치에 관여하지 않는 시시비비를 가리는 지식인 단체 같은 것도 그런 역할을 할 수 있을 것이다. 옛날에 국사(國師)가 있듯이 최고 통치의 탈선을 막는 존재가 필요하다는 여론은 미국에서는 오래전부터 있고 〈대통령의 정신분석의〉란 영화도 있었다고 기억된다.

어쨌든 민주화는 단순한 헌법개정이나 외침만으로 이루어지는 것이 아니고 위정자를 포함한 모든 국민의 심성이 민주화되어야 하는 것이고, 독재가 발생하고 유지되는 원인을 다각적으로 분석한 토대 위에서 민주화 작업이 이루어져야 하지 않나 생각된다.

그리고 역사는 항상 반복되는데 어제 있었던 일도 까맣게 잊는 경향이 너무나 많다. 지난번 한국학 국제학술대회 때 대만의 교수 두 명이 퇴계(退溪) 선생에 대한 연구를 발표했는데, 선생은 경학(經學)에 밝을 뿐만 아니라 역사에 밝아 임금이 시사(時事)문제에 대해서 물으면 반드시 옛날에 있었던 역사적 사실을 들어 지금 이렇게 하면 옛날에 있었던 이런 결과가 되고, 저렇게 하면 과거의 어떤 일같이 된다고 임금을 가르쳤다고 했다.

현재 우리의 지도자들은 이러한 역사를 통해서 현재를 판단하고 미래를 내다보는 힘이 부족한 것 같다.

우리 모두 해방이나 4·19 당시의 참회하는 자세, 애국애족하는 마음으로 되돌아가야만 진정한 민주화가 가능하다.

『월간조선』, 1980. 6.

14

자존(自尊)과 자모(自侮)

이번 서울 올림픽은 우리 역사상 처음 있는 일이고 앞으로도 당분간 있기 어려운 일이 될 것이다.

올림픽 기간 중에는 권투시합장에서의 판정시비로 폭력사태가 발생하여 한참 말썽이 되기도 하였다. 폭행을 한 우리나라 권투 관계 임원이나, 링에서 한 시간이나 내려오지 않은 선수, 시합을 못하도록 전기를 끊은 사람들을 비난하는 여론과 함께 그들은 졸지에 '몰지각한 한국인(?)'을 대표하게 되었다.

나는 이것을 보며 아직도 우리나라에는 자학적인 열등감에 사로잡힌 사람이 많구나 하는 생각에 안타까웠다. 그러나 시간이 흐름에 따라 국내외의 여론이 바른 방향으로 돌아오는 것을 보고는 퍽 다행스러웠다.

나는 권투의 판정시비 사건이 나라의 체면을 손상시켰다고 생각하는 사람은, 남의 눈만을 의식하며 마음이 위축되어 있는 자학적인 사람들이라고 생각한다. 정당한 절차를 밟아서 항의를 해도 되지 않느냐고 할지 모르나 그것은 공연한 힘의 소모에 지나지 않음을 모르고 하는 얘기다.

과거 1956년부터 32년간이나 당해 왔었고 이번에도 정식절차를 밟은 항의는 아무런 소용이 없음을 알지도 못하고 알려고도 하지 않고서 하는 소리인 것이다. 권투 관계자나 선수도 나름대로는 국가 체면을 지키는 방법이라고 생각하며 취한 행동인 것을 우리는 우리 스스로가 이해하려 들지 않는 것이다.

잘했다 못했다를 떠나 만약 권투장에서의 항의 사태 없이 올림픽이 끝났다고 한다면,

한국 선수가 진 것이 확실함에도 이긴 것으로 판정을 내려 씁쓸해하는 기분과는 비교가
안 될 정도의 자존심의 손상을 가져왔으리라 생각한다.

일반적으로 이번 올림픽은 권투경기와 유명 선수들의 약물복용을 빼놓는다면 만점의
올림픽이었다고 평가되고 있으며, 영국방송은 한국인이 정상의 아시아 국민이라고 극찬
을 하고 있다.

영국의 한 기자는 처음부터 권투경기장 사건을 이렇게 보았다. 권투 관계 책임자인 불
가리아 사람이 자국의 선수나 동구권 선수에게는 상대를 약한 선수와 맞붙게 하였고, 한
국 선수에게는 강한 상대를 골랐다는 것이다. 이번에 문제가 된 불가리아 선수와 변정일
선수의 시합도 먼저 뉴질랜드 주심에게 불공정 심판을 하도록 작용을 했다고 한다.

이러한 점은 차치하더라도 아쉬운 점은 우리나라 언론이나 외국의 언론들이 문제의
당사자들인 한국 선수와 권투 관계 요원들에게 왜 그런 사태를 일으키게 되었는지 한마
디 물어본 기사가 없었다는 점이다. 이는 마치 재판을 함에 있어 피고의 해명은 듣지도
않고 판결을 내리는 것과 같은 불공정 판결이다.

그래도 이번에 마음 든든했던 것은 젊은 세대는 일제의 압박을 받은 구세대보다 자존
심이 살아 있다는 점이다. 수적으로 과반수 이상이 젊은 세대이기 때문에 전체적으로 바
라는 방향으로 가고 있다는 느낌을 받았다. 처음부터 권투협회 회장은 권투심판의 불공
정을 지적하였고, 어떤 일간 신문의 젊은 기자는 심판의 잘못을 지적하고 자학적인 기사
는 쓰지 않았다. 개회식 때 미국 선수의 난잡한 모습, 선수 입촌식에서 일본 선수가 복장
을 단정하게 입지 않았던 일, 미국 방송인들의 태극기 모독사건, 미국 수영선수의 절도
사건 등은 우리를 무시한 행동임에 분명하다.

미국 언론은 권투장의 폭력을 문화적 수준 차이라며 비아냥거렸고, 맞다고 맞장구치
는 한국 사람도 있지만 우리의 입장에서 볼 때 그것은 옳다고 할 수 없다. 문화나 국민성
에 차이가 있음은 분명하나 의미가 다르다. 그네들은 문화가 다르기 때문에 자기들의 행
동 기준만이 옳다는 뜻인데 사실 우리의 기준에서 보면 그 역도 성립한다. 미국문화는
저질문화이고 미국인은 남의 나라 사람들의 심정을 헤아릴 줄 모르는 정신적으로 미숙
한 국민이라고 우리도 판단할 수 있는 것이다.

내가 과거에 미국에서 정신분석을 공부하고 있을 때 귀가 따갑게 들은 말은, 미국인이

주체성이 없는 로봇이고, 미국문화는 로봇 문화(automaton culture)이며, 미국인은 10대 이상 정서발달이 안 된다고 하였다. 그때보다는 성숙되어 가는 면이 없지 않으나 미국인은 버릇을 못 배운 아이로 생각하는 것이 바른 이해라는 것을 알아야 하는데 그것을 잘 모르는 한국 사람이 대부분이다. 미국 아이들은 너무 일찍이 부모의 지도를 떠나기 때문에 영원한 어린아이인 것이다.

미국의 슐츠 장관이 우리나라 외무장관을 방문한다고 미국 요원이 우리나라 외무장관실에 폭약탐지용 개를 데리고 들어가는 것이 문화의 차이이고 국민성의 차이이며 남의 나라의 문화와 국민의 자존심을 손상하는 그들의 문화이자 국민성이다.

정신이 불건강한 노이로제나 정신병은 자존심이 결여되고 남의 눈치를 본다. 그러면서 남이 자기를 어떻게 보고 있는지를 잘 모른다. 이번에 분명하게 부각되지 못한 점이 또한 바로 이 점이다.

이번의 권투경기장의 주먹은 이 문제를 깨끗이 해결해 준 것 같다. 과거에 외세에게 억눌려 살아와서 위축이 되어 밤낮 당하기만 하고 반격을 못한다고 인식이 되어 있던 것에서 그렇지 않다는 것이 전 세계에 널리 새로운 인식을 심어 주게 된 상징적인 큰 사건이다.

근년에 학회에 참석하느라 외국 호텔에 들르면 50년대에는 그런 일이 없었는데 70~80년대에 들어서면서 외국의 일류호텔에서 먹지도 않은 음식 요금을 계산에서 적어 넣는 것을 여러 번 발견했다. 처음에는 무슨 착오려니 생각을 했는데 자주 그런 일이 발생하다 보니 내 머리에 떠오른 것이 한국 사람은 계산서를 잘 검토하지 않는 경향이 있다는 것이었다. 계산서를 따지면 쩨쩨하다는 소리를 들으니 창피하다는 심리가 작용하는 사람이 많아 최종 액수만 보고 돈을 지불하는 사람이 많다는 것이다.

서양 사람들은 호텔을 떠날 때 계산서를 15분 이상 검토하고 있는 것을 목격한다. 한국 사람 아닌 다른 나라 사람에게도 한국 사람에게 하는 것 같이 할지 몰라도 호텔직원의 눈으로 볼 때 한국 사람은 계산서를 면밀히 검토하지 않는다는 것이 뚜렷하게 눈에 뜨인다는 것을 한국 사람은 모르고 있는 것이 아닌가? 중동이나 다른 나라에 가서 건설공사를 해서 손해를 본다든지 시합에서 불공정한 심판을 받아도 강력한 항의를 못한다든지 한국에 오면 공짜로 먹고 지낼 수 있다는 인식이 전 세계에 퍼져 있는 것을 잘 모르고 있지 않은가?

　일본인이 거들먹거리는 것도 해방 후 지금까지 일본인에게 과거의 잘못에 대한 사과를 받지 않고 친절하게 대해 주고 일본 말을 쓰는 사람이 많기 때문에 한국인 스스로가 자초한 업신여김이다.

　미국인 특히 일본인은 눌러야 쩔쩔맨다. 이번 올림픽을 통해서 외국인이 우리를 업신여기는 것이 시정되고 우리 스스로가 자학적으로 자기를 업신여기는 마음이 치료가 되고 미국이나 일본, 소련이나 중공 기타의 나라와 대등한 관계가 이루어져, 과연 우리의 전통이 오랜 것이고 다른 나라에서는 도저히 그러한 개회식, 폐회식을 할 수 없다는 것이 세계만방에 알려졌고 우리 국민 스스로도 깨닫게 된 계기라고 본다. 자존(自尊)이 정신건강이고 자모(自侮)가 정신불건강이다.

　미국에 대해서 버릇없는 아이에게 버릇을 가르쳐 주었다는 정도로 생각해야지, 같이 버릇없는 아이가 될 필요는 없다. 여태까지 한국은 세계의 봉이었는데 봉이 아니라는 것을 계속 세계에 인식시켜야 하리라 본다.

『불광』, 1988. 11.

15

현대인의 광기(狂氣)와 그 특징

▲ '현대인의 광기'라고 할 때 어떤 증상을 그 특징으로 들 수 있겠습니까?

이(李): 광기라고 하면 제정신이 아니라는 뜻이 되겠는데 그것은 두 가지 뜻으로 말할 수 있을 것입니다.

하나는 좁은 의미의 정신의학적 증상이나 진단명으로 보는 각도입니다. 이것은 물론 그 사회에 따라서 다릅니다만 공산주의 사회, 즉 소련 같은 나라에서는 조병(躁病)적 흥분이나 신경증이 줄어들었다는 말도 있으나 현재는 잘 모르겠고, 자본주의 사회에서는 히스테리나 조병적 흥분이 감소되고 노이로제가 신체적 장해로 나타나는 심신증(心身症)이나 정신분열병이 증가하고 있다고 보고 있습니다. 우리나라에서도 해방 후 사회문화적 변동에 따라 고혈압이나 당뇨병 같은 것이 늘어났고 어린이나 청소년들의 행동장해와 정신장해가 늘어나고 있다는 것은 사실입니다.

둘째로 넓은 의미의 광기는 과거에 유럽 사람들이 미국 사람을 보면 다 신경증 환자 같다고 하는 경우와 마찬가지로 소위 정상인이나 정신장해자 할 것 없이 모두가 걸려 있는 광기입니다. 앞서 말한 정신의학적 광기는 정상인과 비정상인을 구별하는 경우지만 이것은 사회 전체가 병들어 있기 때문에 모든 사회구성원이 다 병들어 있는 것입니다. 우리 서울시민이 대기오염과 식수오염, 소음 등의 공해에서 벗어나지 못하고 있는 것과 비슷한 것이라고 볼 수 있겠습니다.

지금 현대를 불안의 시대, 공포의 시대, 인간상실의 시대라고도 부르고 있습니다. 대량생산, 대중문화, 조직과 기계화, 자동화의 시대라고도 하고, 또 모든 권위는 사라지고 이름도 없고 눈에 보이지도 않는 무명의 권위가 지배하는 시대라고 합니다.

이러한 모든 근대 이후의 역사는 겉으로는 인간성의 해방이란 기치 아래 전진을 계속해 왔지만 오늘날 현대 인류가 직면하고 있는 현실은 그 기치와는 정반대인 인간성의 말살, 인간이 조직과 기계의 노예로 전락하고 과학기술의 발달로 인한 여러 가지 물질적·정신적 공해, 무기의 가공스러운 발달로 언제 전 인류가 멸망할지 모른다는 위기로 우리를 몰아넣고 있는 것입니다.

이러한 인간상실, 자아상실의 전면적인 만연이 현대인의 광기의 특징이라고 볼 수 있겠습니다. 우리나라도 그 예외는 아니겠지요.

▲ 프랑스의 철학교수 미셸 푸코에 의하면 광기가 어떻게 규정되는가 하는 것은 특정한 시대나 사회와의 관계에 따른다고 합니다.

푸코의 『광기의 역사』에 의하면 옛날 유럽 특히 프랑스에서는. 첫째. 노동과의 관계로 경제적으로 기여하지 않는 자. 즉 일을 하지 않거나 그런 능력이 없는 자. 둘째. 가족과의 관계로 통례적인 사회관계를 맺을 수 없는 자. 즉 색정광(色情狂). 방탕자. 낭비자. 셋째. 언어와 상징과의 관계로 보통 언어를 신용하지 않는 자 혹은 이상한 언사를 농하는 자. 즉 신을 모독하는 사람이나 사드. 니체와 같은 사람. 넷째. 놀이와의 관계로 종교적 축제에서 배제되는 자는 모두 감금했다고 합니다.

현대의 문명사회는 어떤 새로운 배제조건을 만들고 있을까요?

이(李): 지금 얘기한 것들은 일정한 사회규범에서 벗어난 것을 열거한 것이라고 보겠는데 종교적인 것을 빼놓고는 현재도 마찬가지라고 생각합니다. 지금 구미에서는 반(反)정신의학이라는 것을 주장하는 사람들이 있습니다. 미국의 저명한 정신분석의이자 정신의학 교수이기도 한 토머스 사스(Thomas Szasz)와 같은 사람은 정신과의사들이 정부나 사회나 가족의 앞잡이가 되어 사람들에게 정신병자란 레테르를 붙여 정신병원에 감금하고 또 환자 의사에 반하여 전기충격을 준다든가 뇌수술을 한다든가 약물을 먹여 인권을 침해하고 있다고 주장하고 있습니다.

영국의 저명한 정신분석의 랭(Ronald Laing)이란 사람은 얼마 전에 인도에 가서 2년간 도를 닦고 나와서는 도인이 이상적인 정신치료자라고 주장하고 있습니다만, 이 사람은 심지어 오늘날과 같은 병든 사회에서는 정신분열병에 걸리는 사람이 광기가 없는 사람이고, 걸리지 않는 사람이 오히려 미친 사람이라고 주장하고 있습니다.

실제로 우리가 정신분열병 환자를 정신분석적으로 심부(深部)치료를 해 보면 너무나 순진하고 선량하기 때문에 그런 병이 걸린다는 것을 알 수가 있습니다. 예를 들어, 한 가정이 병들어 있을 때 그런 가정문제를 외면하고 자기만 잘살기 위해 가정 밖에 나가서 욕구충족을 하는 사람은 병에 걸리지 않지만 어떻게 해서든지 가정을 바로잡아 보겠다고 노력하는 사람이 힘에 겨워 지치게 되면 정신이상이 되는 것입니다. 말하자면 그 가정을 가장 사랑하는 자가 정신병자가 된다는 것이지요. 이것은 국가사회가 병들어 있을 경우에도 같다고 볼 수 있겠습니다.

특히 현대는 공산사회에서나 자유사회에서나 기존 질서에의 순종을 강요하는 경향이 강해지고 있어 미국에서도 요즘 신프로이트학파의 정신분석의들이 로봇 국민이니 로봇 문화니 하고 떠들고 있습니다. 또, 어떤 생물학 교수는 요즘의 미국 사람을 가리켜 영양과 위생시설이 잘되어 있는 닭장 속에 갇혀 있는 닭이라고 지적하고 있습니다.

이렇게 볼 때 현대사회가 만든 새로운 배제조건이라고 한다면 역시 정치적 · 사회적인 기존 질서에의 순종을 거부하는 사람들을 들 수 있지 않을까 생각합니다만……

▲ 파스칼은 '인간에게 광기가 있는 것은 필연적이고. 광기가 없다는 것도 별종의 광기의 경향에서 말한다면 역시 광기가 있는 것이 될 것'이라고 말하고 있습니다.

또 도스토옙스키는 『작가의 일기』에서 '이웃 사람을 감금해 보아도 인간은 자기가 올바른 양식(良識)을 가졌다는 확신을 가질 수 없다'고 말하고 있습니다.

더구나 푸코는 어떤 사회나 문화에도 포지티프(적극적 · 긍정적)한 현상과 네거티브(소극적 · 부정적)한 현상이 현재(顯在)적 또는 잠재적으로 짜여 있는데 광기는 네거티브한 것. 특히 '배제된 것'이며 따라서 이성의 사람과 광기의 사람이 단절로서, 대립으로서 존재하고 있는 것은 아니다. 이성적인 사람. 즉 자기 확신의 소유자라 할지라도 자기 내면에 있는 광기에 눈을 돌리지 않으면 안 된다고 말하고 있습니다.

이러한 얘기들은 무엇을 뜻하는 것일까요?

이(李): 서양에서는 이것이 20세기에 와서 정신분석치료를 통해 밝혀진 것이지만 동양에서는 이미 2천 5백 년 전부터 유교·불교·노(老)·장(莊)에서, 특히 불교에서 가장 상세히 밝혀진 것이 무의식이라는 것입니다. 물론 서양의 정신분석도 그 연원을 따지고 보면 쇼펜하우어의 인도사상·불교사상의 영향이 니체, 프로이트로 이어지는 면이 있습니다. 프로이트는 노이로제나 정신병은 인간이 자기의 양심이나 사회가 허용하지 않는 욕망이나 충동을 자각하고 이것을 양심이나 사회가 허용하는 방식으로 충족 또는 승화시키지 못할 때에는 갈등을 일으키게 되고 이어 이것을 해결할 능력, 즉 정신분석에서 말하는 자아의 힘이 약할 때 그 고통을 이겨 내지 못함으로써 외면·배제·부인·망각의 노력이 성공하게 되고 또 이런 욕망의 존재를 의식하지 않게 되면 병의 증상으로 변장되어 나온다는 것을 알게 된 것입니다. 이것은 국가사회에서 정부의 힘이 국민의 불만을 대표하는 반정부적인 정당이나 단체를 합법적인 단체로 사회질서를 유지할 수가 없거나 정권이 무너질 우려가 있다 해서 이러한 단체를 불법화했을 때 여러 가지 사건이 발생하는 것과 같은 것입니다. 사건은 증상이고 합법단체로 존재하지 않고 지하로 들어가는 것이 개인심리에서 무의식 속으로 들어가는 것과 같은 것입니다.

우리의 경우에는 38선과 같은 것이라고 볼 수도 있겠지요. 퇴계도 인간의 마음은 혈전장(血戰場)이라고 표현한 바 있습니다.

이러한 무의식은 모든 인간에게 존재하는 것입니다. 불교에서는 제팔식(第八識), 아뢰야식(阿賴耶識) 또는 장식(藏識)이라고 합니다. 이러한 무의식은 부처나 성인의 경지에서만 없는 것입니다. 말하자면 진정한 의미에서 광기가 없는 존재는 부처뿐이라고 할 수 있습니다. 현실적으로 부처는 존재하지 않기 때문에 모든 인간은 스스로 광기가 있다는 것을 인정하고 있어야만 광기가 없다고 하겠습니다. 인간은 누구나 배제된 의식이 있기 때문에 이 배제된 자기를 외계에서 투사해서 보는 착각 속에 살고 있다는 것입니다. 여기서 갈등이라든가 인생의 고통이 생기는 것입니다. 그러기 때문에 갈등과 고통을 없애려면 스스로 마음을 돌이켜 배제된 자기를 발견하고 또 용납, 통일함으로써 착각이 없어지고 현실이 있는 그대로 나타나게 되는 것입니다. 이것이 불교에서 말하는 진여(眞如)

이고 유교의 성(性)이니 노자의 무위자연(無爲自然)의 경지입니다.

　이성과 광기의 문제는 지금 말한 것에 다 포함되어 있습니다만 서양에서는 쇼펜하우어 이전에는 일반적으로 인간은 이성적 동물이라 해서 비이성적인 면을 배제했던 것을 프로이트가 비이성적인 것이 오히려 인간을 지배하고 있다고 주장한 셈입니다. 말하자면 이런 비이성적이고 부정적인 자기를 발견, 자각하고 용납·통일함으로써 이러한 힘으로부터 오히려 해방이 되는 것이지, 그러지 못할 때는 되려 그것의 노예가 된다는 것입니다. 확신을 가진다는 것은 무의식의 자각을 바탕으로 하는 확신이 아니기 때문에 양식(良識)의 확신은 될 수가 없는 것입니다. 사람은 자기 마음속에서 없애야 할 것을 다른 인간이나 생물이나 물건을 없애는 것을 볼 수 있습니다. 왜냐하면 그런 사람이나 생물, 물건을 보면 자기 마음속에 있는 자기가 보기 싫은 마음이 일어나기 때문에 외부에 있는 인간이나 물건을 없앰으로써 자기 자신을 외면하고 있는 것입니다. 자기 자신 속의 광기를 인정하는 것이 광기를 없게 하는 것입니다.

　▲ 요즘 자주 이런 소리를 듣게 됩니다. 즉. 자기가 미친 것인지 남들이 미친 것인지 알 수가 없다는 말입니다. 사실 요즘의 우리 사회는 무엇이 정상인지 분간하기가 어렵게 되어 있지 않습니까? 지금 많은 사람이 돈과 권세를 위해 미친 듯이 날뛰고 있는데 그런 사람들은 오히려 그렇게 하지 않는 사람들을 가리켜 미친 사람 또는 낙오자 아니면 얼빠진 사람으로 취급하고 있으니까요. 이런 현실을 정신의학적인 견지에서는 어떻게 분석할 수 있을까요?

　이(李): 요즘 그런 말을 많이 하는 경향이 있는 것 같습니다. 그것은 첫째로 정부에서 경제성장과 수출신장에 지나치게 편중된 정책을 쓴 나머지 기타 여러 가지 측면, 즉 사회정의라든가 사회질서라든가 가치를 배제 또는 외면한 결과 초래된 것이라고 보고 있습니다.

　비근한 예로 우리 경제팀은 지금 이러한 것을 물가 문제로 바로잡으려고 심혈을 기울이고 있습니다만 경제팀의 힘만으로는 어렵지 않나 생각이 됩니다.

　이것은 범국민적으로 또한 지도층의 솔선수범으로 출발하지 않으면 안 될 어려운 과제라고 생각하고 있습니다. 정신의학적으로 본다면 앞서 얘기한 바와 같이 인간생활의 기초가 되는 필수적이고 불가결한 건전한 가치들을 경제성장이나 당장 눈에 보이는 생산과 관계가 없는 것처럼 보인다 해서 배제 또는 외면한 결과, 다시 말해 권세와 돈만이 절대적인 가치이고 그 외의 가치는 오히려 마이너스 가치밖에 안 된다 해서 배제한 결과 그러한 현상이 나타나고 있는 것으로 보고 있습니다. 때문에 현시점에서는 권력이 돈이고 돈이 권력이라는 것부터 타파되어야 할 것이고, 또 모든 사회질서와 사회정의를 수호·육성해 나가는 종교인·교육자·지식인·언론인들의 건전한 사회활동을 파괴하는 것을 막아야 할 것입니다.

말하자면 사회의 병과 개개인의 병을 동시에 치료할 필요가 있다는 것이지요.

▲ 인간이란 누구나. 특히 아무리 높은 벼슬을 하고 있는 사람들이나 돈을 많이 번 사람들이라 할지라도 곧 닥치게 될. 아니 당장 내일이라도 죽음의 사신이 찾아오게 되면 한(恨)을 남기고 죽기가 싫어서 발버둥을 치면서도 죽지 않을 수 없는 것이 인간이 아니겠습니까?

인간을 이러한 존재로 볼 때 가끔 광인과 비광인 중 어느 쪽이 행복할까 하는 생각이 들기도 합니다만…….

이(李): 앞에서도 말한 바와 같이 광인에는 두 가지 종류가 있지 않습니까? 즉, 정신의학적인 광인은 너무나 순진하고 선량하고 인간적이고 또 집안을 생각하고 부모 형제나 동포를 생각하기 때문에 광인이 되는 것이고, 비광인의 광인은 집안이나 부모 형제나 나라보다도 자기 자신의 그릇된 권세욕이나 금전욕의 노예가 되어 미쳐서 날뛰는 광인이지요.

이 두 가지 광인 중 어느 쪽이 더 행복할까 할 때 저는 광인은 다 같이 불행한 것이다라고 말하고 싶습니다.

그러면 어떻게 사는 것이 행복한 삶이라고 할 수 있겠는가 하면 자기 마음속에 배제된 것이 없어야 한다는 것입니다. 다시 말해 자기 자신의 마음속에 그런 광인과 동일한 광기가 있다는 것을 깨닫고 이 광기를 해결해야만 가능하다는 것이지요. 사회적으로는 개인 내부에 있는 광기와 마찬가지로 사회의 광기, 즉 인정하기가 싫고 또 보기도 싫고 더구나 남 앞에 내놓기도 싫은 그런 어두운 면이나 부정적인 면을 지적해서 정화하는 일입니다. 이것을 외면하거나 배제해서는 안 될 것입니다. 그리고 해결의 순서도 잘 잡아야 할 것입니다.

▲ 광기 없는 진정하고 행복한 인생이란 죽음을 극복한 인생을 말한다는 선생님의 글이 생각납니다만. 이것은 다음 기회에 듣기로 하겠습니다. 바쁘신 시간에 감사합니다.

(대담=이종호)

『주간조선』, 1979. 5.

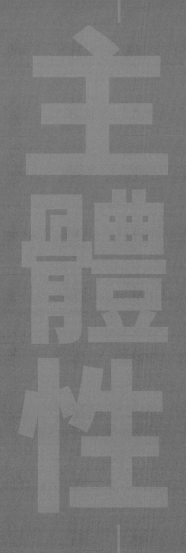

제**4**부

동서 문화의 통합

1

프로이트의 생애와 사상

1. 출생

지그문트 프로이트는 1856년 5월 6일 오후 6시 30분. 모라비아의 프라이베르크, 슈로 셸가세 117번지에서 태어나, 1939년 9월 23일 런던의 마레스필드 가든 20번지에서 생애를 마쳤다.

어니스트 존스가 쓴 방대한『프로이트 그의 생애와 업적』이란 세 권으로 된 프로이트 전기의 첫머리는 이렇게 시작되고 있다.

프로이트의 성격이나 사상은 다른 모든 인간과 마찬가지로 그의 특수한 환경의 산물이란 것이 프로이트를 이해하는 그의 제자들이나 그의 생애를 다룬 사람들의 일치된 견해다. 프로이트 자신이 쓴 1914년에 나온『정신분석 연동사』나 1935년의『자전(自傳)』에서도 나타나 있는 바와 같이 자신의 생활사나 사상적 발견의 기술은 반드시 정확하다고 볼 수 없고 자신이 말한 것처럼 항상 의존할 사람과 적대시하는 사람을 필요로 하는 성격이었다. 이러한 그의 성격은 정신분석 운동의 역사가 마치 종교나 교회조직과 흡사하다는 점을 잘 설명해 줄 수 있다고도 말할 수 있다.

A. A. 브릴은 프로이트가 정신분석을 창시하게 된 근본적이고 무의식적인 동기는 프로이트가 유태인이기 때문에 머리가 좋고 성적이 뛰어나도 충분한 대우를 받지 못한 부당성을 증명하려는 데 있다고 지적하고 있다.

2. 어린 시절

1856년 5월 6일 프라이베르크(현재는 프리볼)에서 출생했다. 부모가 다 순수한 유태인이었다. 아버지인 야코브 프로이트(1815~1896)는 당시 41세, 어머니인 아마리아(1835~1930)는 21세였다. 아말리아는 후취(後娶)였다. 전처 소생의 아들이 둘인데 큰아들 이마누엘은 프로이트의 어머니 아마리아보다 한두 살이 더 많았다. 이미 그때 장남에게는 한 살 난 요하네스란 아들과 그 누이동생인 파울리네가 있었다. 프로이트는 요하네스로 봐서는 나이가 적은 숙부였고 질녀인 파울리네와는 동갑이었다. 이마누엘이 아버지 야코브의 집 근처에 살아서 거의 동거에 가까운 상황 아래 어린 시절을 보낸 것은 프로이트의 생애에 상당히 큰 영향을 미친 것 같다. 나이가 많은 조카인 요하네스는 프로이트의 친한 동무이면서 심한 싸움의 상대였다. 파울리네는 프로이트와 요하네스의 짓궂은 장난의 피해자이면서 프로이트의 어린 시절 성적 관심의 대상이기도 했던 것 같다.

프로이트는 배가 같은 누이동생이 다섯이고 남동생이 둘 있었다. 바로 아래의 남동생 율리우스는 그가 만 1세가 되기 전에 태어났다. 곧이어서 안나, 로자, 마리, 아돌피나, 파울리네의 순서로 여동생이 태어나고 마지막으로 막내이자 열 살 아래인 남동생 알렉산더가 태어났다.

프로이트는 요하네스와는 '세 살이 될 때까지 서로 헤어질 수가 없었다. 둘은 서로 사랑하면서 싸웠다. 나는 이 어린 시절의 인간관계 속에서 어른이 된 후에 같은 연배의 사람들에서 느낀 모든 감정을 몸에 지니게 되었다. 친한 친구와 미워하는 적을 언제나 갖고 있는 것이 나의 감정생활에서 항상 필요했다. 나는 항상 이런 인물을 만들어 냈다'라고 한 것을 존스는 인용하고 있다. 이러한 그의 인간관계의 복잡성은 요하네스와의 관계뿐만 아니라, 연령차가 별로 없는 동생들과의 생활도 그의 마음에 깊은 영향을 주었을 것으로 보인다. 초기에 친했던 친구 플리스에게 보낸 편지에서 그는 '자기보다 어머니에게 더 가깝다고 보였던 바로 아래 동생 율리우스에 대해서 어머니의 사랑과 젖통을 다투고 있는 것을 발견했고 더구나 율리우스가 생후 여덟 달만에 병으로 죽었을 때에는 심한 경쟁자가 없어졌을 때 느끼는 기쁨을 경험했다'라고 쓰고 있다. 두 살 아래인 로자의 출생으로서도 어머니의 사랑이 자기에게만 오지 않는다는 것을 느꼈을 것이다. 플리스에게 보낸 편지에서 프로이트는 '아버지 야코브가 그의 아내인 아마리아에 대해서 지그문트에 정신이 팔려서 자기에게는 관심을 안 가져 준다고 비난하고 다투고 있는 것을 기억하고 있다'고 말하고 있다. 이 부자 관계는 그의 정신분석학설의 오이디푸스 콤플렉스를 우리에게 상기시킨다. 2세를 좀 지났을 무렵 어머니의 나체에 강하게 마음이 끌렸다고 플리스에게 보낸 편지에 쓰고 있다. 이런 어린 시절의 경험이 그의 학설 형성과 밀접한 관계가 있으리라는 것은 이해하기 어려운 일이 아니다.

프로이트의 아버지 야코브는 모직물 상인이었는데 1851년경 불경기로 장사가 어렵게 됐다. 프라이베르크에 사는 체코인의 미움과 독일, 오지리계 문화를 가진 사람들에 대한 박해에 쫓겨서 프로이트의 식구들은 이곳을 떠나지 않을 수 없었다. 이미 배가 다른 형인 이마누엘은 처와 두 아이 그리고 차형 필립과 더불어 영국의 맨체스터로 이주해서 상당히 성공해 있었다. 프로이트는 3세 때 이곳을 떠나서 1년간 라이프치히에서 지낸 후에 빈으로 이주했다.

그 후 프로이트는 나치스의 대두로 영국으로 망명을 결심할 때까지 거의 평생의 대부분을 빈에서 보냈다. 그가 망명의 땅으로 영국을 택한 것은 존스 등의 강렬한 권유도 있거니와 이복형이 영국에서 성공한 것이 영국에 친근감을 갖게 한 것도 작용했을 것으로 보인다.

프로이트는 라이프치히로 이사할 때 기차 속에서 가스등의 불을 처음으로 보고 영혼이 지옥에서 불타고 있다고 생각했다. 그 후부터 기차여행의 공포증이 시작되어 1899년 오랜 자기분석으로 없어질 때까지 오랫동안 괴로움을 받았다. 이것도 역시 그의 신경증 이론에 영향을 주었을 것으로 생각된다. 존스에 의하면 이 노이로제의 흔적은 기차시간에 대한 지나치게 꼼꼼한 습성으로 남아 있었다고 말하고 있다. 이러한 경향은 정신의학적으로는 강박성의 경향이고 정신분석학적으로는 항문애적 성격이다. 이것은 그의 공격적인 경향이나 동성애적이라고 볼 수 있을 정도의 동성 친구에 대한 짧은 의존과 그 후의 증오에 찬 이반을 설명한다고 볼 수 있을 것이다.

프라이베르크는 당시 인구가 5천 정도밖에 안 되는 작은 읍이었다. 주민은 주로 천주교도였고 유태교도나 신교도는 각각 20퍼센트밖에 되지 않은 것은 그의 조상들이 유태인으로서 얼마나 박해를 받았나 짐작하게 한다. 그것이 간접적으로 그에게 상당한 영향을 미쳤을 것이라는 것도 짐작된다. 나중에 빈 대학교에서 공부할 때 유태인으로 대단히 부당한 대우를 받은 것을 분개하고 있었던 것을 회상하고 있다. 이것이 그로 하여금 정신분석을 창시케 한 원동력으로 보는 사람도 있다.

3. 소년기와 청년시대

빈에서 7세까지의 생활은 결코 즐거운 것이 못되었던 것 같다. 이 시기에 대한 프로이트의 기억은 별로 없다. 이 시기는 어려운 때였고 기억해 둘 만한 가치가 없는 때였다고 말하고 있는 것도 불쾌한 경험은 망각된다는 또는 억압된다는 그의 주장―사실이 그렇지만―과 관계가 없지 않을 것이다. 그는 아버지에 대해서 표면적으로는 순종하는 아들로서 자라서 열심히 공부를 했다. 9세 때 김나지움(중학, 고교를 합친 8년제 학교)에 입학해서 계속 거의 수석이었고, 졸업 시에는 최우수 성적이었다고 한다. 김나지움에서 성적이 좋은 것은 아마 뛰어난 그의 기억력 때문일 것이다. 프로이트 자신도 『자전(自傳)』 속에서 대학의 졸업시험 때 어떤 과목의 구두시험에서 한 번만 훑어본 교과서의 내용을 한 자도 틀리지 않게 대답을 해서 시험관을 놀라게 한 일을 자랑스럽게 말하고 있다.

이 김나지움에서 수학하는 동안 그는 자기가 인간 이외의 것에 관심을 가질 수 없다는 것을 알았다. 처음에는 법률을 공부해서 사회적인 활동을 하자는 것이 이상이었다. 그러나 한편, 다윈의 진화론이 일으킨 파문은 그에게도 깊은 충격을 주었다. 그러나 결정적인 순간은 졸업하기 조금 전에 브릴 교수가 한 괴테의 「자연에 대해서」에 관한 아름다운 논문 낭독을 들었을 때였다. 어머니인 자연은 풍성하고 아름답고 자기가 좋아하는 자에게는 자기의 비밀을 탐구하는 것을 허용한다는 뜻이었다. 이 강연을 듣고 그는 의학을 공부하기로 마음을 정했던 것이다.

그러나 그가 의학을 택한 것은 결코 임상의가 되자는 것이 아니고 어디까지나 자연 속에 있는 것으로서의 인간을 탐구한다는 데 있었던 것 같다. 이것은 그가 후년에 '41년간의 의사생활을 거친 오늘날에 있어서도 나는 바른 의미에서의 의사는 아니었다고 생각한다'고 말하고 있는 것으로도 알 수 있다.

프로이트는 이 김나지움 재학 중 16세 때에 출생지 프라이베르크를 찾은 일이 있어 이때에 아버지 친구의 딸인 기젤라에게 처음 사랑을 느꼈으나 결국 마음속에만 담아 두고 고백을 못했다고 한다.

4. 빈 대학교 시절

프로이트는 1873년 가을 빈 대학교에 입학했다. 17세였다. 인간에 관한 자연과학으로서 의학을 택했다는 것은 청강한 강의의 종류에 잘 나타나 있다. 1873년부터 1881년까지 8년간 의과대학생으로서 공부하는 동안 그는 의학을 전공하는 학생에게 요구되는 이상의 동물학이나 진화론의 학점을 따고 거기다가 브렌타노의 철학이나 논리학의 강의도 들었다.

4학년이 되어서 처음으로 그는 브뤼케의 생리학연구실에 접근했다. 브뤼케는 듀 봐 레이몽, 헬름홀츠, 루트비히 등과 손을 잡고 새로운 연구방향을 모색하고 있었고 의학분야에서의 헬름홀츠학파라고 불리는 교실을 지배하고 있었다. R. 마이어가 발견한 에네르기 항존의 법칙이 바로 그의 기본사상이었다.

생물 속에 작용하고 있는 힘도 일반적인 물리학적, 화학적인 힘 이외의 아무것도 아니다, 이 힘으로 설명되지 못하는 것이 남아 있다 해도 장차 이런 것은 서로의 힘의 상호작용 결과로서 설명할 수 있게 될 것이라는 것이 듀 봐 레이몽과 브뤼케가 세운 서약이라고도 할 수 있는 연구가설이었다고 전해지고 있다. 브뤼케 교실의 연구생으로서 출입이 허용된 그는 열심히 공부하는, 스승의 마음에 든 제자였던 것 같다. 이때의 일을 그는 다음과 같이 쓰고 있다.

> 유태인이기 때문에 빈 대학교에서의 학생생활을 하는 동안 나는 싫도록 여러 가지 부당한 대우를 받았다. 흥미에 따라서 이리저리 학문적인 편력도 해 보았다. 그러나 나의 재능이 협소하고 특이하기 때문에 어디에서도 성공할 수가 없었다. 괴테의 『파우스트』에 있는 메피

스토펠레스의 말처럼 '학문에서 학문으로 방황해도 소용없다. 사람은 자기가 배울 수 있는 것밖에 배울 수 없다'라는 것을 뼈저리게 느낄 수밖에 없었다. 그러나 결국 에른스트, 브뤼케의 생리학교실에 와서 나는 안도와 만족을 찾을 수가 있었다.

프로이트는 이 브뤼케에 대해서는 평생 외경의 마음을 잃은 적이 없었다.

그러나 그가 브뤼케의 교실에서 얻은 것은 마음의 평안과 학문적인 충족뿐만이 아니었다. 그는 여기에서 14세 연상이고 넓고 풍부한 재간이 있고 이미 평균 감각의 연구가로서 훌륭한 업적을 내고 있었던 브로이어를 만나게 되었다.

브로이어는 당시 기초의학자가 되는 것을 포기하고 개업의사로서 생계를 유지하면서 연구에 종사하고 있었다. 그는 풍족하지 못한 프로이트에게 경제적인 원조를 아끼지 않았다. 프로이트가 정신분석 연구의 초기에 신경증(노이로제) 연구의 보고로 삼았던 안나 O의 증례는 브로이어가 1880년부터 1882년에 걸쳐서 치료한 히스테리 환자의 증례였다.

프로이트는 이 교실에 있는 동안 훌륭한 신경학적인 연구를 해 놓았다. 한편으로는 이 동안에 존 스튜어트 밀의 사회문제나 플라톤에 관한 논문을 번역하고 있었다는 것도 흥미로운 일이다.

1881년 3월 프로이트는 의학부를 졸업했다. 박사학위를 얻은 것이다. 연구실 생활은 졸업 후에도 계속되었다.

1882년 스승인 브뤼케 교수의 권유에 따라서 프로이트는 주로 경제적인 이유로 임상의학으로 옮기게 되었다. 약혼자 마르타 베르나이스와의 결혼생활을 생각해서였을 것으로 보인다.

5. 부인과 아이들

프로이트 부인이 된 마르타 베르나이스는 1861년에 출생했다. 남편과 마찬가지로 유태인이었다. 프로이트보다 다섯 살 아래이다. 그녀는 8세 때 함부르크로부터 빈으로 이주해 왔다. 숙명적인 이주라고 하였다.

마르타와 프로이트가 서로 알게 된 것은 프로이트의 누이동생인 안나와 마르타의 오빠인 엘리 베르나이스와의 결혼과 관련이 있는 것 같다. 프로이트의 연애관이나 '사랑'에 대한 그의 논문을 이해하는 데 있어서 기젤라에 대한 첫사랑에 대한 회상의 분석과 더불어 그와 마르타와의 사귐을 알 필요가 있다. 그의 처에 관해서는 오랜 약혼기간 떨어져서 살았다는 것이 짤막하게 기술되어 있다는 사실을 보아도 더욱더 그렇게 느껴진다. 사람은 부처나 성인이 아닌 이상 나타내고 싶지 않은 것을 노출시키는 일이 드물고 나타낸다고 해도 왜곡의 연막을 친다. 프로이트도 예외가 될 수 없는 것이다.

마르타 베르나이스는 그녀가 프로이트를 알게 되기 전에 이미 나이가 위인 실업가와 결혼 약속이 있었다는 것을 비롯해서 열렬한 구혼자가 많았다고 한다.

1882년 4월 프로이트의 집을 방문한 마르타 베르나이스와 프로이트와의 해후는 당시 25세였던 프로이트나 마르타에게 운명적인 사건이었다. 그는 첫눈에 그녀야말로 평생 반려로 확신하고 6월에는 약혼을 해 버렸던 것이다. 이 약혼기간 동안에 프로이트는 굉장히 많은 편지를 마르타에게 썼다. 사랑의 편지이며 격렬한 질투의 편지이기도 했다. 아니 오히려 그것은 '전부가 아니면 무'라는 독점적인 사랑의 고백이라고 하는 것이 더 좋을지 모른다.

마르타 베르나이스의 사촌 오빠를 그녀가 좋아한다는 것을 알면 프로이트는 당장에 질투의 불길에 몸을 태우는 것이었다. 그러나 그는 곧 후회하고 그녀에게 '내 자신은 조금도 가치가 없는 인간이면서 가장 훌륭한 처녀를 얻었다. 그런데도 일주일도 안 돼서 심사가 못됐다고 책망을 하고 질투로서 괴롭히고 있소. 나의 질투의 감정은 내 자신이 자기 감정을 믿지 못하기 때문이오'라고 사과의 편지를 쓰고 있다. 그러나 곧 프로이트는 마르타의 종자매와 결혼한 친구인 음악가에게 마르타의 사랑을 빼앗기지는 않을까 몸둘 곳을 모를 정도의 고민에 빠져 마르타의 편지가 냉담하다는 것을 호소하고 있다. 자기 이외의 사람에 대한 사랑이 조금이라도 마르타의 마음속에 깃드는 것을 그는 견딜 수가 없었던 것이다. 마르타에게 보낸 프로이트의 편지 횟수를 보면 단순히 말이 많은 서양 사람이라고만 판단할 수 없는 초조한 심정과 프로이트의 성격을 반영하고 있다는 것을 알 만하다.

아무튼 그의 특이한 성격 때문에도 약혼기간은 많은 약혼자처럼 즐거운 것은 아니었던 것 같다. 결국 그들은 1886년 9월 결혼식을 올렸다.

　그가 신혼여행을 간 류베크의 숙소에서 신부의 어머니에게 쓴 편지 속에는 '지그문트와 마르타의 30년 전쟁의 첫날이 되기를 바라는 날에'라는 귀절이 있었다고 전해지고 있다. 프로이트는 이때 이것이 정말 사랑이란 것이었다면 사랑이 무엇이란 것을 깊이 느꼈을 것이다. 사랑이라면 이런 얘기도 있다. 그가 1882년에 유두염(唯頭炎)을 앓았다. 병이 나았을 때 그는 마르타에게 '동면에서 깨어난 짐승과 같은 굶주림'과 '무서운 말로 형언할 수 없는 어쩐지 기분이 나쁜 괴물과 같다고 할까 소름이 끼치는 것 같은 어떠한 큰 요구로서'의 사랑을 느낀 것을 고백하고 있다.

　두 사람은 마리아 테레지아 거리에 신가정을 꾸며서 여기서 브로이어 부인의 이름을 딴 딸 마틸데, 샤르코의 이름을 딴 아들 마르틴, 영국의 크롬웰의 이름을 딴 올리버의 세 아이를 낳고, 그 후 베르그 가세 19의 두 번째 집에서는 조피, 안나 그리고 삼남인 브뤼케가 탄생했다. 브뤼케는 말할 것도 없이 그의 은사인 브뤼케 교수의 이름을 딴 것이다. 1896년부터 처제인 민나 베르나이스가 한 식구가 되어서 그녀가 죽을 때까지 이 집에서 살았다. 프로이트와 처제의 관계에 대해서 여러 가지 좋지 못한 풍문이 많았지만 존스는 이를 부인하고 있다.

　아이들의 이름을 보면 아이들 출생 시에 프로이트가 어떤 인물을 존경하고 있었는지를 알 수 있다. 많은 자녀 중에 오로지 안나만이 시집도 안 가고 정신분석가로서 일가를 이루어 현재 아동분석에 종사, 런던의 정신분석학회의 거두가 되어 있다.

6. 고립된 환경에서

　다시 그의 연구 생활에 눈을 돌려 보자. 약혼 중에 임상의학으로 방향을 전환하고 그는 외과의 빌로트 교수, 내과의 노트나겔 교수와 신경병학의 숄츠 교수, 정신의학의 마이네르트 교수, 그 밖의 교수에게 배워 1885년에는 신경병리학 사강사의 지위를 딸 수 있었다. 이 때의 일을 그는 마르타에게 '얼마나 훌륭한 장래가 열리게 되었소. 나는 당신과 조용히 같이 지내고 싶소. 그리고 파리로 가서 위인으로 금의환향합시다. 나는 신경병 환자를 고치고 당신은 나에게 친절히 대해 주고 그리고 나는 당신을 행복하게 해 드릴 것입니다'라고 기쁨에 넘치는 편지를 쓰고 있다. 그러나 나중에 보는 바와 같이 그의 귀국은 결코 개선장군과 같은 것은 아니었다.

　　이 시기까지 그의 학문적인 일은 거의 신경병학 관계의 연구였다. 신경중(노이로제)의 연구는 브뤼케의 교실에서 친해진 브로이어로부터 히스테리에 관한 연구 얘기를 들어도 그 방면으로 아직 관심이 움직여지지 않았었다. 이 사실은 프로이트의 성격과 관심의 움직임을 이해하는 데 흥미로운 일이다. 그가 히스테리를 매개로 한 신경중의 연구로 들어가기 위해서는 금의환향해서 따뜻한 존경으로 환영받고 싶어 하는 그의 염원이 무참히 깨어져 버린다는 운명이 필요했던 것이다.

　　이러한 사정을 간략하게 그의 자전(自傳)이 전해 주고 있다.

　　　　1885년 초, 사강사가 되고 얼마되지 않아서 브뤼케의 정성 어린 추천으로 꽤 많은 액수의 여비를 얻어서 가을에 파리를 향해서 출발했다.

　　　　나는 견학생으로서 살페트리에르의 병원에 들어갔다—내가 이 병원의 샤르코 밑에서 본 것 중에 가장 인상 깊었던 것은 히스테리에 관한 그의 연구였다. 모든 것이 내 눈앞에서 베풀어졌다. 이것은 히스테리 현상이 거짓이 아니고 합칙적이란 증명이고 남자에게도 히스테리는 빈번히 볼 수 있다는 증명이기도 했다. 게다가 이러한 인위적으로 만들어진 히스테리는 여러 가지 점에서 자연 발생적인 것과 같았다. 내 생각으로서는 히스테리의 마비나 지각 상실은 그 사람이 생각하고 있는 신체의 구조와 기능에 관한 통속적인 생각과 일치하는 것이었다. 나는 이 문제를 위인으로 돌아가서 연구해 보려고 생각했다. 그러나 샤르코는 신경중의 연구에 깊이 파고들 관심이 없는 것 같았다.

　　브로이어의 히스테리에 관한 훌륭한 통찰과 프로이트 자신도 그의 교우 초기에서는 그 인격을 격찬하고 있었지만 그것만으로서는 프로이트는 히스테리를 연구하려고 하지 않았다. 프로이트가 히스테리의 심인적(心因的) 인자(因子)에 깊은 관심을 갖고 더 나아가서 히스테리 연구에 전념하게 되기 위해서는 샤르코와 같은 그 당시 학계에서의 최고 권위자의 힘이 필요했던 것이다. 또한 어떤 의미에서는 학계에서 바보 취급을 받는 객관적인 정세도 필요했다. 이 점은 프로이트의 권위주의적인 성격의 일면을 나타내고 있다고 보지 않을 수 없다. 그의 이러한 성격적인 특징은 나중에 자기와 다른 학설을 주장하는 제자에게 가차 없는 권위적인 결정자가 되는 것을 이미 암시하고 있다고 해도 좋을 것이다.

그의 자전(自傳)은 계속하고 있다.

> 나는 샤르코 밑에서 보고 배운 것을 의학회에서 보고할 의무를 부과받고 있었다. 그러나 나는 형편없는 취급을 받았다. 함베르가와 같이 의사장을 하고 중요한 지위에 앉아 있는 사람들이 내가 말한 것이 신빙성이 없다고 말하는 것이었다. 마이네르트는 내가 진술한 것과 같은 증례를 실지로 빈에서 발견해서 보여 주기를 재촉했다. 나는 그것을 하려고 했다. 그러나 그 과의 의사장들은 그 환자를 내가 진찰하거나 치료하는 것을 거절하는 것이었다—나는 나의 진단을 인정받을 필요는 없으니 그냥 증례만 다루게 해 주면 좋겠다고 항의를 해 봐도 소용없었다. 결국 나는 다른 병원에서 남성의 전형적인 히스테리성 측마비의 예를 발견해서 의학회에 보고했다. 사람들은 박사를 쳐 주었지만 그 이상 아무런 관심의 표시가 없었다. 대가들은 나의 새로운 설을 거부하고 있다는 인상을 씻을 수가 없었다—그 후 얼마 되지 않아서 뇌해부학의 연구실에서도 쫓겨나 강의할 장소로부터 못 들어오게 하는 처지에 놓이게 됐다. 나는 아카데미로부터 물러나고 학회도 떠나게 되었다. 나는 과거 30년 이래 의학회를 찾아간 일이 없다.

프로이트의 이러한 기술은 인간관계에 관한 것은 상당히 사실과 다른 모양이며 존스도 이 점을 지적하고 있다. 하여튼 이렇게 해서 프로이트는 히스테리 연구라는 독자적인 길에 발을 디디게 되었다. 다시 말하면 주위 사람의 냉담한 대우에 분발해서 진정한 의미의 정신분석 창시자로서의 길을 걷게 된 것이다. 아마 이런 사건이 없었던들 신경병리학적인 연구를 계속하면서 훌륭한 신경학자로서 길을 갔었을지도 모를 일이다. 그렇게 되었다면 그의 영향은 의학의 1분과 내에 머물러 오늘날의 정신분석처럼 모든 인간과학 기타 분야에 영향을 주지는 못했을 것이다.

7. 프로이트와 브로이어의 히스테리 연구

프로이트가 히스테리 연구 초기에 발표한 기념할 만한 저작에 브로이어와의 공저인 『히스테리에 관한 연구』가 있다. 예보(豫報)는 1893년에 발표되었고 『히스테리에 관한 연구』는 1895년에 출판되었다. 이 속에 제1예로서 유명한 안나 O의 예가 실려져 있다. 오늘날에도 우리는 이 브로이어의 보고에서 모든 히스테리론 또는 신경증론을 읽는 것보다 못하지 않은 교훈을 얻을 수 있다. 프로이트도 이 증례를 번번이 인용하고 신경증 연구의 보고(寶庫)라고도 부르고 있다. 그러나 이 안나 O의 예의 기록은 프로이트의 기술이 아니기 때문에 프로이트 전집에서는 삭제되어 있다. 안나 O는 가명이고 본명은 베르다 파펜하임이고 나중에 프로이트와 인척관계가 되어서 그 후의 병 경과에 대해서도 프로이트는 알고 있고 완치는 되지 않고 때때로 재발했다고 한다. 이 환자는 1880년 12월부터 1882년 7월에 걸쳐 브로이어가 치료한 고전적 히스테리 환자의 좋은 예다. 여기서는 상세한 증례(症例)의 기술은 생략하고 브로이어가 얻은 결론만을 적어 보기로 한다.

환자는 아버지가 복막질환으로 누워 있는 것을 열심히 간호하다가 한 달만에 몸이 쇠약하고 기침, 구역, 의식장애, 편두통, 사시(斜視), 지각(知覺)과 운동의 마비, 언어장애(言語障碍) 등의 증상을 나타내는 고전적 히스테리였다. 브로이어는 심리적 원인으로 보고 말을 못하는 것은 말하지 못하는 일이 있으리라고 생각하고 강제로 말을 시키는 치료를 해서 호전을 보고 환자는 대화요법 또는 농담으로 굴뚝소제요법이라고 불렀다. 브로이어는 이 담화요법을 정력적으로 추진하고 아침마다 그녀를 찾아가서 최면술로서 환자를 최면상태에 넣어서 얘기를 시키는 방법을 사용했다.

이로써 환자는 급격히 호전이 되어 브로이어 자신이 치료하는 것을 일체 중지하고 다른 의사에게 치료를 대부분 맡기고 수주가 되면 악화되므로 그때는 브로이어가 3, 4회 담화요법(談話療法)을 하기만 하면 좋아지고 이런 상태가 반복되었다.

이러한 환자의 증세를 극복할 수 있었던 담화요법은 브로이어에게 여러 가지를 밝혀 주었다. 여기서 밝혀진 증상의 심리적인 의미는 생략한다. 브로이어가 밝혀낸 것은, 그 밖에 의식장애가 있는 동안 일어난 것은 전부 그날 저녁 때 경면상태에서 회상된다는 것, 이러한 공상의 산물도 심적 자극으로서 작용한다는 것, 그리고 이러한 회상을 최면 상태에서 얘기를 해 버리면 자극상태는 가벼워지거나 없어진다는 것이었다.

앞서 말한 바와 같이 안나 O의 예는 다른 증례와 더불어 『히스테리에 관한 연구』에 기재되어 1895년에 간행되었다. 그러나 이 책의 평판은 의학계에서 좋지는 않았다. 브로이어는 이 좋지 않은 평판 등의 이유로 프로이트와의 공동연구를 그만두었다.

한쪽으로 프로이트도 안나 O의 예는 실지로는 브로이어가 말한 것처럼 그렇게 잘 나은 것이 아니라 재발을 반복했다고 폭로하고 브로이어가 의사와 환자 사이의 '감정전이'와 '성애의 중요성의 문제'에 직면해서 피해 버렸다고 비난하고 있다.

프로이트 자신이 일찍이 인정한 바와 같이 프로이트의 정신분석으로 브로이어의 관찰이 출발점이 되었다는 것은 부인할 수 없는 사실이다.

8. 정신분석의 탄생(誕生)

1) 초기의 신경증 이론

그러나 이 『히스테리에 관한 연구』도 결코 하루아침에 이루어진 것은 아니다. 그는 그 전 해인 1894년에 「방어신경정신병」을 썼다. 이 논문에서 신경증과 어떤 종류의 정신병의 증상 형성에 대한 고찰을 하고 그 증상 발생으로 봐서 신경증에 세 가지 형이 있다는 것을 이미 생각하고 있었다는 것을 보여 주고 있다. 그러므로 『히스테리에 관한 연구』를 발표한 1895년에는 이미 다른 신경증에 관한 견해도 명백히 태동하고 있었음을 알 수가 있다.

그는 이 논문 「방어신경정신병」에서 말하기를 히스테리 증상에는 여러 가지 발증하는 방식이 있다. 하나는 브로이어가 안나의 예에서 본 바이고, 프랑스의 자네가 주장하는 바와 같이 의식의 분열이 있어서 의식의 다른 부분으로부터 고립된 심리군이 형성되는 것이다. 자네는 의식의 분열은 히스테리의 일차적인 특질이고 선천적으로 심적 통정력이 약한 데서 오는 것이라고 했다. 브로이어는 「히스테리 현상의 심적 기제에 관해서」

(1893)에서 쓴 바와 같이 히스테리 증상의 발생은 특이한 몽환양(夢幻樣)의 의식상태, 또는 최면상태와 비슷한 의식상태인 '유최면상태(類催眠狀態)'가 나타나서 그때의 체험과 관념을 나머지 의식 내의 관념과 연상으로서 연결해서 이를 수정할 능력이 충족하기 때문이라는 생각이 강하다. 자네와 달리 의식의 분열은 브로이어에 있어서는 이차적인 것이었다.

의식의 분열이 전혀 없는 히스테리 증례도 있었다. '외상적 자극'에 대한 반응을 즉각적으로 하지 않는 데서 오는 증상도 있었다. 에너지의 발산을 저해당한 저류 히스테리라고 말할 수 있는 경우다. 이 증상은 '제반응 발산'으로서 해소된다.

그러나 프로이트가 본 바로는 의식의 분열은 환자의 의지적 행위의 결과로서 발생하는 것이었다. 환자는 의도적인 노력으로 의식의 분열을 일으키고 있는 것이다.

공포증(포비아)이나 강박증상과 관련해서 보면 유최면(類催眠) 히스테리나 저류(貯留) 히스테리와도 다른 환자 자신이 획득한 '획득성 히스테리'라고 할 수 있는 것이 있다는 것을 알았다. 자각하기 괴로운 체험이나 표상이 어떤 종류의 감정을 일으키기 때문에 환자는 이것을 망각해 버린다. 견디기 어려운 관념의 모순을 사고의 힘으로 해결할 수 없었기 때문이었다. 부인들의 경우에는 많은 경우에 이 관념은 성적 경험이나 성적 감정이었다.

병이 되는 사람은 견디기 어려운 관념이나 감정을 망각하는 데 실패한 사람이란 것이다. 의지적인 노력을 해서 망각에 실패하는 사람이나 의식의 분열을 초래하는 사람은 '병적인 소질'을 가진 사람일 것이다. 그렇지만 그것은 '변질'은 아닐 것이라는 것이 프로이트의 생각이었다.

환자는 의지적 노력으로 망각한다. 다시 말하면 환자의 '자아'는 견디기 어려운 생각을 마치 '일어나지 않은 것처럼' 다루어 자기를 방어한다. 이때 강력한 생각은 약화되고 여기에 붙어 있던 감정이나 흥분은 분리된다. 약화된 관념은 연상 속에 나타나지 않고 분리된 흥분량은 딴 곳에서 사용된다.

여기까지는 모든 신경중이 같다는 것을 알 수가 있으나 여기서부터는 각각 달라진다.

히스테리의 경우에는 흥분량이 신체적인 증상으로 바뀐다. 이것이 전환이다. 이 전환은 전적일 수도 부분적일 수도 있다. 외상적인 경험과의 관계는 밀접한 때도 있고 그렇지 않은 경우도 있다. 이와 같이 추방된(이후의 생각으로는 억압된) 관념의 기억 흔적은 제2의 정신이상군(精神理象群)의 핵을 형성한다. 그리하여 다음의 외상적인 사건이 있을 때 히스테리성 의식 분열을 일으키기 쉽게 한다. 브로이어의 카타르시스는 이와 같은 신체증상으로 전환된 감정이나 흥분을 원래의 관념까지 돌아갈 길을 열어 준다.

전환을 일으키지 않는 사람의 경우에는 감정은 심적인 영역에 머물러 있게 된다. 감동과 관념이 분리한다. 이 감동에서 분리된 관념은 약화되어 의식 밖으로 나가고 그 감동은 다른 관념과 결합한다. 말하자면 '잘못된 결합'을 하게 된다. 이것이 강박관념이나 공포증이다. 게다가 강박관념이란 증상을 만들어 내는 근원은 프로이트가 분석한 증례에 있어서는 모두가 성생활에 관련된 것이었다.

이 성적 관념을 억압하는 의지적 노력과 강박관념 사이에는 어떤 간격이 있어서 직접 연결이 없다. 넘어가는 과정은 신체적인 과정으로 생각했다. 이 감정은 불안이고 특정한 충동적 성격을 가지고 있다. 이와 결합되는 관념은 이 불안의 감정에 합치하기 쉬운 것이거나 근원이 되는 성생활상의 어떤 관련성을 갖고 있는 것이다. 예컨대, 동물, 뇌, 어두움은 전자(前者)이고 성적인 것과의 관련성을 의심할 수 없는 배뇨, 배변, 오면, 감염 등의 예다. 다른 관념과 감동이 결합하는 이 감정의 이동은 전환만큼 신체적인 신경지배와는 관련성이 없다. 이 억압된 심적 형상군은 제2의 심적 현상군을 형성하지만 최면술의 도움을 받지 않아도 도달할 수 있다. 치료에 있어서 프로이트는 환자가 무슨 말을 하건 성적 관념에 주의를 돌렸다. 그러나 모든 공포증이나 강박관념이 같은 근원에서 온다고 할 수 없다.

이상 말한 것과 달리 어떤 관념과 감정이 강력한 자아의 방어에 의해서 포기되어 그런 일이 전혀 없었던 것처럼 관념의 흔적도 남지 않게 성공하는 경우가 있다. 이때는 환각을 나타내는 착란의 상태가 된다. 즉, 정신이상 속으로 도피한다.

여기서 우리는 전환과 감정의 이동과 억압의 세 가지 방어방식을 본 것이지만 이 3자는 동일인에서 볼 수도 있었다. 이러한 사태를 살펴보면 이상의 심적 활동에는 어떤 감정이나 흥분의 양적 변화가 관계하고 있어 어떤 때는 중대하고 어떤 때는 감소하며 때로는 이동 배출이 가능하다는 것을 생각하지 않으면 설명이 어렵다고 생각되었던 것이다.

앞서 언급한 『히스테리에 관한 연구』와 「방어신경정신병」은 그 후 사상발전의 토대가 된 것이다.

2) 정신분석의 네 가지 기둥

프로이트는 『정신분석연동사』에서 브로이어의 '카타르시스' 방법이 정신분석의 전단계가 되었고 정신분석의 시작은 최면술을 포기하고 자유연상의 도입으로 이룩되었다고 말하고 있다. 히스테리 증상이 인상 깊은 망각된 인생의 장면[외상(外傷)]에 의한 것이고 치료는 카타르시스로 하고 발산되지 못한 흥분이 잘못 사용되는 데서 일어난다는 전환으로서 설명하는 것이 브로이어의 공헌이나 전환의 이론은 프로이트와 브로이어의 공동작업이라고 말하고 있다.

프로이트의 방법은 불란서의 낭시학파인 베른 엠의 최면요법을 배우고 있을 때 얻은 경험이 토대가 되었다. 여기서 본 것은 최면상태 중에 일어난 일은 각성 후에 기억이 남지 않는 것같이 보이면서 회상을 강요하면 점점 기억이 되살아난다는 사실이었다. 그리고 또 한 가지는 최면상태는 모든 사람에서 일으킬 수 없고 최면술에 의한 카타르시스의 성과는 의사와 환자의 감정관계가 악화하면 증상의 재발과 악화를 볼 수도 있다는 것을 알았다는 것이다. 후자는 나중에 발견한 전이현상 발견의 전구(前驅)라고도 볼 수 있는 것이다.

프로이트의 회상강제법은 브로이어의 최면술에 의한 카타르시스와 달리 환자 자신이 회상을 불러일으키는 것이 특색이었다. 곧 프로이트는 회상의 난이는 회상되는 체험의 내용에 의하는 것이고, 회상을 환기시키는 데는 저항이 있다는 것을 간파했다. 이것은 곧 의식에 머물게 하기가 불쾌하거나 고통스러운 것은 의식에 떠오르지 못하게 배제(排除)하는 심적 작용이 있다는 것을 나타내는 것이다. 최면술의 포기는 의식으로부터의 배제가 증상발생의 계기가 된 심적 외상이 되는 경험을 했을 때의 의식상태에 의해서 좌우되는 것이 아니라 의식 밖으로 밀려나는 감정 욕구 사상 등의 내용 여하에 달려 있다는 것, 억압하는 것과 억압되는 것이 있다는 것, 그리고 억압된 것이 의식화되는 데 저항하는 것이 있다는 것을 밝히게 되었다. 이 방법은 히스테리뿐만 아니라 강박신경증에도 사용해서 성공된다는 것을 경험했다.

억압과 저항이란 이 심적 기제(機制)의 상정은 평생 변함없는 프로이트의 신념이 되었다. 더 나아가서 억압되는 것은 일정한 경향의 것이고 애정 또는 성애와 관련이 있는 것임을 밝혔다. 이리하여 억압, 저항, 무의식의 상정, 신경증의 원인으로서의 성애의 중요성(나중에는 소아기에 있어서의 성애의 존재와 이에 관련되는 경험의 중시)은 정신분석의 네 가지 기둥이 되었다. 프로이트에 의하면 이 네 가지 중에 하나가 빠져도 안 되고 이를 인정하지 않는 것은 정신분석이란 이름을 붙일 수가 없고 그러한 주장을 하는 자는 파문 또는 스스로 이탈할 수 밖에 없었던 것이다.

1904년에 발표되었지만 1889년에 프로이트는 도라라고 불리는 18세의 소녀를 분석했다. 이 분석과정에서 꿈의 분석과 환자가 의사에 대한 특이한 태도[감정전이(感情轉移)]에 관해서 깨달은 바 있었다. 1900년에는 프로이트는『꿈의 해석』이란 두꺼운 책을 내놓았다. '꿈은 정상인에서 볼 수 있는 이상 또는 병적인 심리를 밝히는 것이다. 따라서 정신분석이 꿈을 해석할 수 있다는 것은 신경증 환자를 대상으로 발전한 정신분석이 정상인의 심리도 밝힐 수 있다는 것이다'라고 생각했다. 여기서 프로이트는 정신분석은 정상이건 병적이건 인간의 심리를 밝히는 과학이란 것을 주장하게 된 것이다.

3) 정신분석의 응용

이 이후에 그의 정상심리에 대한 정신분석의 적용을 차례로 시도하고 정신분석 영역도 확대되어 갔다.

1901년에는「일상생활의 정신병리」를『정신의학신경학일보』에 발표했다. 실책행위를 잊어버리는 것과 같은 표면상 우발적으로 보이는 언동에 대해서 그 동기를 밝힌 것이다.

다음에 획기적이라고 볼 수 있는 성의 이론에 관한 세 가지 논문을 공간했다. 이 계열에 속하는 것으로서 같은 해인 1905년에 쓴「위트와 무의식의 관계」, 1910년의「사랑의 생활의 심리에 대한 기여(寄與)」가 있다. 후자에서는 성불능에서는 근친상간의 두려움이 근저에 있다는 것, 즉 오이디푸스 콤플렉스가 있다는 것, 처녀성의 존중에도 거세 콤플렉스 기타의 문제가 숨어 있다는 것이 밝혀져 있다.

1912년에는 이해에 창간한 잡지『이마고』―이 잡지는 정신과학 일반에 정신분석이 어떻게 적용될 수 있나를 주제로 한 논문을 발표하는 무대로서 만들어졌다—지상에 정신분석을 처음으로 종교나 민속학(오늘날의 문화인류학)에 응용한 논문이라고 할 수 있는 「토템과 터부」를 쓰고 있다. 이 논문에서 프로이트는 근친상간의 문제, 터부 일반, 토테미즘과 애니미즘의 문제를 다루고 있다. 그는 터부는 칸트의 소위 정언적 명령에 지나지 않는다는 것을 밝히고 오늘날에서도 쉽게 접근될 수 있다는 것을 보여 주었다. 한편, 토테미즘은 현재의 종교적인 것, 윤리적인 것 속에 흔적이 보이나, 그 자체는 문화적 영향을 받아서 변화해 버렸다고 보고 그 본래의 뜻은 소아를 통해서 추측할 수 있다고 했다. 그리고 토템과 터부와의 관계도 논증할 수 있을 것이라고 했다.

　문학분야에 응용한 것은 1913년에『베니스의 상인』에서의 상자 고르기의 심리를 분석한「상자 고르기의 동기」가 있다. 1928년의「도스토옙스키와 살부(殺父)」에서는『카라마조프의 형제』를 논하고 있다. 프로이트는 정신분석을 하는 사람은 인간의 무의식을 이해하기 위해서『카라마조프의 형제』를 필독서로 권하고 있다. 그림에 관해서는 1910년에 모나리자의 수수께끼 미소에 있어 입술의 문제를 다룬「레오나르도 다빈치의 유아기 회상」을, 조각에 관해서는 1914년에「미켈란젤로의 모세」를 발표하고 있다. 1917년에 프로이트는『정신분석학입문』을 쓴다. 빈 대학교에서 행한 강의였고 학설을 정리한 것이다.

4) 사상의 전개와 정리(整理)

　여기까지의 시기에서 프로이트의 정신분석이 이론의 초석이라고도 볼 수 있는 성욕론이 있다. 1905년에 앞서 말한「성의 이론에 관한 세 가지 논문」을 쓰고 있다. 이 속에서는 동성애, 페티시즘, 가학증, 피학증 등의 이상 성애의 문제, 심인적(心因的)인 신경증에 성의 도착을 보기 쉬운 이유, 성적 조직체제의 발달, 리비도 학설 등 성에 관한 중요한 일련의 문제가 여러 가지로 논의되고 있다.

　1908년의 논문「성격과 항문애(肛門愛)」속에서는 성격형성과 리비도 발달의 관련성을 논하고 각 리비도 발달단계에서 어떠한 반동형성이나 승화가 이루어지는지 보여 주었으며 이에 의해서 성격형성이 좌우된다는 것을 논술했다.

　이러한 초기의 여러 저작 중에는 프로이트 후년의 정신분석학 체계의 기초적인 것은 거의 다루어지고 있다고 봐도 좋을 것이다. 1909년 미국 클라크 대학교의 초빙으로 향한 5회에 걸친 강연은 이때까지의 그의 사상을 정리할 수 있는 좋은 기회가 되었다.『정신분석에 관하여』(1910)란 책으로 발간된 이 강연은 이 시기에 있어서 가장 훌륭한 정신분석학 총론이라고 할 수 있다.

1910년부터『정신분석학입문』이 쓰인 1917년까지 프로이트는 새로운 심리학상의 발견보다도 여태까지의 경험에서 얻은 이론이나 기술을 정리해서 치밀하게 다듬는 작업에 종사하고 있다.『치료입문』(1913)에서는 정신분석을 할 때의 약속, 예컨대 1~2주간의 시험분석의 기간을 두는 것, 일시와 비용, 즉 치료비를 명확히 정해 두어야 하는 것, 무료로 정신분석을 해서는 안 된다는 것 등을 말하고 기술의 면에서는 분석자의 위치와 환자의 위치, 해석을 하는 시기의 문제를 논하고 있다.

『회상, 반복 및 극기』(1914)에서는 기술적인 변동의 역사를 돌아보고 있다. 카타르시스, 억압의 발견, 저항의 발견과 그 극복의 문제를 다루고 환자가 언어적인 회상을 하지 않고 치료자에 대한 태도나 행동으로서 회상을 표현해 올 때도 반드시 언어적인 회상을 해야 한다고 말하고 있다.

1915년에는 「욕동와 욕동의 운명」을 발표, 두 가지의 근원적인 욕동으로서 자아욕동과 성의 욕동을 구별해야 한다는 것, 이들이 가는 길에는 반동형성, 자기 자신에게로의 배치전환, 억압 승화 등의 운명이 기다리고 있다는 것, 자기애의 존재 능동과 수동의 대극성, 외계와 자아와의 현실적 대극성, 쾌와 불쾌의 경제적인 대극성, 능동과 수동의 생물학적 대극성 등을 논하고 있다. 그 밖에 동년에는 「무의식」, 「감정전이성(感情轉移性)의 사랑에 관한 논술」, 「억압」 등 프로이트의 소위 초심리학 논문이 있다.

물론 이 밖에도 여러 가지 논문이 많지만 새로운 개척보다도 기득지식의 정리란 감이 짙다. 1915년부터 1917년경까지 프로이트의 임상적 연구 면에서 생산적인 시기는 일단 끝났다고 볼 수 있을지 모른다. 이것은『자서전』속에서 그가 생의 본능과 사의 본능을 논한『쾌락원칙의 피안(彼岸)』(1920), 사회심리를 다룬『집단심리와 자아의 분석』(1921), 그리고 처음으로 에스(본능)의 개념을 제창한『자아와 에스』(1923) 등에 관해서는 사변적인 것임을 자인하고 이러한 사변적인 구성이 과연 유용할 것인가 아직 모른다고 말하고 있는 것으로서도 알 수 있다.

그 후 1927년에『환상의 미래』에서는 점점 더 사변적인 경향이 강해져서 종교에 눈을 돌려 종교는 다른 문화와 같이 자연의 압도적인 위협에 대항해서 자기를 지키기 위해 생겨났다고 주장했다. 그는 종교는 부자관계의 파생물로 생각, 소아적인 소망이 낳은 환상이고 일종의 집단신경증에 불과하다는 것을 지적하고 이 사실은 적어도 동양의 불교, 유교 등에는 해당되지 않는다 하더라도 기타의 종교에는 상당한 타당성을 볼 수 있을 것이다. 이러한 동양의 종교에서도 이러한 친자관계에서 오는 유아적인 의존을 탈피하자는 것이 목표인 것이고 프로이트가 아는 종교는 이러한 의존을 공고히 하자는 것이 목표였음을 보았기 때문이라 생각된다. 프로이트는 자기의 이러한 견해가 종교를 옹호하자는 자에게는 절망적일지 모르나 유아적 소망의 많은 것을 포기하려고 각오가 되어 있는 사람에게는 당연한 것으로 받아들여진다고 논술하고 있다. 다음으로『문화에 있어서 불쾌한 것』(1930) 속에서는 종교의 근원에 대양적인 감정, 양심, 죄악감의 발생을 깊이 고찰하고 있다. 종교에 관한 것은 1927년에『이집트인 모세』를 쓰고 이스라엘의 아버지 모세는 실은 이집트인이었다고 고증하고 있다.

5) 만년(晩年)의 사상

프로이트는 1922년 4월에 우측 상악암(上顎癌)의 최초 수술을 받았다. 이때 나이 65세였다. 1924년에 '나는 대단히 피로하고 휴식이 필요합니다. 6시간의 분석을 겨우 할 수 있을 정도이지 그 밖의 일을 한다는 것은 생각도 할 수 없습니다. 해야 할 일은 모든 것을 포기하고 조용한 구석에서 자연의 종말을 기다리는 것입니다'라고 하고 있다. 그 후 존스가 전하는 바로는 프로이트는 33회의 수술을 받았다고 한다. 1925년의『자서전』에서 그는 중병으로 남은 목숨이 길지 않다는 것을 말하고 시간이라는 대해(大海) 속에서 자신에게 남겨진 것이 적기 때문에 연구에 대한 충분한 추고를 할 수 없는 것을 개탄하고 있다. 이로 봐서 이미 자기 병이 불치의 암이라는 것을 자각하고 있었다고 생각된다. 그는 상악을 절제했기 때문에 큰 의치를 박고 말하는데 부자유로 고생하게 되었다. 그러나 재발, 기능장해, 재수술이란 17년간에 걸친 투병생활을 보내면서 프로이트가 해 놓은 활동은 우리로 하여금 깊이 생각할 바를 보여 주었다.

이와 같이 죽음을 앞두고 그는『자서전』외에『자아와 에스』,『유아의 성적 조직체제』 (1923),『마조히즘의 경제적 과제』(1924),『정신분석학 개요』(1924),『신경증과 정신병』 (1924),『억제, 증상, 불안』(1926),『비의사분석의 문제』(1926),『페티시즘』(1927),『환상의 미래』(1927),『문화에 있어서 불쾌한 것』(1930),『여성의 성애에 관해서』(1931),『속(續) 정 신분석입문』(1932),『끝이 있는 분석과 끝이 없는 분석』(1937),『이집트인 모세』(1937) 등 에다 미완의『정신분석학 개론』을 저술했다.

1938년 3월 나치스가 오스트리아에 침입했다. 프로이트는 계속 빈에 머물러 있을 생각 이었으나 주위 사람의 호의를 존중해서 그 배려에 따라 런던으로 망명했다. 존스의 노력 이 컸던 것 같다. 그러나 그와 그가 사랑하는 딸 안나는 망명할 수 있었으나 그의 누이들 은 빈에 남았다. 그리고 5년쯤에는 나치스에 의해서 잔인한 죽음의 길로 떠났던 것이다.

1939년 2월 그는 재발암의 수술불능을 통고받았다. 4월에 아이팅곤에게 보낸 편지에 서 '치료 덕분으로 아직 수주간은 살 수 있을 것이다. 그동안은 분석의 일을 계속할 수 있 을 것이다'라고 말하고 있다. 안나는 아버지의 곁을 떠나지 않고 그를 돌보고 있었다. 7월 에 그를 문병한 제자 작스는 고통에 차 있어야 할 프로이트가 신경질을 부리거나 고뇌를 나타내지 않는 데 놀랐다고 한다. 그의 죽음의 모양을 존스를 감동 깊게 그리고 있다. 9월 19일에 존스에게 이별을 고하고 9월 21일에는 주치의 슈르 박사에게 '이제는 고통이 있 을 뿐이고 아무것도 할 수 없게 되었다. 이제는 편안한 죽음을 원해도 좋은 때가 아니겠 느냐'는 뜻을 말하고 딸인 안나에게 그 뜻을 전해서 소량의 몰핀을 달라고 하여 깨어나지 않는 잠으로 들어갔다. 부인인 마르타는 아직 살아 있었다. 프로이트는 그녀에게 그의 죽음을 차마 알릴 수 없었는지 진부는 모른다.

1939년 9월 23일 그는 죽었다. 그의 83세의 생애는 여기서 막을 내렸다. 동양의 도승 의 열반에 가까운 당당한 최후라고 볼 수 있겠다.

이상 프로이트의 생애, 그리고 그의 저작의 주요한 것을 간단히 소개하고 학설적인 면 은 정신분석 탄생 초기를 다루었다.

다음으로 프로이트 주변의 인물들과 프로이트 비판을 통해서 그의 학설의 위치를 밝 혀 볼까 한다.

9. 이탈과 분열

1) 프로이트 주변의 인물들

프로이트는 결코 혼자서 정신분석학의 체계를 세운 것은 아니다. 처음에는 브로이어가 있고 그 후에는 차례로 여러 사람이 모여들었다.

1902년 프로이트는 자기 집에서 나중에는 빈 정신분석협회란 명칭을 붙이게 된 작은 서클(심리학 수요회)을 시작했다. 카하네, 아들러, 라이틀러, 슈테켈 네 사람이 맨 처음에 초청되었다고 한다. 1906년부터는 이 고독한 모임도 사람들이 모이게 되었다. 랑크의 이름이 그 속에 있었고 얼마 안 가서 자드거, 비텔스, 페렌치, 리이, 작스와 같은 정신분석가로서 많은 업적을 남긴 유명한 사람들도 참가하게 되었다. 스위스 취리히로부터 뜻하지 않은 원병(援兵)이 왔다. 곧 그들로부터 이탈해서 비판자가 되는 운명을 지기만 했지만 훌륭한 정신의학자로서 모르는 사람이 없는 블로일러가 그의 제자 융(Jung)과 더불어 손을 내밀었던 것이다. 블로일러는 정신분석적인 생각을 빌려서 정신분열증의 심리를 해명하는 시도를 했고, 융은 나중에 초대 국제정신분석학회 회장이 되었다. 블로일러의 제자이며 베를린 정신분석연구소를 개설한 아이팅곤, 프로이트 전기를 후에 쓰게 된 존스도 오고 아브라함도 곧 참가했다.

프라이부르크의 정신의학자 호헤는 취리히를 정신분석의 전염원이라고 했다고 한다. 프로이트의 제자가 오스트리아나 독일서 오는 것보다 단서를 통해서 빈으로 오는 이가 많다는 뜻일 것이다.

1909년 정신분석학에 관심을 가졌던 스탠리 홀 총장은 프로이트에게 클라크 대학교 창립 기념제의 강연을 청했다. 프로이트는 기꺼이 응했다. 동행에는 융 외에 헝가리로부터 페렌치, 토론토로부터 존스, 뉴욕으로부터 부릴이 있었다. 영어로 정신분석을 신대륙에 최초로 소개한 사람으로 되어 있는 하버드 대학교의 J. 패트남도 이 강연으로 인해서 프로이트에게 오랜 호의를 갖게 된 사람이다.

이러한 활발한 움직임에 따라서 국제적인 회합도 생각할 수 있게 되었다. 먼저, 프로이트 도미 1년 전인 1908년 찰스부르크에서 프로이트, 융, 블로일러 등이 만났다. 사실 상 최초의 국제적 학회가 있었다고 볼 수 있다. 프로이트와 블로일러의 감수로서 연보의 편집을 융이 맡기로 결정하고 다음 해에 발간을 하였다.

1910년에는 뉴튼베르크에서 제2회 국제적인 모임이 있었다. 단순히 연차적인 국제학 회를 가질 뿐만 아니라 국제적인 조직으로서의 '국제정신분석학회'를 만들어 한 사람의 회장 아래 각지에 지부를 두기로 결정을 이 모임에서 보게 되었다. 초대 회장은 융이었 다. 이 학회의 성립은 정신분석학의 성격을 결정하는 데 큰 뜻이 있는 사건이었다. 융에 게 회장을 시킨 것은 반유태인 감정에 대한 프로이트의 고려가 있었다고 한다. 기관지로 서 『정신분석학 중앙잡지』의 발행을 결정하고 아들러와 슈테켈이 편집을 맡았다. 이것 은 프로이트 직계의 빈 사람이 아닌 융이 회장이 된 것에 대한 두 사람의 분격을 가라앉 히자는 의도도 있었다고 한다. 또 '그들을 달래기 위해서 프로이트는 빈의 분석학회장을 아들러에게 물려주고 슈테켈을 부회장으로 했다'고 존스는 말하고 있다.

그러나 얼마 가지 않아서 아들러는 의견 차이로 프로이트에 의해서 해임이 되었다. 오이디푸스 콤플렉스를 부정하고 열등감, 남성적 항의, 기타의 개념을 주장하는 아들러 를 프로이트는 참을 수가 없었다. 아들러는 자유정신분석학회를 창립하게 되었다. 게다 가 남은 사람들 중에서도 슈테켈은 1912년에 빈의 학회에서 탈퇴하고 말았다. 프로이트 는 이 슈테켈을 '용서할 수 없는 놈'이라고 매도(罵倒)하고 슈테켈은 프로이트 밑에 있는 사람들의 주장을 '교조적인 사람에 맹종하는 자'라고 비판한 것은 잘 알려져 있다.

한편, 1912년에는 의사가 아니었던 랑크와 작스에 의해서 잡지 『이마고』가 발간되었 다. 학회의 지부도 베를린, 취리히, 빈, 부다페스트에 결성되어 있었다. 영국 정신분석학 회의 제1회 집회도 1911년에는 볼티모어에서 열렸다. 런던지부는 1913년 창설되어 존스 가 회장이 되었다. 1914년 드레스덴에서 개최 예정이던 제4회 대회는 제1차 세계대전의 발발 때문에 중지되었다. 그러나 이 사이에서도 아이합, 집산, 탈락 또는 프로이트에 의 한 파문 등 여러 가지 사건이 끊이지 않았다.

1911년에는 앞서 말한 바와 같이 아들러가 동지들로부터 완전히 이탈하게 되고 미국 에서의 정신분석을 이해하는 사람으로서 프로이트가 높이 평가한 스탠리 홀도 나중에는 아들러를 지지하게 되었다. 1912년 슈테켈이 떠난 데다가 1913년에는 융과의 결정적인 결별이 찾아왔다. 융, 아브라함, 아이팅곤 등의 스승인 블로일러도 이미 프로이트에 의해서 그의 비판자 속에 계산되어 있었다.

그로부터 떠난 사람들은 프로이트의 심한 비난과 경멸이 어린 비판의 소리를 덮어쓰지 않을 수 없었다. 물론 그 반대의 비판도 격렬했다. 이것은 정신분석 발달사에서 슬퍼해야 할 우연한 일인가 그렇지 않으면 이러한 미움도 이 이론의 본질에 속하는가가 문제라고 하겠다. 그러나 프로이트의 비판이 제자에 대해서뿐만 아니라 프로이트 자신도 '정신분석은 나의 것이 아니고 나 아닌 그에게 돌려야 한다'는 브로이어에게까지 향하게 된 것이나 존스가 프로이트의 제자에게 퍼부은 사실을 왜곡한 비난 등을 생각해 볼 때 단순한 우발사라고 할 수 없을 것이다. 프로이트 자신도 정신분석가 간의 상호비판은 이 학문의 성질상 상대방의 인물의 비평까지 하지 않을 수 없다고 말한 것을 보아도 학문 자체에 숙명적인 것이 있다고도 볼 수 있을지 모른다. 프로이트의 제자들의 주장을 들어 보기로 하자.

2) 아들러와 융

아들러와 융이 정신분석가들의 집단에서 떠나간 사건은 프로이트에게도 상당히 큰 타격이었던 것 같다. 이 두 사람의 방향은 제각기 독자적이지만 둘 다 소위 프로이트의 범성욕설로서 비난받고 있는 이론에서 벗어나자는 점에서는 공통이다. 정신분석에서는 프로이트, 아들러, 융의 세 가지 사고방식이 있어 서로 일치하지 않는다는 비방이 프로이트에게『정신분석연동사』를 쓰게 했다고 본다. 개인 공격에 가까운 격렬한 논조가 이를 뒷받침한다고 할 수 있다.

프로이트가 신경증의 발생에 의미가 있는 억압의 현상을 중시할 때 억압의 대상이 되는 성욕 또는 그 에네르기로서 리비도의 운동에 중점을 두고 억압을 하는 자를 등한시한 데 반해, 아들러는 억압자인 '자아'에 눈을 돌렸다. 아들러는 스스로 '1906년 심리현상에 대해서 성적 원인을 구하는 잘못을 부인하려는 중대한 방향 전환을 나는 시작했다'라고 하고 있다. 그에 있어서는 '권력에로의 의지'가 바로 모든 인간행동의 배후에 있는 것이었다. 이것을 무시해서 인간의 행동을 생각할 수 없다. 그는 '우월하려는 노력은 신체적인 성장과 병행한다. 말하자면 생 자체에 고유한 것이다. 생의 모든 문제 해결의 근원은 여기에 있고 모든 것은 이를 향하고' 있다. '모든 남녀가 품고 있는 여성적인 열등감에서 양성이 다 사나이다운 것에 대한 소망을 갖고 있다. 생의 모든 곤란을 남자다운 방식으로 극복하려는 의지를 나는 남성적 항의라고 부른다'라고 말하면서 여성적 열등감이 사회생활에서의 부적응 원인 중 가장 보통적으로 볼 수 있다고 한다. 그는 또한 어떤 신체 기관이 형태적 또는 기능적으로 남보다 못하다, 또는 못하다고 믿고 있는 경우 광범하게 품게 되는 기관열등감의 감정을 가정한다.

이 감정은 어린이의 경우 정상아에 있어도 자기가 어른이나 연장아에 비해서 흔히 볼 수 있고, 어린이의 무력감, 공포감을 강화한다. 환경적인 또는 신체적인 열등감 등이 이 무력감을 강화할 때 일종의 반응이 나타난다. 즉, 열등감을 보상하려는 움직임이다. 그에 의하면 신경증은 우월감을 얻고 열등감을 벗어나려는 시도가 된다.

아무튼 그의 설에서는 프로이트에게서 보이는 어두운 숙명적인 그림자가 엷어지고 있다. 아들러 자신도 자기설을 하나의 허구라고 하고 있다.

여기에 대해서 프로이트는 반론을 제기하고 아들러는 처음부터 체계적인 사상을 앞세우고 중요한 무의식과 성의 의미를 이해하지 못하고 이를 중요시 않고 거기다가 남성적 항의도 실은 정신분석에서 말하는 억압을 환골탈태(換骨奪胎)한 것에 지나지 않는다고 비난한다. 사실 아들러의 설은 정신분석의 주류에 영향을 크게 준 것 같지는 않다. 그러나 아들러가 억압자로서의 자아를 문제삼은 것은 프로이트에게도 영향을 주었다. 이것은 프로이트가 자아를 주제로 한 일련의 고찰을 시작한 것으로서도 알 수 있다.

또한 아들러는 미국에서는 많은 지지를 얻어 정신분석가 호나이의 사상도 아들러의 영향이 많다.

융도 아들러와 마찬가지로 성과 무의식에 대한 깊은 프로이트적인 이해가 없다고 해서 정신분석으로부터의 탈락자로 프로이트에 의해서 지목되었다. 근본적 차이의 하나는 융은 무의식을 이성적인 것으로 알고 프로이트의 비이성적인 것과 달리 극히 사변적인 것으로 만들었다. 그는 또한 리비도를 확대해석해서 성 이외의 욕동 또는 심적 에네르기를 포함한 것으로 했다. '콤플렉스'란 개념은 그가 창시한 것이다. 그는 신화나 민화의 연구를 토대로 프로이트적인 개인적 무의식의 밑바닥에 모든 인류에 공통할 뿐 아니라 아마 인류진화의 도상에서 거쳐 온 동물에도 공통한 계통발생적인 집합무의식을 인정하고 건설적 인생의 목적을 향해서 자기발전적 의미가 있다고 했다. 프로이트에 반해 긍정적인 것도 억압이 된다는 것을 밝힌 점이 중요한 공헌이고, 동양사상에 심취한 최초의 정신분석가라고 할 수 있다. 따라서 치료자의 인격 성실성과 의사-환자 관계를 가장 중시했다.

3) 페렌치와 슈테켈

페렌치는 신체생리기능의 정신분석적 해석을 하고 그 장해에 대해서도 정신분석적 해석을 가했으며 어떤 의미에서는 오늘날 정신신체의학으로 연결되는 특이한 입장에 있었다. 그의 특징 중 하나는 치료기술상 프로이트의 중립성을 넘어서 적극적으로 환자를 사랑하고 받아들이는 태도를 도입한 것이다. 이러한 방법으로 치료기간이 단축된다고 생각했다. 자아의 발달이 현실처리의 요청에서 전개된다는 그의 현실감각 발달단계의 주장은 높이 평가되고 있다. 그는 리비도와 마찬가지로 자아의 현실감각이 일정한 단계를 거쳐서 비로소 성장이 완성된다고 주장하였으며, 인간의 현실감각 성장을 4기로 나누었다.

즉, 모태내의 태아가 그러리라 상상되는 만사가 원하는 대로 이루어지는 무조건적 만능감의 시기, 원하는 것이 즉각적으로 이루어지는 마술적·환각적 만능감의 출생 후의 시기, 욕구가 꽤 복잡하게 되어 번번이 욕구좌절을 경험하나 울음이나 몸짓으로 소망을 얻을 수 있는 마술적인 몸짓으로 얻는 만능감의 시기가 있고, 마지막으로 마술적인 사고와 언어에 의한 만능감의 시기가 있다. 이 유약한 만능감이 고정되어 또는 너무나 각박해서 만능감이 손상될 때 자아의 장해가 일어난다고 생각했다. 이 만능감의 손상으로 열등감이 일어나고 미숙한 만능감이 고착할수록 열등감을 느끼는 기회를 더 자주 겪게 된다. 이 점은 아들러에 가깝다고 볼 수 있다. 슈테켈도 그처럼 치료의 단축법을 주장하고 '꿈' 기타의 많은 저서를 내놓고 있으나 이론적 영향은 비교적 적다고 볼 수 있다.

4) 랑크와 라이히

랑크는 치료상의 단축법은 페렌치와 같이했으나 불안의 발생에 관해서 출산원형설을 주장하고 불안의 원형을 출산에서 찾았다. 물론 프로이트도 탄생체험은 개체에 있어 생명에 대한 심한 위협을 수반하고 닥쳐올 위험이 예상되는 상황에서 불안현상으로서 반복된다는 것을 말하고 있다. 그러나 랑크는 한 걸음 더 나아가서 오이디푸스 콤플렉스보다 탄생에서 받는 심적 외상이 모든 신경증의 핵심적인 원인이 된다는 것을 주장하기 시작했다. 이 출산이란 심적 외상은 어머니로부터의 분리를 뜻하는 점에서 특히 중요하다. 불안을 낳는 상황은 언제나 무엇으로부터의 분리 이별의 위협을 동반하기 때문이다. 이유(離乳)는 어머니의 젖가슴으로부터 프로이트에 있어서 중요한 뜻을 가진 거세 불안 또는 거세 콤플렉스는 남근으로부터의 이별이기 때문에 불안이 생긴다고 랑크는 해석했다. 치료의 근본은 이 분리의 불안을 해소하는 데 있다고 그는 주장했다.

프로이트는 랑크 설의 영향을 받았지만 자기의 출산이 모태로부터의 분리를 인식할 수 있다는 랑크의 가정을 그대로 받아들이지는 못한 것 같다.

랑크는 독특한 의지설을 주장했다. 그에 의하면 의지란, 첫째, 내적·외적인 힘에 의한 강제에 대항하는 소극적인 힘으로서 발현하는 것이었다. 둘째, 남이 가지고 있는 또는 원하는 것을 욕구하는 적극성을 띠게 되고, 셋째, 자기를 남의 규준에 따라서 재질 않고 자기가 원하는 것에 책임을 지는 데 이르러 완성된다.

그의 성격유형론도 독특하다. 세 종류로 사람을 분류했다. 남의 의지를 자기 의지로 하는 '정상인' 사람, 적극적으로 자기를 집단과 동일화할 수가 없어서 독립하는 데 대해 열등감과 죄악감을 느끼는 신경증적인 사람, 자기를 확립해서 자율적인 의지로 새로운 인격을 창조해 내는 '창조적인' 사람이 있다.

그는 의지요법을 주장하고 병자가 첫째로 문제 삼을 것은 자기의 의지를 강화하는 것이고 이로써 제2의 탄생인 개성의 탄생을 조장해서 자기 주장에서 오는 죄의식으로부터 자기를 해방시킬 수 있다고 했다. 이러한 주장을 가진 랑크가 오늘날 미국의 사회사업이론에서 2대 진영의 하나인 기능주의파의 지주가 돼 있다.

라이히는 성격구조의 분석으로 힘찬 제일보를 디딘 한 사람으로서 또한 오늘날 신프로이트학파로 지목되는 호나이나 설리번이나 카디나 등의 선구가 되어 분석가로서 성격과 사회와의 관계에 눈을 돌린 사람으로서 잊을 수 없는 존재다.

그러나 라이히의 치료상의 공헌은 성격분석을 제창하고 성격에 바탕을 둔 저항, 즉 성격저항을 적극적으로 분석할 것을 주장한 점에 있다고 할 수 있다.

만년의 그의 사상은 정신분석이론과는 동떨어진 것이었으나 프로이트와 결별하는 직접적인 계기는 프로이트의 죽음의 본능을 부정하고 마조히즘에 관한 견해의 차이를 가져왔기 때문이었다.

10. 프로이트 비판과 프로이트 이후의 정신분석

프로이트나 프로이트 학설에 대한 정신분석 내부나 밖으로부터의 비판은 다양하다.

1) 야스퍼스와 붐케

프로이트의 정신분석학은 정신의학 교수 중에는 블로일러와 튜빙겐 대학교의 크레치머 교수 이외는 동정하는 사람이 없을 정도로 동조를 얻지 못했다. 여기에 대표적인 배격론을 소개한다.

정신분석 밖으로부터 이론적으로 가장 집요하게 비판을 한 것은 야스퍼스였다. 그에 의하면 프로이트의 정신분석이론은 이해와 설명을 혼동하고 있고 프로이트가 인간심리를 이해했다는 것은 사이비 이해에 지나지 않는다.

이해란 원래 한 사람 한 사람에 대해서 있어야 하고 그 사람에게 고유한 내용을 가져야 하는데, 정신분석에서는 이를 일반화하고 있다. 이해란 이해가 끝나는 일이 없다는 것을 깨달아야 하는데 정신분석은 이 한계를 잊어버리고 있다. 정신분석은 정신사(精神史)를 해석해서 그 사람을 이해할 수 있는 그 사람의 고유한 것을 이론화해서 파악할 수 있다고 주장하고 있다. 이것은 신화를 구성하는 공상 같은 것이고 결국 합리적인 심리학처럼 보이는 정신분석학도 신화의 일종에 지나지 않는다. 니체나 키르케고르가 고매한 정신에서 뜻깊은 심리학을 전개한 데 반해 프로이트는 저속한 정신으로 조잡한 속된 심리학을 전개하고 있다고밖에 평가할 수 없다.

또한 프로이트는 인간의 내면생활사에 주목하는 나머지 인간의 기본적인 것을 성애생활을 중핵으로 하는 과거로서 결정하고 있다. 이렇게 되면 인간은 항상 과거에 의해서 결정되고 뻔한 존재가 되며 존엄한 자유를 상실할 수밖에 없을 것이다. 게다가 프로이트의 제자들은 그 교주의 기본적인 생각에 의해서 그렇게 의견을 말할뿐 그들은 하등의 새로운 것을 보탠 것이 없다. 특히 참다운 분석자가 되려면 공인된 분석자에 의한 교육분석이 필요하다는 주장은 이 체계의 신학적, 종교적인 성격에 박차를 가하는 것이다.

이상 야스퍼스의 비판은 실로 통렬한 바가 있고 인간의 내면을 설명을 한다든지 이론화할 수 없다는 점은 타당하다. 정신분석에 대한 올바른 이해를 가졌다고는 볼 수 없을 것이다. 또한 독일정신의학의 거두였던 붐케는 프로이트를 다음과 같이 비판한다. 프로이트는 풍부한 재능과 예술가적인 날카로운 눈을 갖추고 있지만 당시 자연과학주의의 특유한 유물론적 입장을 떠날 수가 없었다. 그의 이론은 가설 위에 가설을 쌓아 올린 것이고 그의 모든 주장은 진정한 과학적 의미에서 증명할 수가 없다. 과학이라고 할 수 없다. 사용하는 각종의 용어는 대단히 불분명하고 다의적이다. 무의식, 의식, 리비도, 욕동 또는 본능, 자기애 등이 다 그렇다. 그 결과는 인간행동 또는 인간심리의 모든 것을 설명하는 것처럼 보이지만 진정한 의미에서는 아무것도 설명하고 있지 않다는 것이 되어버린다. 붐케는 1929년에는 '10년 이내로 이 사이비 과학으로서의 속된 심리학은 소멸할 것이다'라고 했다. 그러나 그 예언은 맞지 않았다. 무엇이 과학이냐가 문제인 것이다.

2) 신프로이트학파와 프로이트 이후

정신분석의 역사는 프로이트에 대한 배반과 파문 또는 이탈과 분열의 역사라고 했지만, 그 후의 정신분석이론에서 볼 만한 것은 모두가 프로이트 이론의 비판에서 출발하고 있다는 점이다.

소위 신프로이트학파로 지목되는 사람들에는 호나이, 프롬, 설리번 등을 중심으로 생각하는 것이 상례다. 이들의 공통점은 프로이트의 인간관과 19세기적인 과학주의적 경향과 생물학주의적인 경향의 비판이다. 한마디로는 리비도 학설의 부정이다. 따라서 프로이트가 시대의 문화적 배경에서 오는 제약에 대한 반성이 없고 문화적인 요인을 고려하지 못하고 있는 것을 지적한다.

프로이트의 이론에 대한 세목에 들어간 비판들은 다음과 같다.

프로이트가 주장하는 오이디푸스 콤플렉스, 초자아, 남근선망에서 보는 여성의 열등감 등은 가부장제하의 사회적·문화적인 특성이란 것은 명백하다. 그는 이러한 문화적 요인을 망각하고 있다.

프로이트는 개인 내부만을 보고 '공존재적인 존재'로서의 사람을 보고 있지 않기 때문에 인간관계의 의미를 경시하고 있다. 성격의 형성과 불안의 발생, 따라서 신경증 성립 조건의 고찰에 있어서는 더욱 그렇다. 성애의 중시도 너무 강조한 것 같다. 성애의 발달이 성격을 결정하는 것이 아니라 오히려 그 반대로 생각해야 할 것이다.

과거에는 정통 프로이트학파였던 호나이도 이 점을 비난하고 프로이트의 공헌은 심적 과정의 결정론, 행동과 감정은 의식되지 않는 동기에 의해서 결정된다는 것, 우리를 움직이는 것은 정서적인 힘이라는 이 세 가지를 발견한 것에 있다고 한다. 비판자로서 호나이의 적극적 주장은 신경증의 근저에 '사람이 사람에게 늑대'라는 사회 속에 던져져 있는 '기본적 불안'을 말한다. 신경증을 불안과 공포에 대한 방어로서 상호 갈등상태에 있는 자기의 여러 가지 경향에 타협적 해결을 제공하려는 노력에서 생긴다고 한다.

설리번은 정신의학은 '인간상호관계'의 과학이라고 정의를 내리고 프로이트가 생물학적으로 규정한 구강기, 항문기, 남근기 등의 리비도 발달단계도 실은 유아가 자기를 돌보는 어머니나 정서적으로 '중요한 어른'과의 관계 방식의 단계를 표현하는 것으로 봐야 한다고 주장한다. 이러한 인간관계는 사회적 조건에 의해서 크게 좌우된다. 인격은 모든 대인관계가 '만나는' 곳이 된다. 그리고 인간의 행동의 동기는 신체적 요구만족의 추구와 문화적 영향하에 있는 안정감 추구의 두 가지이고, 이 두 가지가 결합해서 그 반응의 결과로서 선, 행복, 쾌, 불쾌의 감정이 생긴다.

다음으로 프롬의 주장은 인간은 자연의 산물이지만 이성과 자각으로서 이를 초월할 수 있다. 그러나 인간에 내재하는 이 존재론적인 이원성에 대해서 중립적일 수는 없다. 따라서 탐욕을 없애고 진정한 사랑을 깨닫는 것이 인생의 근원적 과제다. 사랑은 프로이트의 말처럼 줌으로써 줄어드는 것이 아니라 점점 더 나와 남을 풍부하게 하는 것이다. 바꾸어서 말하면 본능 또는 욕동 자체의 만족이 인생의 문제가 아니라 인간과 환경 사이의 특수한 관계의 만족이 문제인 것이다.

프롬은 근저『환상의 사슬을 넘어서』에서 프로이트와 마르크스를 비교해서, 공통된 기본적 요청으로서 '모든 것은 한번 의심해 봐야 한다', '모든 진실한 것은 자유를 약속한다', '인간적인 것으로서 나에게 관심없는 것은 없다'는 세 가지 점을 들고 있다. 즉, 회의와 진실의 힘과 휴머니즘이 두 사람의 지도 원리였다고 본다. 모든 것을 의심하는 것은 근대과학의 특색이고 이 회의로서 인간을 갖가지 환상의 사슬로부터 해방시키고 자유로운 인간을 만들 수 있다. 진실은 프로이트에 있어서는 리비도의 작용이고 마르크스에 있어서는 사회경제적 구조였다. 그리고 또한 진실이야말로 프로이트에 있어서는 인간의, 마르크스에 있어서는 사회의 변혁을 가져오는 무기였다고 한다. 프롬은 계속해서 정신분석은 제2차 세계대전 후의 세계적으로 받아들여짐으로써 발전한 것 같이 보이지만 생산성의 면으로 보면 오히려 퇴보를 나타내고 있다고도 보인다. 오늘날의 정신분석은 혁명적인 성격을 상실하고 현실사회와 타협을 해 버리고 있다고 주장한다.

프로이트 이후의 정신분석은 이상과 같은 소위 프로이트 좌파뿐만 아니라, 클라인과 같이 영국에서 정통파의 견해를 고수하면서 2세 이전에 초자아의 전단계를 인정하는 등 가장 어린 유아기에까지 소급하는 정신분석 연구와 이론이 있다. 프로이트의 영애, 안나 프로이트와 같이 자아의 방어 이론을 전개하는 사람도 있다.

대체로 정신분석은 내용에 중점을 두는 것이 역동으로 옮겨지고 의존심과 적개심의 중요성이 인식되고 성의 중요성이 퇴색하고 성의 의미도 새로운 생물학적인 지견으로 넓혀졌다. 자아의 중요성이 더욱 인식되고 현실이 중요시되고 열등감과 고독, 친자 특히 여자관계, 형제관계의 중요성이 더욱 인식되고 유아적인 것뿐만 아니라 성숙이 무엇이냐에 관심이 높아져 오고 있고, 실존사상, 동양사상의 영향이 확산되는 경향을 나타내고 물리화학 치료 행동치료와의 겸용, 가족치료나 집단치료와의 병행이란 새로운 경향이 보급되어 가고 있다.

11. 한국에서의 정신분석

1) 도와 정신분석

한국에서의 정신분석 역사는 3기로 나누어 생각해 볼 수 있다.

제1기는 해방까지의 시기로, 일본식민지의 시대다. 이 당시 한국의 서양의학은 미국의 선교사업과 일본의 한국침략으로 본격적으로 들어오게 되었다. 정신분석은 해방 전에는 보급되지 못했다. 1930년대에 약간 프로이트의 개념이 소개되었으나 의과대학에서의 강의에도 일제말기에 약간 그 개념이 소개될 정도이고 환자 치료에는 거의 응용되지 못하고 정신분석 문헌을 보고 아무런 지도도 없이 해 보는 정도였다. 당시의 정신의학은 일본의 정신의학이고, 일본의 정신의학은 주로 독일 크레펠린의 고전정신의학이 주축이었으며, 따라서 정신분석은 일인 교수가 독서로서 개념으로서만 이해할 뿐이고 임상적인 활용은 없었다. 단지 현재 전남의대의 김성희 교수가 정신분석을 홀로 신봉하는 동북제대의 마루이 교수 밑에서 분석도 받고 지도를 받아서 해방 직전에 귀국했었다.

제2기는 해방 후부터 1958년경까지로 고찰할 수 있다. 해방 전이 독일의 고전 정신의학을 바탕으로 하는 일본 정신의학이 지배했다면, 해방 후 특히 6·25 후는 과거 한국정신의학의 전통이 단절되고—이것은 아마 모든 분야가 다 정도가 다르지만 그러했다—미국 정신의학이 압도적으로 지배하기에 이르렀다. 이것은 미국이 강요한 것도 아니고 한국의 새로운 세대, 주로 6·25 이후에 군의관 생활에서부터 시작된 정신의들을 주축으로 하는 대다수가 스스로 선택한 길이었다. 한국군이 미군 밑에 있었기 때문에 미국 이외의 정신의학을 알 길은 없고 알 필요도 없었던 것이다.

한국 동란 전에는 국내의 미정리 상태와 경제력의 부족으로 외국문헌이 제대로 입수도 안 되고, 의욕만은 건전했으나 동란으로 인해서 의사들이 군에 입대하고 한국군이 대규모로 확장되어 미군과의 협동으로 사단에 배치할 임시 정신과 군의관을 양성하게 되었다. 군에서 처음으로 정신과를 택한 군의관들이 그 후에 계속 정신과를 전공, 일부는 도미유학을 하게 된 것이 휴전 직후의 현상이었다. 이들이 대량 귀국하게 되는 때가 1958년 전후다. 이 사이에 미국 정신의학이 군을 통해서 대폭적으로 보급되고 대학의 정신의학은 거의 기능을 상실하고 있었다. 미국의 정신의학은 세계에서 가장 정신분석의 압도적인 영향하에 있는 역동정신의학이기 때문에 정신분석적인 경향이 우리나라에도 표면상 압도적인 경향으로 나타나기 시작했다. 1953년에 필자는 정신분석적 정신치료를 두통 환자에게 처음으로 성공한 예를 1959년에 발표했다.

제3기는 도미 유학으로 미국의 역동정신의학의 수련을 받고 온 인사들이 대학에 자리를 잡고 활동하기 시작한 1958년 전후에 시작된다. 1958년부터 어느 정도 제대로에 가까운 정신분석적인 경향을 가진 정신치료가 보급 · 실천되고 정신치료에 관한 논문도 처음으로 나타난다. 그러나 우리나라의 다른 모든 분야와 마찬가지로 정신치료 부문에서도 서양의 정신분석을 철저하게 소화를 못하고 우리의 성격이나 문화에 대한 이해부족으로 한국에서의 정신치료나 정신분석이 어려운 이유를 한국인의 성격이나 문화에 돌리는 견해가 표명되었다.

필자는 1958년 말 미국유학과 구라파, 중동, 일본, 홍콩을 거쳐 몇 개의 국제학회를 참석 후 귀국하여 한국인의 성격, 문화 특히 도(道)에 대한 관심을 갖고 1965년 가을부터는 다른 동지들과 더불어 불교, 유교, 노장 등 동양사상을 이해하려고 노력을 경주해 오고 있다. 이미 수차 발표된 논문으로서 우리나라의 일부 정신치료자들의 한국인의 성격과 문화에 대한 부정적 견해는 치료자 자신의 문제를 한국인의 성격과 문화에 돌리는 투사라는 방어기제라는 것을 분석 · 천명한 바 있다. 이러한 현상은 정신치료자뿐만 아니라 한국의 모든 분야 대부분에 공통되는 사상적 병폐이고 민족신경증이라는 것을 분석 · 천명하였다.

이상과 같은 노력으로 얻어진 결론은 서양이나 동양의 학계에서 이루어지지 못했던 몇 가지를 이루어 놓게 되었다. 서양 정신분석의 목표는 처음에는 증상을 없애는 것이었으나 인격구조를 재건하기 전에는 없어지지 않는다는 것을 알고 인격의 재건, 나아가서는 남이 아닌 자기가 되는 것, 즉 융의 개인화나 자기 실현, 자기 현실화, 진정한 자기로 돌아간다는 것으로 발전해 왔다. 정신분석의 이러한 목표는 바로 불교에서 말하는 진면목(眞面目) 본지풍광(本地風光) 본래면목(本來面目)과 통하는 것이고, 유교에서 말하는 성(誠), 노자의 박(樸)이나 무위(無爲)에 통한다.

정신분석이나 정신치료에서 치료자의 태도, 인격, 환자와의 관계가 결정적이라는 것이 인정됨에 따라 동양에서 바로 이런 것을 가장 중요시해 왔고 서양이 숭상하던 기술을 경시하는 전통을 지녀 왔다. 정신분석 과정에서 분석자나 피분석자나 다 같이 치료의 성공을 위해서 요구되는 성실성은 바로 유교에서 강조하는 성(誠), 또는 무자기(毋自欺)다.

정신분석과 유교의 다른 중요한 공통점은, 유교는 공자가 요순의 효제(孝悌)를 근본으로 삼고 모든 인간이 자기 부모 형제를 바로해서 부모 형제 아닌 사람에 까지 확충하여 부모 형제와 같은 관계로 발전시킨다는 것이 정신분석은 반대로 정신증이란 자기의 부모 형제 관계가 잘못되어서 다른 모든 대인관계가 잘못된 부모 형제 관계를 무의식적으로 되풀이하는 것을 발견, 이 관계를 분석자와의 인간관계에서 밝히고 교정함으로써 부모 형제와 모든 대인관계가 현실화되어 치유된다. 말하자면, 모든 대인관계나 사회관계가 가족관계에서 출발한다는 것을 인식하고 있는 점이 공통적이고, 유교는 예방이고 서양의 정신분석은 이미 잘못된 것을 치료하는 데 중점이 있다는 차이를 볼 수 있다. 현대 정신분석이나 무신론적 실존사상은 전통적인 서양의 신에 예속되어 있는 인간관을 탈피하고 인간의 해방, 인간의 잠재능력의 발휘, 성숙의 가능성을 말하고 있다. 이것은 모든 인간은 불성이 있다. 누구나 성인이 될 수 있다는 등의 동양사상의 인간은 신성을 구비하고 있다는 사상으로 다가오고 있는 것이다.

그리고 서양의 정신분석자, 특히 실존철학자들은 불안을 두 가지로 분류한다. 정신분석은 병리적·신경적인 불안을 제거할 수 있지만, 정상적·실존적·존재론적인 불안은 여하한 방법으로서도 없앨 수 없다는 것을 주장한다. 그러나 선(禪)에서는 생사지심(生死之心)을 타파함으로써 정상심 외인 불안(正常心外因不安)조차 없애는 것이 목표다.

서양의 정신분석자, 실존주의자들은 모든 인간은 자기의 인격을 외계에 투사한다고 한다. 동양사상에서도 같은 말을 한다. 이러한 관점에서 볼 때, 현실과 나 사이에 현실을 바로 보지 못하게 하는 세 가지 베일을 생각할 수 있다. 첫째는 남과 다른 개인적인 경험—불교에서는 별업망견(別業妄見), 둘째는 문화적 차이—불교에서는 동분망견(同分妄見), 셋째는 신체의 제한성이다. 정신분석은 주로 별업망견을 없애는 것이고, 동분망견에 약간의 영향이 있지마는 신체의 제한성에는 별로 영향이 없다. 선(禪)은 이 세 가지 베일을 다 없애고 있는 그대로의 현실, 즉 진여에 도달하는 것이 목표이고 이는 오로지 생사지심(生死之心)을 타파함으로써 이루어진다. 의학기술 면으로 본다면 정신분석이나 선에 있어서나 '교외별전(教外別傳) 이심전심(以心傳心) 불립문자(不立文字) 직지인심(直指人心) 견성성불(見性成佛)'이란 점에서 공통점을 발견할 수 있다. 물론 정신분석에서는 성불의 목표까지는 노리고 있지 않을 따름이다.

정신분석 치료과정과 불교 각(覺)의 과정을 비교하면 360도를 돌아서 부정과 긍정을 다 받아들이고 본래의 자기로 돌아가는 점이 공통된다. 돈오(頓悟)하고 보림(保任) 3년 한다는 수선의 과정과 통찰을 얻어서 극복을 한다는 정신분석의 과정이 일치한다. 각의 과정을 그림으로 그린 심우도(尋牛圖), 십우도(十牛圖) 또는 목우도(牧牛圖)에 표현되어 있는 바, 심우(尋牛), 견적(見跡), 견우(見牛), 득우(得牛), 목우(牧牛), 기우귀가(騎牛歸家), 망우존인(忘牛存人), 인우구망(人牛俱妄), 반본환원(返本還源), 입전수수(入廛垂手)와 정신분석 과정이 유사하다.

처음에 나타나는 검은 소는 핵심적 감정이고 이 핵심적 감정의 지배를 받고 있다는 것을 자각하고 이 감정을 억압하지 않고 부리고 다루는 것을 배워 극복하여 해방이 되는 것과 대응한다. 매슬로 등 미국의 인간주의 심리학파가 지적하듯이 정신분석은 부정적인 결핍동기를 제거하는 데 집중되고 성장동기를 소홀히 한 점이 있으나 점차로 이러한 긍정적인 면도 강조해 가는 경향이 있다. 이것은 동양의 도(道)가 긍정적인 면을 주로 해서 부정적인 요소를 없애는 방향과 가까워지는 경향으로 볼 수 있다. 동양의 도(道)도 결핍동기를 제거하는 면이 또한 공통적이다. 『노자도덕경』의 '爲學日益(위학일익) 爲道日損(위도일손) 損之又損(손지우손) 以至於無爲(이지어무위)'라는 표현에 가장 명확하게 볼 수 있다.

선사와 정신분석자의 공통점은 자각자여야만 각타를 할 수 있다는 점이다. 그리고 성숙된 정신분석자는 불교에서의 보살경지에 해당한다는 것을 알 수 있다. 『대승기신론』을 보면, 불(佛)의 직전 단계인 보살은 상속식(相續識), 지식(智識), 현식(現識), 전식(轉識)을 벗어나고 업식을 자각하나 없어지지는 않는 상태를 말한다. 성숙된 분석자는 자기분석을 성공적으로 받아 업식에 해당하는 핵심적인 무의식적 동기를 자각하나 이 동기가 완전히 없어지지 않는 것과 유사하다. 성숙된 분석자도 자기의 환자나 주위 사람뿐만 아니라 민족 인류에 봉사한다는 점에서 보살행과 일치한다. 환자와 자기를 같은 인간으로 보고 자기가 높은 자리에서 치료를 하고 있다는 생각을 내지 않는 것은 보살이 중생을 제도하는 데 있어서 중생이란 생각을 내지 않고 불취중생상(不取衆生相) 제도하고 있다는 생각[용상(用相)]을 내지 않는 것과 같다.

이상 도와 정신분석을 관통하는 몇 가지 점을 간추려 보았으나 이것만으로 그치는 것은 아니다. 서양의 정신분석, 인간주의 심리학, 도의 실험적 연구, 동양사상 특히 선에 대한 관심, 실존사상은 동양의 도를 향해서 다가오고 있다. 서양인은 도를 잘 몰라서 그렇고 동양인으로서 서양의 정신분석을 배운 자는 동양 것에 관심이 없어서 아직 충분한 연결이 이루어지지 못하고 있다. 이것은 동양인들의 주체성이 확립되어 있지 못하기 때문이다.

제3기의 특징은 말로만 정신치료나 정신분석을 계몽하던 사람은 정신분석에 관심이 줄어들고 정신치료를 실천하는 소수의 인사들이 생기고 새로운 세대들은 이러한 선배들의 지휘로 과거보다 나은 지도를 받고 있다는 것이다.

오늘 세계정세는 기술 위주, 물질 위주, 기계 위주이고, 소외적인 문화인 서양문화의 붕괴 위기를 극복하기 위해서 동양사상에 대한 관심이 대두하고 있는 형편이므로, 우리는 과거 원효(元曉)를 위시해서 사상통일의 한국지식인의 전통을 이어받아 서양의 정신분석을 깊이 이해하고 우리의 전통적인 도를 깊이 이해해서 세계정신치료 발전에 기여해야 할 줄 안다.

『세계의 대사상』, 1988.

2

정신치료자라는 외길을 걸어온 나의 발자취

나는 1921년 7월 26일에 경북 칠곡군 왜관읍 소농의 장손(長孫)으로 태어났다. 형이 있었다고 하나 크기 전에 세상을 떠났다고 어머니로부터 들었다. 형은 호적에도 없다. 우리 집은 할아버지 윗대는 경남 동래에서 살았고 친척들이 거기서 살았고 외가도 그 근처였다. 증조부는 제물포에서 무역에 종사했다고 들었다. 증조모는 체격이 건장하고 키가 크고 일인 유지도 무서워했다. 대가족이라 고모가 둘, 삼촌이 둘, 머슴, 소 한두 마리, 머슴들 부엌일 도와주는 사람, 큰고모는 일찍 시집가고 큰고모부도 평생 다정한 얼굴로 나를 대해 주었다.

어려서 기억은 증조모를 위시하여 조부모, 삼촌들, 고모들, 머슴들, 이웃들, 모든 사람이 나를 좋아했다. 어머니는 물론 나에게 헌신적이었고, 단지 아버지와의 접촉이 제일 적었다. 아버지는 할아버지가 독자라서인지 14세에 18세인 어머니와 결혼해서 16세에 나를 봐서 열없어서 그런지 아버지 노릇을 하는 것을 기피하는 경향이 있었다. 이 점에서 나의 첫 기억이 상징적이다. 사랑방에서 아버지의 친구 몇이 아버지가 누워 있는데 배 위에 나를 안아서 올려놓고 아버지가 안아 주게 하는데, 우리 아버지는 반갑게 안아 주지 못하고 열없어해하던 모습이 지금도 생생하다. 좀 커서는 마당에서 아버지가 멀리서 사시(斜視)로 나를 쳐다보는 모습도 나의 뇌리에 박혀 있다. 이것도 아버지로서의 아들에 대한 애정을 제대로 표시 못하는 것을 알 수 있는 정경(情景)이다. 5세경 같은데, 나보다 두 살 아래인 여동생이 오빠라면서 나를 쳐다보는 눈에서 전달되는 전폭적인 사랑과 신뢰의 느낌은 평생 나의 뇌리에 깊이 새겨져 있다. 이 동생은 곧 병으로 세상을 떠나고 호적에도 없다. 이 느낌은 1952년경 대구 피난 중에 그때 세 살 정도인 아들과 집에서 600미터 거리에 같이 나갔다가 이때는 음료수라는 것이 기껏해야 미군에서 나온 분유를 물에 탄 것을 마시라고 사주었더니 저는 안 마시고 나에게 권하길래 도로 주어 마시게 했는데 그 마음이 여동생이 나를 쳐다보는 마음과 더불어 인간의 순수한, 타인에 대한 사랑과 배려로서 내 마음에 새겨져 있다.

초등학교 입학 전후여서 일곱 살경인데 25세쯤 되던 숙모가 울고불고하는 모습을 보고, 인생의 행, 불행은 감정처리에 달려 있구나 하는 것이 내 마음속에 깊이 새겨졌다. 학교는 해만 떠도 안 가려고 하고 해가 뜨기 전에 가야 해서, 같은 반에 있는 친구 아버지가 잡일을 하는 학교 직원인데 겨울이면 나 때문에 미리 난로를 피워 주셨다. 3, 4, 5학년 경에 뒷집 친구 어머니로부터 친구와 셋이 있는데 동식이는 인생을 환히 안다, 중 같다는 말을 들었다. 집에서는 고모가 보는 일본 말 연애소설이나 보고 학교 공부는 하지 않았는데 6학년 가을 학기에 방과 후 저녁 9시까지 보수도 없이 담임인 정 선생님이 상급학교 지원자에게 과외공부를 시켜 주어 사범학교, 상업학교, 농림학교, 고등보통학교에 입학하게 해 주었다.

고등보통학교는 다른 친구들은 입학을 하지 못했다. 대구고보에 가서도 수업만 듣고 집에서 공부를 안 하고 숙제를 안 해서 이과(理科)는 42점이었고 2년을 대구에서 마치고 청주고보로 전학할 때 성적표를 보니 평균이 62점이었다. 이 무렵에 사람들이 인격자라는 사람을 보니 위선자라는 생각이 내 머릿속에 박혔다. 청주로 가서 전학을 하니 대구에서는 매주 한 번씩 쪽지 시험인데 여기는 매 학기 두 번씩 정기고사라 시험 칠 때에는 쉬는 시간에 꼴찌 하는 놈도 책을 보니 놀 상대가 없어 나도 교과서를 들여다보았더니 첫 학기에 반에서 18등이 되고 3학년 영어 선생 중에 교수법이 탁월한 선생이 있어 모의시험을 쳐서 잘하면 출판사에서 보내 주는 부독본 견본(見本)을 상으로 주어 영어를 잘하게 되고 4학년에 와서는 작문과 상급학교 입시문제와 숙어를 공부시키는 부독본을 가르쳤는데, 고등교원 자격을 가진 선생이라 다른 영어 선생들은 내 질문에 대답을 못 하는데 철저하게 답을 해 주어 4학년 1학기 동안 3~4줄짜리 문장을 2~3시간 예습을 하고 2학기에 5학년과 같이 모의시험을 쳤는데 영어가 전교 1등으로 나와서 5학년 되고 졸업할 때까지 모의시험 수석을 했다고 메달을 상으로 받았다. 3학년의 기초 영어와 4학년 때 철저한 예습이 그 후의 모든 공부와 무엇을 하든지 철저하게 하는 틀이 되었다. 이는 매사에 영어 공부를 하는 방식이 되어 있다.

나는 어려서부터 증조모를 위시해서 우리 집에서는 일본인이나 일본을 숭상하는 분위기가 없었다. 한국 사람들이 숭상하는 서양이다, 중국이다, 일본이다 하는 것이 실지로 내 눈에는 우리보다 수준이 낮은 야만인으로 비쳤다. 이것이 일생 동안 다른 대부분의 동포와 생각이 다른 점이었다. 왜 우리나라 사람들이 그런 생각을 하는가에 대한 해답은 정신치료를 해 보니, 정신분석에서 말하는 공격자와의 동일시, 민족신경증이라는 것을 알게 되었다. 대구고보 2학년 1학기 말에 유행성 뇌막염에 걸려서 두 달 동안 격리생활을 하고 죽음의 직전까지 간 것도 정신치료자가 되는 데 좋은 영향을 주었다고 본다.

중 3~4학년은 나의 일생에서 가장 행복한 시기였다. 부모 형제와 오붓하게 마음 편하게 지낸 시기였다. 물론 서모가 사망한 후에는 다시 돌아오기는 했지만, 5학년인가 4학년 말인가 어머니가 시골 농장에 할아버지를 모시러 갔는데, 청주에는 서모가 들어서 그때 보통학교 5학년이던 동생이 시골어머니를 찾아갔다가 돌아왔는데, 서모 때문에 아버지에게 매를 맞게 되었다. 그때 나는 과식을 해서 그 후로 설사를 10년간 계속했다. 5학년 때에는 어머니와 갑자기 떨어지는 충격으로 공부에 집중하는 데 지장이 있어 수학 성적이 처졌으나 영어와 일본 말 성적이 좋아서 모의시험 수석은 유지했다.

하지만 학비 관계로 대구의전을 치라 해서 지원했더니 연령 미달이라 하여 나이를 한 살 올려서 마지막으로 겨우 지원했다. 입학성적은 수학점수 때문에 두 번째로 입학했는데 졸업 때 꼴찌에서 몇 번째로 전락했다. 재학 중에 세 번이나 퇴학을 하려고 했는데 3학년이 되어서 일제 식민지가 된 한국인으로 의사, 변호사는 웬만한 대우를 받을 수 있는 직업이었다. 의사가 되면 보리밥은 보장되니 일단 의사가 되어서 내 하고 싶은 일을 한다는 결심이 섰다. 뭘 하나 생각하니 정치가, 언론인, 교육자를 해야 하는데 내 적성에는 교육자가 적합하다고 생각하고 현재까지 이 길을 걸어오고 있다. 대구의전 재학 시에는 친구들과 사귀고 독일어를 열심히 하고 새로 나온 Kurt Kolle의 정신의학교과서(精神醫學敎科書)로 혼자 공부해 성적은 독일어와 정신의학만 최고 점수를 받았다. 이 시기에 일상생활에 있어서의 최면술, 즉 콜레(Kolle)이 말한 소최면술(Kleine Hypnose)을 관찰했다. 감정 특히 적개심은 억압하고 싶은 유혹에 빠지지 않았다. 변명, 후회, 복수를 하지 않았다.

　　겨우 학교를 졸업하고 일본에 가서 공부할 생각을 막연하게 했으나 기회가 없어 안과에 빈자리가 있어서 안과에 근무하면서 Bumke의 『Handbuch der Geistes krankheiten』 여러 권이 되는 책 중에 정신분열병편을 읽고 있는 것을 본 한 반 위 아마노(天野)라는 친구가 지나가면서 보고, 당신 정신과에 관심이 있느냐고 묻기에 그렇다고 하니까 정신과에 가 보았느냐고 하기에 안 가봤다고 하니까 우선 성대(城大) 정신과 구경이라도 하라기에 내과에 가 있는 친구를 찾아가서 정신과에 갔더니 의국장이던 임문빈(재북)이 조교수를 만나 보라고 해서 조교수를 만나니 교수 와다나베(渡邊)를 만나라고 해서 만났다. 이름을 써 보라더니 연구비는 장담 못하지만 생활은 보장한다고 해서 대구에 전보를 쳐서 전보로 안과를 사직하고 서울에 눌러앉았다. 이것이 1942년 10월이었다. 나중에 보니 일본인 조수 부수 세 명이 한꺼번에 군에 소집이 되어 입대를 준비하고 있는 상황이었고 교수 조교수와 한국인 조수 임문빈 들어와서 몇 달밖에 안 되는 최재혁(북에서 작고), 이렇게 네 사람만 남게 되어 사람이 절실히 필요로 하는 때에 마침 내가 갔던 것이다.

　　나는 전문학교 출신이지만 독일어, 영어가 대부분의 학부 출신보다 실력이 낫기 때문에 정신과에서 다른 과에 가도 대우를 받고 지낼 수 있었다. 학부 출신들도 독일어 실력이 모자란 사람은 일본책을 보지만 나나 임문빈이나 최재혁은 일본책을 별로 읽지 않고 원서나 서양학술지를 읽고 공부했다. 교수에게 Kolle의 교과서를 보여 주었더니 빌려달라고 해서 빌려주었는데, 학생강의에 그 책을 가지고 강의를 하고 결국 받을 기회가 없어 현재 내 손에 없다.

　　당시에는 환자들을 관찰해서 증상을 기록하고 진단을 하고 전기경련요법, 인슐린쇼크, 지속수면요법, 진행마비에 열치료, 뇌전증에 루미날을 홍분하면 스코폴라민, 유황유를 끓여서 엉덩이에 바늘이 골막에 닿게 주사를 하는 정도였다. 물론 작업 오락치료도 얼마간 병행했다. 홍분이 심하면 격리를 시켜 가두기도 하고 손발을 묶기도 한 것 같다. 정신치료라면 암시 설득 정도이고 별다른 치료가 없었다. 신경 정신과이기 때문에 신경질환도 가끔 진료에 종사했다. 입국한 지 1년쯤 되어서는 Kronfeld의 『Psychotherapie』 라는 책을 읽고 두 사람의 여자 히스테리 환자에게 최면술을 걸어서 깊은 최면상태로 도입하며 납굴증(Flexibilitas cerea)을 일으켜 심신관계(心身關係)에 대한 깊은 통찰을 체험했다. 환자의 밖으로 나타나는 증상을 기술할 뿐만 아니라 증상의 배후에 있는 마음, 감정을 이해하려고 노력하고 Ludwig Binswanger의 「Innere Lenbensgeschichte」라는 논문을 보고 이거다 싶었지만 감정의 이해까지는 미달이라는 느낌을 받았다.

Kraepelin을 비롯하여 여러 사람의 교과서가 많았지만 나는 주로 Eugen Bleuler의 정신의학교과서를 애독했다. 이 사람들은 자기네들이 직접 환자를 관찰하고 이해하고 경험을 토대로 기술한 제1세대이기 때문에 후세대의 교과서와 달리 실감이 난다. 내 머리에 가장 깊이 박혀 있는 것은 개별적인 증상에 끌리지 말고 항상 전체상을 보라는 것을 강조하고, 조울병과 분열병의 감별진단은 조울병은 환자와 나 사이에 유리가 없는데 분열병은 투명한 유리가 있다고 강조하는 점이다. 당시에는 신경증도 체질이나 유전을 강조하는 것이 주류였는데 나는 감정이 원인이라고 말하니 임문빈도 자기도 동감이라는 말을 주고받았다. 프로이트 전집을 펴보면 개념들이고 실제가 잘 들어오지 않고 나중에는 도(道)에 19세기 서양과학의 개념이라는 옷을 입혀 놓은 느낌을 받았다. 질병학, K. Jaspers의 설명과 이해, Wahnstimmung(망상기분), Storch의 세계붕괴체험에서 정신장애의 배후의 감정이해에 접근해 갔다. 정신의학은 편견을 없애는 것이다. 「정신의학은 인간학의 중추다」라는 논문을 쓰기도 했다. 철학(哲學), 심리학(心理學), 문화인류학(文化人類學), 교육과학(教育科學), 무당, 언어학(言語學) 등에 관심을 두고 법문학부(法文學部)에 출입하면서 Heidegger의 시간과 존재 세미나에 참석도 하고 불어(佛語) 노서아말도 2년씩 배웠다. 이렇게 공부를 하다가 광복이 된 지 얼마 안 되어 미모의 30대 부인이 두통을 호소하는데, 면담을 해 보니 이 사람이 왜 병을 얻었는가 감정에 공감할 수 있었다. 첫날밤에 남편이 임질을 옮겨 나팔관이 막혀 8년간이나 임신을 못했고, 남편에게 권해서 다른 여자를 집으로 데려와서 동거함으로써 생긴 병이었다. 환자의 병의 원인이 되는 감정을 공감한 첫 사례다.

다음으로 1953년 봄에 2년간 두통을 앓고 있는 의대생을 1주일에 2회씩 정신치료를 실시하여 총 12회로 종결하였는데 나로서도 처음이고 한국 역사에서도 처음인, 서양정신분석적인 원리에 입각한 사례를 경험한 것이어서, 미국에서 귀국 후 한국심리학회 총회 때 윤태림 회장의 간청으로 특별강연으로 발표한 사례다. 이것은 6 · 25 때 1950년 말에 미리 시골로 피난을 갔었는데, 영등포에서 화물열차를 타고 내자와 같이 고향으로 내려올 때 가지고 간 두 권의 책 중 Alexander와 French의 『Psychoanalytic Therapy』의 도움이 컸다고 생각한다. 이 무렵 1년 후배인 소아과교수가 데리고 온 미국군의관이 미국에 가라고 자기 부모도 소련에서 왔다고 한국은 공산주의를 해도 나눠 먹을 것이 없다, 당신 같은 사람은 미국 가면 연구비도 받고 잘살 수 있다고 가족도 다 데려가라고 권고를 했다.

반신반의 6개월 끝에 정신분석 연구소가 있는 큰 도시의 대학병원에 편지를 했더니 사방에서 오라고 하기에 1954년 7월 뉴욕에 있는 뉴욕대학교 Bellevue Medical Center에 갔다. 여기서 전공의로 2년을 근무하고 어떤 병동장은 왜 병동장이 안 되느냐고 말할 정도로 병동장들이 진단 못하는 예들이 많아서 거기서 더 있을 필요를 못 느껴 1년 더 있기로 계약한 것을 취소하고 월급 많이 주는 주립병원의 병동장으로 1년 반 있다가 3개월 동안 유럽, 중동, 홍콩, 일본을 여행하고 유럽에서 개최한 네 개의 국제학회에 참석하고 돌아올 때 우리나라의 전통문화가 세계 최고 수준이라는 것을 실감할 수 있었다. 4년간 미국에서 얻은 것은 미국인과 미국문화에 대한 이해였다. 정신과의사로서 얻은 소득은, 한국에서 볼 수 없는 다양한 사례를 경험했다는 것과 대학병원과 주립병원의 실태 파악이었다. Sullivan 학파의 연구소에서는 1년을 공부하고 6개월간 주 2회 분석을 받았는데, 분석 시작 때 필적감정(筆跡鑑定)으로 인내심이 강하다는 것과 심리검사에서는 IQ가 132이고 방어가 없다는 것을 알게 되었다. 인내심은 정신치료에 절대적으로 필요한 자질이고 방어가 없으면 정신병이라고도 볼 수(도) 있는데 정신병은 아니니 모든 것을 있는 그대로 받아들인다는 뜻도 된다. 후회, 변명, 복수 이것이 다 방어가 아닌가. Clara Thompson이 수강료도 면제해 주고 분석도 low-cost Clinic에 1회에 25불 하는 것을 7.5불을 내고 받았다. 1958년 7월에 퀸 엘리자베스호를 타고 7일간 대서양(大西洋)을 항해하고 플리머스에 상륙하여 런던으로 기차를 타고 세계정신건강연합체(世界精神健康聯合体, WFMA) 사무총장 Reed 박사를 만났더니 APA 미국정신의학회 연차대회에서 Confused Young Korean Psychiatrist를 만났는데 당신은 solid middle age라고 했다. 지금도 그런 사람이 많지만, 그때는 외국 유학 간 사람 중 그런 사람이 많았다. 베니스의 섬에서 세계 철학자 대회, 빈에서 세계건강연합체대회, 바르셀로나에서 제5차 국제 정신치료학회, 로마에서 제1회 세계정신약물학회에 참석, 그리스, 카이로, 베이루트, 홍콩, 일본을 거쳐 귀국하였다.

1958년 말에 귀국하니 유석진이 나를 붙들고 7시간이나 호소하면(서) 정신건강협회의 회장을 맡아 달라고 하기에 사양했다. 내가 없는 동안 매주 정신치료 사례발표회를 하고 있다고 자랑하길래 갈 때마다 그것은 발표자의 망상이라고 지적을 했더니 그 모임이 없어졌다.

1959년 2월 수도의대(현 고려대 의대) 임상교수 정신과 과장으로 활동 사상계(思想界)를 통해 일반대중 지식인 세계에 정신의학을 계몽 역동정신의학, 현상학적 정신의학, 실존정신의학, 정신치료를 소개하고 수도의대에서 매월 정신신체의학 사례발표회를 시작해서 1960년 말 경북의대로 가서 계속했다.

1959년 가을, 부산에서 열렸던 의협 제1회 종합학술대회에서 '정신의학의 현대적 조류'라는 특별강연을 통해 현대 정신의학의 새로운 흐름을 의학 의료계에 소개했다. 이것은 미국에서『Psychiatry』라는 학술지를 창간호부터 훑어보고『Zilboorg의 History of Medical Psychology』가 큰 도움이 되었다고 생각한다. 정신보건의 현대적 개념도 소개했다. 경북의대에서는 오늘날 Liaison Psychiatry를 수도의대에 이어서 계속하였다. 이것은 협진을 의뢰받은 환자를 정신과에서 진단 치료한 것과 의뢰한 과의 전공의가 그 과에서 진단 치료한 것을 비교 검토하고 각과 전공의, 인턴들에게 정신의학 정신과 치료 정신치료를 알리는 구실을 했다. 경상북도 일원의 정신과 환자들을 각 도립병원에 집결시켜서 무의촌 무료치료도 했다.

1962년에 학교문제를 바로잡기 위해서 계엄령하에서 감찰위원회 중앙정보부 대구지부를 조사해서 비위를 적발하자 나를 군법회의에 회부했으나 죄가 없어 판결을 못하고 1심에서 심판부를 다시 짜서 억지로 6개월 징역, 집행유예 2년을 받고 고등군법회의에서도 같은 판결이 났다. 이 사건은 '필화사건'이라고 하지만 사실은 정보부 대구지부와 감찰위원회의 경북의대에 대한 보고서가 '친고파'에 유리하게 허위보고를 한 보고서에 관해서 조사했기 때문에 친고파를 옹호하는 정보부 대구지부장과 감찰위원회 위원장의 허위보고를 내가 적발했기 때문에, 친고파 교수들과 이들을 옹호하는 정보부 대구지부와 감찰위원회의 자구책에 내가 제물이 된 사건이라는 것을 교수들은 아직도 잘 모르고 있는 것 같다. 이렇게 해서 경북의대를 떠나고 내자가 원장으로 되어 있는 동북의원에서 정신치료를 하고 1962년부터 10년간 지도 자문 정신의로서 매주 금요일 서울대학생지도연구소에 나가서 상담 정신치료를 지도해서 정신과의사보다 먼저 다소 체계적인 정신치료를 심리학자에게 먼저 한 결과가 되었다. 1974년에 한국 최초로 정신치료를 공부하는 모임으로 정신치료사례 연구회를 발족, 지금까지 한국정신치료학회로 이어지고 있다.

매월 한동안 한달에 두 번씩 주말에 내려가서 one-way mirror로 interview를 시범하여 정신치료 지도를 20년 이상 계속하였고 서울에서도 계속하고 있다. 연세대 정신과에서 1967년부터 1992년까지 매주 화요일, 방학 때는 쉬고 교수, 전공의, 실습학생을 대상으로 25년간 정신치료를 지도했다. 1956년부터 현재까지 유(儒)·불(佛)·노장(老莊)·고전(古典) 승산을 필두로 고승 석학들을 초빙해서 공부하고 동서고금의 명저들을 읽고 토론하였다. 전 세계의 정신분석 정신치료를 훑어보고 서양정신치료 서양사상이 도(道)를 지향하고 있다는 것을 지적하고 道가 정신치료의 최고 형태라는 것을 알리고 서양정신치료에서 이론과 기법에 매달리는 것을 제거하면 도(道)가 되고 단지 목표의 수준 차이에 불과하다는 것을 과거 30년 되풀이해 왔는데, 금년에는 미국심리학회 인본심리학 분과에서 '도정신치료(道情神治療)' 특집이 나올 예정이다.

끝으로 여러분이 궁금한 것을 말씀드리려면 어떻게 해서 현재의 경지에 도달했고 현재의 경지가 어느 수준인가에 대한 의문일 것이다.

나는 어려서부터 이웃 친구의 어머니가 말씀하시던 '인생을 환히 안다, 중 같다' 이 한마디에 정신치료자로서 바탕이 되어 있었다는 것을 알 수 있다. 나의 주관적인 경험으로서는 6세 전후에 인간의 행, 불행은 감정처리 여하에 달렸다. 사람들을 불쌍하게 생각하고 이해를 하려고 하고, 별로 남의 탓을 하지 않고, 나의 분노나 감정을 있는 것을 없는 것처럼 남과 나를 속이려고 하지 않았다. 인내심과 관용, 자비심, 어릴 때 누이동생과 어린 아들의 사랑과 믿음의 마음을 간직하고 있다는 것, 자기를 속이지 않고 방어를 하지 않는 것, 미국에서 잠깐 정신분석을 받은 것은 첫 기억에 대한 인식을 새롭게 해 주었고 자존심에 대해서 주의를 환기시켜 주었다. 그 외로 어려서부터 나 자신과 남을 이해하는 노력을 항상 해 왔다는 것이 쌓인 결과라고 본다. 수도(修道)와 정신치료, 자기의 핵심 감정을 깨닫고 일거수일투족에서 벗어나는 Working through, 수도에서 말하는 훈습(薰習)을 반복하는 것이 근본이다. 어떤 방법이든 훈습으로 마음을 비우는 것이 근본이다. 핵심 감정이 남아 있으면 일거수일투족에 나타나므로, 따라서 환자 치료에도 지장이 온다.

핵심 감정이란 말은 1960년 당시 모 재벌이 다른 의사가 못 고쳐서 연세대 교수로 있던 서석조 교수가 정신치료가 필요하다고 보낸 32세 환자인데, 하루는 냉수 한 잔 마시는데도 자기의 핵심이 들어 있다는 보고를 듣고 Carl Rogers의 Miss Mun의 Interview Film을 보니 그 인터뷰 장면에 원인이 되는 어릴 때 감정 그대로 눈물을 흘리고 재연하는 것을 보고 이 말을 쓰기 시작했다.

　현재 내 경지가 어떤 수준인가는 남이 판단할 문제다. 참고로 고승들이 나를 평가한 것을 소개하겠다. 1965년 숭산(崇山)이 서울대학생지도연구소에서 서장(書狀) 공부를 시작해서 세 번째 시간인가 내가 무엇을 물어보았는데 아자득몽(啞者得夢)이라고 대답을 해서 이것은 분명히 내 물음에 대한 대답이 아닌데 하고 왜 이런 답을 했을까 순간에 생각을 했다. 며칠 후 연구소 소장으로 있던 김기석 교수가 숭산을 만났는데, '이 박사는 지금 270도 경계에 있는데 두서너 달 도(道)를 닦으면 360도 경계에 도달한다'고 하더라고 내게 전했다. 이것은 숭산(崇山)이 나의 반응을 보고 내가 자기 마음을 읽고 있다는 것을 알아서 그런 말을 했다고 나는 보았다. 1960년도 말경인가 정창용, 강석헌, 또 몇 사람과 같이 경봉을 찾아갔는데, 다른 사람들에게는 '니 병이 뭣고?'라고 물었는데 마지막으로 나에게는 '의사가 아니고 도인(道人)이 되었으면……' 하고 말을 끊었다. 1980년경에 숭산이 장문의 편지를 써서 이 박사는 보살의 화신이라고 보내 왔고 뉴욕에서 처음 만난 동국대 부총장을 지냈던 법안은 장문의 편지를 보내어 이 박사가 나타나는 곳마다 회오리바람이 분다고 했다. 1970년 전후에 월정사에서 동국대학교 승가과 1기생 연수회에 오라고 해서 5박 6일 다른 교수들과 참가해서 강의도 했는데, 월정사 마당에서 저 끝에서 나보고 '대종사(大宗師)님'이라고 여러 사람 앞에서 나를 부르고 삼시 세끼마다 와서 식사를 잘하는가 보고 갔다.

※ 2006년 3월 25일 서울에서 있었던 한국정신치료학회 2006년도 제1차 학술연찬회 '정신치료 활성화를 위한 연찬회－정신치료자로서 지나온 길－'에서 발표.

3

동·서(東·西) 정신치료의 통합(統合)

존경(尊敬)하는 내빈(來賓) 여러분, 미국정신분석학회 회원 여러분, 그리고 한국정신치료학회 회원 여러분! 안녕하십니까?

오늘 이 자리에 계신 여러분을 모시고 제가 70년 인생과 정신과의사로서 48년의 경험 절정(結晶)을 모아 총결산의 강연을 하게 된 것을 무한한 영광으로 생각합니다.

저는 일제(日帝) 점령하, 1919년 3·1 운동 2년 후에 우리 집안의 장손(長孫)으로 태어났습니다. 어릴 때부터 현재까지 저를 괴롭혀 오고 있는 것은 우리 동포(同胞)들이 외국이나 외국문화를 숭상하고 한국이나 한국문화를 말살(抹殺)하는 그릇된 생각을 가지고 있다는 사실입니다.

저는 제2차 세계대전이 진행 중인 1942년에 정신과를 시작했습니다. 당시 일본은 한국의 모든 분야에 지도적인 위치를 점령하고 있었고 정신과도 예외가 아니었습니다. 서울 밖에는 정신의원(精神病院)이 없고, 공립 정신병원(公立 精神病院)이란 것은 당시 경성제대 의학부 부속병원밖에 없었고 서울 시내에만 세 군데 개인 정신병원이 있었는데 침상(寢床)이 200을 약간 상회할 정도밖에 안 됐습니다. 대학에는 한 사람의 한국인 교수도 없었습니다.

일본 정신의학은 Kraepelin 전통의 기질적(器質的) 독일 정신의학이었습니다. 저는 주로 독일문헌, 개인적으로는 영국, 미국, 불란서 정신의학을 공부했습니다. 그 당시 지배적인 정신의학의 조류는 기질적인 경향이었습니다. 신경증의 원인을 유전적 또는 체질적(體質的) 변질(變質)에 있다고 보았으며 Eugen Bleuler나 Ernst Kretschmer, 나중에 내가 새로운 교과서로 본 1938년의 Kurt Kolle는 예외였지만, 그 외에는 대부분이 기질정신의학 입장이었습니다. 저는 Freud나 Janet, Charcot 등의 영향을 받고 또 본래 어릴 적부터 제가 가지고 있는 그런 개인적인 통찰(洞察)로 해서 대부분의 정신장애의 원인은 정서적(情緒的)인 것이라고 믿게 되었습니다.

저는 어릴 때에 인간의 불행이란 감정처리를 잘못하는 데서 오고, 감정처리를 잘하는 데서 행복이 온다는 것을 깨달았습니다. 그리고 진실(眞實)과 위선(僞善)에 대해서 예민하게 지각을 했고, 이웃 어른들로부터 '인생을 환히 안다', '중 같다' 이런 말을 들었으며, 변명(辯明)이나 후회(後悔), 복수(復讐)를 하지 않았습니다. 대구의전을 다닐 적에 학생으로서 장차 정치가, 신문기자, 교육자, 종교인 이런 직업을 해야 하는데, 그중에 교육자가 내 적성에 맞다 이렇게 생각하게 되었습니다.

정신과의사로서 처음 시작할 적에 나는 히스테리와 최면술(催眠術)을 연구했습니다. 이것은 심신(心身)관계를 연구하기 위해서였는데 정신적인 영향으로서 신체의 기질적인 변화가 온다는 것을 믿게 되었습니다. 저는 언제나 사람들과 환자를 이해하려고 노력했습니다. 저의 신조(信條)는 아리스토텔레스의 신조인 'Nil admirari(권위를 인정 않는다)', 또 다른 하나의 신조는 Humanist의 신조인데 'Humani nihil a me alienum puto(인간적인 것으로서 내게 낯선 것은 없다)' 그러니까 인간적인 모든 데에 관심이 있다는 것이었습니다. 그리고 저는 Ludwig Binswanger의 「내면생활사(內面生活史, Inner Life history)」라는 논문을 읽고, 정신과를 3~4년 공부한 뒤에 환자들의 내면세계를 이해하기 시작했습니다. 학창시절에 의과대학 학생으로서 나는 Hermann Hesse의 소설을 많이 읽었는데 그의 소설은 내면세계, 고독(孤獨)에 관한 것이 많았고, 또한 Schopenhauer, Friedrich Nietzsche, Kierkegaard의 책들을 읽었습니다.

정신의학을 공부한 초기에는 Heidegger의 「존재(存在)와 시간(時間)」 세미나에 참석했고, Bertrand Russell의 저서 중 『Principia Mathematica』를 제외한 많은 저서를 공부했습니다. 또한 William James, John Dewey의 저서를 공부했으며, 언어학(言語學), 심리학(心理學), 문화인류학(文化人類學)을 공부했고 무당(巫黨)의 연구에 관심을 가졌습니다. 제2차 세계대전 후에 한국이 일본의 점령하에서 해방되고 미군 점령하에 들어갔을 적에 한국 친구가 미국에 가서 공부하기를 권유했지만 실현되지 못했습니다.

미국 가기 전인 1953년에 12회의 면담으로 심인성(心因性) 두통환자를 성공적으로 치료했습니다. 그리고 1954년에 어떤 미군 정신과의사의 간곡한 권유로 정신분석을 공부하기 위해서 뉴욕에 가게 되었습니다. 미국 정신의학을 공부하고 William Alanson White Institute에서 6개월 분석을 받았으며 일 년간 일반학생으로서 수강했습니다. 미국에서 만 4년 공부한 뒤에 구라파를 방문하고 세계 철학자대회(世界 哲學者大會)를 포함해서 네 개의 국제학회에 참석했습니다.

1958년 말 귀국했을 적에 서울에는 매주 사례발표회가 있었는데 그 모임에 2~3회 나가서 발표라든지 토론이 환자의 현실하고는 관계가 없고 발표자의 생각에 불과하다는 걸 지적했더니 이후에 매주 하던 연찬회(研鑽會)가 없어졌습니다.

저는 한국에 역동정신의학, 정신치료 면접기술, 실존 정신의학을 소개했고, 1965년 이래로 불교, 유교, 노자, 장자를 동료, 제자들과 현재까지 공부하고 있습니다. 1970년 한국철학회에서 〈도(道)의 현대적 의의〉라는 강연을 했습니다. 이 당시는 제가 도(道)를 말하면 모든 사람이 웃고 제자들도 웃었는데 이것은 한국의 지식인들이 자기 나라의 문화는 무시하고 공부도 안 하고, 모르고, 외국문화를 숭상하였기 때문입니다. 이것이 공격자와의 동일시라는 것을 저는 알게 되었습니다.

1973년에 독일 철학자 Georg Picht가 한국에 와서 〈이론과 성찰〉이라는 강연을 했습니다. 그는 플라톤의 이론이 인간(人間), 자연(自然), 사회(社會), 문화(文化)를 파괴한다는 주장을 했었고, 이것은 이론이란 논리에 근거하고 논리는 독단(獨斷)에 불과하기 때문이라 했습니다. 그러면서 전 서양문화라든지 서양의 과학은 플라톤의 형이상학(形而上學)의 파생물이고, 이론으로서는 진리에 도달할 수 없으며, 진리란 것은 오로지 성찰(省察)로서만 도달할 수 있다고 했습니다. 그러나 그는 성찰의 방법을 제시하지는 못했습니다. 한국의 철학자들은 아무도 그의 말을 이해하는 것 같이 보이지 않았습니다.

플라톤의 『Phaedon』에서는 진리에 도달할려면 정심(淨心, Catharsis)을 해야 한다고 말했는데, 이 정심이란 것은 지적(知的)인 탐구(探究)에 의해 육체(감정)의 족쇄로부터 해방되는 것을 말하며, 이것이 현재까지 존속하고 있는 서양의 전통입니다.

동양의 전통에서는 지식은 현실, 진리에 도달하는 데 방해가 된다, 말이라든지 생각이라든지 이론은 진리나 현실이 아니고 오로지 진리에 도달하는 수단, 손가락에 지나지 않는다 하는데, 이것이 동·서 전통의 근본적인 차이입니다. 그리고 도(道)와 서양의 철학을 공부하는 과정에서 저는 정신치료 과정과 참선(參禪)에서 각(覺)의 과정이 유사하다는 것을 발견했습니다.

몇 가지를 요약하면 다음과 같습니다.

서양 정신분석과 정신치료의 목표와 동양 도(道)의 목표는 같은데 오로지 수준의 차이만 있습니다. 도(道)가 궁극적인 경지이며, 정신분석과 정신치료의 과정은 참선(參禪)에서의 각(覺)의 과정을 표현한 십우도(十牛圖)로 보면 일곱번째 그림, 망우존인(忘牛存人)까지는 동일한데 그 이상 가지를 못합니다. 서양의 정신치료에서는 개인적인 정서적 문제와 문화적 문제의 일부분만이 해결될 뿐이고 문화 전체와 유기체를 넘어설 수 없습니다. 다시 말해서 자기초월(自己超越)이 없습니다. Medard Boss는 정심(淨心)의 견지에서 본다면 최선의 정신분석 수련도 입문(入門)에 지나지 않는다는 주장을 했습니다. 그리고 서양과 동양에는 근본적인 문화적 차이가 있습니다. 서양문화는 소외적(疎外的)이고 우리 문화는 관계 중심(關係中心)입니다. 서양문화는 언어 중심, 개념 중심, 이론 중심, 기술 중심이고, 반면에 동양은 비언어적, 지각 실천, 현실 그리고 인격(人格) 중심입니다. 서양은 무엇을 하는 데 관심이 있고 동양에서는 어떻게 살아야 되나, 존재(存在)에 대해 관심이 있습니다. 서양은 계약 중심이고, 동양은 신뢰 중심입니다. 그리고 공감(共感, empathy)이란 것은 유교의 인(仁), 불교의 자비(慈悲)로서 완전하게 이루어질 수 있습니다. 환자는 동토(凍土)에 살고 있다면 인(仁)이나 자비는 환자에게 봄을 가져다 줍니다. '인(仁)은 동(東)이고 봄이다' 이런 것이 수천 년 전부터 내려오고 있습니다.

불교에서 보살(菩薩)은 수연응기제도(隨緣應機濟度)를 합니다. 환자의 근기(根機)에 맞추어서 인연(因緣, 관계)을 따라 제도합니다. 이것이 정신치료의 핵심입니다. 그리고 불경에도 보살은 환자에게 필요한 어떤 대상이라도 되어야 한다, 친구도 되고 권속(眷屬)도 되고, 심지어 원가(怨家)나 급사(給仕)도 된다 합니다.

정심(淨心)을 통해서 투사(投射)를 없앤다, 그리고 증애(憎愛)를 벗어난다 이것이 궁극적인 수도(修道)의 목표입니다. 유교에서는 욕망을 없애는 것을 주로 하고 노자(老子)에서는 무위(無爲), 장자(莊子)에서는 현해(懸解)입니다.

보살과 성숙된 분석가(分析者)는 유사합니다. 성숙된 분석자는 신경증적 동기의 흔적이 남아 있는데 이것이 환자의 이해나 치료에 영향을 주지 않습니다. 그리고 보살은 업식(業識)의 흔적이 남아 있는데, 역시 중생제도에 영향을 받지 않습니다. 흔적이 남아 있다는 것은 완전 정화가 안 되어 있다는 말입니다. 한자(漢字)의 성(聖)이라는 글자가 정신치료의 뜻을 잘 표현하고 있습니다. 이(耳)와 구(口)에 임(壬), 즉, 대화에 밝다는 것으로 성인(聖人)은 만물(萬物)의 성정(性情)에 통하며 무소불통(無所不通)한 대화의 왕(王)입니다.

결론

이상, 동양의 도(道)와 서양 정신치료의 유사성을 몇 가지 들었습니다. 도(道)는 긍정적인 것을 강조하고 현실과 자가수련(自家修練)을 강조하며, 그리고 자기 자신이 보살이 된다든지 성인(聖人)이 되는 것이 목표입니다. 서양의 정신치료는 부정적인 문제의 해결, 이론, 기술 그리고 언어적 교통에 치중해 있습니다. 이런 점에서 서양의 실존적(實存的)인 접근이 도(道)에 가깝습니다. 서양 정신치료와 실존철학에 있어서는 신경증적인 불안은 제거할 수 있지마는 정상적인 실존적 불안은 무슨 방법으로도 제거할 수 없다는 주장을 하는데 도(道)에 있어서는 바로 이 실존적인 불안을 제거하는 것이 목표이고, 실존적인 불안은 죽음에 대한 공포에서 유래되는데 불안 없이 죽음에 직면함으로써 이 실존적인 불안을 제거할 수 있습니다. 도(道)는 개인적인 경험, 문화, 유기체를 초월하고 궁극적인 실재(實在, 서양신학의 神)와 일치합니다. 서양의 실존적인 사상은 이러한 의미에서 도(道)로 들어가는 입문입니다. 왜냐하면 실존철학은 죽음에 대한 공포의 자각이며 해결은 없고 도(道)는 이것을 해결하는 것이기 때문입니다. 서양의 무아심리학(無我心理學), 무아정신치료는 도(道)와 같은 목표에 도달하려고 하는데 이론상으로는 동일하나 실제는 그렇지 못합니다. Heinz Kohut이 지적 · 개념적인 감옥에서 해방되지 못하는 것이 서양문화의 좋은 본보기입니다. 반면, C. Rogers는 도적(道的)이지마는 너무 말이 많습니다. 마지막으로 우리는 '서양인은 야만인이고 중국인이 문명인이며 유럽인들이 동양과 서양 사이에 다리를 놓아야 한다'는 C. G. Jung의 말을 기억해야 합니다. 기독교 신비주의 신학에서도 동·서양 간의 대화가 진행되고 있습니다. 마지막으로 Alan Watts는 '도(道)는 여러 가지 문화(文化)의 비판이고 서양의 종교나 철학은 시간과 공간의 제약을 받고있는 하나의 문화'라는 말을 했습니다. 그리고 Martin Buber의 처녀작이 도(道)에 관한 것이라는 점을 상기할 필요가 있습니다.

※ 1990년 소암 이동식 선생 고희기념 학술대회(한국정신치료학회와 미국정신분석학회 공동개최)
   에서 발표.

4

한류(韓流)란 무엇인가

얼마 전에 한국의 모 영자(英字)신문에 난 기사를 보면 중국의 전문가가 말하기를 '한 류라는 말은 중국에서 만든 말이다. 중국 사람들이 한국의 드라마를 보고 중국에는 없는 순수한 유교문화를 경험하는 데서 끌려 들어가는 것을 말하는 것이다'라고 증언하고 있 다. 이 말은 후한서(後漢書) 동이전(東夷傳)에 '이(夷)는 근본(本)이고 언(言)이 인(仁)하고 생물을 사랑하며 천성이 유순하여 약탈을 안 한다', 논어(論語)에 '공자(孔子)가 중국에는 도(道)가 없으니 뗏목을 타고 바다를 건너 구이(九夷)의 나라로 가서 살고 싶다. 왜 그런 누추한 곳으로 가려고 하느냐는 물음에 공자는 그곳에는 군자(君子)가 살고 있다'는 구절 을 인용한 것을 생각하게 한다.

한국 사람들은 근래에 와서는 한류(韓流)가 무엇인가에 대해서 조금씩 눈을 뜨기 시작 하고 있는 듯하지만 깊은 인식까지는 도달하지 못하고 있는 듯하다. 처음에는 모 대학 총장이 주최한 한류심포지엄의 기사에서 이 사람이 한류를 우리의 전통문화에 접목(接 木)시키자는 포복절도(抱腹絶倒)할 말이 나온 것을 보았다.

그 후에 한류에 대한 전 세계인의 반응, 재외교포의 반응, 과거 외국인의 한국문화와 국민성에 대한 관찰을 종합해 보면 한류(韓流)는 다른 나라에는 없고 한국과 한국인에게 만 있는 것을 말한다는 것을 알 수 있다. 자기 나라나 자기네에 있는 것이라면 굳이 한류 라는 이름을 붙일 필요가 없기 때문이다.

내가 보기에는 지금 전 세계를 휩쓸고 있는 '한류(韓流)'는 19세기 말 20세기 초 우리가 처음으로 서양 제국주의를 만나자마자 세계의 흐름을 충분히 파악하지 못한 우리나라의 지도자가 분열이 되고 러시아의 남하(南下)를 저지하기 위해서 영국, 미국을 위시한 구미(歐美) 열강이 일본을 도와 일본의 침략을 성공시켜, 한국은 세계사에 등장하자마자 일본의 식민지로 전락하고 서구중심의 세계무대(世界舞臺)에 얼굴을 내밀자마자 무대에서 사라져 버렸다. 아직도 일본에서 발간되는 동양사책에 전혀 한국이 없는 역사서도 있다.

『25시』의 작가 게오루규는 이 일을 '이때 한국은 생매장되었다'는 표현을 쓰고 21세기는 동양의 귀고리인 한국의 '홍익인간사상(弘益人間思想)'이 세계를 지도한다는 말을 남기고 작고했다. 우리는 나라를 되찾았으나 남북으로 분단되고 남북대립으로 독립이 되어도 UN 가입이 40여 년이나 지연되어 외교(外交)도 미국이나 일본의 도움으로라도 국제무대의 전면에 나서지 못했으니, 외국에서는 한국의 존재를 모르고 있다는 것을 모르고 한국의 존재를 알리는 것을 정부나 민간에서 홍보를 거의 하지 않았다. 이것이 소위 한국전쟁과 박정희의 근대화와 주체성의 기치로 마련한 경제발전, 자주국방을 바탕으로 전 세계에 알려지기 시작하고 근래에 와서는 한국의 드라마, 영화, 음악 등을 위시해서 아시아경기대회, 올림픽, 월드컵, 동계올림픽, 골프, IT, 자동차, 과학 등등으로 한국문화가 분출되어 최근에는 뉴올리언스의 해일에서 한국인의 대응, 미식축구의 영웅인 워드의 한국인 어머니에게서 나타난 한국의 전통, WBC에서 일본을 꺾은 우리나라 야구대표 선수, 16세 김연아 양이 세계 피겨스케이팅선수권대회에서 우승한 것, 세계 1위, 세계 10위 안에 들어 있다는 사건들이 연속적으로 쏟아져 나오고 있다.

나는 1958년 만 4년간의 미국생활을 마치고 석 달 동안 유럽, 중동, 홍콩, 일본을 거쳐 네 개의 국제학회에 참석하고 얻은 결론이 한국(韓國)의 전통문화가 세계 최고의 문화라는 확신을 얻고 돌아왔다. 그 후에 전개된 우리나라의 역사는 나의 이 결론을 입증하고도 남음이 있다. 1986년 한국에서 개최된 아시아 경기대회의 소감에 '우리 겨레에 만년에 한 번 찾아오는 기회가 찾아왔다'고 적었던 것이 잘못이 아니구나라는 것이 날이 갈수록 드러나고 있다. 그 판단이 옳았다는 증거가 매일 같이 분출하고 있으니 말이다.

한류(韓流)란 '생매장'되었던 한국(韓國)이 한국인은 모르고 있던 한국과 한국의 문화, 한국인을 세계인이 발견하기 시작한 것을 말하는 것이고, 한국인 자신은 모르거나 알아도 무시, 멸시하고 버리려고 해 왔던 열등감 때문에 보고도 보지 못한 것들이다. 그것은 한마디로 하면 가장 사람다움을 숭상하는 문화요, 심성을 말하는 것이다. 사람 인(人) 자

(字) 자체가 본래 우리 조상을 가리키는 고유명사였던 것이 인류를 지칭하는 보통명사가 되었다. 이(夷)는 人 仁 尸와 같이 사용되었다.

옛부터 우리 겨레는 가장 사람다운 사람이고 도(道)가 높은 고상한 사람들이고 양보를 좋아하고 다투지 않는다. 한중일(韓中日) 중에 한국 사람이 가장 고상하다는 평을 받아 왔고, 현재는 세계에서 가장 편안한 사람, 정이 많은 국민, 머리가 좋은 사람, 마음을 열고 처음 만나도 벽을 못 느낀다, 교통(의사소통)이 잘된다, 영혼의 안식처다, 동서를 통일할 수 있는 유일한 민족(국민)이다, 한국인은 세계인(global nation)이다, 한국인은 논리적 사고를 하는 서양인이다, 한국은 다른 아시아인과 다른 문화와 국민성을 가지고 있다는 평을 받고 있다.

결국 한국은 건국이념인 홍익인간(弘益人間)에서 보듯이 처음부터 세계적인 국민이고 세계평화공존을 건국이념으로 한 세계국민이라는 것을 자각해야 한다. 광개토대왕 비문(廣開土大王碑文)에 있는 고구려 동명성왕(東明聖王, B.C. 37)의 건국이념(建國理念)이 '도(道)로써 다스리고 세계를 영원히 편안하게 한다[이도여치(以道興治) 영락사해(永樂四海)]'라는 말을 최근에 류승국(柳承國) 박사로부터 들었다. 단군 건국이념과 일치한다.

한류는 우리 속에 흐르고 있는 한국문화이며, 한국의 심성이 한국인이 무엇을 하나 나타나는, 외국인이 못하는 것을 말한다.

『한국정신치료학회보』, 제32권 제6호, 2006. 3. 권두언.

소암 이동식 선생(素巖李東植先生)
약력(略歷)

강석헌(姜錫憲)

1960년 제가 의과대학 학생 때부터 지금까지 과거 30년 동안 스승으로서, 치료자로서 그리고 Guru로서 소암(素巖) 이동식(李東植) 선생님을 사사(師事)해 온 제자의 한 사람으로 이제 선생의 고희(古稀)를 맞이하여 선생의 약력(略歷)을 소개하게 된 것을 저에게는 무한한 영광(榮光)으로 생각함과 동시에 형언할 수 없는 감회(感懷)를 느끼게 합니다.

소암 이동식 선생은 1921년 7월 26일 경북 칠곡군 왜관읍에서 경주이공(慶州李公) 상수씨(相壽氏)와 차분악(車分岳) 여사 사이에 5남매 중 장남으로 조부(祖父) 이공(李公) 봉춘씨(奉春氏)의 장손(長孫)으로 태어났다. 시대적으로는 우리 민족이 일제치하에서 고난(苦難)을 겪으며 삼일운동이 일어난 직후였다. 가정적으로는 소농(小農)의 집안으로 부친은 교육자였고 유년(幼年) 시절에는 부모의 사랑뿐 아니라 증조모와 조부 그리고 고모의 영향을 많이 받았다. 특히 조부(祖父)는 30대에 시베리아 등지를 여행했던 전설적 인물로 세상의 명리(名利)를 초월한 기상(氣象)을 가져 유년 시절의 소암 선생에게 크게 영향을 끼쳤다.

선생의 유년 시절의 기억으로는 5, 6세경 가까운 친척이 잦은 격정(激情)에 시달리는 것을 보고, '인생의 행(幸), 불행(不幸)은 감정(感情)조절에 달려 있다'는 것을 깨달았고, 이웃 여인들이 선생을 가리켜 '인생을 환히 아는 중 같다'고 평했다 한다.

1933년에 왜관공립 보통학교를 졸업하고 그해 대구공립 고등보통학교를 입학하여 2년을 마치고 부친이 청주농업학교 교유(敎諭)로 계셔서 청주공립 고등보통학교로 전학, 1938년에 졸업하였다. 당시 소암(素巖) 선생은 영어와 언어학에 취미와 소질이 많았고,

일인(日人) 교사들을 자주 골렸다는 일화(逸話)가 있다.

10대에 이미 '유명(有名)한 사람이란 것은 모두 위선자(僞善者)라는 것을 느꼈다'고 한다.

1938년 4월에 대구의전 전문학교에 입학했으나 재학 중 무미건조한 의학에 염증을 느껴 세 번이나 퇴학을 결심했으나 '일제하(日帝下) 의사면 보리밥은 먹을 수 있으니 내 하고 싶은 것을 할 수 있다'고 생각하고 의학을 계속하였다.

당시 선생은 교육자가 되겠다는 포부를 가졌고, 언어학과 인문사회학에 관심이 커서 칸트(Kant), 쇼펜하우어(Schopenhauer), 니체(Nietzsche)를 독일어 원서로 읽었고 학생 때부터 콜리(Kolle) 책 등 정신의학에 흥미와 정열을 쏟았다. 콜리(Kolle) 책에서 '일상생활에서의 최면술(Hypnose)'을 읽고, 선생 자신이 일상생활에서 그것을 관찰했고 그때부터 정신치료에 관심이 컸다 한다. 20대에 선생은 '내가 하는 것은 나무칼로 철판을 짜르려는 것이다'라는 것을 깨달았다. 즉, 자신의 의존심(依存心)의 자각으로, 정의로운 일이라도 남이 따라오게 해야 한다는 뜻이다.

1941년 12월에 대구의전을 졸업하고 일본유학을 가려다 되지 않아 일시적으로 도립 대구의원 안과의원으로 있다가 1942년 10월 우연한 기회에 경성제국대학 의학부에 신경정신의학교실 부수보(副手補)로 입국(入局)하고 이때부터 신경정신과에 전념하게 되었고 2년 후 부수(副手)가 되고 경기도립 마약치료소에 주 1회 나갔다. 그 무렵 버릇없는 일인(日人) 간호원을 쫓아낸 일화가 있다.

입국(入局) 1년 후에 히스테리(Hysterie) 환자 두 명에게 최면술(催眠術)을 걸어서 깊은 최면상태에 들어가는 것을 관찰하고 심신관계(心身關係)에 대한 깊은 통찰을 얻었다. 환자 내면세계를 이해하고자 노력했고 철학, 언어학, 문화인류학에 관심을 가져 법문학부 특히 철학과에 자주 출입하여 하이데거(Heidegger)의 〈존재와 시간(存在와 時間)〉 세미나에 참석했다. 무당 연구를 위해 덕물산(德物山)과 제주도(濟州道)에 두 차례 다녔다. 당시 모든 한국인이 일본, 중국, 서양에 대해, '한국인은 못났다', '한국에는 볼 것이 없다'는 등 자기 비하적 태도를 나타내는 것이 도저히 수긍이 되지 않았고, '수천 년의 전통이 아무런 가치가 없다는 것은 어불성설(語不成說)이다. 우리의 전통문화를 서양적인 과학적 용어로 번역하는 것이 필요하다'고 철학과 동료에게 말한 적이 있다.

　　1945년 8월 일제가 패전하여 해방을 맞아 경성대학교 조교로 재직하면서 선생은 자신이 할 일은 우리나라 4,000년 전통을 서양적 개념으로 번역하는 일이라 다짐하였고, 당시 같이 근무하던 임원빈, 최재혁 선생과 함께, '개인적으로는 세계적인 훌륭한 업적을 쌓을 수 있으나 시대적으로 보아 후진(後進)이 국제적 활동을 할 수 있도록 기초를 닦는 일'이라고 말한 적이 있다.

　　1948년 4월부터 같은 해 10월까지는 신설된 서울 마약 중독자 치료소장을 겸임했다. 1949년에는 서울대학교 심리학과에서 정신분석을 강의하였고 1949년 12월부터 1950년 4월까지 경기도립뇌병원장을 겸임하였다. 1950년 봄에 같은 의국에 근무하던 김동순(金東純) 여사와 결혼하였다. 1950년 6 · 25를 서울에서 맞아 그해 11월에 향리(鄕里)에 내려가 1951년부터 1952년까지 대구대학에서 자연과학 개론을 강의하였고 1953년부터 1954년 여름 도미할 때까지 서울대학교와 이화여자대학교에서 정신분석을 강의했다.

　　소암 선생은 도미(渡美)하기 전인 1953년에 이미 슈퍼비전 없이 통찰정신치료의 성공 사례를 경험하였고 이 사례를 1959년 한국심리학회에 발표한 바 있다.

　　1954년 7월 정신분석을 공부할 목적으로 도미(渡美), 뉴욕 대학교 정신의학 레지던트로 근무하였고 1956년 뉴욕의 윌리엄 알란손 화이트(William Alanson White) 정신분석연구소의 일반학생으로 수강, 6개월간 분석을 받았다.

　　레지던트 2년을 마치고 별로 배울 것이 없어 1957년 1월부터 6개월은 아이오와(Iowa)주 체로키(Cherokee) 정신보건원 상급 의사로 근무하였고 1957년 6월부터 1958년 6월까지는 켄터키(Kentucky) 주립 중앙병원의사로 근무하였다.

　　미국에 근무하는 동안 소암 선생은 당시 한국인에게는 미국에 대한 착각적인 환상이 있다는 것을 깨달았고, 서양문화에 대한 여러 가지 현실을 파악하게 되었다. 그곳에서 '공자(Confucius)'란 별명을 얻었고, 또 공감능력이 부족한 미국문화에서 말이 통하지 않는 동양계 환자에게서 나타나는 증세를 발견, 자신이 '이박사 증후군(Dr. Rhee's syndrome)'이라 명명하여 유명하게 된 일화가 있다.

　　소암 선생은 미국에서 정신의학 수련을 마치고 1958년 7월부터 11월까지 미국 일부와 구라파, 일본, 중동을 시찰하였다. 당시 이선생(李先生)은 이집트를 시찰한 최초의 한국인이기도 했다. 구라파에서는 세계보건연합체 11차 대회, 국제정신치료학회, 세계 철학자 대회, 제1차 국제정신약물협회 등에 참석해서 국제감각을 넓혔다. 이때 소암 선생이 느낀 것은 한국의 전통문화가 세계 최고 수준에 있다는 것이다.

귀국 후 1959년에 수도 의과대학 임상교수로 신경정신과 과장에 재직하면서 역동정신의학, 정신치료 실존정신의학 등을 세미나, 의사시보, 사상계지를 통해서 계몽하였다.

1960년 동창들의 간청으로 그해 말에 모교인 경북대학교 의과대학 교수로 부임해서 후진 양성에 힘쓰며 한국에서 처음으로 경상북도의 세 도시(안동, 포항, 김천)에 의과대학 학생과 함께 정신질환의 역학조사와 무료 진료를 시행하였고 내과와 공동으로 정신신체 사례 회의(Psychosomatic case conference)를 시행하였다. 이 역시 국내에서의 자문협진정신의학(Consultation-Liaison Psychiatry)의 효시다. 그러던 중 1961년 5·16 후 그해 여름에 감찰 위원회에서 일방적으로 의대학장(醫大學長), 전학장(前學長)과 전총장(前總長) 서리(署理)를 파면시켜서 이에 의분을 느껴서 감찰 위원회와 정보부를 조사하여 비위를 적발한 결과 거꾸로 영어(囹圄)의 몸이 되어 9개월의 옥고(獄苦)를 치렀다. 저간의 여러 가지 일화가 많으나 여기 다 기록할 수 없다. 다만, 옥고를 치를 때 면회 온 후진에게 선생 자신의 고통은 조금도 안중에 없으시고 후진이 공부를 게을리할까 그것만 걱정, 당부하였다는 것이다.

1962년 모교를 떠난 후 상경하여 그해 12월부터 1971년 3월까지 서울대학교 학생지도 연구소 정신과 자문 및 상담 지도로 한국 상담학계의 지도자 양성에 주력하였다.

선생은 40대부터 후진에게 '나를 이해하는 사람은 상당한 경지에 있다' 하시고 '일체(一切)의 권위를 벗어나야 한다', '죽음의 두려움을 극복해야 한다'고 가르쳐 왔다. 그 당시 이미 어떤 분들은 선생은 동시대 사람보다 30년 또는 100년은 앞서 있다고 평을 했다.

선생은 1966년 4월부터 현재까지 연세대학교 의료원 임상교수로 정신과의사 양성과 정신의학 교육에 힘쓰고, 서울대학교, 연세대학교, 고려대학교, 이화여자대학교 등에서 상담심리, 정신치료를 교육해 왔고 사법대학원에서도 강의 기타 후진 교육에 힘쓰고 또 최근에는(1988) 외부무 안보 담당원 교육을 맡은 바 있다.

이 무렵(1964) 선생은 사상계(思想界)에 「내부독재(內部獨裁)와 패배의식(敗北意識)」을 써서 한국의 지식인에게 신선한 충격을 주었다. 즉, 독재는 패배의식에서 나온다는 것을 주지시킨 것이다.

　선생은 1965년부터 현재까지 다른 동지들과 불교, 유교와 노장 연구를 계속해 오고 있다.

　1971년에는「한국인(韓國人) 정신치료(精神治療)에 관한 연구(硏究)」라는 학위논문으로 경북대학교에서 의학박사학위를 받았다.

　학회활동으로서는 1946년 대한신경정신의학회 창립에 참여, 1965년에는 회장을 역임하였고 1960년에는 미국 정신의학협회 교신연구원(Corresponding Fellow)으로 선출되어 30년 간 활약해 왔다. 1964년부터 1968년까지 한국 카운슬러(Counselor)협회, 한국문화인류학회, 한국심리학회에 참여하고 한국과학사학회 창립 평위원으로서 1959년에 참여, 부회장을 역임하였다.

　또, 1959년에 팔공회(八公會) 창립을 주도, 회장을 역임하고 1978년 팔공정신의학회(八公精神醫學會)로 재편(再編), 회장을 역임하였다. 1978년에는 뉴욕의 한국인 정신과의사를 독려하여 '한길회'를 결성하게 하여 명예회장에 추대되고 한국 전통문화와 도(道), 정신치료와 교포 2세 문제 등을 연구, 계몽케 하였다.

　1974년에는 한국정신치료사례연구회를 창립, 1976년에 한국정신치료연구회로 재편, 1979년에는 한국정신치료학회로 발족하여 1, 2, 4대 회장을 역임하고 1989년부터 명예회장으로 재임(在任)하고 있다. 1976년부터 현재까지 대구 경북대학교 의과대학 신경정신의학 교실에 매월 1회 전문의와 전공의의 정신치료 지도를 계속해 오고 있다.

　이 밖에 선생의 학술활동을 다 열거하려면 한이 없다. 국내외적으로 도학파(道學派), 한국학파(韓國學派)를 주도한다는 말이 들려온다. 또, 도(道)의 대리자(代瓣者)로서 알려져 왔다.

　소암 선생의 저서로는 1972년에『현대인과 노이로제』, 1974년에『한국인의 주체성과 도』,『노이로제의 이해와 치료』, 1990년에『현대인의 정신건강』이 출판되었고 현재『한국에서의 정신치료』가 출판(出版) 준비 중에 있다. 또, 선생은 정신건강, 정신치료, 전통문화, 현대사회와 도(道), 과학과 도(道), 주체성(主體性) 등 실로 광범위한 분야에 걸쳐 종횡무진하게 깊은 통찰을 가진 수많은 논문을 남겼다. 그는 도(道)가 현대문명의 치료제이며 도(道)의 과학화, 과학의 도화(道化)를 쉬지 않고 주창해 오고 있다.

　국제학회 활동은 이미 소개한 바 1958년 미국 유학을 마치고 귀국길에 구라파 등지에서 네 개 학회를 참석한 것을 필두로 1976년 파리에서 개최된 국제정신치료학회에서 「수도(修道)의 과정과 정신치료의 과정」, 1977년 호놀룰루에서 개최된 세계정신의학회에서는 「도(道), 정신치료, 실존사상」을 발표하였고, 그 후 이 논문을 여러 국제학회에서 10여 차례 발표하였다. 1980년에는 마닐라에서 열렸던 태평양 정신의학회에서는 「아시아에 있어서 서구정신치료의 섭취(Assimilation of Western Psychotherapy in Asia)」를 발표하였다.

1984년 5월에는 서울에서 처음으로 대한신경정신의학회가 주최하여 제3차 태평양 정신의학회를 개최했으며 이때 선생은 학회장 및 대회장을 맡아 대한신경정신의학회의 국제적 위상을 높였다.

1985년 유고슬라비아와 1988년 스위스의 로잔에서 개최된 제13, 14차 국제정신치료학회: International Federation for Medical Psychotherapy에서는 〈동서 정신치료(東西精神治療)〉라는 심포지엄을 조직하여 도(道)와 정신치료를 통합, 계몽하기 위해서 힘썼고 Lausanne 학회에서 동양인으로서는 처음으로 국제정신치료학회 이사로 피선(被選)되었다.

1989년 12월에는 미국정신분석학회(The American Academy of Psychoanalysis)에서 그쪽의 요청으로 「도(道)와 도적(道的)인 개입(The Tao and Taoistic Intervention)」을 발표하였다.

이 밖에 선생의 국제적 활동은 무수히 많으나 여기 다 열거할 수 없다. 선생의 활동은 크게 나누어 한국인의 주체성 문제, 현대사회와 정신치료, 도(道)와 정신치료의 접목, 통합, 도(道)의 현대적 의의, 도(道)의 과학화, 과학의 도화(道化), 한국의 전통문화와 정신치료 등 실로 심오하고 광대하다. 특히 정신치료 분야에서는 동양의 일본이나 인도 등 다른 나라에서는 유례가 없는 현실인 데 반해 한국에서 서양의 정신분석, 정신치료의 섭취와 도(道)와의 접목, 통합을 시도하여 오히려 서구정신치료에 영향을 주게 된 것이다.

선생은 전문분야 외에도 한국의 지식인에게 많은 영향을 주었으니 몇 가지만 언급하면 1964년에는 사상계(思想界)에 「내부독재(內部獨裁)와 패배의식(敗北意識)」을 써서 당시 지식인을 일깨웠고, 또 일찍부터 '전통은 뿌리'라고 외쳤으나 당시에는 알아듣는 이가 없었다. 나아가 학생의 데모가 심했던 1970년대에는 〈주체성(主體性)과 학생 지도 이념〉에 대한 연찬회를 주도하여 학생 지도에 대한 올바른 방향을 제시한 바 있다.

선생은 1962년부터 김동순(金東純) 박사의 명의로 성북동에 동북의원(東北醫院)을 부인(夫人)과 함께 개원하고 있다. 최근에는 한국정신치료학회(韓國精神治療學會) 회원들을 상대로 〈정신치료 연찬회〉를 결성하여 선생이 직접 치료한 사례 녹음을 통하여 높은 수준의 정신치료 지도에 전력하고 계신다. 또 1970년대 전후해서 국내의 여러 후진 정신치료자의 정신치료와 슈퍼비전을 담당하고 있으며 국제적으로 유례가 없는 주 60시간 이상 정신치료를 시행하여 후진에게 귀감이 되고 있다.

이상(以上)으로 선생의 약력을 간략히 소개하였으나 선생의 진면목(眞面目)은 쉽사리 이해할 수도 올바르게 전할 수도 없는 차원이다.

참고로 선생이 젊을 때부터 가졌던 별명을 여기 나열하는 것이 도움이 될 것 같다. 앞서 언급한 대로 5, 6세 때 이미 '인생(人生)을 환히 아는 중 같다'는 별명이 있었으나 그 후 '불사조(不死鳥)', '방화자(放火者)', '난공불락(難攻不落)', '치료자', '정신적 깡패', 'Janitor', '복덕방', '저인망(底引網)', '고목나무', '대종사(大宗師)', '예언자', '선각자(先覺者)', '보살', '현대의 이인(異人)', '수수께끼' 등등 한이 없고, 어떤 이는 '언제나 똑같은 소리를 한다. 일관성이 있다', '선생을 만나면 자기를 만난다'고 표현하기도 했다. 또 어떤 사람은 '선생과 같이 있는 것 그 자체가 치료'라고 했다.

국제적인 평은 선생이 발표하거나 코멘트하면 늘 'clear, very clear', 'Simple, clear, penetrating' 등의 찬탄이 뒤따르고, 어떤 학자는 선생의 논문을 읽고 'provocatively insightful!'이라는 평을 했고, 또 어떤 저명한 의국 정치학자는 한국 지식인 수백 명을 만나고는 'You are the first Korean I have ever met who talked about Korea positively'라는 평을 했다.

동(東) 아시아에서 학회 때 선생이 일인(日人)을 비판하는 것을 들은 모(某) 중국 정신과의사는 'Every body says you are very brave. No body can do that!'라 했고 Japanese teaser로 유명하다.

어떤 미국의 정신과의사는 'Dr. Rhee is a mass therapist'라고 나에게 평하는 말을 들었고, 또 어떤 이는 'Prof. Rhee is great tease. Nobody can stand!'라 토로한 바 있다.

또 어떤 사람은 이 선생의 발표를 듣고 'highly theological, revolutionary'라는 평과 'Tao Master' 등의 평을 하였다.

유고슬라비아의 한 심리학자는 소암 선생을 만나고는 'You have the fate to rule, to be a ruler'라는 평을 했다.

저희 제자들이 선생의 가르침을 받고 감명받은 것은 이루 말할 수 없다. 선생의 일거수일투족이 교육이요, 치료임을 더욱 절실히 느껴 갈 따름이다. 선생은 이론이나 개념으로 가르치지 않는다. 언제나 파격적이다. 현실을 목격(目擊)하게 하고 직시(直視)시킨다. 선생은 바로 눈앞에 있는가 하면 저 멀리 계신다.

정신치료에 대해 평소 선생의 가르침은 이러하다. '환자의 마음속에 들어가야 한다', '머리로 치료하면 안 돼. 눈과 가슴으로 치료해', '환자와 늘 끈이 닿아 있어야 한다', '환자는 늘 존재의 위협을 느끼는 동토(凍土)에 살고 있다. 치료자는 환자에게 봄을 갖다주어 안심하고 존재하게 하는 것이다', '응기수연 제도(應機隨緣濟度)', '정인설사법 실귀정법(正人說邪法悉歸正法) 사인설정법 실귀사법(邪人說正法悉歸邪法)', '무의(無爲), 무심(無心)으로 치료해야 한다', '살활(殺活)이 있어야 한다', '정신치료는 바둑과 같다, 수가 무궁무진하다. 포석(布石)이 중요하다. 여러 수를 읽어야 한다' 등 선생의 치료에서는 언제나 기적이 일어난다. 놀라울 뿐이다. '도(道)가 정신치료의 궁극적 형태'라고 말씀하시나 그 경지가 어떤 경지인지는 아득할 뿐이다.

이제 선생의 고희(古稀)를 맞아 행적의 편린(片鱗)을 적어 보았다. 그러나 선생께서는 '나는 인생 70에 한판의 인생 바둑을 두고 있는 것이다'고 하시고, 또 '이제부터 시작이다'라고 선언(宣言)하신다.

참고문헌

1. 素巖 李東植 先生 華甲紀念事業會:『道와 人間科學(素巖 李東植 先生 華甲紀念 論文集)』, 三一堂, 서울, 1981.

2. 李東植:『韓國人의 主體性과 道』, 一志社, 서울, 1989.

3. Kang, S. H.: Training and Development of Psychotherapy in Korea,『對話』, 6: 1, 1989.

※ 1990년 소암 이동식 선생 고희기념 학술대회(한국정신치료학회와 미국정신분석학회 공동 개최)에서 발표.

한글 증보판

한국인의 주체성과 道

2024년 11월 10일 1판 1쇄 인쇄
2024년 11월 15일 1판 1쇄 발행

지은이 • 이동식
엮은이 • 한국정신치료학회
펴낸이 • 김진환
펴낸곳 • ㈜ 학지사

　　　　04031 서울특별시 마포구 양화로 15길 20 마인드월드빌딩
대표전화 • 02-330-5114　　팩스 • 02-324-2345
등록번호 • 제313-2006-000265호

홈페이지 • http://www.hakjisa.co.kr
인스타그램 • https://www.instagram.com/hakjisabook

ISBN 978-89-997-3275-1　93510

정가 27,000원

출판미디어기업 학지사

간호보건의학출판 **학지사메디컬** www.hakjisamd.co.kr
심리검사연구소 **인싸이트** www.inpsyt.co.kr
학술논문서비스 **뉴논문** www.newnonmun.com
교육연수원 **카운피아** www.counpia.com
대학교재전자책플랫폼 **캠퍼스북** www.campusbook.co.kr